AF363754

TRAITÉ
COMPLET
DES
ACCOUCHEMENS
NATURELS,
NON NATURELS,
ET CONTRE NATURE,

Expliqué dans un grand nombre d'Obfervations & de Réflexions fur l'Art d'accoucher.

Par le Sieur DE LA MOTTE, *Chirurgien Juré & Accoucheur à Vallognes.*

Nouvelle Édition augmentée de beaucoup de Remarques intéreffantes, & mife en meilleur ordre, avec Figures en taille-douce.

TOME PREMIER.

A PARIS,

Chez LAUR.-CH. D'HOURY, Imprimeur-Libraire de Mgr le Duc D'ORLÉANS, rue Vieille-Bouclerie.

M. DCC. LXV.

Avec Approbation & Privilége du Roi.

AVIS
DE L'ÉDITEUR.

LE Traité complet des Accouchemens de M. de la Motte a toujours
été regardé comme un des meilleurs
Ouvrages qui aient paru dans ce genre ; les meilleurs Accoucheurs en ont
fait toujours beaucoup de cas : le haut
dégré de perfection où l Art des Accouchemens eſt parvenu de nos jours,
n'a point donné d'atteinte à la ſolidité de ſa pratique ; les Accoucheurs
les plus diſtingués ont rendu juſtice
à ſa gloire, & ont aſſuré que *M. de
la Motte* * *étoit un digne modele à
ſuivre.* La privation d'un ſi excellent
Ouvrage auroit été une grande perte
pour le Public ; c'eſt ce qui a engagé
l'Éditeur à entreprendre cette nouvelle édition, dont les avantages ſont

* M. Levret, Accouch. laborieux, p. 65.

bien supérieurs aux précédentes , elle rassemble sur un même sujet les matières qui étoient répandues çà & là. On les a rangées dans un meilleur ordre ; on a ajouté des remarques aussi curieuses qu'utiles , soit pour jetter un nouveau jour sur celles qui en étoient susceptibles , soit pour confirmer la pratique de M. de la Motte , soit enfin pour suppléer à quelques points sur lesquels on auroit desiré quelques éclaircissemens. On a enrichi cette nouvelle édition de Figures en taille douce *, & on y a joint plusieurs Chapitres qui traitent des matières qui regardent ces Figures. On a mis ce Traité sous un format plus commode & plus portatif ; enfin l'on n'a rien négligé pour répondre à l'excellence de l'Ouvrage , & pour le remettre intéressant & utile entre les mains du Public.

* M. Sue , Démonstrateur au Collége Royal de Chirurgie, & Chirurgien Major de l'Hôpital de la Charité à Paris , a bien voulu diriger le Graveur , & lui donner la plûpart des Modeles.

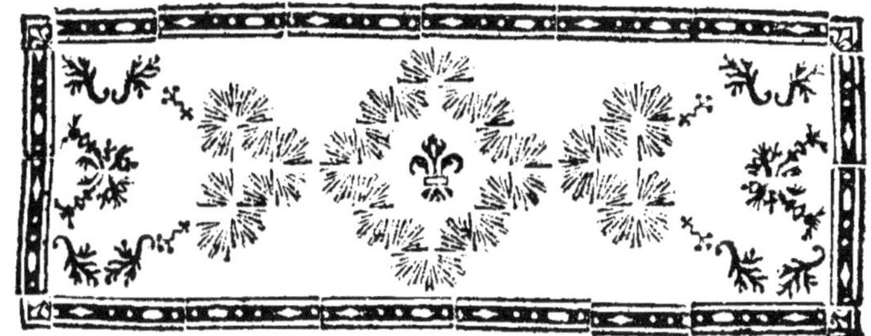

PRÉFACE.

LA connoissance des Tumeurs, des Plaies, des Ulcères, des Fractures, & des Dislocations des Os, ayant été depuis long-tems portée à un très-haut dégré de perfection, on a lieu de s'étonner que l'Art des Accouchemens ait été jusqu'au commencement du siécle précédent, abandonné à des femmes ignorantes ou à des Chirurgiens qui n'avoient, comme beaucoup d'autres n'ont encore à présent dans les Provinces, d'autres ressources dans les accouchemens difficiles, qu'un instrument conduit par des mains peu adroites, toujours sûr de tuer l'enfant, & d'exposer la mere à un très-grand danger.

On ne sçauroit en cela s'empêcher de remarquer un étrange renversement dans l'ordre qu'auroient dû garder de tems immémorial ceux qui se sont appliqués à

cultiver la Chirurgie, puifque cette partie de l'Art auroit dû être perfectionnée
préférablement aux autres, comme étant
celle qui donne l'être à tout ce qu'il y a
d'Hommes qui vivent fur la terre, & qui
n'ont befoin des autres opérations qu'après
qu'un accouchement leur a donné lieu de
voir le jour.

Pour prouver ce que j'avance au fujet
des anciens Accoucheurs, il n'eft pas befoin de remonter jufqu'aux fiécles les plus
réculés, & il ne faut que parcourir le
Traité des Accouchemens de **M. Am-**
broife Paré, de **M. Jacques Guillemeau,**
& de M. Pierre-Paul Bienaffis de la **Ville**
de Poitiers, imprimé en l'année 1602,
& plufieurs autres, pour convenir que la
Pratique des Accouchemens étoit alors
bien éloignée de la perfection où elle eft
parvenue dans ces derniers tems, par les
foins & l'application de nos Accoucheurs
modernes ; & la manière dont ces Anciens procédoient, lorfque l'enfant fe
préfentoit dans une mauvaife fituation,
en eft une preuve très-convaincante ; puifqu'ils s'opiniâtroient à le réduire à fa fituation naturelle, au travers de mille difficultés, au lieu de le tirer par les pieds,
comme font aujourd'hui tous ceux qui
font inftruits de la bonne Pratique, ce
procédé étant le plus propre à terminer

heureusement tous les accouchemens contre nature.

Plusieurs Chirurgiens plus éclairés que
leurs Prédécesseurs, ayant réfléchi bien
avant dans le dernier siécle aux inconvéniens qui arrivoient tous les jours dans
les accouchemens contre nature, & aux
avantages que le Public trouveroit dans
la véritable méthode de pratiquer une opération si nécessaire, en ont écrit avec quelque sorte de succès : mais ce qu'ils nous
ont laissé là-dessus dans leurs Ouvrages,
est déduit avec si peu d'ordre & tant de
confusion, que l'on ne pouvoit se faire
aucune régle certaine sur leurs Observations, jusqu'à M. Mauriceau, qui est le
premier qui a traité cette importante matière avec tout l'ordre, toute la netteté
& toute l'érudition que l'on pouvoit désirer.

L'impression de son excellent Livre tra-
duit en plusieurs Langues, ses Éditions
tant de fois réitérées, la quantité d'Exemplaires fournis par les Imprimeurs, tant en
France que dans les Païs Étrangers, font
mieux connoître le mérite de l'Auteur &
de son Ouvrage, que le foible éloge que
j'en pourrois faire. Je me serois même
difficilement déterminé à écrire sur cette
matière après un si sçavant homme, si je
n'avois estimé que l'on peut penser dé-

notre tems, comme Sénéque penfoit du fien ; que toutes les chofes véritables n'ont pas encore été dites ; & fi je ne m'étois flatté, comme M. Peu le dit dans le Livre qu'il a écrit quelques années après celui de M. Mauriceau, d'avoir trouvé quelque chofe de nouveau & de fingulier fur cette Pratique ; puifqu'il eft très-vrai que les Sciences & les Arts ne fe perfectionnent qu'avec le tems, par des additions plus ou moins confidérables.

Il femble en lifant les Livres de MM. Mauriceau & Peu, qu'il foit impoffible de bien réuffir dans la Pratique des Accouchemens, à moins que l'on n'ait travaillé à Paris à l'Hôtel-Dieu dans la Salle des Accouchées. Il eft vrai que cet Hôpital eft, pour les Chirurgiens, la meilleure École de l'Europe, & que j'aurois ardemment fouhaité d'avoir pû y être admis aux opérations des accouchemens pendant cinq années que j'ai travaillé dans cette Maifon : mais comme il n'y a qu'un Chirurgien pour l'ordinaire, qui foit chargé de cette fonction, & que c'eft une place qui n'eft donnée qu'à la faveur, il fallut me contenter de fuivre en qualité de Topique *, les Médecins qui y faifoient la vifite pendant deux mois de l'année, de

---

* Topique eft celui qui fuit le Médecin, & qui écrit ce qu'il ordonne aux Malades.

manière que j'y fuivis feulement durant fix mois , trois de ces Médecins, qui étoient Meffieurs de Bourges , Ozon & Morin , pendant lequel tems je m'attachai à examiner la conduite que ces Meffieurs tenoient pour garantir les Accouchées des accidens qui leur arrivoient après leurs couches. Je me dédommageai en quelque façon par ce moyen de mon manque de recommandation ; mais je puis affurer que pendant les fix mois que j'y fus admis en cette qualité, il n'y eut d'accouchement extraordinaire que celui d'un enfant enclavé au paffage, où la préfence du Chirurgien fut néceffaire , & qui fe termina cependant fans autres fecours que celui de la patience, quoiqu'il y eût pendant tout ce tems-là trois cens cinquante à quatre cens femmes groffes , qui étoient toutes accouchées par les Apprentiffes, & rarement par la Dame de la Marche , pour lors Maîtreffe Sage-femme de cet Hôpital. Ce qui me perfuade, ou que ces Auteurs y étoient dans un tems bien différent du mien , ou qu'ils exagerent beaucoup en comptant par centaines , les accouchemens qu'ils difent y avoir faits. Cependant , quoique je n'aye pas eu le bonheur de m'exercer dans l'Hôtel-Dieu, le Ciel n'a pas laiffé de bénir mes travaux, & en joignant la lecture à la pratique, les observations à la lecture & les réflexions aux observations, je n'ai pas laissé d'acquérir en peu de tems plus de réputation que je n'en pouvois attendre, ayant souvent fait jusqu'à trois & quatre accouchemens dans un jour, & je puis dire heureusement, en quelque situation que les enfans se soient trouvés, sans le secours du crochet, ni d'aucun instrument dont l'effet soit à craindre. Je dis sans le secours du crochet, ne m'en étant pas servi deux fois depuis plus de trente années ; & quelques difficiles qu'ayent été les accouchemens, j'ai toujours substitué en son lieu d'autres moyens plus sûrs, comme je le fais voir dans plusieurs de mes Observations, sans craindre qu'aucun Chirurgien de toutes les Villes & des autres lieux où j'ai été mandé pour faire toutes sortes d'accouchemens, puissent dire de moi ce que M. Mauriceau dit dans le trente-troisième chapitre de son second Livre, d'un Chirurgien qui se vantoit de la même chose, & sans appréhender qu'aucune femme du grand nombre de celles que j'ai accouchées dans trente & quarante lieues de Païs, se plaigne d'avoir souffert ou de souffrir la moindre incommodité après ses couches, que l'on puisse attribuer à une mauvaise manœuvre. Ce qui fait voir clairement que ma Pratique eſt non-ſeulement la plus aiſée, mais encore la moins douloureuſe, la moins cruelle, & la plus ſûre que l'on puiſſe mettre en uſage, qui m'a preſque toujours donné les moyens de ſecourir les mères, en leur donnant des remédes confortatifs, & en retournant les enfans, quand leur mauvaiſe ſituation l'a exigé, ſans en avoir jamais abandonné aucunes dans leurs plus grandes foibleſſes, & dans quelqu'épuiſement, où je les aie trouvées, quoiqu'en pareille occaſion M. Mauriceau appelle cela prodiguer le reméde. En un mot, ce qui fait connoître avec encore plus d'évidence qu'il n'eſt pas abſolument néceſſaire pour devenir habile Accoucheur, d'avoir travaillé dans l'Hôtel-Dieu de Paris, c'eſt que M. Clément qui a primé ſur tous les Accoucheurs de ſon tems, n'a jamais travaillé dans cet Hôpital.

Si je n'ai tenté en aucune occaſion l'opération Céſarienne, ce n'a point été à cauſe que M. Mauriceau la condamne abſolument, & que M. Peu ne la conſeille pas, puiſque contre leurs ſentimens la poſſibilité de la faire ſe prouve aſſez par les femmes qui en ſont échappées après l'avoir ſoufferte, mais il eſt très-rare que l'on ſoit obligé de la faire, parce que l'Art perfectionné juſqu'au point où il eſt à préſent, rend le ſecours de cette opération preſque toujours inutile. Cependant ſi un vice de conformation empêchoit l'introduction de la main, comme il eſt rapporté par M. Mauriceau dans la vingt-ſixième de ſes Obſervations, je ne ferois aucune difficulté de la mettre en pratique. Je n'ai jamais non plus mutilé aucune partie de l'enfant de deſſein prémédité, quoique M. Peu le conſeille, & quand la choſe m'eſt arrivée ç'a toujours été contre ma volonté. Il m'eſt encore moins arrivé de tuer l'enfant quelqu'accident que la mère ait ſouffert & quelque long qu'ait été ſon travail ; mais lorſqu'un enfant meurt dans les violentes convulſions de la mère, ou à l'occaſion d'une exceſſive perte de ſang, qui force le Chirurgien d'accoucher inceſſamment la femme qui eſt attaquée de ces accidens, en quelque tems de la groſſeſſe qu'elle puiſſe être, cela ne ſe peut pas appeller tuer l'enfant directement ; puiſque ne pouvant vivre pour n'être pas aſſez avancé dans ſon terme, & parce que l'accouchement ſe trouve prématuré, il meurt ſeulement quelques jours plutôt ou plus tard. La mère même n'eſt pas toujours exempte de périr dans ces fâcheuſes conjonctures & c'eſt alors que le Chirurgien Accoucheur eſt beaucoup à plaindre, parce qu'on lui impute fouvent la caufe de fa mort quoique ce foit uniquement l'effet de fon malheur, & non celui de fon impéritie, puifqu'il n'y a ni pratique, ni adreffe, ni expérience quelques confommées qu'elles foient, qui puiffent empêcher ce trifte événement, comme on l'a vû en plufieurs Dames de confidération, qui n'avoient manqué d'aucun des fecours qu'on pouvoit humainement leur donner. Il eft vrai que je condamne les Chirurgiens qui à la honte de l'Art que nous exerçons, n'ont que l'avarice pour guide, & une groffière ignorance en partage dans la profeffion qu'ils font des Accouchemens. Ces gens-là font beaucoup à craindre pour les femmes qui ont de fâcheux travaux ; car n'ayant autre chofe à leur offrir que le crochet, dans la déplorable fituation où elles fe trouvent, ils s'en fervent indifféremment dans toutes les fituations où l'enfant peut fe préfenter.

Les mains feules dont d'autres veulent fe fervir, ne font pas fouvent en ces occafions un moins dangereux inftrument que le crochet, & les accidens qu'elles produifent, font autant à craindre, quand elles font mal dirigées. C'eft-pourquoi ils ne devroient s'engager à faire des accouchemens, que lorfqu'ils feroient bien inftruits de ce qu'ils doivent faire ; ils s'e-

xempteroient par-là d'un honteux reproche d'être homicides en entreprenant ce
qu'ils ne fçavent pas exécuter, & ce qui
furpaffe leur fçavoir faire, & ils ne repré-
fenteroient pas d'aufli triftes fcènes que
celles où je ne me fuis que trop fouvent
trouvé, qui font frémir d'horreur, & dont
le trifte fouvenir ne s'efface qu'avec beaucoup de peine.

Je parle ici de tant de pauvres femmes
dénuées de forces à l'occafion d'une grande perte de fang caufée par les violences
qu'on leur fait fouffrir, auxquelles on
trouve les parties toutes contufes, fi mal
traitées & fi déchirées, qu'à quelques-unes
les inteftins leur fortent par le vagin, l'arrière-faix étant refté tout entier ou en partie dans la matrice fouvent renverfée ;
des enfans tronqués & démembrés, quelquefois à demi fortis & abandonnés en
cet état ; aux uns la tête, aux autres les
bras ou les jambes arrachées, & le corps
même tout entier, la tête étant reftée dans
la matrice, & j'ofe dire cependant qu'une
mauvaife politique ne m'a jamais empêché
de fecourir toutes ces infortunées femmes,
& que par mon application & mon travail, j'en ai fauvé plufieurs, fans quoi
j'aurois eu le regret éternel de les avoir
vû périr miférablement, comme je le fais
voir dans mes Obfervations enfuite des

Chapitres qui ont du rapport à chacun de ces accidens en particulier. J'ai cru que le plus sûr moyen qu'un Auteur doit mettre en usage pour bien apprendre aux jeunes Chirurgiens l'Art des Accouchemens, c'est de ne jamais s'écarter des principes qu'il a une fois établis, dans toute la suite d'un Livre qu'il donne au Public, parce qu'un Auteur de réputation qui s'explique d'une façon dans son Chapitre général, & ensuite d'une autre manière dans les Observations qui y ont du rapport, rend la Pratique des Accouchemens fautive & incertaine ; c'est néanmoins un écueil que les plus célèbres Auteurs de nos jours n'ont pu éviter, témoin M. Mauriceau Chapitre XX. Livre II. Observation DCIV & DCIX.

C'est aussi cette raison qui m'a fait suivre exactement dans tout ce Traité les principes que j'ai établis, & l'on ne trouvera pas que j'aye rien changé dans chaque Observation, de ce que j'ai enseigné dans les régles générales, à moins que la nature elle-même n'eût produit un heureux changement : comme il m'est arrivé quelquefois, que des accouchemens en apparence absolument mauvais & contre nature, se sont changés en des Accouchemens très-naturels ; mais ces changemens ne se font pas toujours

de cette manière , s'il y en a quelques-uns d'heureux, il ne s'en trouve que
trop fouvent qui font capables de défoler
un Accoucheur, rien n'étant plus inégal,
plus bizarre, ni plus trompeur que les accouchemens. Ce font des remarques qu'un
Accoucheur peut faire tous les jours ; il
trouvera à une femme malade pour accoucher, dans le commencement de fon
travail tous les fignes qui peuvent en faire
efpérer une fin prompte & favorable, qui
néanmoins fe change enfuite dans un travail très-laborieux, & qui ne fe termine
qu'après beaucoup de tems, en forte que
l'on eft quelquefois obligé d'en venir à
l'extrême reméde, au lieu que le plus difficile, le plus long & le plus laborieux,
fe termine auffi quelquefois très - heureufement, lorfque l'on croit tout défefpéré.

C'eft dans ces occafions qu'un Chirurgien doit fe recueillir en foi-même, s'armer de réfolution, & ne perdre jamais
fon étoile ; mais au contraire montrer
toujours beaucoup de fermeté & de tranquillité : car s'il en ufe autrement, qu'il
s'embarraffe, ou qu'il fe démonte, il ne
fçait plus ce qu'il devient, & pour lors
tout eft à craindre pour la mère, pour
l'enfant, & pour lui-même ; qu'il faffe
donc réflexion que les plus heureux accouchemens ne font pas fans danger, ni les

plus fâcheux fans efpérance. Il en trouvera des preuves dans M. Mauriceau, Obfervations CXXXVII & CCXXX, s'il ne fe contente pas du grand nombre d'exemples que je rapporte pour prouver cette vérité ; au refte, quand nous avons fait ce que la prudence confeille & ce que l'Art nous fuggére, nous ne fommes pas obligés à en faire davantage. L'on a beau fçavoir la circulation du fang & des humeurs, le nom, la figure, la fituation, & l'ufage des parties de la génération, tant de celles qui paroiffent à l'extérieur, que de celles qui nous font cachées, il y a des accidens auxquels toute la fcience humaine ne peut remédier ; quoique l'Anatomie ait toujours fait mon attache & mon plaifir, non-feulement en ce qui peut être utile pour ma profeffion, mais auffi pour rendre raifon des moyens dont la nature fe fert pour accomplir plufieurs opérations qui fe paffent chez elle : je n'en parle que fuccintement dans ce Traité, perfuadé, que je fuis, que le Chirurgien qui accouche ne doit pas être un novice, mais au contraire affez expérimenté dans l'Art pour poffédet à fond la connoiffance des parties génitales.

J'ai ajouté en forme de réflexions, les penfées que ces Obfervations m'ont fait naître, dans lefquelles j'éclaircis autant

que je le puis, les difficultés qui se trouvent dans l'Observation, afin de les rendre plus sensibles, & les moyens que je
propose pour les surmonter, plus faciles
à exécuter; l'on y verra quantité de faits
d'une pratique nouvelle, opposée aux préceptes de quelques Auteurs d'un grand
nom; mais j'ose dire qu'ils sont tous appuyés sur des raisonnemens si solides, &
sur des expériences si palpables, qu'on ne
pourra les condamner sans témérité.

Il ne faut pas au surplus que ces faits
particuliers révoltent contre moi le Lecteur prévenu en faveur de ces sçavans
Hommes; mais toute partialité mise
à part, il doit se persuader que je ne
fais point ces remarques, & que je ne
rapporte point ces Observations pour
donner la préférence à mes opinions &
à ma pratique; j'ai observé pendant
vingt-cinq années avec beaucoup de soin
& d'application; ensuite j'ai écrit mes
Observations; & enfin j'ai fait mes réflexions sur ce que j'avois observé. Mais
je fais bien plus de cas des unes que
des autres, les Observations sont des choses fermes, stables & de tous les tems;
au lieu que les réflexions ou conclusions
que l'on en tire, peuvent changer, & je
les ai changé moi-même en plusieurs occasions, induit à ce changement par de

nouvelles

nouvelles Obſervations que j'avois faites avec plus d'exactitude que les précédentes.

Comme je demeure dans l'extrémité d'une Province bornée de la mer preſque de tous côtés, & que je travaille le plus ſouvent dans le fonds d'une campagne, ſans Médecins ni Chirurgiens qui puiſſent m'aider de leurs conſeils, ou qui du moins ſe trouvent très-rarement à portée de le faire ; j'ai été obligé de me conduire moi-même le plus ſouvent en cherchant à aider la nature & à calmer les accidens qui accompagnent la groſſeſſe & les accou-chemens, autant que le bon ſens & mes réflexions m'en ont pû fournir les moyens, ſans trop me ſoumettre aux autorités, ni me rendre eſclave des uſages généralement reçus, à moins que je n'aye connu la néceſſité de m'y conformer, eû égard à la maladie, à la conſtitution des malades, & à d'autres circonſtances d'où l'on peut tirer des indications dans la pratique.

Je me ſuis toujours attaché à expliquer mes Obſervations & mes penſées le plus nettement qu'il a été poſſible à un homme qui a beaucoup plus d'expérience que d'étude ; au reſte, j'eſpére que cet aveu ne me fera pas perdre l'eſtime du Lecteur, mais que cette ſincérité le portera à s'attacher plutôt au fond de mon ouvrage qu'à l'arrangement des matières ; au choix des paroles & à la beauté du discours ; si j'avance même quelque chose qui semble être au-dessus de ma portée, il doit être persuadé que ce n'est ni par gloire, ni par vanité, mais seulement parce qu'il est du devoir des personnes de ma profession, de ramasser des faits sur lesquels les habiles Physiciens puissent établir des systêmes justes, pour découvrir peu à peu les causes les plus cachées des accidens qui arrivent aux malades pendant le cours des maladies dont ils sont attaqués, & préparer ainsi aux Médecins la voie de perfectionner la Médecine, qui consiste à trouver de nouveaux remédes, ou une meilleure manière d'expliquer l'effet de ceux qui sont déja trouvés, surtout à l'égard des remédes qu'il convient de prescrire pendant la grossesse, au tems du travail & durant les couches ; ce qui devroit être l'objet d'un Médecin en particulier, comme celui d'accoucher l'est des Chirurgiens, qui en font une profession expresse.

Car, en effet, quel secours quantité de nouveaux Médecins peuvent-ils donner aux femmes qui se trouvent atteintes de plusieurs accidens qui leur arrivent dans l'un de ces trois états, lorsque les plus anciens & les plus expérimentés ont le

plus fouvent beaucoup de peine à les prévenir, & à y remédier quand ils font arrivés ; fi l'on doute de ce que je dis fans
avoir égard à la plûpart de mes Obfervations qui le juftifient, il n'y a qu'à lire
celles de M. Mauriceau pour en être convaincu.

Ce qui me feroit fouhaiter pour l'utilité publique que quelques Médecins s'a-
donnaffent abfolument à fecourir les femmes en chacun de ces états, par l'ufage
du régime & des remédes propres à détruire les fâcheux fymptômes auxquels
elles font expofées, comme font quelques Chirurgiens pour les accoucher : en
agiffant de concert en ces occafions
fans prévention ni partialité, les femmes
groffes & les accouchées éviteroient beaucoup de dangers auxquels elles fuccombent très-fouvent, & feroient fecourues
plus à propos & plus efficacement.

TABLE
DES CHAPITRES.

PREMIÈRE PARTIE.

SECONDE PARTIE.

De l'Accouchement & de ses espèces.

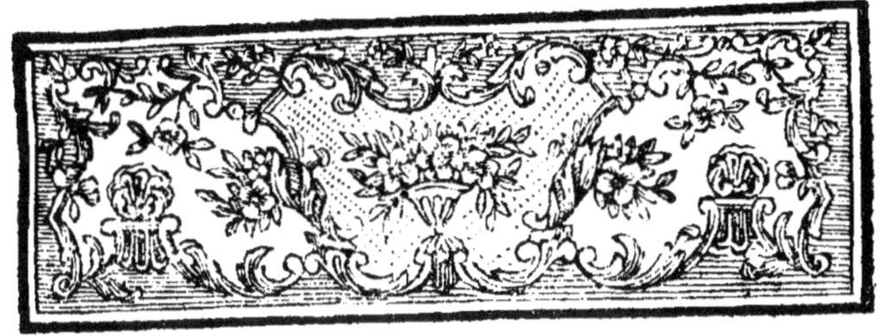

TABLE

DES OBSERVATIONS.

Nouvelle

Nouvelle Edition.	Ancienne Edit.	
	Obs.	p.

TABLE
DES CHAPITRES
Des deux Éditions.

LIVRE IV.

Ancienne Edition.		Nouvelle Edition.	
Chapitres.	Pag.	Chapitres.	Pag.
1	547		
2	542	8	427
3	557	16	761
4	562	25	825
5	568	6	1189
6	572	17	779
7	575	6	1063
8	580	4	1391
9	597	4	286
10	605	2	994
11	609	1	981
12	618	5	1011
13	650	7	1071
14	669	28	592
15	679	38	923
16	684	10	451
17	683	2	346
18	711	1	245
19	729	2	253

LIVRE V.

Chapitres	Pag.	Chapitres	Pag.
1	725	2	1136
2	738	3	1155
3	752	4	1176
4	753	13	743
5	758	9	1214
6	766	1	1118
7	776	11	1225
8	784	5	1288

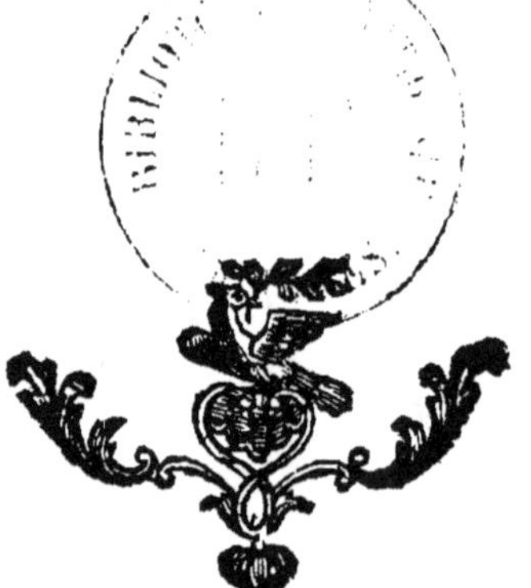

TABLE

DES OBSERVATIONS

Des deux Éditions.

Ancienne Edition.		Nouvelle Edition.	
Observations.	Pag.	*Observations.*	Pag.
15	40	12	84
16	42	13	87
17	44	14	89
18	45	15	92
19	48	16	96
20	49	17	97
21	49	18	98
22	50	19	100
23	52	20	103
24	53	21	104
25	55	22	106
26	56	23	108
27	57	24	110
28	59	30	125
29	60	31	126
30	61	32	127
31	63	25	114
32	65	26	116
33	66	27	118
34	67	28	120
35	69	29	121
36	78	33	133
37	80	34	135
38	82	35	139
39	83	36	141
Observat..... {	86	37	146
	87	38	147
40	95	39	159
41	97	40	160
42	100	45	180
43	101	46	182
44	102	47	186
45	105	48	189
46	107	49	192
	109	50	194

Ancienne

Ancienne Edition.		Nouvelle Edition.	
Observations.	Pag.	*Observations.*	Pag.
48	110	41	167
49	112	42	170
50	114	43	172
51	115	44	174
52	116	45	176
53	122	52	216
54	123	53	217
55	125	54	217
56	131		208
57	132		208
58	133	51	209
59	137	67	275
60	139	68	277
61	140	69	278
62	140	70	279
63	141	71	281
64	142	72	282
65	143	73	284
66	144	74	285
67	146	79	300
68	148	80	303
69	149	81	304
70	149	82	305
71	150	83	305
72	150	84	306
73	150	85	306
74	152	86	310
75	153	87	310
76	153	88	310
77	154	89	312
78	154	90	312
79	155	91	313
80	156	92	317
81	157	93	318
82	158	94	319

<table>
<tr><td colspan="2">Ancienne Edition.</td><td colspan="2" align="right">Nouvelle Edition.</td></tr>
<tr><td>*Observations.*</td><td>Pag.</td><td>*Observations.*</td><td>Pag.</td></tr>
<tr><td>83</td><td>159</td><td>95</td><td>320</td></tr>
<tr><td>84</td><td>159</td><td>96</td><td>321</td></tr>
<tr><td>85</td><td>161</td><td>209</td><td>607</td></tr>
<tr><td>86</td><td>162</td><td>210</td><td>609</td></tr>
<tr><td>87</td><td>171</td><td>431</td><td>1354</td></tr>
<tr><td>88</td><td>175</td><td>416</td><td>1274</td></tr>
<tr><td>89</td><td>176</td><td>417</td><td>1276</td></tr>
<tr><td>89</td><td>178</td><td>418</td><td>1231</td></tr>
<tr><td>90</td><td>178</td><td>419</td><td>1277</td></tr>
<tr><td>91</td><td>180</td><td>419</td><td>1243</td></tr>
<tr><td>92</td><td>181</td><td>411</td><td>1245</td></tr>
<tr><td>93</td><td>182</td><td>412</td><td>1255</td></tr>
<tr><td>94</td><td>188</td><td>100</td><td>337</td></tr>
<tr><td>95</td><td>188</td><td>101</td><td>338</td></tr>
<tr><td>96</td><td>189</td><td>102</td><td>339</td></tr>
<tr><td>97</td><td>190</td><td>103</td><td>340</td></tr>
<tr><td>98</td><td>191</td><td>104</td><td>341</td></tr>
<tr><td>99</td><td>194</td><td>117</td><td>381</td></tr>
<tr><td>100</td><td>195</td><td>118</td><td>381</td></tr>
<tr><td>101</td><td>195</td><td>119</td><td>382</td></tr>
<tr><td>102</td><td>196</td><td>120</td><td>383</td></tr>
<tr><td>103</td><td>198</td><td>121</td><td>388</td></tr>
<tr><td>104</td><td>199</td><td>122</td><td>390</td></tr>
<tr><td>105</td><td>200</td><td>123</td><td>391</td></tr>
<tr><td>106</td><td>201</td><td>124</td><td>392</td></tr>
<tr><td>117</td><td>203</td><td>125</td><td>404</td></tr>
<tr><td>108</td><td>205</td><td>126</td><td>406</td></tr>
<tr><td>109</td><td>209</td><td>146</td><td>458</td></tr>
<tr><td>*Observ.......*</td><td>210</td><td>147</td><td>459</td></tr>
<tr><td>110</td><td>212</td><td>148</td><td>463</td></tr>
<tr><td>111</td><td>213</td><td>149</td><td>463</td></tr>
<tr><td>112</td><td>215</td><td>150</td><td>467</td></tr>
<tr><td>113</td><td>216</td><td>151</td><td>468</td></tr>
<tr><td>114</td><td>218</td><td>152</td><td>474</td></tr>
<tr><td>115</td><td>220</td><td>153</td><td>477</td></tr>
</table>

Ancienne Edition.		Nouvelle Edition.	
Observations.	Pag.	*Observations.*	Pag.
182	323	217	641
183	323	218	642
184	324	219	643
185	325	220	647
186	326	221	648
187	327	222	650
188	329	223	652
189	330	224	653
190	331	225	654
191	332	231	672
192	334	232	673
193	335	233	676
194	336	234	677
195	338	432	1358
196	339	433	1359
197	340	434	1360
198	341	435	1362
199	342	436	1364
200	347	241	699
201	348	242	700
202	349	243	701
203	352	244	709
203	354	245	713
204	356	246	717
205	358	247	720
206	361	248	725
207	362	249	772
208	366	250	733
209	368	251	736
210	370	252	740
211	373	342	1003
212	375	343	1006
213	377	361	1098
214	379	362	1100

Ancienne Edition.		Nouvelle Edition.	
Obſervations.	Pag.	*Obſervations.*	Pag.
283	512	303	904
284	513	304	906
285	515	317	931
286	517	318	933
287	518	319	934
288	520	320	937
289	522	329	959
290	523	330	960
291	526	331	964
292	527	332	966
293	530	333	971
294	532	334	974
295	537	235	681
296	538	236	683
297	542	237	687
298	543	238	689
299	545	239	692
300	545	240	692
301	547	134	428
302	548	135	428
303	549	136	430
304	553	137	434
305	553	138	436
306	555	139	438
307	558	259	762
308	560	260	765
309	562	278	826
310	563	279	827
311	564	280	828
312	569	391	1191
313	571	392	1193
314	573	264	779
315	576	356	1065
316	578	357	1066

Ancienne Edition.		Nouvelle Edition.	
Observations.	Pag.	*Observations.*	Pag.
385	738	379	1157
386	739	380	1158
387	739	381	1159
388	740	382	1159
589	742	383	1162
390	744	384	1165
391	746	385	1165
392	747	386	1169
393	749	387	1171
394	750	388	1173
395	750	389	1174
396	752	390	1176
397	754	253	744
398	756	254	748
399	756	255	749
400	759	401	1215
401	761	402	1217
402	761	403	1218
403	762	404	1220
404	764	405	1222
405	768	367	1124
406	769	368	1126
407	770	369	1127
408	771	370	1128
409	773	371	1131
410	778	409	1239
411	781	410	1243
412	782	411	1245
413	789	423	1298
414	789	423	1268
415	791	424	1303
416	795	425	1309
417	798	426	1313
418	800	427	1315

<table>
<tr><td colspan="2">Ancienne Edition.</td><td colspan="2">Nouvelle Edition.</td></tr>
<tr><td>Obſervations.</td><td>Pag.</td><td>Obſervations.</td><td>Pag.</td></tr>
<tr><td>419</td><td>801</td><td>428</td><td>1317</td></tr>
<tr><td>420</td><td>802</td><td>429</td><td>1319</td></tr>
<tr><td>421</td><td>806</td><td>412</td><td>1255</td></tr>
<tr><td>422</td><td>807</td><td>413</td><td>1256</td></tr>
<tr><td>423</td><td>811</td><td>414</td><td>1264</td></tr>
<tr><td>424</td><td>813</td><td>430</td><td>1322</td></tr>
<tr><td>425</td><td>816</td><td>437</td><td>1372</td></tr>
<tr><td>426</td><td>818</td><td>438</td><td>1376</td></tr>
<tr><td>427</td><td>819</td><td>439</td><td>1378</td></tr>
<tr><td>428</td><td>821</td><td>440</td><td>1381</td></tr>
<tr><td>429</td><td>822</td><td>441</td><td>1382</td></tr>
<tr><td>430</td><td>824</td><td>498</td><td>1209</td></tr>
<tr><td>431</td><td>825</td><td>499</td><td>1210</td></tr>
<tr><td>432</td><td>826</td><td>400</td><td>1212</td></tr>
<tr><td>433</td><td>828</td><td>442</td><td>1385</td></tr>
<tr><td>435</td><td>841</td><td>406</td><td>1230</td></tr>
<tr><td>436</td><td>842</td><td>407</td><td>1231</td></tr>
<tr><td>437</td><td>843</td><td>408</td><td>1231</td></tr>
<tr><td>438</td><td>846</td><td>97</td><td>329</td></tr>
<tr><td>439</td><td>847</td><td>98</td><td>330</td></tr>
<tr><td>440</td><td>848</td><td>99</td><td>332</td></tr>
<tr><td>442</td><td>850</td><td>*1</td><td>P. j</td></tr>
<tr><td>443</td><td>851</td><td>*2</td><td>ij</td></tr>
<tr><td>444</td><td>853</td><td>*3</td><td>iij</td></tr>
<tr><td>445</td><td>854</td><td>*4</td><td>iij</td></tr>
<tr><td>446</td><td>855</td><td>*5</td><td>iij</td></tr>
<tr><td>447</td><td>859</td><td>*6</td><td>iv</td></tr>
<tr><td>448</td><td>860</td><td>*7</td><td>v</td></tr>
<tr><td>449</td><td>864</td><td>*8</td><td>vj</td></tr>
<tr><td>450</td><td>867</td><td>*9</td><td>vij</td></tr>
<tr><td>451</td><td>869</td><td>*10</td><td>viij</td></tr>
<tr><td>452</td><td>872</td><td>*11</td><td>ix</td></tr>
</table>

Fin de la Table des deux Éditions.

APPROBATION.

J'AI lû par ordre de Monseigneur le Vice-Chancelier le *Traité Complet des Accouchemens* de M. DE LA MOTTE : Cette nouvelle Édition d'un Ouvrage aussi estimé, & les augmentations qu'on y a faites , ainsi que l'ordre qu'on y a gardé, ne peuvent que rendre ce Traité encore plus utile au Public. A Paris, ce 25 Novembre 1764.

Signé, S U E , Censeur Royal.

PRIVILÉGE DU ROI.

LOUIS, par la grace de Dieu , Roi de France & de Navarre : A nos amés & feaux Conseillers, les Gens tenans nos Cours de Parlement, Maîtres des Requêtes ordinaires de notre Hôtel, Grand Conseil , Prevôt de Paris , Baillifs , Sénéchaux , leurs Lieutenans Civils , & autres nos Justiciers qu'il appartiendra , SALUT. Notre bien amé LAURENT - CHARLES D'HOURY , imprimeur-Libraire de notre très-cher & très-amé Cousin LOUIS-PHILIPPES DUC D'ORLEANS. Premier Prince de notre Sang ; & Adjoint de sa Communauté, Nous a fait exposer qu'il désireroit faire imprimer

& donner au Public unOuvrage qui a pour Titre : *Traité Complet des Accouchemens* par M. *DE LA MOTTE*, s'il nous plaisoit lui accorder nos Lettres de Privilége fur ce néceffaires : A CES CAUSES, voulan favorablementt traiter l'Expofant, Nous lui avons permis & permettons par ces Préfentes de faire imprimer ledit Ouvrage, autant de fois que bon lui femblera, & de le vendre, faire vendre & débiter par tout notre Royaume, pendant le tems de *neuf années* confécutives, à compter du jour de la date defdites Préfentes. Faifons défenfes à tous Imprimeurs, Libraires & autres Perfonnes de quelque qualité & condition qu'elles foient, d'en introduire d'impreffion étrangere dans aucun lieu de notre obéiffance. Comme auffi d'imprimer, ou faire imprimer, vendre, faire vendre, débiter ni contrefaire ledit Ouvrage, ni d'en faire aucuns Extraits, fous quelque prétexte que ce puiffe être fans la permiffion expreffe & par écrit dudit Expofant, ou de ceux qui auront droit de lui, à peine de confifcation des Exemplaires contrefaits, de trois mille livres d'amende contre chacun des contrevenans, dont un tiers à Nous, un tiers à l'Hôtel-Dieu de Paris, & l'autre tiers audit Expofant ou à celui qui aura droit de lui & de tous dépens, dommages & intérêts ; à la charge que ces Préfentes feront enrégiftrées tout au long fur le Regiftre de la Communauté des Libraires & Imprimeurs de Paris, dans trois mois de la date d'icelles ; que l'impreffion dudit Ouvrage fera faite dans notre Royaume & non aiileurs, en bon papier, & beaux caracteres, conformément à la feuille imprimée attachée pour modele fous le contre-fcel des Préfentes ; que l'Impétrant fe conformera en tout aux Réglemens de la Librairie, & notamment a celui du 10 Avril 1725. Qu'avant que de les expofer en vente le Manufcrit qui aura fervi de copie à l'impreffion dudit Ouvrage, feront remis dans le même état ou l'Approbation y aura été donnée, ès mains de notre très-cher & féal Chevalier Chancelier de France le Sieur DE LA MOIGNON, & qu'il en fera enfuite remis deux Exemplaires dans notre Bibliotheque publique ; un dans celle de notre Château du Louvre, un dans celle dudit Sieur DE LA MOIGNON & un dans celle de très-cher & féal Chevalier Vice-Chancelier & Garde des Sceaux de France, le Sieur DE MAUPEOU, le tout à peine de nullité des Préfentes. DU CONTENU DESQUELLES vous mandons & enjoignons de faire jouir ledit Expofant & fes ayans caufe pleinement & paifiblement, fans fouffrir qu'il leur foit fait aucun trouble ou empêchement. Voulons que la copie des Préfentes qui fera imprimée tout au long au commencement ou à la fin dudit Ouvrage, foit tenue pour dûement fignifiée, & qu'aux copies collationnées par l'un de nos amés & féaux Confeillers-Secrétaires, foi foit ajoutée comme à l'Original. Commandons au premier notre Huiffier ou Sergent fur ce requis, de faire pour l'éxécution d'icelles tous Actes requis & néceffaires, fans demander autre permiffion ; & nonobftant Clameur de Haro, Charte Normande & Lettres à ce contraires : Car tel eft notre plaifir. DONNÉ à Paris, le douziéme jour du mois de Décembre, l'an de grace mil fept cent foixante-quatre, & de notre Régne, le cinquantiéme. Par le Roi, en fon Confeil. LEBEGUE.

Régiftré fur le Regiftre XVI. de la Chambre Royale & Syndicale des Libraires & Imprimeurs de Paris, N°. 954, fol. 213, conformément au Réglement de 1723 A Paris, ce 20 Décembre 1764.
LEBRETON, Syndic.

TRAITÉ

TRAITÉ
COMPLET
DES
ACCOUCHEMENS.

L'ART qui veille à la propagation de l'espèce humaine, ne se borne pas aux moyens de faciliter la sortie du fœtus hors du sein de sa mere ; il étend ses recherches jusques sur la structure de cet ouvrage merveilleux où est caché le mystère de la génération ; il considere les organes où l'on peut se reproduire : le fruit de ces desirs qui naissent en nous, ranime son attention ; il travaille à la conservation de ce nouvel être ; il écarte les dangers qu'il peut courir dans sa prison ; il l'aide à surmonter les obstacles qui s'opposent à sa sortie ; il ne le perd point de vue après sa délivrance, & il ne l'abandonne que quand il est en état de veiller à sa propre conservation ; enfin l'art, tournant ses vues sur le domicile, que le fœtus a occupé pendant neuf mois, en répare les défectuosités & le rend propre à recevoir un nouvel hôte.

A

Voilà en général ce qui fait le principal objet d'un art, qui eſt auſſi ancien que le monde, & qui demande un Sujet capable de remplir des fonctions auſſi délicates qu'intéreſſantes ; car l'adreſſe, le jugement, la ſageſſe, la bonne foi, la candeur, l'affabilité, la patience, la complaiſance, la diſcrétion, la bienſéance, le déſintéreſſement, ſont les qualités que doivent avoir ceux qui ſe deſtinent à l'exercice de cette profeſſion.

Pour mettre quelque ordre dans le grand nombre de matières qui doivent former le corps de ce Traité, nous en ferons trois Parties. La première renfermera la Deſcription des Parties Naturelles des deux Sexes, l'Hiſtoire de la Génération & de pluſieurs autres choſes qui y ont rapport.

Dans la ſeconde on traitera des Accouchemens naturels, non naturels & contre nature : on y expoſera les cas où les efforts de la nature ſont impuiſſans, où les obſtacles ſont embarraſſans & quelquefois inſurmontables. C'eſt alors qu'on a beſoin du ſecours d'un habile Accoucheur, dont les mains adroites, petites & légeres, puiſſent manier le fœtus, le tourner, & le mettre en état de ſortir. On y rapportera les ſecours que l'art a trouvés pour délivrer la mere & l'enfant.

La troiſième Partie renfermera la plupart des Maladies du Sexe, qui ont rapport à la génération, celles des femmes enceintes & des accouchées ; celles des enfans, avec les remédes capables de les garantir d'un très-grand nombre d'accidens.

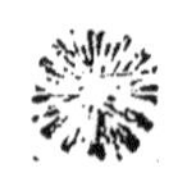

PREMIERE PARTIE.

Des Parties Naturelles des deux Sexes, & de leurs fonctions.

QUAND Dieu a créé le Monde, il a formé dans chaque espèce d'animaux des parties qui renferment des matières d'où la nature tire & fournit de quoi produire leurs semblables. Dans l'espèce humaine, ces parties pour la plupart sont contenues dans le bassin ; mais comme cette cavité formée de l'assemblage de plusieurs os, présente souvent des obstacles à la sortie du fœtus, il est bon d'en connoître la structure dans l'état naturel, pour bien appercevoir la grandeur des difficultés qui se rencontrent dans l'accouchement.

Le *bassin* (a) est la partie la plus inférieure

(a) Les os du bassin ne sont pas les mêmes dans les deux sexes. Ceux de la femme sont en général plus minces que ceux des hommes. Les os des hanches dans les femmes sont moins hauts, plus convéxes, plus larges & plus évasés du côté de la face externe & postérieure. Les branches supérieures des os pubis sont plus allongées, les inférieures sont plus courtes & les trous ovalaires plus larges, plus droits, & se portent pour l'ordinaire plus en arrière.

Comme le bassin n'est pas dans tous les sujets, d'une égale étendue, il peut résulter des accidens de deux côtés. Si le bassin est trop large, le poids de l'enfant peut entraîner la matrice & causer la chute de cette partie ou celle du vagin ; si au contraire le bassin est trop étroit, il forme un obstacle à la sortie du fœtus, surtout quand les eaux sont écoulées. Quelquefois l'étrécissement du bassin vient de la grosseur des os, ou de l'os sacrum qui se porte trop en dedans ; alors l'accouchement devient difficile. Il arrive quelquefois que la face intérieure de la dernière vertébre des lombes, & celle de l'os sacrum s'avancent si fort en devant que la tête du

du tronc ; on lui a donné le nom de baſſin , en latin *Pelvis* , à cauſe de ſa figure : cette cavité eſt formée en partie par deux grands os qu'on appelle *innominés* , ou os des hanches. Ils ſe joignent par devant & ſont unis par derrière à l'os ſacrum , qui acheve de former cette cavité. Les deux os innominés ſont formés par trois autres os diſtincts dans la jeuneſſe , & unis alors par un cartilage qui pour l'ordinaire ne s'oſſifie que vers la vingtième année. L'os ſupérieur eſt l'os des iſles ; l'inférieur, l'os iſchium ; & l'antérieur , l'os pubis.

L'*os ſacrum* eſt la baſe de l'épine, a une figure triangulaire , & forme en dedans une concavité. Par la partie ſupérieure il s'articule avec la dernière vertebre des lombes , & ſa pointe eſt attachée au coccyx par un cartilage élaſtique ; il eſt compoſé de trois petits os unis de même : ſa courbure qui eſt continue à celle de l'os ſacrum , ſert de ſoutien aux parties contenues.

L'os des îles , ou os *ilium* , ainſi nommé parce qu'il ſert à ſoutenir les parties que les Anciens ont appellées les îles ou les flancs , en latin *ilia* , eſt le plus grand des trois os. Il concourt par ſa partie inférieure à former l'échancrure ſchiatique & la cavité cotyloïde. A la partie inférieure de la face interne eſt une eſpèce de ligne ſaillante , qui s'unit à une ligne ſemblable de l'os pubis , & ſépare la cavité du baſſin en partie ſupérieure & en partie inférieure.

fœtus s'y arrête ; cela forme un obſtacle bien difficile à ſurmonter : la difficulté devient encore plus grande , ſi la face intérieure des os pubis eſt convexe, au lieu d'être concave ; car ſouvent dans ce cas on eſt obligé de recourir à l'opération céſarienne.

L'os Sacrum , quand il ſe porte trop en devant, rétrécit le baſſin & rend l'accouchement difficile ; mais quand la ſaillie n'eſt pas trop grande , elle ſert au contraire à diriger l'enfant ſur le devant.

L'*ifchion* eſt la portion la plus baſſe des trois portions de l'os innominé. On y diſtingue le corps, la tubéroſité & la branche. Le corps de l'Iſchion forme la partie inférieure & la plus grande de la cavité cotyloïde ; il jette en arrière une apophyſe pointue qu'on appelle épine de l'iſchion. La tubéroſité eſt fort épaiſſe & tournée en bas ; c'eſt ſur cette partie que tout le corps eſt appuyé, quand on eſt aſſis. La branche de l'Iſchion eſt cette partie mince & allongée, qui va ſe joindre au pubis : les trois parties de l'iſchion forment enſemble une échancrure très-conſidérable, qui fait la plus grande portion du trou ovalaire.

Le *Pubis* (*b*) qu'on appelle auſſi *os barré*, eſt placé horizontalement en devant ; c'eſt le plus petit des os du baſſin. Le corps de cet os ſe porte tranſverſalement du côté de l'ilium. A ſon extrémité eſt une facette qui forme une portion de la cavité cotyloïde. On voit à ſa partie ſupé-

(*b*) Les enfans ont l'os pubis formé de deux pièces, qui dans la ſuite ſemblent ne former qu'un ſeul os, par le moyen d'un cartilage qui les unit. On demande ſi cette union empêche que ces deux portions ſe ſéparent dans l'accouchement. *Ambroiſe Paré, liv.* XXIV. *de la génér. ch. 13*, dit avoir ouvert des femmes mortes immédiatement après l'accouchement, & qu'il a trouvé entre les os des hanches & l'os ſacrum une diſtance à mettre le doigt entre deux. *Guillemeau, liv.* II *des Accouch. heur. ch. 1*, aſſure avoir trouvé la même choſe. J'ai obſervé que les os des iſles ou des hanches s'étoient ſéparés de l'os ſacrum d'un bon travers de doigt de largeur, *dit M. Peu, Tr. des Accouch. p.* 185, ce que l'on découvroit facilement par le tact, & ils furent plus de trois mois, pour ſe rapprocher & ſe rejoindre, avant que l'Accouchée en fût entièrement rétablie. *M. Puzos, Tr. des Accouchemens. p.* 7, dit avoir vû pluſieurs fois l'extrémité de chaque pièce de l'os pubis éloignée l'une de l'autre d'un demi travers de doigt, par l'extenſion & non par la rupture du cartilage qui les réunit. *M. Verdier, dans ſon Oſteolog. p.* 109, rapporte qu'un des Chirurgiens de l'Hôtel-Dieu faiſant l'ouverture d'une femme, morte à la ſuite d'un accouchement laborieux, trouva les os pubis entièrement ſéparés l'uu de l'autre d'un demi travers de doigt.

rieure une ligne faillante, nommée épine qui s'unit à celle de l'*Ilium* ; & les deux enfemble partagent le *Baſſin* en deux cavités.

La branche de l'os pubis qui defcend & s'unit avec la branche de l'ifchion acheve la formation du trou ovalaire.

La portion antérieure de l'os pubis forme un angle & fait partie de la fymphyſe qui unit les deux os.

L'os pubis, pour qu'il foit bien conformé, doit être fuffifamment courbé en dedans, ne pas avoir les branches trop ferrées & ne pas être placé trop bas.

Le baſſin renferme le rectum, la veſſie & les parties internes de la génération.

EXPLICATION de la première Planche.

A, partie fupérieure de l'os facrum.
B, B, os des ifles ou ilium.
C, C, C, C, l'os pubis.
D, D, cavités cotyloïdes, qui reçoivent la tête du fémur.
E, E, l'os ifchium.
e, e, trou ovalaire.
F, F, F, F, l'os facrum.
G, commencement du coccyx, dont le refte eft caché fous l'os pubis.

CHAPITRE PREMIER.

Des Parties de la Génération de l'Homme.

L'ON a appellé *Parties genitales* de l'homme celles qui féparent la femence, celles qui la confervent quelque tems, & celles qui la tranf-

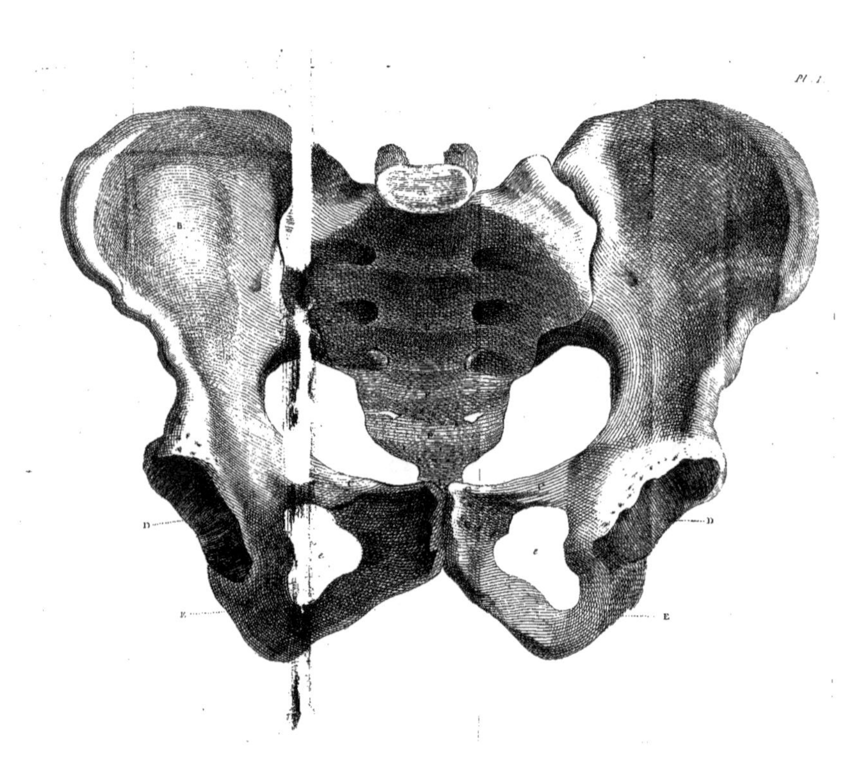
Pl. 1.

mettent dans l'uterus. Les premières font les tefticules, les fecondes font les véficules féminales,
& les troifièmes font les parties qui compofent la
verge.

Les *Tefticules* font des efpèces de glandes qui
ont une forme oblongue, & qui font ordinairement (*c*) au nombre de deux. Ils font reçus
dans une efpèce de fac qu'on appellent fcrotum
ou bourfes.

Le fcrotum eft fitué au-deffous de la verge &
eft formé par la continuation de la peau qui
couvre les parties voifines : les rugofités qui
paroiffent fur toute fa furface, la rendent inégale ;
elle eft parfemée d'efpace en efpace de glandes
febacées. On apperçoit une ligne faillante, qui
s'étend depuis le frein du prépuce jufqu'à l'anus.
Les Grecs l'ont appellée *Raphé*, parce qu'elle
paroît comme une efpèce de couture : on nomme *Périnée* l'efpace compris entre les bourfes &
l'anus. Cette ligne eft fuperficielle & ne paroît
pas en dedans de la peau. Le fcrotum eft revêtu
au-dedans d'une membrane que la plûpart des
Anatomiftes regardent comme charnue ; elle embraffe les tefticules & forme une cloifon qui les

(*c*) Le nombre des tefticules excéde rarement celui de
deux. Les tefticules dans les
enfans du premier âge fe
trouvent affez fouvent près
des anneaux des mufcles obliques externes, & quelquefois
dans les anneaux mêmes,
ce qu'on a pris quelquefois
pour une hernie inguinale.
Le *Journal d'Allem.*, *Déc. 3
an. 7 & 8 Obf. 20*, fait mention d'un enfant qui n'avoit
qu'un tefticule ; mais il étoit
une fois plus gros qu'il ne
devoit être ; & *Cent. 1 & 2,
Obf. 191*, il parle d'un homme qui n'avoit qu'un tefticule, & dont le fils n'en
avoit point. *Schurigius fper-
matolog. p. 418*, rapporte
qu'un jeune homme de vingt
ans avoit trois tefticules &
qu'il étoit froid & peu propre au coït. Ce qu'il attri-
buoit à la matière féminale
qui n'étoit pas bien élabo-
rée. Cette Obfervation ne
doit pas fervir de régle ; car
j'ai connu une perfonne avec
trois tefticules, chez qui la
nature faifoit mieux valoir
fes dons.

fépare. Cette membrane fe trouve attachée par une efpèce d'expanfion aponévrotique à la branche inférieure des os pubis ; on a donné à cette membrane le nom de *dartos*.

Les vaiffeaux du fcrotum & du dartos viennent des hypogaftriques, & les nerfs des paires facrées.

Quant aux tefticules, ils ont trois enveloppes ; favoir, le crémafter, la membrane vaginale, & l'albuginée : les deux premières font communes à chaque tefticule & aux cordons des vaiffeaux fpermatiques qui y répondent ; la troifième eft propre au tefticule.

Le *crémafter* eft un plan charnu très-mince, qui defcend de la gaîne du cordon des vaiffeaux fpermatiques & fe termine à la tunique vaginale du tefticule ; il environne prefque toute la gaîne & s'épanouit enfuite fur la partie fupérieure externe de la tunique vaginale, où fes extrémités s'attachent & fe perdent : le Crémafter eft formé par des fibres du petit oblique du bas-ventre & par la corde tendineufe du ligament de Fallope.

La *tunique vaginale* eft la plus confidérable des trois ; elle eft fort lâche autour du tefticule ; c'eft une continuation de la gaîne du cordon des vaiffeaux fpermatiques ; la gaîne fe dilate peu à peu & à mefure qu'elle approche du tefticule & forme deux capfules renfermées l'une dans l'autre : l'externe eft plus longue que l'interne & a le fond plus large ; de forte qu'entre les fonds des deux il y a un intervalle qui fert de loge au tefticule : ce fac particulier au corps du tefticule a été appellée *péritefes*, parce qu'il l'entoure de toutes parts, étant feulement attaché à l'épidydime. La tunique vaginale s'attache dans la partie inférieure à la cloifon du fcrotum par des fibres membraneufes affez fortes.

La *tunique albuginée* eſt la troiſième membrane qui eſt propre au teſticule & qui touche immédiatement ſa ſubſtance ; cette tunique eſt d'un tiſſu fort ſerré ; ſa ſurface externe eſt unie & polie, & de ſa face interne ſe détachent pluſieurs feuillets membraneux, qui pénétrent la ſubſtance du teſticule ; c'eſt de ces feuillets que ſont formées pluſieurs petites cloiſons qui ſe réuniſſent vers le bord ſupérieur du teſticule. Hygmore a prétendu que de toutes ces cloiſons il ſe formoit une eſpèce de tuyau commun dans toute la longueur du teſticule, dans lequel tuyau les vaiſſeaux de la ſubſtance du teſticule communiquent ; on nomme ce tuyau cylindrique, *corps d'Hygmore.*

Les teſticules ſont deux corps glanduleux ſitués hors du bas-ventre, l'un à côté de l'autre. Les Anciens les ont appellés *didymes*, c'eſt-à-dire *jumeaux.* La ſubſtance des teſticules eſt compoſée d'une infinité de vaiſſeaux très-fins, contournés en différentes façons, qui forment plus de vingt pelotons, diſtingués par des cloiſons cellulaires ; ces cloiſons, comme nous avons dit, viennent de la tunique albuginée aux teſticules & environnent les artères & les veines qui s'y diſtribuent. Dans chaque cloiſon il y a un conduit qui reçoit la ſemence des vaiſſeaux ſpermatiques.

Du réſeau compoſé par plus de ces vingt conduits, partent un grand nombre de petits vaiſſeaux qui ſe contournent en différens replis & forment autant de cônes vaſculeux. Ceux-ci ſe joignant par des cellules intermédiaires, forment la tête de l'épidydime & en même-tems un canal. Ce corps eſt ſitué ſur le bord ſupérieur du teſticule ; il prend le nom d'*épididyme*, terme grec qui ſignifie une choſe ajoutée au teſticule, qu'on nommoit autrefois didyme ; sa figure approche assez de celle d'une chenille. Il est recouvert, de même que les testicules, de la tunique albuginée. Sa substance est la même que celle du testicule , & les vaisseaux qui la composent font une infinité de contours serpentins. On remarque à l'épididyme que ses extrémités font terminées par deux éminences dont la plus considérables s'appelle *tête* , & la moindre s'appelle *queue* , c'est de cette dernière que fort le conduit déférent.

Le *Canal déférent* est un conduit blanc , ferme & un peu applati , qui est la continuation de l'épididyme. Il monte dans la gaine cellulaire des vaisseaux spermatiques , & ces vaisseaux sanguins renfermés dans cette enveloppe avec ce canal déférent prennent le nom de *cordon spermatique* : quand le canal déférent a passé par l'anneau de l'oblique externe , & sous les dernières fibres de l'oblique interne & du transverse , il se sépare de ces vaisseaux pour venir gagner la partie postérieure & inférieure de la vessie , en se glissant dans l'intervalle des deux vesicules séminales , dans lesquelles ce conduit se décharge.

Les testicules ont des vaisseaux particuliers ; sçavoir, des artères , des veines , des vaisseaux sécréteurs & excréteurs, & des nerfs.

Les artères des testicules s'appellent *spermatiques* ; elles viennent pour l'ordinaire de la partie antérieure de l'aorte , environ un pouce au-dessous des émulgentes. Ces artères descendent obliquement , & à peu de distance de leur origine , elles s'unissent par le moyen du tissu cellulaire avec les veines spermatiques , avec lesquelles elles marchent parallèlement , ne formant qu'un cordon vasculeux , qui se termine au testicule , après être forti de la

cavité du bas-ventre par l'anneau du grand oblique. Lorſque ces artères ſont parvenues à quelque diſtance du teſticule, elles ſe partagent en
deux branches principales, dont l'une va ſe
diſtribuer dans la ſubſtance du teſticule, & l'autre à l'épididyme.

Les extrémités capillaires de l'artère ſpermatique donnent de petites veines, qui forment par
leurs concours pluſieurs vaiſſeaux plus conſidérables ; ceux-ci percent la tunique albuginée dans
la partie ſupérieure du teſticule, derrière l'épididyme & près de ſa tête : les veines s'abouchent
les unes avec les autres, & ſe diviſent encore :
elles ſe rencontrent un peu plus haut, & forment par leurs différentes anaſtomoſes un plexus
très-remarquable, qu'on appelle *corps pyramidal*,
ou *pampiniforme*. Ce plexus ſe termine vers l'endroit où il rencontre l'artère ſpermatique. La
veine qui réſulte de la réunion de tous ces vaiſſeaux va ſe rendre du côté droit à la veine cave,
environ un pouce au-deſſous de l'émulgente, &
la veine ſpermatique du côté gauche va ſe décharger dans l'émulgente du même côté.

Les veines lymphatiques qui reviennent des
teſticules, ſuivent la route des veines ſanguines.

Les nerfs qui ſe diſtribuent aux teſticules,
ſuivent la route des artères & ſont fournis par
le plexus rénal du même côté & par la première
paire lombaire ; mais ce dernier va ſe perdre
dans le dartos.

On entend par *Véſicules ſéminales* deux réſer-
voirs membraneux & cellulaires ſitués à la partie
poſtérieure & inférieure de la veſſie. Leur longueur
eſt de deux ou trois pouces ſur ſept à huit lignes
de largeur. Elles ne ſont point parallèles entr'elles ; elles ont la figure d'une petite pierre applatie ; elles ſont irrégulièrement arrondies par leurs

extrêmités supérieures qui font éloignées l'une de l'autre ; les extrémités inférieures font terminées en pointe & fe rencontrent après avoir reçu les canaux déférens. Ces réfervoirs ne fe communiquent cependant point ; mais ils s'allongent en forme de canaux adoffés, qui percent la glande proftate & l'uréthre, & s'ouvre féparément dans la cavité de ce dernier canal. La cavité des véficules féminales eft irrégulière ; on y remarque plufieurs contours en manière de petits boyaux. Leur partie la plus large s'appelle *fond*, & la plus étroite *col*, auquel fe trouve contenu un conduit particulier qu'on appelle *éjaculateur*, un de chaque côté. Ces deux conduits viennent fe perdre dans l'uréthre, près le col de la veffie, après avoir traverfé un corps glanduleux qui embraffe le col de la veffie & le col de l'uréthre, fous le nom de *proftates*.

La veffie eft une efpèce de fac membraneux, fitué dans la partie antérieure du baffin, immédiatement derrière les os pubis, au-deffus defquels elle s'élève, quand elle eft pleine. Elle eft hors du fac du péritoine, ne fe trouvant attachée qu'à fa partie poftérieure & fupérieure. Sa portion la plus étendue eft fon *fond* ou fon *corps*, & fa partie la plus étroite, s'appelle fon *col* : la veffie a trois ouvertures, dont deux font poftérieures, & une antérieure : les poftérieures font les orifices des urétères qui ont traverfé de haut en bas les membranes de la veffie : la troifième répond au col de la veffie & au conduit qui lui eft continu, appellé *urethre*, & dans les femmes à la partie fupérieure de la vulve. Il fe rencontre au milieu de la partie fupérieure du fond de la veffie un ligament appelé *ouraque*. Ce cordon qui va fe terminer au nombril, paroît être une continuation des membranes de la veffie.

il eſt accompagné de deux artères qu'on appelle *ombilicales.*

Devant le col de la veſſie on remarque un corps glanduleux, qui embraſſe le commencement de l'uréthre, & qui a la figure d'un cœur applati : on lui donne le nom de *Proſtates.* Cette maſſe eſt diſtinguée en deux lobes, par une goutière creuſée dans la face ſupérieure, depuis la baſe, juſqu'à la pointe ; c'eſt dans cette goutière que la première portion de l'uréthre eſt enfoncée.

Le corps des Proſtates eſt couché ſur l'inteſtin rectum, & ſa pente eſt ſous la lèvre interne de l'arcade de l'os pubis. On trouve dans chaque lobe des proſtates pluſieurs folicules qui s'ouvrent dans la première portion de l'uréthre vers le fond de la goutière. C'eſt au-deſſous de cette glande que l'uréthre ſe coude, pour changer de direction & qu'elle devient ſpongieuſe. La Proſtate deſtinée à ſéparer une liqueur, qui peut être le véhicule de la ſemence, a dix ou douze canaux ſecretoires fort courts, qui s'ouvrent obliquement dans le canal de l'uréthre, & dont on voit les orifices autour de la baſe du vérumontanum. La Proſtate eſt encore percée par les deux vaiſſeaux que nous avons dit être les allongemens des conduits ſéminales, deſtinés à verſer la ſemence dans la cavité de l'uréthre ; les orifices de ces deux tuyaux ſe remarquent ſur la baſe du vérumontanum.

La *Verge* eſt un corps rond & long, ſitué à la partie inférieure du bas-ventre. Elle eſt compoſée de deux corps caverneux & de l'uréthre.

L'*Uréthre* eſt un conduit preſque cylindrique, qui eſt continu au col de la veſſie & qui va ſe terminer à l'extrémité du gland. Cette cavité n'eſt pas ronde par tout, elle s'élargit vers le gland où elle fait une eſpèce de foſſette qu'on appelle la foſſe naviculaire.

Ce canal dans son principe est membraneux; mais après environ un pouce de chemin il devient spongieux. Son commencement est recouvert par la glande prostate , & la portion qui est au-dessous est embrassée de quelques fibres charnues l'espace d'environ deux travers de doigt ; & le reste du canal depuis le pubis jusqu'au gland , est enveloppé de toutes parts par un tissu formé de plusieurs cellules membraneuses : on l'appelle *tissu spongieux de l'uréthre*. Le gland en est aussi formé, de même que l'éminence qu'on appelle *bulbe de l'uréthre*. Les cellules de ce tissu ne communiquent point avec les corps caverneux.

La membrane interne de l'uréthre est percée dans plusieurs endroits. Dans son commencement près du col de la vessie se remarque l'ouverture des conduits éjaculateurs , & celles des canaux excréteurs des prostates , que l'on appelle supérieures , à cause de deux autres glandes qu'on appelle prostates inférieures ; ces deux glandes sont situées immédiatement à côté de cette éminence du tissu spongieux de l'uréthre , nommé bulbe ou oignon. Le volume de ces glandes approche assez de celui d'une petite fève & le conduit excréteur qui part de chacune, est très-fin , & sa longueur est d'environ deux pouces. Ces conduits passent obliquement à travers le tissu spongieux de l'uréthre , & vont se rendre dans sa cavité à trois pouces environ de distance du vérumontanum , c'est une éminence qu'on remarque dans le fond du principe membraneux de l'uréthre.

Outre ces ouvertures on y apperçoit encore l'embouchure de plusieurs conduits aveugles, qu'on appelle *lacunes* , ce sont des ouvertures ovales , ou des orifices de certains canaux , qui rampent entre la membrane interne & le tissu spongieux de l'uréthre ; toutes ces lacunes sont rangées sur la même ligne, & dans la partie du canal qui touche l'union des corps caverneux.

A l'extrémité de la verge est une partie presque ronde qu'on appelle *gland*. Il est naturellement si bien recouvert par la peau, que lorsqu'on la retourne sur elle-même on la trouve continue avec la verge, c'est une espèce de calotte qu'on appelle *prépuce*; il est lié par un ligament qui unit la peau avec le gland, & qui se nomme *frein*. La membrane fine qui tapisse l'intérieur de l'uréthre, recouvre tout le gland, à la base duquel il rencontre les tégumens ordinaires; voilà l'origine de cette enveloppe si sensible, qui n'appartient ni à l'épiderme ni à la peau. La base arrondie du gland, qui a plus de saillie que le corps de la verge, porte le nom de *couronne*.

Les Corps caverneux sont deux tuyaux ligamenteux fort souples & presque cylindriques : ils naissent séparément, un de chaque côté de la branche antérieure de l'ischium & de la partie de l'os pubis, qui y répond, & où ces deux corps s'unissent l'un à l'autre jusqu'à la partie postérieure du gland, où ils se terminent. Leur substance est forte & ligamenteuse; ils sont remplis d'un corps spongieux, qui contient plus ou moins de sang. Depuis l'union des corps caverneux jusqu'à leur extrémité antérieure, est une cloison faite de plusieurs fibres tendineuses, qui s'étendent en droite ligne d'une des parois du corps caverneux jusqu'à l'autre, vis-à-vis les deux goutières dont la moindre reçoit la veine honteuse & la plus considérable, la plus grande partie de l'uréthre.

La verge a six muscles; deux *érecteurs*, deux *accélérateurs* & deux *transverses*, ou *triangulaires*. Les deux premiers servent à l'*érection*, & les quatre derniers appartiennent à l'uréthre; deux servent à presser & à accélérer l'urine & les deux autres à dilater ce canal.

Les *érecteurs* s'attachent de chaque côté à la face interne de la tubérosité de l'ischium, couvrent le commencement des corps caverneux, & vont se terminer environ à trois travers de doigt au-dessus de leur attache fixe.

Les *accélérateurs* tirent leur origine du sphincter de l'anus, du tendon mitoyen des muscles transverses, & d'une ligne blanche aponévrotique qui les unit; ils embraffent tout le bulbe de l'uréthre & montent obliquement vers la partie laterale des corps caverneux où ils se terminent.

Les *transverses* font attachés chacun à la face interne de la branche de l'ischium, & se portent transverfalement vers l'urethre, ils vont se terminer aux parties laterales du bulbe.

Les *Vaiffeaux* de la verge font externes & internes : les externes se diftribuent aux enveloppes, & les internes aux corps caverneux & à l'uréthte.

Les artères des enveloppes viennent de la crurale, les veines vont se décharger dans la veine de ce nom, & les lymphatiques vont se rendre aux glandes des aines.

Les nerfs de la peau de la verge viennent des deux premières paires lombaires.

Les artères internes au nombre de trois de chaque côté font fournies par les *iliaques internes* ou *Hypogaftriques*. Les veines fanguines & les veines lymphatiques vont se décharger dans les veines Hypogaftriques.

Au refte, les artères qui vont à la verge, communiquent toutes enfemble, comme les veines le font entr'elles.

EXPLICATION de la deuxième Planche, qui repréfente les Planches de la génération de l'Homme.

A, le rein droit.
B, le rein gauche.
C, la veine-cave,

D

D , l'aorte defcendante.
E , E , vaiffeaux des capfules atrabilaires,
F , la veine-émulgente droite.
G , la veine-émulgente gauche.
F , l'artère-émulgente droite.
G , l'artère-émulgente gauche.
H , H , les ureterès.
I , l'artère fpermatique droite.
K , l'artère fpermatique gauche.
L , la veine fpermatique droite.
m , la veine fpermatique gauche.
M , la veffie.
N , tefticule gauche renfermé dans fa tunique
vaginale.
n , tefticule droit couvert de fa tunique albu-
ginée.
O , l'épididyme.
P , P , vaiffeaux déférents.
Q , Q , corps caverneux.
R , le gland de la verge.
S , veine fituée fur le dos de la verge.

CHAPITRE II.

Des Parties de la génération de la Femme.

ON a coutume de diftinguer les parties génitales de la femme en *externes* & en *internes.*

Les *parties externes* font le pénil, les grandes lèvres , le clitoris, les nymphes, le meat
urinaire , l'entrée du vagin & les caroncules.

Les *parties internes* font le vagin, la matrice,
les trompes de Fallope , & les ovaires.

Le *Pénil* eft cette éminence qu'on remarque

Tome I.   B

à l'os pubis, & qui se couvre de poil à l'âge de puberté.

Les *grandes lèvres* sont les rebords d'une fente qu'on appelle vulve, & qui s'étend depuis le pénil jusqu'au périnée : ce sont deux replis formés par la peau, dans lesquels il y a beaucoup de graisse, surtout dans les vierges. La peau qui les revet intérieurement est plus déliée que l'extérieure : la jonction inférieure des grandes lèvres prend le nom de *fourchette* : on y remarque un ligament membraneux, qui, conjointement avec la partie interne du bas des grandes lèvres, forme la *fosse naviculaire*. L'espace compris entre la fourchette & l'anus, s'appelle *Périnée*.

Lorsqu'on écarte les grandes lèvres, on voit au-dessous de leur commessure supérieure une petite éminence conique. Ce corps est d'une composition toute semblable à celle de la verge, à l'uréthre près, & s'appelle *Clitoris*. Il a deux corps caverneux qui partent de l'ischion & du pubis, & qui vont former un petit tronc; l'extrémité ressemble au gland qui est recouvert d'un prépuce. Le clitoris (*d*) se gonfle dans le coït, & est très-sensible. Il a deux érecteurs qui s'attachent aux os ischion & s'insérent aux corps caverneux. Ses vaisseaux sont communs avec les autres parties externes des parties génitales; les artères & les veines viennent des hypogastriques & des honteuses. Les nerfs viennent de l'os sacrum.

Au-dessous du clitoris l'on apperçoit une ouverture, qui est l'entrée de l'uréthre : on l'appelle

---

(*d*) Le Clitoris est quelquefois d'une longueur excessive, & devient aussi gros & aussi long que la verge d'un homme, & il arrive souvent que des femmes en abusent. *Dionis*, *Opérat. de Chir.* p. *181*, en propose l'extirpation.

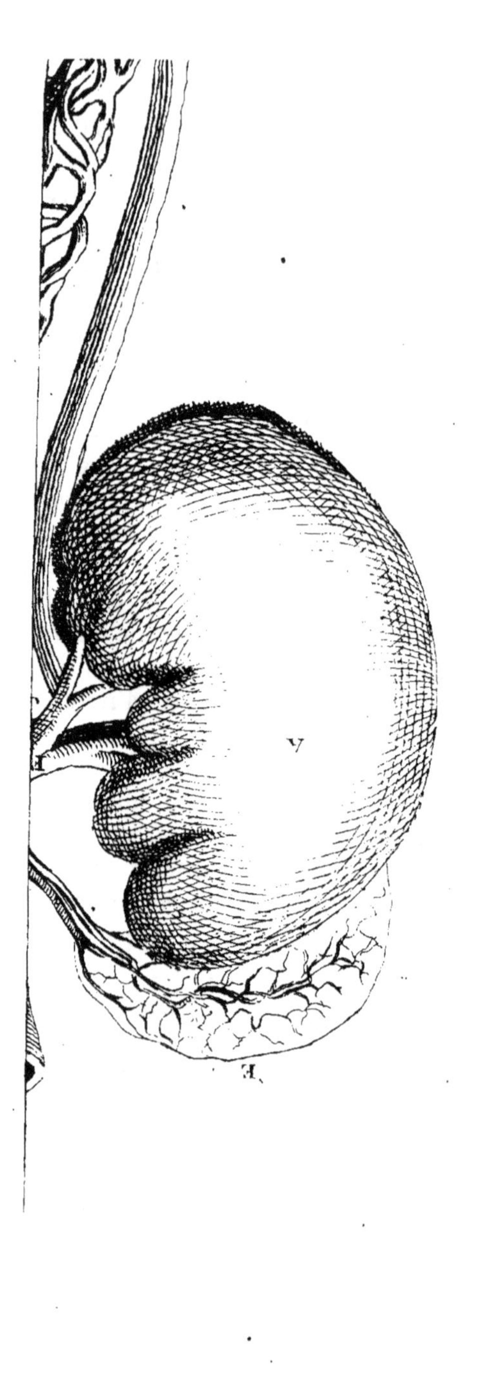

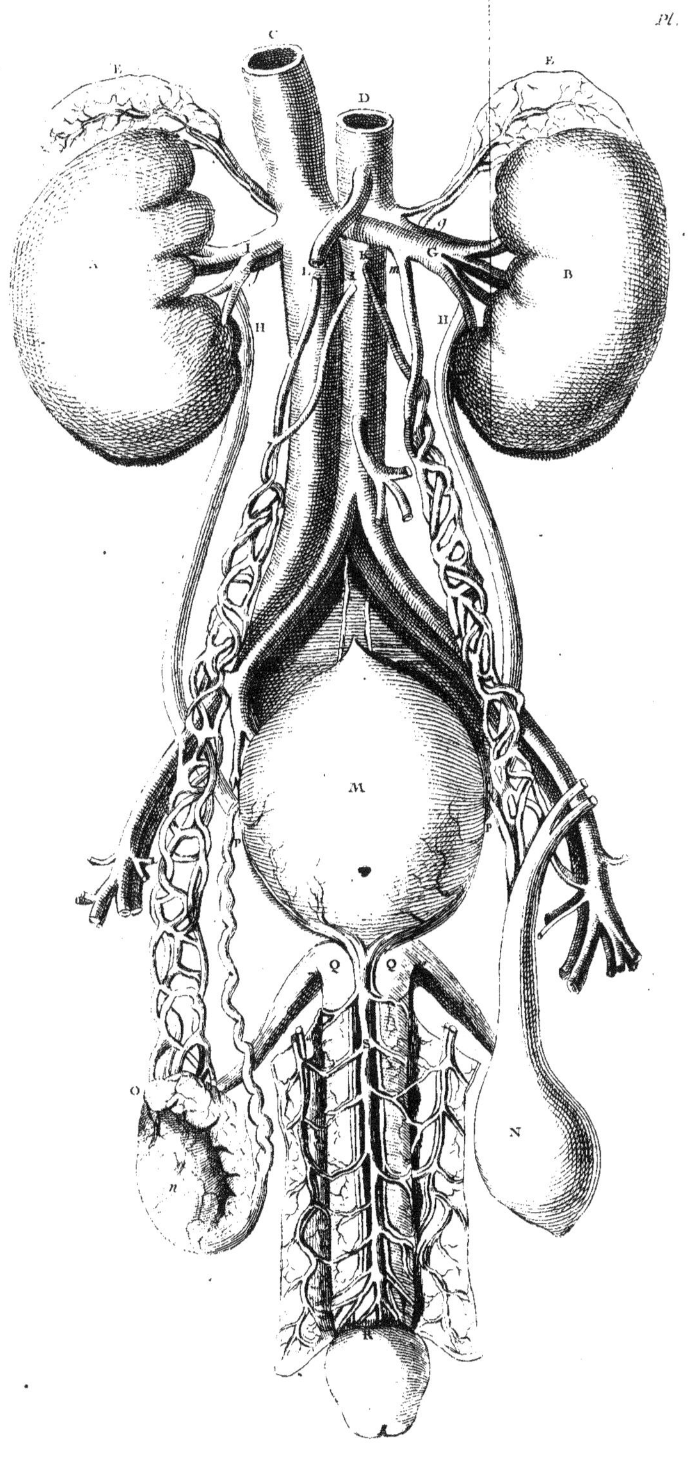

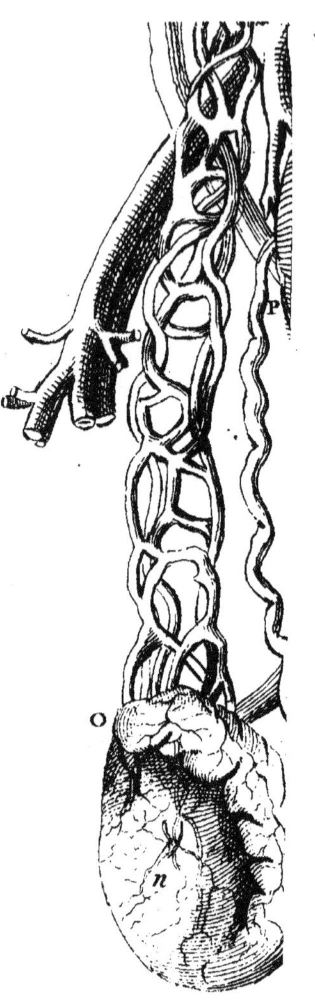

P
O
n

Meat urinaire ; fa longueur eft de deux travers de doigt.

En écartant les grandes lèvres , on découvre deux appendices cutanés , appellés *nymphes* ; elles font affez femblables aux crêtes qui pendent fous le gofier du coq ; elles font une continuation du prépuce du clitoris , elles defcendent en s'écartant l'une de l'autre ; elles font plus larges' dans leur partie inférieure , que dans la fupérieure , quelquefois elles débordent les grandes lèvres ; les houpes nerveufes qui y font en grand nombre , leur donnent beaucoup de fenfibilité : elles ont beaucoup de glandes fébacées , femblables à celles qui fe trouvent dans les rides du prépuce du clytoris , les nymphes dirigent le jet de l'urine , & mettent le vagin à l'abri des injures de l'air.

Entre les nymphes eft un conduit qu'on appelle *vagin* ; l'entrée qui eft plus étroite que le fond , prend le nom d'orifice externe du vagin. Cette ouverture eft fituée au-deffous du meat urinaire. On y remarque un cercle membraneux , qu'on appelle *hymen* (*e*) , & qu'on ne trouve que dans

---

(*e*) Il y a des Anatomiftes qui nient abfolum nt l'éxiftence de l'hymen. *Dionis , Anat. p. 310* , d t que quelque diligence qu'il ait faite pour chercher cette membrane , il ne l'avoit jamais vue , quoiqu'il ait ouvert des filles de tout âge. On ne trouve aucun hymen , dit *Mauriceau. Accouchemens tom. 1 , p. 38* , comme ont voulu plufieurs Auteurs , qui difent qu'il s'y rencontre une membrane fituée en travers , & percée feulement d'un petit trou pour laiffer couler les mois & les autres fuperfluités ; mais c'eft un pur abus.

Les Médecins , dit *Heifter, not. anat. t. 2 , p. 78.* ont de tout tems beaucoup difputé fur l'exiftence de la membrane appellée Hymen dans les filles , qui n'ont donné aucune atteinte à leur virginité; & plufieurs , tant anciens que modernes ont nié abfolument fon exiftence , ou bien ont prétendu que , lorfqu'elle fe trouvoit , c'étoit contre l'ordre naturel. Mais ceux qui en ont ainfi jugé , me paroiffent n'avoir jamais vû les parties naturelles des filles , véritablement vierges , & n'avoir examiné que celles qui avoient été déflorées. Pour moi , dans toutes les

les vierges. Quand ce cercle eſt diviſé on y trouve
quatre ou cinq boutons qu'on appelle *caroncules
myrtiformes* à cauſe de la reſſemblance qu'on a cru
y trouver avec les feuilles de myrte. Elles ſont
liées les unes aux autres par un repli membraneux
qui forme l'hymen dont nous venons de parler.

L'orifice du vagin eſt environné d'un lacis de
vaiſſeaux & d'un corps calleux, qu'on appelle
corps réticulaire. Il vient du clitoris & va en deſ-
cendant embraſſer l'uréthre & enſuite le vagin.
Tout ce plexus ſe gonfle, comme le clitoris. Le
muſcle conſtricteur de l'orifice du vagin y contribue auſſi. Il prend ſon origine du ſphincter
de l'anus, & intérieurement de la tubéroſité de
l'iſchion il ſe porte, en s'élargiſſant en devant,
le long de l'origine des lèvres, & s'inſére aux
jambes du clitoris.

La *Matrice* qui eſt un corps charnu, membraneux & creux, eſt le principal organe de la génération. Ce viſcere qui eſt particulier à la femme, eſt dans l'hypogaſtre entre la veſſie & le
rectum. Sa figure approche de celle d'une poi-
re; elle eſt applatie à la partie antérieure &
poſtérieure; mais elle devient ronde dans la groſſeſſe. Alors elle quitte l'hypogaſtre, pour ſe loger
dans une capacité où elle ait la liberté de s'étendre

jeunes filles dont j'ai examiné les parties naturelles
dans un âge où l'on étoit ſûr
de leur intégrité virginale,
j'ai toujours trouvé un corps
membraneux, tantôt annu-
laire, tantôt ſemi-lunaire,
reſſerrant l'orifice du vagin;
de manière qu'on ne doit pas
le prendre pour une production contre nature.

D'autres prétendent que
cette membrane ne ſe ren-
contre pas toujours, & que
la préſence de l'hymen eſt
bien une marque certaine de
la ſageſſe d'une fille, mais
que ſon abſence n'eſt pas une
preuve de ſa corruption.
Auſſi eſt-il rare que les Médecins & Chirurgiens nom-
més d'office pour donner leur
rapport ſur cette matière,
donnent des déciſions bien
préciſes, à moins qu'il n'y
ait des vices de conformation tout-à-fait évidens.

autant que l'exige l'accroissement du fœtus. La matrice, par rapport aux parties adjacentes, a son fond situé dans le bassin supérieurement & postérieurement ; son col antérieurement & inférieurement ; la face antérieure, convexe & plane est opposée à la vessie ; & sa face postérieure regarde le rectum. Le fond de la matrice est la partie supérieure & la plus large ; on donne le nom de col à sa partie inférieure qui est la plus étroite.

La *Subfance* de la matrice est charnue & membraneuse ; les fibres musculaires sont différemment disposées en petits cercles, surtout dans le fond, & sont accompagnées de beaucoup de vaisseaux de toute espece qui s'y entrelassent ; les interstices sont remplis de membranes cellulaires. Comme la matrice dans l'état naturel ne présente qu'un petit volume, ses fibres charnues sont entassées les unes sur les autres, mais ces fibres se placent à côté les unes des autres, à mesure que la matrice se dilate.

La matrice a deux *Membranes*, dont une tapisse le dedans & l'autre couvre le dehors. La premiere est très-mince, & est une continuation presque imperceptible de l'épiderme ; elle est perforée de plusieurs trous qui laissent échapper une espece de rosée & même du sang ; elle n'a pas beaucoup de sensibilité. La membrane externe est une production du Peritoine, qui après avoir servi de tunique à la partie postérieure de la vessie, monte sur la face extérieure de la matrice ; étant parvenue au fond de ce viscere, elle descend le long de sa face postérieure, jusqu'à l'endroit où le vagin est situé transversalement ; de-là elle retourne en formant des plis semilunaires pour embrasser le rectum.

La matrice est percée en trois endroits ; la plus grande *Ouverture* est à la partie qu'on appelle col ;

les deux autres qui sont plus petites sont chacune
à l'extrémité de la base.

Le premier trou & le plus considérable est *l'o-
rifice* de la matrice ; il a la figure d'une fente
transverse , garnie de lèvres gonflées , le col est
embrassé par l'extrémité du vagin, qui est situé
un peu obliquement de bas en haut , entre la
vessie & le rectum , & communique par l'autre
extrémité avec les parties extérieures. Sa longueur est d'environ cinq à six pouces , & sa largeur de douze lignes. Ce conduit est composé de
plusieurs membranes. La première vient du péritoine ; la seconde est charnue, composée de fibres
longitudinales & circulaires ; la troisième est nerveuse ; celle-ci forme dans presque toute son
étendue plusieurs plis , qui se trouvent néanmoins
en plus grand nombre dans la partie antérieure
& postérieure du vagin , que dans le reste de son
étendue. La tunique nerveuse se trouve percée
d'une infinité de petits trous qui répondent à
autant de glandes qu'on appelle *vaginales.* Le col
de la matrice s'avance un peu dans le vagin, en y
formant comme une espèce de museau de tanche.

Le col de la matrice est attaché pardevant à
la vessie, & par derrière au rectum.

Les deux trous qui font aux deux extrémités
du fond de la matrice , sont les orifices des deux
conduits qu'on appelle *Trompes de Fallope* ; ces
canaux font une continuation de l'uterus , & sont
très-petits en sortant du fond de la matrice , mais
ils augmentent en s'éloignant , de sorte que dans
l'endroit où ils sont le plus dilatés , on pourroit
y introduire le petit doigt, ensuite ils deviennent
plus étroits , & s'épanouissant ils forment ce qu'on
nomme le *Pavillon* , dont la circonférence est
découpée par les bords. On donne à cette portion
le nom de *Morceau Frangé.* La longueur des

trompes eft d'environ fept à huit travers de doigt : ils font attachés dans toute leur longueur aux ligamens larges, & par le moyen de ces ligamens aux ovaires, auxquels ils fe trouvent auffi unis par une portion de leur morceau frangé.

Les trompes ont deux membranes, dont l'externe eft une portion du peritoine ; l'interne eft continue avec la fubftance de l'uterus : elle eft ridée en dedans & humectée par une liqueur qui s'y filtre.

Les *Ovaires*, que les Anciens ont appellé *tefticules*, font deux corps blanchâtres, ovales & un peu applatis, fitués aux côtés de la matrice, à laquelle ils font attachés par les ligamens larges & par une efpèce de ligament arrondi ; ils font éloignés de la matrice de deux ou trois travers de doigts. La membrane qui les revêt eft blanche & forte ; ils font encore recouverts par le péritoine. Dans fa fubftance on remarque des veficules rondes plus ou moins nombreufes, fuivant l'âge & le tempérament ; elles font remplies d'une humeur femblable au blanc d'œuf. On appelle *œufs* ces veficules dont chacune a une efpèce d'écorce ou de calice particulier, que le tiffu fpongieux paroît fournir.

La matrice a deux ligamens de chaque côté, fçavoir les ligamens larges & les ligamens ronds.

Les *Ligamens larges* font des replis ou allongemens du peritoine qui s'attachent à la matrice chacun de fon côté ; ce font deux membranes qui ont entr'elles un tiffu cellulaire ; ils tirent leur force des attaches qu'ils ont au rebord interne des os des îles ; néanmoins ils laiffent à la matrice une certaine liberté pour s'approcher ou s'éloigner du vagin, & pour prendre différentes attitudes felon les befoins. On les appelle les *Aîles de Chauve-fouris ;* ils renferment les trompes

& les ovaires, pour les soutenir dans la capacité de l'hypagastre.

Les *Ligamens ronds* sont des espèces de cordes vasculeuses, qui sont composées de deux membranes, & dont la substance antérieure est parsemée de toutes sortes de vaisseaux sanguins, lymphatiques & nerveux ; ils sont attachés par leur partie supérieure à côté du fond de la matrice, auprès des trompes de Fallope, après quoi ils descendent obliquement de chaque côté dans la duplicature du peritoine, en diminuant peu à peu jusqu'aux aînes. Ils passent ainsi hors de la cavité du bas ventre au travers des anneaux des muscles obliques & transverses : parvenus à l'os pubis, ils se divisent en plusieurs portions, dont les unes s'attachent aux os pubis, & les autres vers le muscle triceps.

La matrice a des *vaisseaux* de toutes espèces, des sanguins, des lymphatiques, des lactés & des nerveux. Les *artères* viennent de l'aorte & des hypogastriques ou iliaques internes ; celles qui viennent de l'aorte s'appellent *spermatiques* ; celles qui viennent de l'iliaque interne s'appellent *utérines* : elles parcourent toute la substance de la matrice en s'anastomosant d'une manière surprenante, & viennent se terminer en partie à des veines qui leur sont propres & assorties, & en partie à des orifices qui s'ouvrent dans la substance spongieuse de l'uterus.

Les veines qui portent le même nom que les artères, après s'être anastomosées plusieurs fois, viennent enfin se décharger dans des troncs pareils aux artères. Ces veines n'ont point de valvules ; & ont communication par leur rencontre avec la veine porte & les hémorroïdales internes. Morgagni a observé des vaisseaux lymphatiques, & Bartholin & Winslow, des vaisseaux lactés.

Les *Nerfs* viennent des lombaires, des sacrés & des intercostaux.

La matrice eft une partie que la nature a formée pour y produire, accroître & nourrir le fœtus.

EXPLICATION des Figures de la troifième Planche, qui repréfente les Parties de la génération de la Femme.

A , la veine cave.

B , l'aorte defcendante.

C C , la veine & l'artère émulgentes.

DD , les reins.

EE , les uretères coupés.

FF , les veines iliaques.

GG , les artères iliaques.

g , le fond de la matrice.

H , l'inteftin rectum lié.

I la veffie.

KK , les ligamens ronds de la matrice.

LL , les ovaires.

MM , les trompes de Fallope.

mm , les ligamens larges.

NN , les morceaux frangés.

OO , les veines & les artères fpermatiques.

PP , les veines & artères qui viennent des hypogaftriques.

Q , l'entrée du vagin.

RR , les lèvres de la vulve.

S , le clitoris.

TT , les nymphes.

V , l'orifice de l'uréthre.

EXPLICATION de la quatrième Planche.

A , orifice de la matrice.

BB , vagin ouvert.

bb , trompes de Fallope.

CC , ligamens ronds de la matrice.

rr , morceaux frangés.

T , corps de la matrice.

xx , ligamens larges de la matrice.

CHAPITRE III.

Du Flux menstruel & de sa suppression.

QUAND les filles sont parvenues à treize ou quatorze ans, la nature leur procure une évacuation de sang & d'autres humeurs superflues. Ce tems néanmoins n'est pas absolument (*f*) fixe, car j'en ai vû plusieurs chez qui cette évacuation se faisoit régulièrement dès l'âge de neuf ans, & j'en ai saigné deux à onze ans du bras & du pied, auxquelles j'ai employé tous les remédes les plus propres pour leur en procurer le retour, étant tombées dans tous les plus fâcheux symptômes que la suppression pourroit causer. J'ai même vû & traité une petite fille de trois ans, à laquelle il parut pendant plusieurs mois & dans un tems à peu près réglé, des marques de sang, dont la suppression lui causa un saignement de nez à peu près périodique, qui duroit plusieurs jours, & qui céda aux saignées du bras, aux légers purgatifs & au régime que je lui fis observer avec autant d'exactitude que sa grande jeunesse le put permettre. J'ai aussi vû une femme à laquelle cette évacuation cessa dès l'âge de trente-quatre ans, sans en avoir jamais souffert aucune incommodité; & j'en ai vû une autre qui avoit eu

---

(*f*) Cette évacuation périodique ne commence guère avant l'âge de 13 ou 14 ans. Néanmoins elle se fait quelquefois dans des filles de sept ans, de six ans. *Ducan* parle d'une petite fille de cinq ans, qui a eu ses régles pendant quinze mois. *Cummēnus* connoissoit une Demoiselle de quinze ans qui étoit réglée depuis l'âge de trois ans. Le *Journal d'Allemagne*, est rempli d'exemples de petites filles qui, quelques jours après leur naissance avoient rendu du sang par la vulve.

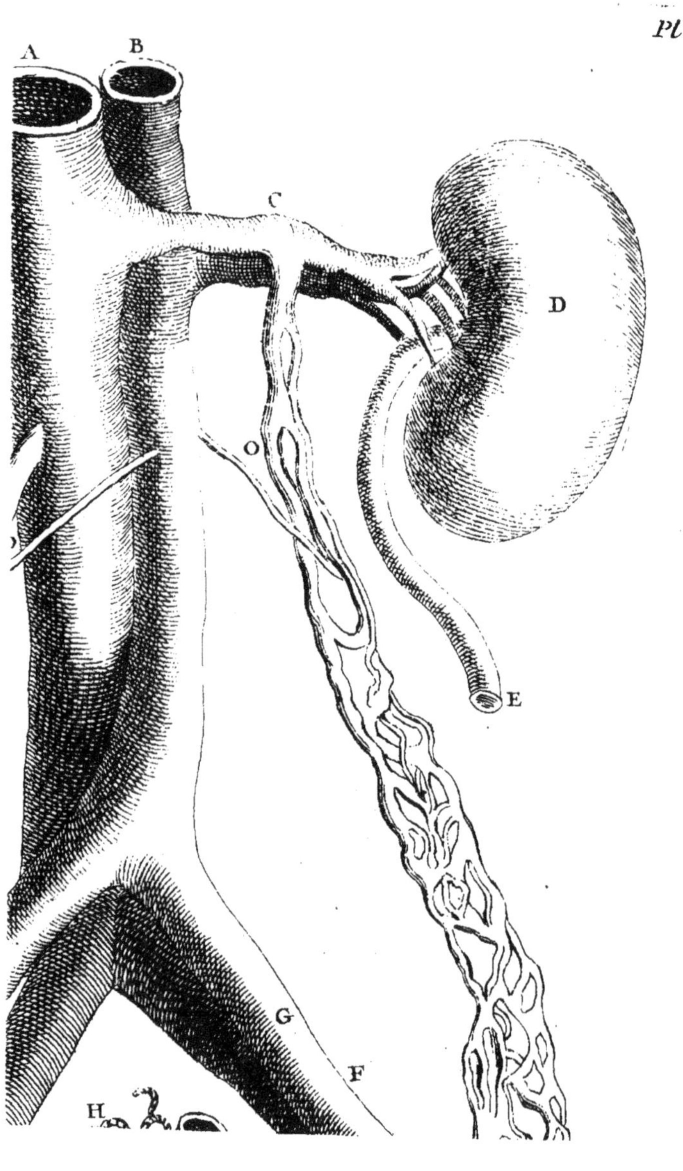

Pl. 3.
A
B
C
D
E
O
G
F
H

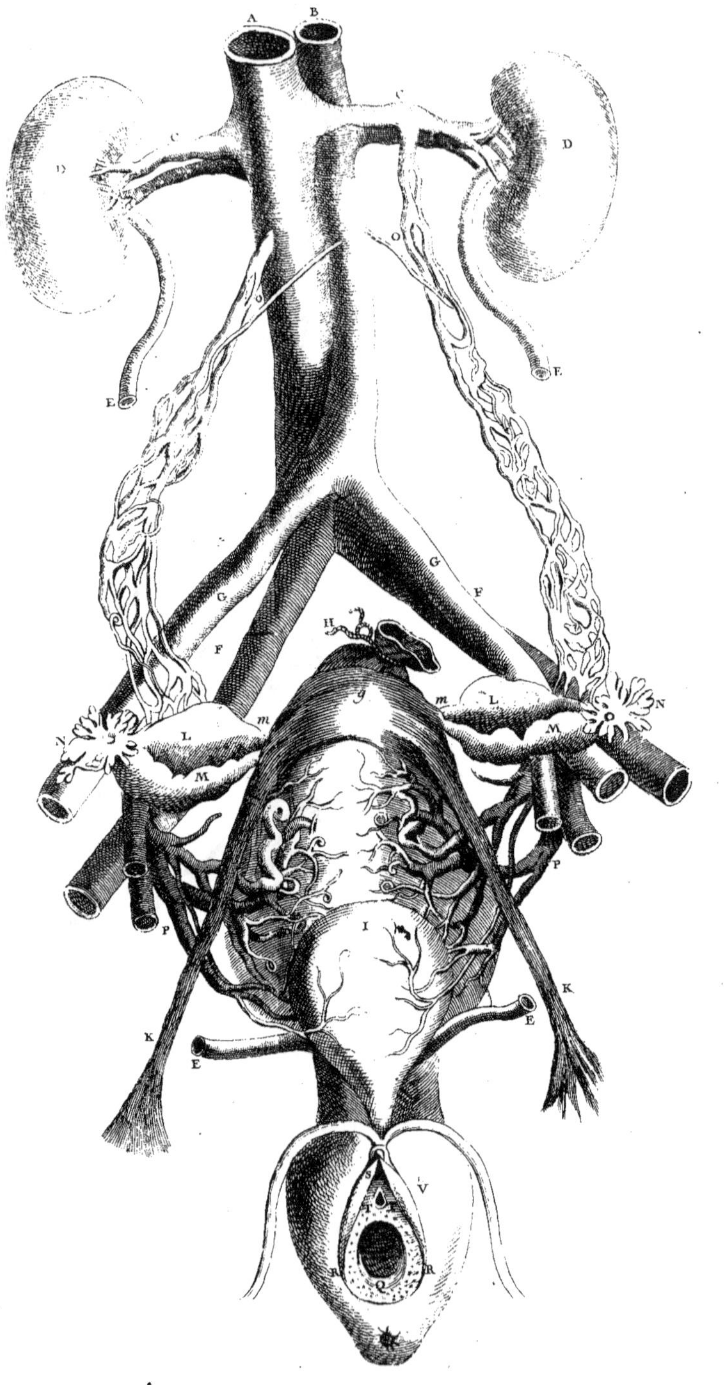
Pl. 3.

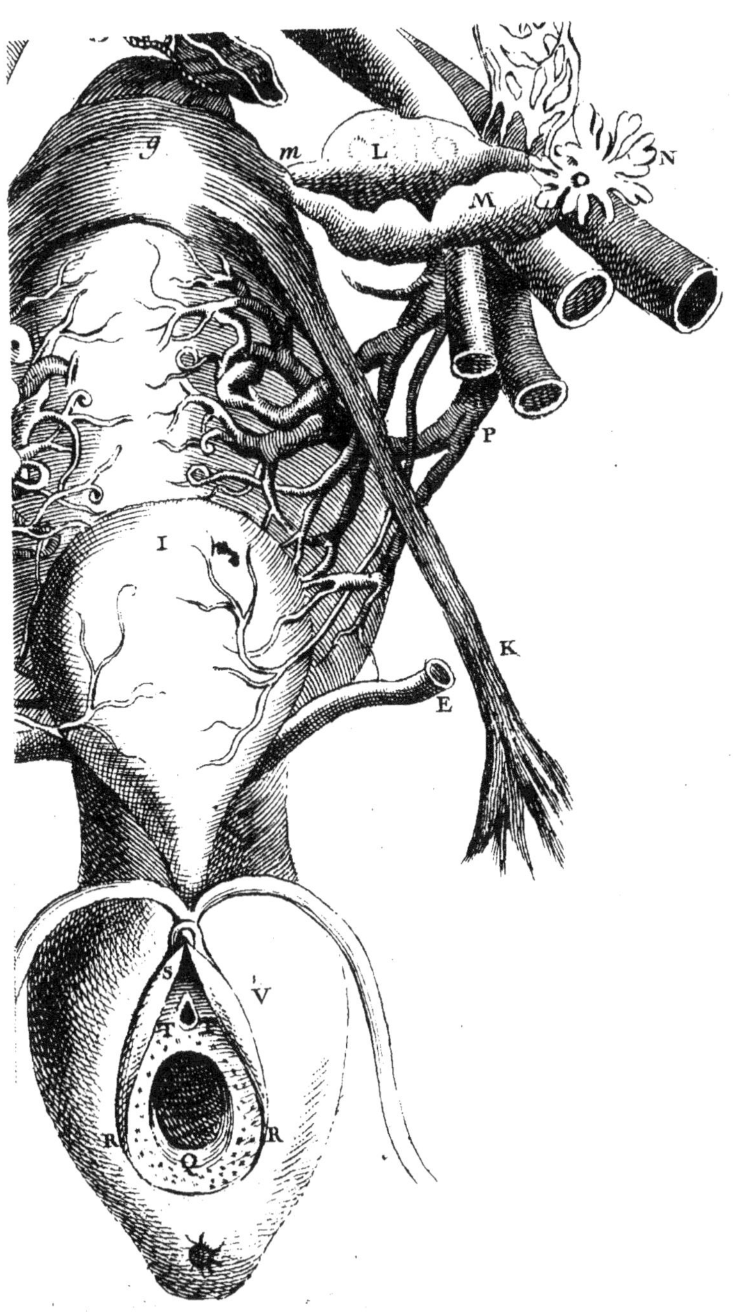

g
m
L
N
M
P
I
K
E
S
V
T
T
R
Q
R

trente-deux enfans à quarante-cinq ans, qui fut le tems que son mari mourut, & qui avoit encore ses ordinaires à soixante-un ans qu'elle décéda, étant aussi bien réglée qu'elle l'avoit été à vingt-cinq ans.

Comme cette évacuation est une des qualités des plus essentielles à la femme, par rapport à sa grossesse, c'est une nécessité de sçavoir ce que c'est que cette évacuation, pourquoi elle se fait, & la cause qui la produit & qui l'entretient.

Je ne regarde pas comme regle générale ce qu'Hippocrate dit de la bonne qualité de ce sang, non plus que la mauvaise & pernicieuse que Pline lui attribue, de faire mourir les abeilles par sa vapeur, de procurer la rage aux chiens qui en goûtent, & de brûler les jeunes plantes qui le touchent. Je vois journellement des filles & des femmes qui vont partout & font toutes choses, quand leurs ordinaires coulent, sans qu'elles causent aucune perte ni dommage ; mais j'en vois aussi dont la présence est à craindre, quand elles sont en cet état, particuliérement les rousses. J'avois une servante de cette espèce : un jour que je donnois à déjeûner à plusieurs de mes amis, elle alla tirer d'un vin blanc qu'ils trouvèrent excellent : le lendemain m'étant trouvé à déjeûner chez un de ceux qui s'étoient trouvés chez moi, & qui n'avoit pas de vin blanc, j'envoyai querir du mien ; mais il étoit si gâté que personne n'en put boire, & il ne me servit qu'à faire du vinaigre. Cette même servante aida quelque tems après à saler une partie d'un cochon ; cette partie fut gâtée, & l'autre, qui fut salée par une autre personne, se trouva très-bonne. Mais s'il y a des femmes dont l'approche est dangéreuse pendant qu'elles ont leurs ordinaires, il y en a encore un plus grand nombre dont l'approche n'est pas plus à craindre dans ce tems-là que dans tout autre.

A l'égard de la quantité du sang que cette évacuation doit fournir, & du tems qu'elle doit durer, ce sont des choses que l'on ne peut déterminer bien précisément, parce que cette quantité & cette durée, sont non - seulement très-différentes dans les différens sujets, mais souvent dans une même personne.

Cette évacuation se fait pour purger la femme d'un sang superflu dont elle est remplie, soit qu'elle en fasse en plus grande quantité que l'homme, ou que par le défaut de transpiration il s'en dissipe moins. Car la femme étant destinée pour engendrer en partie & nourrir entièrement l'enfant pendant la grossesse, il étoit absolument nécessaire, ou qu'elle fît plus de sang que l'homme, ou qu'il s'en fît moins de dissipation au travers des pores de la peau.

Les voies (*g*) ordinaires par où cette évacua-

(*g*) C'est une grande question parmi les Anatomistes, sçavoir si les regles sortent par les vaisseaux de l'uterus, ou par ceux du vagin. L'une & l'autre opinion a ses partisans; pour moi, dit *Hoffm. Méd. rat. lib. 1, sect. 2, cap. 10, § 10*, je ne sçaurois douter que cette évacuation ne se fasse par les vaisseaux de ces deux parties. Cependant comme l'*uterus* reçoit beaucoup plus de vaisseaux que le vagin, & que les veines spermatiques qui se distribuent dans l'ovaire, sont fort tortueuses, je me crois fondé à dire que les grandes hémorrhagies, telles que celles qui causent l'avortement, se font par les vaisseaux de l'utérus, & l'écoulement menstruel ordinaire par ceux du vagin.

Une autre question que les Auteurs ont encore laissée indécise, c'est de sçavoir si le sang menstruel sort des artères ou des veines, & il n'est pas aisé de la résoudre. Cependant comme le sang des mois coule goutte à goutte, j'aimerois mieux dire qu'il sort des veines que des artères, surtout après ce qu'on lit dans l'Anatomie de Fantoni, que l'air poussé dans les veines de l'*uterus*, passe aisément dans sa cavité & dans celle du vagin; & parce qu'il est certain que les membranes des veines s'ouvrent plus aisément que celles des artères.

Plusieurs - Auteurs regar-

tion se fait aux femmes qui ne sont pas grosses, sont les vaisseaux qui se terminent au fond de la matrice, & c'est par ceux qui se terminent à la partie extérieure de l'orifice intérieur de ce même viscere qu'elle se fait à celles qui sont grosses, quand par une cause extraordinaire cette évacuation leur arrive pendant la grossesse.

Je ne comprends guères comment tant de grands hommes tels qu'étoient Columbus, Primerose, & tant d'autres, ont pû se débattre si long-tems sur une question si facile à décider, il ne faut que la seule inspection de la partie pour en juger décisivement. L'on verra d'abord que c'est au fond de la matrice que l'arrière-faix est le plus épais, ce qui est une preuve convaincante, que c'est en cet endroit que sont les plus gros vaisseaux ; que cet arrière-faix diminue à mesure qu'il s'étend vers son orifice, & qu'il est

dent la Lune comme cause de ces rétours reglés, parce qu'ils reviennent ordinairement dans une phase déterminée de cette planete ; mais il est pitoyable, dit le même Auteur, de prétendre qu'un astre est cause d'un effet, parce que cet effet se répéte dans un mois, un jour ou heure déterminés ; il est bien plus raisonnable de dire que la chose se passe de la manière suivante : comme le sang circule plus lentement dans les femmes, & que leur transpiration est plus languissante que celle des hommes, il est indispensable qu'il s'amasse chaque jour quelque peu de suc, ou de sang superflu, qui cause ainsi par degrés une augmentation de plénitude. Supposons que la rupture des vaisseaux de l'utérus demande que la plénitude aille à une livre & demie, & que cette plénitude ait besoin d'un tems déterminé pour parvenir à ce point, par exemple, de vingt-huit jours ; il s'ensuit que ce n'est point le tems qui est cause directe de l'écoulement, mais qu'il faut une certaine mesure de tems pour que la plénitude augmente jusqu'au point d'exciter des convulsions & de causer la rupture des vaisseaux de l'utérus. La quantité de sang que les femmes perdent chaque mois peut donc faire trouver aisément combien elles amassent chaque jour de sang & de suc nourricier superflu, & faire aussi connoître quelle quantité elles en doivent perdre.

intimément attachés aux parois de cette partie, dont il ferme exactement tous les vaisseaux, d'où il ne peut s'échaper la moindre goutte de sang, à moins qu'il ne s'en détache quelque portion, & cette portion détachée ne se peut réunir ni se reprendre.

Cette vérité supposée, si une femme souffre pendant sept mois l'écoulement de ces menstrues, comme je l'ai vû arriver, ce sera une nécessité qu'il se détache sept portions de cet arrière-faix à raison d'une portion par chaque mois. Combien après en restera-t-il pour porter la nourriture à l'enfant, dont l'âge avancé & la grandeur doit en exiger beaucoup plus que dans les commencemens de sa formation où il étoit très-petit, & que l'arrière-faix étoit tout entier. Car l'arrière-faix reçoit des vaisseaux dans toute sa circonférence, aussi-bien qu'à son centre ; mais ces vaisseaux sont d'autant plus petits, qu'ils s'éloignent de ce centre, & l'union générale de ces vaisseaux avec l'ouraque, forme le cordon, ce qui prouve que, quand il se fait une évacuation périodique chez la femme grosse, le sang doit nécessairement sortir des vaisseaux qui aboutissent à la partie extérieure de l'orifice intérieur de la matrice, & que celle qui se fait à la femme qui n'est point grosse, vient directement des vaisseaux du fond de la matrice.

Je n'ai jamais trouvé dans toutes les épreuves que j'ai faites, tant aux femmes qui avoient leurs menstrues, qu'à celles que j'ai accouchées, que la Lune y ait aucune part ; car la plus grande partie du Peuple prétend que l'accouchement dépend du tems de la Lune, comme aux femmes d'avoir leurs ordinaires, suivant cette maxime.

Luna vetus vetulas, juvenes nova Luna repurgat.

Pour prouver ce que j'avance, il n'y a qu'à

examiner ce qui se passe dans une Communauté
de , Filles ou voir autant de femmes que j'en vois
journellement : loin de trouver qu'elles aient toutes leurs ordinaires en un même tems , qu'elles
coulent en la même quantité , & autant de jours
aux unes qu'aux autres , l'on trouvera qu'elles
sont en cela toutes différentes , & qu'il n'y en
aura pas deux où ces circonstances soient exactement observées. Mais au-contraire, j'ai toujours
remarqué , quand j'ai été appellé dans ces sortes
de lieux , en tous les tems de la Lune , que quelques-unes de ces filles avoient leurs ordinaires ,
aussi-bien dans les intervalles du Croissant , de la
pleine Lune , & des autres quartiers , que dans le
commencement de tous ces tems-là ; il en est de
même des femmes qui accouchent , il n'y a pas
de jours dans l'année dans lequel il ne se fasse
quelques accouchemens ; ce qui fait bien voir que
la lune n'a aucune part à l'évacuation qui arrive
aux filles ou aux femmes , non plus qu'aux accouchemens.

La (*h*) raison que l'on a trouvée dans ces

(*h*) Il y a plusieurs systè-
mes pour expliquer le retour
périodique de cette évacuation. Les Anciens résolvoient
la difficulté , en l'attribuant
au pouvoir de la lune. Era-
sistrate semble avoir em-
brassé ce sentiment , il n'a
pas manqué de Partisans ,
même parmi les Modernes.
Mais la Chymie ayant pris
le dessus , on répudia l'ancien système , comme in-
suffisant , & on eut recours
aux fermentations chymi-
ques. On les faisoit consis-
ter dans une matière âcre qui
s'amassoit dans quelque partie de la matrice, laquelle à
force de s'accumuler venoit
enfin à irriter & à distendre
l'utérus , & brisoit les barriè-
res de ce viscere, pour en
faire sortir le sang menstruel.

Quelque-tems après la mé-
chanique ayant prévalu , les
Méchaniciens demandérent
des certitudes & des démon-
strations aux Chymistes , qui
ne purent prouver leur ferment. Ils ont expliqué les
symptômes qu'on remarque
dans les femmes qui ont
leurs régles , ou qui ne les ont
pas , par la plénitude. Cette pléthore arrive dans les
filles qui touchent au terme

derniers tems pour expliquer cette évacuation périodique , se tire de la fermentation qui se fait dans les humeurs. Le vin nous en fournit un exemple sensible , par celle qui lui arrive à l'occasion d'un levain qu'il renferme en lui-même ; ce levain sépare les bons principes d'avec les mauvais ; de manière que par cette fermentation le tartre du vin se trouve poussé au-tour du vaisseau qui le contient, pendant que la lie est précipitée au fond , après quoi le vin demeure pur & net, rien ne paroît plus juste que cet exemple , & ne porte avec soi plus de vraisemblance.

Pour en avoir une preuve plus convaincante , il n'y a qu'à faire réflexion au terme dont on se sert, quand on goute le vin, lorsqu'il souffre cette fermentation , qui lui arrive non-seulement une première fois , mais encore en certains tems de l'année. On dit d'ordinaire que ce vin est malade , & que dans quelque-tems il n'en sera que meilleur ; ne peut-on pas dire la même chose de la femme au tems de cette évacution ; & n'est-ce pas la même expression dont quantité de femmes se servent , en disant qu'elles sont malades , pour

de leur croissance ; car c'est alors qu'elles commencent à faire une plus grande quantité d'humeurs qu'il n'en faut pour soutenir le corps, ou pour réparer les pertes ; & comme elles ne les emploient plus à croître , leurs vaisseaux se remplissent davantage , surtout ceux de la matrice. Les vaisseaux de ce viscére à force d'être distendus , s'ouvrent & répandent le sang surabondant qui produit les régles : quand cette quantité surabondante est évacuée , les vaisseaux de la matrice se trouvent moins pressés , se contractent & ne laissent plus passer que la lymphe qu'ils ont coutume de contenir.

Le mois n'est pas toujours la mesure exacte du tems périodique des régles ; trois semaines sont ordinairement celui des femmes sanguines. Il y a d'autres femmes qui ont des intervalles de cinq à six semaines , même de trois mois , sans que leur santé en soit altérée ; c'est pourquoi il ne faut pas travailler à changer cet ordre ; car ce changement deviendroit préjudiciable.

faire

faire entendre qu'elles ont leurs ordinaires ? L'on peut donc concevoir par cet exemple, que cette fermentation se peut faire à l'occasion du levain qui est renfermé chez les filles & chez les femme, auxquelles la même chose (*i*) arrive de la même maniere qu'elle se fait au vin, lorsqu'il fermente. Après quoi la cause de cette évacuation périodique est toute évidente : car comme les différentes fermentations que le vin souffre, servent à le purifier de toutes ses impuretés, & à le rendre meilleur, lorsque ses principes actifs & passifs ont eu dans sa première constitution leur parfait équilibre, & qu'au-contraire ces fermentations ne

(*i*) Cet écoulement, quand il se fait bien, contribue beaucoup à la santé des femmes ; mais au moindre dérangement elles deviennent sujettes à plusieurs maladies fâcheuses, soit que leurs régles diminuent ou qu'elles se suppriment. Car si le sang ne peut sortir de l'uterus, son abondance l'oblige à refluer vers quelque partie, & les accidens varient alors suivant la partie affectée ; si le sang se ralentit dans la tête, il cause le vertige, la pâleur, l'aliénation d'esprit, des migraines, des céphalalgies, des convulsions. Si la stagnation du sang se fait dans la poitrine, il cause la toux, l'asthme, le crachement de sang, la palpitation de cœur, la syncope. Si le sang se ralentit dans le ventricule & dans les intestins, il survient des rots, des gonflemens, des inquiétudes dans les hypocondres, des tranchées, des vomissemens de sang ; si le sang trop abondant engorge le foie, la rate, & autres viscéres du bas-ventre, il cause la cachexie, la jaunisse, les vapeurs, l'enflûre des pieds & des mains, des varices, &c.

Ce flux menstruel qui commence aux environs de 14 ans, cesse vers la cinquantième année, parce que les forces commencent à diminuer, le corps ne produit plus tant de sucs ; les mouvemens manquent de vigueur, le diamètre des vaisseaux de la matrice se racourcit, les orifices des vaisseaux capillaires se ferment & refusent le passage aux liqueurs ; d'ailleurs le sang ayant plus de consistance & d'épaississement & moins d'activité, n'est plus en état de se faire un chemin par les capillaires lymphatiques. Pour empêcher les engorgemens dans les endroits où il pourroit se porter, il faut avoir recours à la saignée, qui diminue la plénitude.

fervent qu'à le détruire, quand fa première conftitution a été viciée par défaut ou par excès de chaleur, de froideur ou d'humidité ; de même auffi la fermentation menftruelle maintient les femmes d'une bonne conftitution dans une fanté parfaite, & les purge de toutes leurs impuretés ; au lieu que la diminution, l'excès, le retardement ou la fuppreffion totale de cette évacuation, font les caufes les plus ordinaires de toutes les indifpofitions des femmes cacochymes.

CHAPITRE IV.

De la Stérilité & Fécondité.

LEs noms de *ftérilité* & de *fécondité* font trop connus pour avoir befoin d'explication. Tout le monde fçait que la fécondité étoit fouhaitée dans l'ancienne Loi, autant que la ftérilité étoit en horreur ; & quoique la différence des tems ait apporté un grand changement dans les mœurs & dans les ufages, il n'en a pas été tout-à-fait de même à l'occafion de ces deux états ; chacun fouhaite avec empreffement de fe voir renaître dans un fucceffeur.

Les caufes qui donnent lieu à la fécondité empêchent en même-tems la ftérilité ; je les réduirai à cinq. 1°. A l'impuiffance de l'homme. 2°. Au déréglement de la nature chez les femmes, dans l'écoulement de leurs menftrues. 3°. A quelques vices de conformation. 4°. A la difproportion des parties de l'un & de l'autre fexe. 5°. Aux différens tempéramens.

Premièrement. Il faut entendre que dans l'homme il y a des caufes qui le rendent inhabile (*k*) à l'acte de la génération, car cet acte dépend de l'érection, de l'introduction & de l'éjaculation dont la verge doit être capable.

Secondement. Le déréglement de la nature

(*x*) On appelle puiffance pour le mariage, dit *M. Hecquet, thef. de virilit. indic. 3. § 3.* la faculté d'en remplir le devoir ; car enfin quoi qu'on n'exige point d'un homme qu'il foit mari paffionné, on demande d'un mari qu'il foit un homme fenfible. Ce devoir, felon les Phyficiens, confifte dans l'union des deux fexes ; néanmoins cette union fe paffe fouvent fans que la fécondation s'en fuive ; c'eft lorfque les organes vuides de fucs ou d'efprits manquent de reffort ou de matière pour cette opération. Ainfi avec la faculté aux Sexes de s'unir, ils doivent être en état de fournir la matière de la fécondation & de la tranfmettre vers l'endroit où elle doit s'accomplir ; quoiqu'il n'y ait pas de féconds impuiffans, il y a des puiffans inféconds. Comme les enfans qui fortent d'un mariage, font les témoins de fa fécondité, les fignes qui montrent qu'un homme peut devenir mari, font les preuves qu'il y eft habile.... La nature qui a fi bien fervi un jeune homme en organes, manqueroit-elle à lui en faire fentir le pouvoir ? Qu'il montre ce pouvoir, quand il eft follicité par elle, on le tient quitte ; mais s'il ne fe fent jamais follicité, il faut s'en tenir à fon aveu, il eft impuiffant.

Il eft affez difficile d'avoir des fignes certains de l'impuiffance ; le Congrès même qu'on admettoit autrefois, n'a pas été exempt d'erreurs. C'eft-pourquoi il y a un Arrêt de la Cour du Parlement de Paris, du 18 Février 1677, au fujet de M. le Marquis de Langey, fervant de réglement pour l'abolition du Congrès.

Un homme eft cenfé puiffant, quand il peut produire de la femence, & qu'il eft capable d'érection & d'intromiffion pour la jetter dans l'utérus ; ainfi par une raifon contraire, il doit être regardé comme impuiffant, quand il n'eft pas en état de produire cette femence & qu'il ne parvient pas à l'érection ni à l'intromiffion.

La formation de la femence demande un âge compétant, une abondance des fucs convenables & des organes propres. C'eft - pourquoi un homme trop jeune ou trop vieux, ou épuifé par de longnes maladies, ou qui manque de tefticules, ne peut former de femence prolifique.

Au refte le premier défaut ne peut être une jufte caufe de la diffolution du mariage ; car en cas de jeuneffe trop tendre, on peut attendre un âge convenable ; fi le mari eft trop vieux, c'eft la faute de la femme qui étoit libre de

chezla femme, dans l'écoulemens de ses menstrues,

ne pas l'époufer. Le divorce n'eſt pas mieux fondé ſur l'épuiſement cauſé par des maladies, parceque ces maladies peuvent guèrir ou ſont incurables : dans le premier cas il faut employer les moyens néceſſaires pour en obtenir la guériſon ; dans le ſecond cas, la femme a tort d'avoir contraſté un mariage avec un homme épuiſé de débauches ou par les infirmités, ſi elles ſubſiſtoientavant le mariage; mais ſi ces maladies ſont ſurvenues après le mariage, ce n'eſt pas la faute du malade que la maladie diſpenſe des devoirs les plus eſſentiels.

Quant à la mauvaiſe conformation des teſticules, elle fait voir l'incapacité d'un homme à engendrer, ne pouvant produire une ſemence prolifique & eſt un ſujet légitime de la diſſolution du mariage. On en peut dire autant de la privation de ces organes : mais il ne faut pas oublier que les teſticules peuvent être cachés dans le bas-ventre ; alors l'homme n'en eſt que plus puiſſant.

Quand il n'y a qu'un teſticule, il peut être cauſe d'impuiſſance, s'il eſt flétri & exténué ; mais lorſqu'il eſt d'une groſſeur convenable, il ſuffit pour rendre un homme capable de génération.

Ceux qui ont deux teſticules, même trois ou quatre qui ſont défectueux, flétris, exténués & ſuſpendus à un cordon très-délicat, paſſent avec raiſon pour impuiſſans. Ce qu'on ne peut pas dire, ſi ces deux, trois ou quatre

teſticules ont une conſiſtance convenable.

Au reſte ces marques d'impuiſſance ſont ordinairement accompagnées de lenteur, de pareſſe, de nonchalance, de crainte, de triſteſſe, de pâleur.

Quand l'érection, l'intromiſſion & l'éjaculation ne peuvent ſe faire à cauſe de la mauvaiſe diſpoſition de la verge, il faut examiner ſi cela vient de quelque vice de conformation, ou de quelque maladie : une verge, par exemple, qui eſt d'une groſſeur exceſſive, ou qui eſt tout-à-fait courbée dans l'érection, ne ſauroit être introduite. On peut dire la même choſe d'une verge qui n'a que deux ou trois travers de doigt de longueur, ſurtout dans un homme qui manque de force, de chaleur, d'eſprits & de ſemence bien conditionnée. On doit mettre dans la même claſſe les verges paralytiques, quand la maladie vient d'une cauſe incurable ; les verges qui ne ſont point perforées à leur extrémité, mais à la racine, à côté, par deſſus, par deſſous.

On demande ſi un eunuque peut être mariée. Cette queſtion a été décidée par le Parlement au ſujet de Denys Binet, qui quoiqu'eunuque vouloit époufer une fille qui en étoit amoureuſe. Les parens de part & d'autre y conſentoient, il y avoit un contrat de mariage paſſé devant Notaires, & pour parvenir au mariage, ils avoient prié le

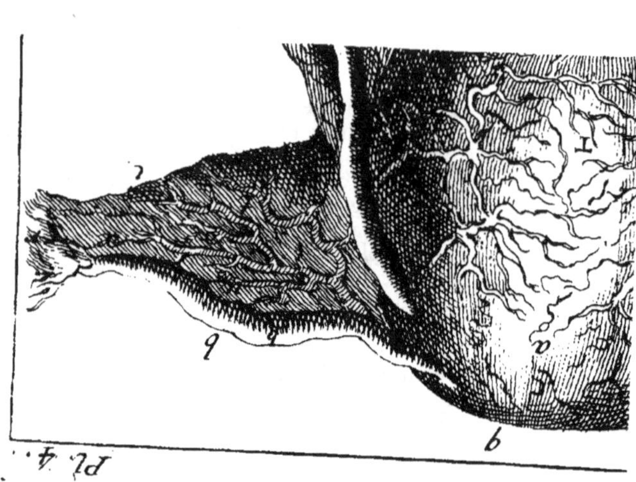
Pl. 4.
I
v
b
q

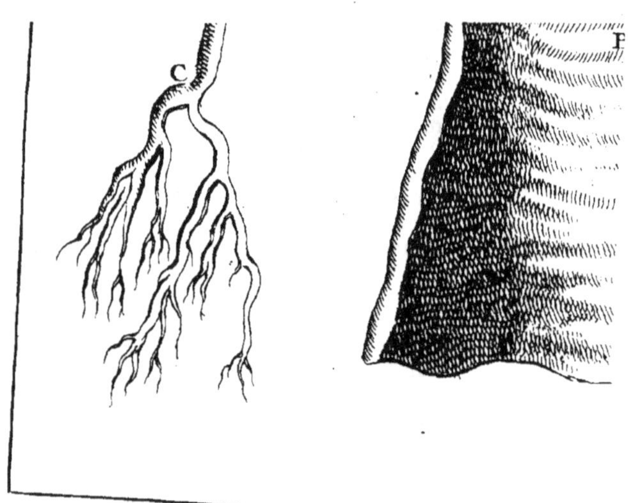
C
F

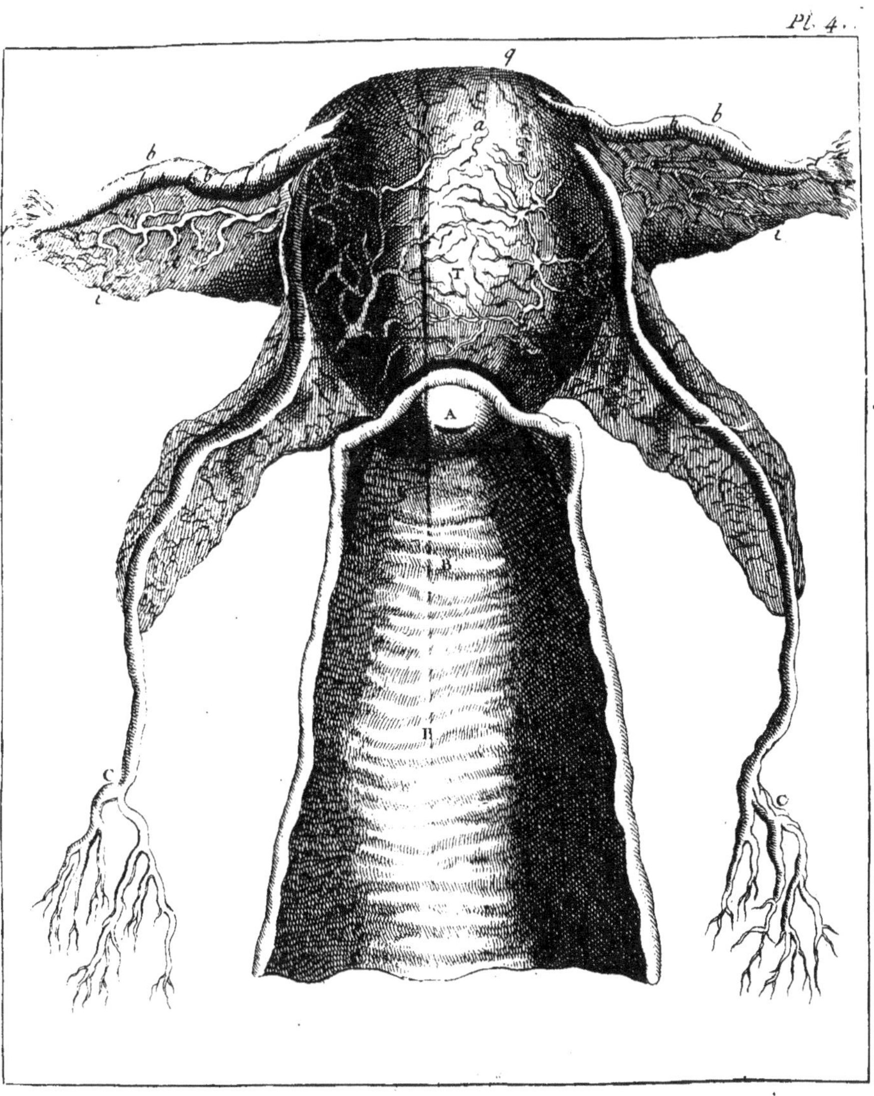

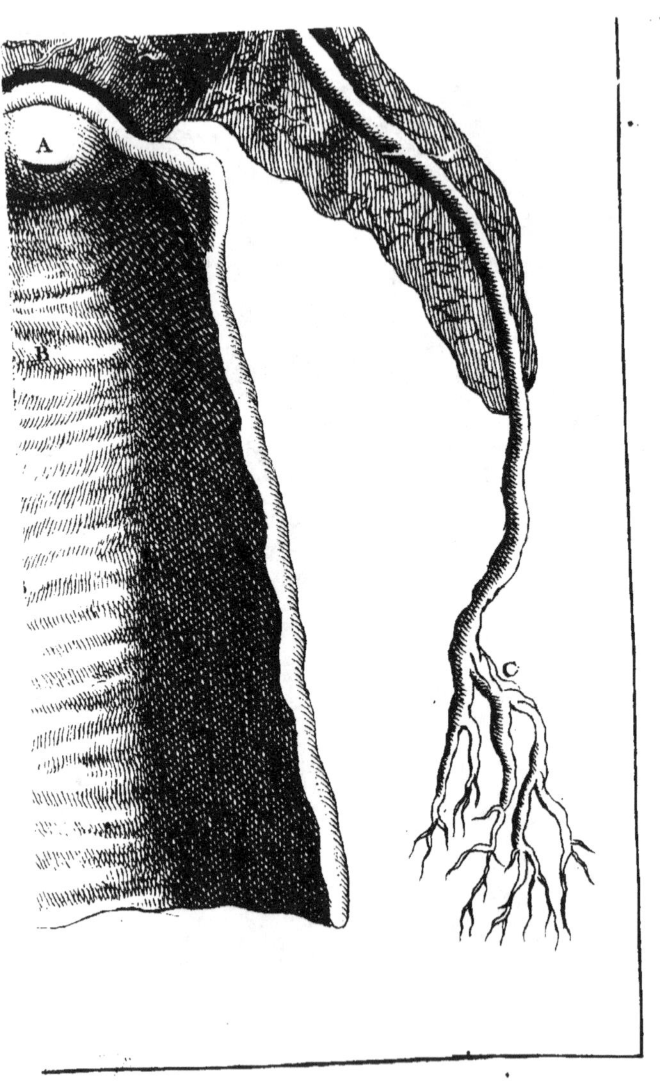
A
B
C

eft une des plus fortes caufes de la ftérilité (*l*).
Il y a des femmes qui ont toujours, ou prefque

Curé de publier les bans ; mais il en fit refus, fur ce que par notoriété publique Denys Binet étoit eftimé eunuque : il avoit fait affigner le Curé, pour voir dire qu'il feroit tenu de célébrer le mariage : & Binet, pardevant le Juge des lieux, n'étant point difconvenu de fon impuiffance, on l'avoit mis fur fa demande hors de Cour. L'eunuque en avoit interjetté appel, & la fille étoit intervenante ; néanmoins on confirma la Sentence.

(*l*) L'abfence des régles qui n'ont jamais paru dans une femme, la rend ordinairement ftérile ; je dis ordinairement, car il peut fe faire que des femmes conçoivent fans avoir jamais eu leurs menftrues. Mauriceau dit que fi la femme n'a pas cette évacuation affez abondante, comme quand elle vient dans un âge avancé, elle devient ftérile, d'autant que ce fang doit fervir de nourriture au fœtus, qui eft dans le fein de fa mere ; pareillement fi l'évacuation eft trop abondante, la femme ne peut être féconde, parce qu'elle eft trop foible & que la matrice en eft refroidie. Il y a néanmoins quelques femmes qui en vuident en deux ou trois jours plus que d'autres ne font en huit. Il doit couler peu à peu fans interruption & non tout-à-coup ; car les grandes & fubites évacuations font grande diffipation des efprits qui font néceffaires en quantité pour la génération ; au lieu que l'interruption de cette évacuation nous fignifie quelqu'empêchement à la nature, ou quelque vice & mauvaife difpofition de la matrice.

Les caufes de la ftérilité procédent ou de l'âge ou de la mauvaife habitude du corps, ou de la mauvaife conformation des parties naturelles: 1°, une femme trop jeune ou trop veille, n'a point d'enfant. On peut dire la même chofe des femmes étiques, fébricitantes, valétudinaires. On peut quelquefois remédier à ces dernières caufes, en purifiant la maffe du fang, en détournant les humeurs impures qui abreuvent la matrice, foit par les injections convenables faites dans cette partie ; par des bains, par l'ufage des eaux minérales & d'autres remédes capables de détruire les caufes de ftérilité.

Il y a encore des caufes de ftérilité au vagin ou à la matrice, qui empêchent l'introduction de la verge ; comme quand le vagin eft trop étroit ou entièrement bouché ; quand l'orifice interne de la matrice eft comprimé ou mal fitué ; quand l'os pubis eft trop déprimé & rétréci en déhors ; quand les os des cuiffes font contournés en dedans & extrêmement ferrés l'un contre l'autre ; quand le clitoris eft trop long & trop gros.

Si le vagin eft trop étroit,

toujours cet écoulement, de forte que la matrice étant trop relâchée ne fçauroit retenir la femence. D'autres au contraire font toujours privées de ce

comme par quelque cicatrice furvenue à la fuite de quelque déchirement ou de quelque ulcère, Mauriceau dit qu'on doit tâcher de le relâcher avec des graiffes & des huiles émollientes. Mais quelquefois le vagin eft rempli de tant de chairs fuperflues, que ce conduit eft prefque tout à fait bouché ; cette chair baveufe devient folide & très-difficile à détruire.

Si les deux côtés du vagin ulcérés font réunis, Mauriceau confeille de les féparer avec un biftouri ou autre inftrument, felon que le cas le requiert, ayant foin d'empêcher par des linges interpofés qu'ils ne puiffent fe joindre.

Si la vulve ou l'entrée extérieure de la matrice n'étoient pas percés il faudra les ouvrir, dit le même Auteur, en faifant une incifion longitudinale : il rapporte qu'une fille âgée de 17 ans, avoit une tumeur plus groffe que le poing qui lui fortoit hors de la vulve, & qu'on prenoit pour une defcente de matrice. Cette tumeur groffiffoit de tems en tems, lorfque la nature faifoit effort pour fe décharger du fang menftruel ; car ce fang rempliffant tout le col de la matrice & ne trouvant aucune iffue, pouffoit ainfi en dehors depuis deux ans une membrane charnue, affez épaiffe, dont la vulve de cette fille étoit entièrement recouverte. Or, cette vulve

n'étoit perforée que du feul conduit de l'urine, fitué à l'ordinaire. M. Mauriceau fit une fimple ouverture longitudinale au milieu de cette tumeur, à l'endroit où la nature avoit manqué d'ouvrir la partie extérieure : il en fortit auffi-tôt près de trois livres de fang groffier & d'un noir verdâtre. Après quoi il mit dans cette ouverture une tente de plomb cannulée de la groffeur du doigt, qu'il laiffa durant huit ou dix jours. Au bout de ce tems cette fille fut entièrement guérie & délivrée de beaucoup d'accidens fâcheux que ce fang retenu caufoit, & par cette opération il la rétablit en parfaite fanté, & la rendit propre à la génération. On lit une femblable Obfervation dans les *Ephémerides d'Allemagne*, *Déc. 2, an. 3, Obf. 151*. Camérarius, dans le même Journal, *Cent. 9 & 10, Obf. 73*, rapporte l'hiftoire d'une femme du peuple, qui étoit imperforée dès fa naiffance. Comme cela lui caufoit de fâcheux fymptômes, on entreprit de la guérir : on dilata avec un tuyau de plomb le paffage de la vulve, qu'on avoit ouverte auparavant avec un trois-quart ; on y mit enfuite des tentes, pour dilater davantage : on réitéra l'incifion & on parvint à pénétrer dans le vagin. Il en fortit beaucoup de fang & on empêcha la réunion.

On lit dans l'*Hiftoire de*

flux menftruel , font toujours valétudinaires &
d'une conftitution cacochyme.

Troifièmement. Le bon fens feul perfuade affez
qu'un vice de conformation eft un obftacle invin-
cible à la fécondité, à moins qu'il ne fe puiffe
rétablir par la Chirurgie.

Quatrièmement. Il eft néceffaire que les parties
des deux fexes aient une jufte proportion entr'elles.

Cinquièmement. La ftérilité confifte tellement
dans la différence des tempéramens, qu'il n'y a
aucun fujet qui ne l'éprouve ; auffi voit-on des
femmes qui n'ont jamais eu d'enfans & qui deviennent fécondes en changeant d'air ou de nourriture , ou dans un fecond mariage.

*l'Académie Royale des Scien-
ces 1704 , pag. 26.* l'ouverture du cadavre d'une femme de 50 ans, qui avoit été
tuée d'un coup d'arme à feu ;
elle n'avoit point eu d'enfans pendant neuf ans qu'elle
avoit été mariée. On lui
trouva l'orifice intérieur de
la matrice fermé par la membrane qui tapiffe intérieurement le vagin, & cette membrane y étoit auffi adhérente
qu'à la fuperficie, elle étoit
feulement percée de deux
petits trous d'un quart de
ligne de diamétre.
*Les nouvelles de la Répu-
blique des Lettres 1686 Nov.
pag. 1262*, font mention
d'une femme d'environ 30
ans, dont le col de la matrice ou le vagin étoit bouché par des carnofités, furvenues à la fuite d'un accouchement fâcheux. Cette femme étant devenue veuve
époufa un jeune homme de
24 ans, & devint groffe,
fans avoir pu confommer le
mariage. Se trouvant dans

cet état, elle confulta un
Chirurgien qui la vifita. Il
apperçut à cette partie feulement un petit conduit, où
l'on ne pouvoit introduire le
moindre ftylet : il n'étoit
pas vis-à-vis celui du vagin ,
mais il étoit fitué du côté droit
à la racine de la lèvre un peu
au - deffus des nymphes ; ce
paffage fi étroit eft une preuve qu'il n'y a eu que l'efprit féminal qui ait pu parvenir à la matrice. Le Chirurgien croyoit qu'une incifion feule fuffiroit pour
en lever l'obftacle ; mais
l'incifion faite laiffa voir que
le refte du vagin étoit bouché : on fit une feconde opération , & l'on remit le refte
au tems de l'accouchement ,
qui arriva trois femaines
après ; alors on fit la dernière
incifion avec tout le fuccès
poffible : la femme fut délivrée heureufement & l'enfant nâquit en vie ; mais
comme l'accouchement étoit
prématuré, l'enfant mourut
le même jour.

OBSERVATION PREMIÈRE

Caufe de Stérilité de la part du Mari.

Le 22 Février 1687, un Particulier me vint
trouver pour fçavoir fi je ne pourrois pas lui donner quelque remede qui eût la vertu de lui faire
confommer le mariage, ce qu'il n'avoit pû faire
depuis plufieurs années qu'il étoit marié. L'érection ne fe faifoit chez lui qu'imparfaitement, &
finiffoit trop promptement.

Je lui confeillai la bonne nourriture & l'ufage
du vin avec médiocrité, mais pourtant un peu
plus amplement qu'à fon ordinaire, & dans fes
alimens quelques épiceries, l'ufage du celleri, &
enfin tout ce qui pouvoit contribuer à l'augmentation de la chaleur & des efprits. Voyant que
le long ufage de ces alimens n'apportoit aucun
changement, je lui fis obferver un régime oppofé,
le tout fort inutilement, la nature n'ayant pû
recouvrer aucune vigueur, ce qui a été la véritable caufe de la ftérilité de fa femme.

OBSERVATION II.

Défaut irréparable du côté du Mari.

Un jeune homme dont la femme avoit eu plufieurs
enfans, tomba dans un accident pour lequel il me
confulta dans le mois de Mars de l'année 1694, qui
étoit que depuis environ deux années, toutes les fois
que le défir d'approcher fa femme l'occupoit, l'érection & l'éjaculation fe faifoit fi brufquement qu'il
lui étoit impoffible d'avoir le tems d'accomplir l'introduction, ce qui le privoit d'avoir des enfans,
& comme il ne lui en reftoit qu'un feul de plu-

fieurs qu'il avoit eus , il étoit dans une vraie crainte
de s'en voir privé.

Je tâchai par les remedes rafraîchiffans & le
régime exact de diminuer ce grand feu qui paroiffoit dominer chez lui avec excès , en le faifant
ufer de ptifanne avec l'avoine , la racine de guimauve & le nénuphar ; en lui faifant prendre
des potions avec l'eau de nénuphar & de plantin , les yeux d'écreviffes & le fyrop de nénuphar ,
quelques grains de fel de Saturne , l'eau de caffe
dans le petit lait , avec le fyrop de violettes , le
ris en foupe , & en bouillie , & je lui confeillai
de ne boire à fes repas que peu ou point de vin ,
de s'abftenir des ragoûts & de toutes fortes d'é-
piceries. L'ufage de ces chofes long-tems obfervé ,
apporta du changement à fon état , & rétablit à
peu près le défaut que fouffroit la nature ; malgré
ce changement avantageux fa femme eft demeurée
ftérile , quoique fort jeune , & que les remedes
euffent redonné au mari l'intromiffion à l'ordinaire.

RÉFLEXION.

Ces deux Obfervations font voir que la caufe de la
ftérilité abfolue de la première venoit de la part du mari ,
ainfi que celle qui étoit furvenue à la feconde , parce
que deux mouvemens effentiels à l'acte génératif ne fe
faifant qu'imparfaitement , il n'étoit pas poffible que la
génération s'enfuivît.

L'art peut quelquefois rétablir le défaut que fouffre
la nature , mais en ces deux occafions tout ce que
j'ai recherché & inventé a été fans fuccès , puifque
l'une n'a jamais eu d'enfans , & que l'autre n'en a pas
eu depuis que fon mari a fouffert cet accident.

L'on voit affez que mes indications étoient juftes , puifqu'au premier je cherchois par un fecours extérieur à
animer les efprits & à en augmenter la force & la quantité , jufques à me fervir même des remédes , qui par une
qualité prétendue fpécifique , caufent une irritation aux
parties pour les rendre capables de l'action à laquelle

elles font deftinées. Voyant enfuite que l'effet ne répondoit pas à mon attente, j'ufai de remédes oppofés, c'eft-
à-dire, de rafraîchiffans & d'adouciffans, dont le fuccès ne fut pas plus avantageux.

L'autre tout au contraire paroiffant abonder en efprits
& en fucs, qui devoient être d'une nature âcre & piquante, toute mon attention fut d'en diminuer la quantité &
d'en adoucir la qualité, par les alimens & médicamens
propres à produire ces deux effets, mais qui n'en eurent
qu'un très-médiocre. Ce qui fait bien voir que la ftérilité de ces deux femmes n'a été caufée que par l'impuiffance de leurs maris, & qu'il eft rare que l'art puiffe
rétablir la nature, quand elle manque en cette occafion.

OBSERVATION III.

Défaut par la groffeur de la verge.

Dans le mois de Mai de l'année 1693, deux
femmes & leurs maris me confultèrent ; ils ne
pouvoient confommer le mariage par la difproportion de leurs parties génitales. Ils venoient à moi
pour fçavoir fi je ne pourrois pas y apporter quelque remede. Je vifitai les uns & les autres, & n'y
ayant trouvé d'autres obftacles que la groffeur exceffive de la verge, je confeillai à ces femmes de
tremper leurs mains dans l'huile, ou de les enduire
de graiffe, puis introduire deux doigts dans le vagin, puis trois à mefure qu'il deviendroit plus large.
Par ce moyen les mariés vinrent à bout de remplir
leur vûe, & les femmes devinrent fécondes.

OBSERVATION IV.

Verge trop groffe. Paraphymofis.

Le 7 Juin de l'année 1699, un jeune homme
fort & vigoureux trouva un oftacle de même nature
lorfqu'il vit fa femme pour la premiere fois ; mais

ayant forcé l'obftacle, il fortit de l'action avec
un paraphymofis qui lui couta plus de peine dans
la fuite que fa victoire ne lui avoit donné de plaifir. Il vint me trouver trois jours après, trifte &
dolent; je le guéris fans incifion, & je lui confeillai, dans la crainte d'une récidive, de frayer
le paffage par le même moyen que j'avois enfeigné
à ces deux femmes dont je viens de parler.

OBSERVATION V.

Flux des mois trop médiocre ou trop exceffif,
caufe de ftérilité.

Dans le mois de Novembre 1688, je fus confulté par deux femmes qui n'avoient point eu d'enfans après plufieurs années de mariage. Je leur demandai fi la nature n'étoit point trop prodigue, ou
fi elle ne s'oublioit point dans l'écoulement de
leurs menftrues, & s'il fe faifoit dans un tems
jufte & précis.

L'une me dit qu'elle n'avoit pas eu fes regles depuis plus de fept années, & l'autre que tous les
quinze jours elle les avoit avec tant d'abondance,
qu'elles la mettoient quelquefois en état de tout
craindre pour fa vie. Je confeillai à celle-ci un
régime très-exact, un grand repos, & l'abfti-
nence de tous les alimens qui étoient capables
d'augmenter l'abondance du fang & des efprits,
& de la beaucoup échauffer, comme étoient le
vin & toutes les liqueurs fermentées, auffi-bien
que les violens exercices; & à l'autre, outre le
régime particulier & l'ufage des remedes généraux,
les bains & les eaux minérales. Elles font toutes
deux devenues fécondes.

OBSERVATION VI.

Convenance des tempéramens , nécessaire pour la fécondité.

La femme d'un Marchand de cette Ville , & celle d'un Maître Sellier , avoient eu toutes deux des enfans : le mari de la Marchande mourut , aussi-bien que la femme du Sellier. Ce Sellier épousa cette veuve , & en vingt-cinq années de mariage ils n'eurent point d'enfans. Le Sellier après ce tems-là étant devenu veuf , épousa en troisièmes nôces une jeune femme que j'ai accouchée deux fois.

Deux Gentilshommes de cette Ville avoient épousé chacun une jeune femme , qui eurent toutes deux des enfans. Le mari de l'une & la femme de l'autre étant venus à mourir , il se fit un second mariage du Gentilhomme & de la Dame veuve , dont le plus vieux des deux n'avoit pas atteint l'âge de vingt-cinq ans ; néanmoins ils n'ont point eu d'enfans depuis plus de vingt-cinq années qu'ils font ensemble , & n'en auront point suivant toutes les apparences ; je dis suivant les apparences , parce que l'âge trop avancé m'est en quelque façon garand de ce que j'avance. Le grand feu de la jeunesse n'est pas un moindre obstacle à la fécondité que l'âge trop avancé , ce qui ne m'est que trop facile à justifier par la quantité de femmes que j'ai accouchées pour la premiere fois après huit , dix , douze , quinze & dix-huit années de mariage ; comme aussi d'autres , après avoir eu un ou deux enfans avant l'âge de vingt-cinq ans , n'en ont pas depuis , quoiqu'elles jouissent , aussi-bien que leurs maris , d'une santé très parfaite.

RÉFLEXION.

Ces Obſervations ſe juſtifient tellement d'elles-mêmes, qu'il ne paroît pas qu'elles doivent laiſſer la moindre difficulté, d'autant plus que l'expérience les confirme
journellement ; car y a-t-il rien de plus probable que
les différens tempéramens des perſonnes engagées dans
ces deux mariages, ont été la cauſe de leur ſtérilité :
puiſque tant les uns que les autres avoient donné des
preuves de leur puiſſance, par les enfans qu'ils avoient
eus de leurs premiers mariages : & qu'enfin il ne faut
point ſe récrier ſur la fécondité de quelques jeunes femmes, parce qu'elles ont un ou deux enfans dès les premières années de leur mariage, ni juger une femme ſté-
rile, juſqu'à ce qu'elle ait atteint un certain âge, après
lequel il n'y a plus de génération à eſpérer, qui eſt le
tems de la ſuppreſſion des menſtrues, ſans néanmoins
pouvoir fixer le tems de cette ſuppreſſion dans l'ordre
naturel, puiſque j'ai vû ceſſer cette évacuation aux unes
dès l'âge de trente-cinq ans, & que je l'ai vû continuer
à d'autres fort régulièrement juſqu'à cinquante-quatre.

CHAPITRE V.

De la Conception.

POUR traiter cette matière après tant de grands
Hommes (*m*) qui ont parlé ſi ſçavament de la
Conception, il faudroit, n'ayant rien à y ajouter de

(*m*) Il n'y a peut-être pas de queſtions anatomiques qui aient été tant agitées que celles qui concernent la géné-ration, & il n'y en a point ſur leſquelles les Phyſiciens ſoient moins d'accord. Les Anciens croïoient qu'elle étoit entiérement due au mélange des deux liqueurs ſéminales du mâle & de la fémelle : les Phyſiciens mo-dernes ont adopté une autre idée : ſelon eux, les fémelles vivipares portent des œufs comme les ovipares : ces œufs placés près de l'extré-mité des cornes de la ma-

nouveau que je fuſſe en état de juger laquelle eſt la plus vrai-ſemblable des trois opinions ; ſçavoir ſi

trice, y tombent, dès qu'ils ont été fécondés par la liqueur ſéminale du mâle, ils s'y développent, & enfin le petit animal parvenu au point de pouvoir ſubſiſter de lui-même, perce ſes enveloppes, ſort de la matrice & paroît au jour, tel eſt en général le ſyſtème des œufs, ſyſtème qui paroiſſoit confirmé par les Obſervations de pluſieurs célébres Anatomiſtes, qui ont vû, ou qui ont cru voir des eſpèces d'œufs dans l'endroit où on les ſuppoſe, & remarquer les cicatrices des ouvertures par leſquelles ils s'étoient échappés dans les fémelles qui avoient porté.

Lewenhoeck admet le ſyſtème des œufs ; mais il y en joint un autre plus ſingulier ; il prétend que l'œuf exiſtant dans la fémelle ne contient point le germe du petit animal, mais que ce même petit animal exiſte tout vivant dans la liqueur ſéminale du mâle : il a effectivement vû au microſcope un nombre prodigieux de petits animaux vivans, nâgeant dans cette liqueur, différens ſuivant les différentes eſpèces d'animaux, & toujours les mêmes dans la méme eſpèce. Dans cette idée les œufs de la fémelle ne ſervent que de receptacle à ces petits animaux : ceux qui ſont aſſez heureux pour ſe loger dans la cicatricule d'un de ces œufs, y trouvent ce qui eſt néceſſaire pour vivre juſqu'à ce qu'ils viennent à

la lumière, au lieu que ceux à qui ce ſecours manque, périſſent inconteſtablement.

Dans ce ſyſtème comme dans les autres, la génération humaine ſe fait comme dans les autres animaux par le moyen des deux ſexes. L'un & l'autre fourniſſent une matière abſolument néceſſaire à la conception. Celle que fournit le mâle eſt une portion extraite du ſang des artères & du ſuc des nerfs travaillée dans une longue ſuite de vaiſſeaux fins & délicats des teſticules. C'eſt dans cette matière que ſont contenus ces petits animaux qui ſont faits comme des vers. Ces vers que le microſcope fait voir dans l'homme, ont la tête groſſe & le corps très-délié. Ceux des bêtes ont la tête plus petite & le ventre plus gros. Les uns & les autres ſont dans un mouvement très-actif.

La matière que fournit la femme, ſont des corps membraneux, faits en forme de petits ſacs, remplis d'une liqueur qui s'épaiſſit aiſément ; on leur a donné le nom d'œufs : il y a deſſus un point blanchâtre, preſque imperceptible, qu'on nomme *cicatric le* ; c'eſt une eſpèce de cellule propre à recevoir quelqu'un des vermiſſeaux contenus dans la ſemence du mâle. Elle eſt faite de manière à n'en recevoir qu'un ſeul ; car ſi elle en recevoit deux, il en vient un *monſtre*.

Le microſcope fait appercevoir, quand l'œuf a été

c'eſt l'action propre de la matrice dans laquelle les ſe-
mences de l'homme & de la femme ſont reçues , ou

fécondé , un petit animal dans la cicatricule , qu'on n'apperçoit pas , quaud il n'eſt pas fécondé.

Mais pour entendre comment ces petits animaux rejoignent l'œuf, il faut ſavoir que ces petites *bulles* ou *œufs* , qui tiennent par leur calice aux extrémités des petits vaiſſeaux ne ſont guère ſenſibles qu'après l'âge convenable ; ils ſe tuméfient à la copulation inſenſiblement, deviennent peu à peu & de plus en plus tranſparens , ſépaiſſiſſent dans leurs membranes , élevent la membrane de l'ovaire , la diſtendent, la dilatent tellement en forme de papille, qu'ils paroiſſent ſuſpendus à leur pédoncule , s'en ſéparent & rompent la membrane de l'ovaire. D'un autre côté , les trompes irritées par l'aiguillon de l'amour, ſe roidiſſent , embraſſent les ovaires avec leurs franges, les compriment , dilatent leur orifice , & déterminent l'œuf dans leur cavité.

La ſemence de l'homme qui fourmille de petits animaux , eſt éjaculée avec impétuoſité dans la matrice, & va à la rencontre de l'œuf, ſoit dans les ovaires , ſoit dans les trompes , ſoit dans la matrice. Quand ces petits animaux ſe ſont introduits dans l'œuf, ils s'attachent par la queue aux membranes de la Cellule. Cette queue eſt un cordon compoſé de pluſieurs petits tuyaux, qui ſont déja le cor-

don ombilical de l'enfant , & par leſquels les ſucs nourriciers ſont portés de l'animal à l'œuf & de l'œuf à l'animal. Dans ce commerce réciproque l'animal & l'œuf ne font qu'un ſeul corps qui , lorſqu'il eſt dans la matrice , s'y attache par l'endroit qui le lioit à l'ovaire ; puis par le moyen du cordon ombilicale & des petites bouches du placenta, le fœtus toujours contenu dans l'œuf tire ſa nourriture des vaiſſeaux de la matrice. L'animal nourri alors de nouveaux ſucs, ſe développe de plus en plus , & bien-tôt après n'eſt plus un ver, pendant que l'œuf de ſon côté forme le placenta.

Quand l'œuf eſt attaché à la matrice , il en devient membre nouveau : le placenta qui eſt uni aux parois de cette partie communique par ſes veines capillaires avec les artères capillaires de la matrice, de ſorte que le ſang pouſſé par la contraction du cœur de la mere & par celle des artères juſqu'aux dernières extrémités des artères capillaires de l'*utérus*, entre dans les racines capillaires des veines du placenta , & il paſſe au fœtus qu'il développe & qu'il nourrit au moyen du cordon ombilical.

Des expériences ayant rendu le ſyſtème des œufs ſuſpects à M. de Buffon, il a voulu examiner ſi les fémelles n'avoit pas , comme les mâles , une liqueur ſéminale, capable de contribuer à

l'œuf rendu prolifique par la femence de l'homme, développé dans la matrice ; ou enfin ce ver qui

la génération, un grand nombre d'expériences qu'il a faites l'en a convaincu On ne peu douter (*Eff. fur la man. de perfect. l'efp. hum. t. 1. p. 153.*) depuis les découvertes microfcopiques de M. de Buffon, que les femences des individus mâles & fémelles ne foient formées de particules organiques femblables à l'animal d'où elles viennent ; que ce ne foit un extrait de tout fon corps, qu'elles ne contiennent en abregé une infinité de parties propres à former un individu femblable, & que cette liqueur prolifique qui fe fépare de la lymphe, ne charie avec elle des petits modéles de parties les plus éloignées & les plus intimes du corps.

Auffi-tôt que la femence du mâle a rencontré dans la matrice celle de la fémelle, les particules organiques dont elle eft chargée, fe marient, s'agitent avec une rapidité étonnante. Les étuys qui contiennent les fpirales, fe dilatent, s'ouvrent & continuent leur mouvement d'ofcillation, jufqu'a ce qu'ils aient trouvé les fpirales des mêmes parties organiques de la femme. Il n'eft pas poffible que cette union fe faffe & que ces fpirales s'uniffent mutuellement, a moins qu'elles n'aient rencontré les vraies fpirales propres à les engréner ; car elles font repouffées par leur mouvement d'ofcillation, jufqu'a ce qu'elles fe préfentent de façon à

s'emboëter les unes dans les autres. Ainfi les parties de la tête de la femme, ne pourront s'engréner que dans les parties de la tête de l'homme, celles du cœur de la femme ne pourront s'engréner que dans les parties du cœur de l'homme ; celles du cœur de la femme feront repouffées par leur action continuelle, jufqu'a ce qu'elles aient trouvé celles du cœur de l'homme, auxquelles elles s'attacheront. Chaque partie fe rangera donc dans l'ordre convenable, qui eft celui, qu'elles occupoient auparavant dans l'animal ; puifque par fa ftructure particulière elle ne peut fe ranger ailleurs.

Si ce font des particules organiques du mâle qui s'uniffent les premières : il naîtra un enfant mâle, & s'il arrive le contraire, ce fera une fémelle.

Voici comme on peut rendre raifon dans ce fyftème de certains vices héréditaires qui fe perpétuent. On voit des familles de louches, de borgnes, de boiteux : fans doute le pere ou la mere qui font affligés de ces défauts, n'ont que des parties organiques contrefaites incapables de produire une bonne organifation ; fi la mere eft boiteufe, les particules organiques de fes hanches étant mal conformées, ne pourront pas s'engréner, comme il faut, avec celles du pere, qui font dans leur état naturel.

fait

fait partie de ceux dont quelques-uns croyent que la semence de l'homme est composée, laquelle étant reçue

Ceux qui admettent le mélange de deux semences qui se forment du sang, disent que toutes les parties du corps fourniflent également leur contingent, pour en former un corps semblable à celui qu'elles composent.

C'est sur ce principe, dit *M. de la Motte, Diſſert. ſur la génér. p. 70.* qu'on prétend qu'un homme qui auroit un bras ou une jambe coupée, devroit par-conféquent engendrer un enfant avec la même difformité, auſſi-bien qu'un boiteux, un borgne, ou un boſlu. Mais cette difficulté eſt des plus faciles à lever. Pour cet effet il n'y a qu'à faire réflexion que les vaiſſeaux ſe diſtribuent également dans leur bifurcation à une jambe ou à un bras coupé, comme à l'autre qui ſubſiſte, & qu'ils portent de même le ſang & la nourriture; mais que ſe trouvant une écluſe que forme la cicatrice du moignon, ce ſang ſembleroit être forcé de retourner plus vîte que celui de la jambe qui ſubſiſte, & n'ayant par-conféquent pas tant beſoin de nourriture que l'autre, il ſe trouveroit qu'au-lieu de faire une jambe de moins, il devroit au contraire fournir de la matière pour en faire une plus forte, & ainſi du bras: enſorte que, s'il manque un bras, un pied, une main, les deux bras, les deux jambes en tout ou en partie, les doigts, une portion de la tête, comme la partie ſupérieure du crâne,

les yeux, le nez, la bouche, le verge, les teſticules, le fondement clos, ce n'eſt pas qu'il manque une pareille partie au pere ni à la mere; mais cela eſt arrivé par un défaut de ſemence qui a péché dans ſa quantité.

On doit remarquer ce qui eſt rapporté dans *l'Hiſtoire de l'Académie des Sciences 1679, page 279*, ſur une penſée nouvelle propoſée par M. Pérault à la fin de ſon Traité ſur la méchanique des animaux : la génération n'eſt pas une production, mais un développement de petits animaux de toutes eſpèces déja tout formés, & répandus dans tout l'Univers. Car le moyen de comprendre qu'une liqueur, quelle qu'elle ſoit, & quelque fermentation qu'on y ſuppoſe, vienne jamais à former un corps organiſé, ou qu'un ſi prodigieux nombre de parties différentes aient une ſi prodigieuſe quantité d'arrangemens ſi néceſſaires & ſi indiſpenſables? On ne ſçauroit comprendre, même de la manière imparfaite, dont nous le comprenons, ce que c'eſt que la machine d'un animal, & ne pas comprendre cette impoſſibilité. On conçoit plus facilement, à la faveur de la diviſibilité infinie de la matière, que de petits animaux, trop petits pour ſe laiſſer appercevoir aux plus fins microſcopes, déja organiſés, du moins quant à la diſpoſition de leurs parties principales, & cepen-

Tome I.   D

dans la matrice, & rampant fur la furface de cet œuf fécond qui y eſt deſcendu, après s'être détaché de l'ovaire, & dont ce prétendu ver, après avoir ſi admirablement bien tronvé le trou de cet œuf, s'y eſt niché & en a interdit l'entrée aux autres vers, par le moyen de cette valvule qui ſe trouve à l'ouverture de ce trou, qu'il bouche de ſa queue avec une adreſſe tout-à-fait ſurprenante; ſçavoir, dis-je, de laquelle de ces trois manieres, dont on explique la conception, la génération réſulte, puiſque chacune de ces opinions a ſes Sectateurs & ſes Partiſans.

Mais quand je ſerois aſſez heureux pour lever toutes ces difficulutés, ce ne ſeroit que pour un tems, peut-être bien court, à l'exemple de ceux qui ſe font les premiers expliqués ſur les principes de notre conception, & qui ſe ſont ſoutenus par des raiſons ſi fortes, qu'il ſembloit que les ſiecles à venir n'y pourroient donner aucune atteinte; c'eſt néanmoins ſur quoi il ne faut pas compter, puiſqu'une opinion n'a pas paru plutôt affermie, qu'une autre qui vient à la combattre, ſe trouve, malgré ſa nouveauté, bien-tôt applaudie par le plus grand nombre des Sectateurs.

1°. M. Harvée dit qu'il n'a pas trouvé d'œuf dans aucune femme pendant le premier mois de de ſa groſſeſſe, mais qu'après ce tems-là il en a trouvé un gros comme celui d'un Faiſan. 2° Qu'il

dant ſans vie, incapables, à cauſe de leur extrême petiteſſe, de toutes les fonctions qui appartiennent aux animaux, n'attendent que quelque liqueur aſſez ſubtile qui s'inſinue dans leurs pores, & commence à étendre leur volume, après quoi le développement continue & ſe perfectionne toujours. Cette liqueur, qui, pour ainſi dire, eſt la clef propre à ouvrir des machines ſi déliées, eſt avec ſa fermentation qui lui eſt néceſſaire, la ſeule choſe que les animaux contribuent à la production de leurs pareils. La formation de la machine eſt un ouvrage trop merveilleux pour ne pas partir immédiatement du Créateur.

a trouvé au fecond mois des œufs plus gros qu'au précédent. 3°. Qu'à cinquante jours il trouva l'œuf gros comme celui d'une poule. 4°. Que l'on n'apperçoit point de placenta au fœtus de trois mois. 5°. Qu'au quatrième mois cet œuf eft gros comme celui d'une autruche.

M. Kerkring parle tout autrement, car il dit avoir trouvé un œuf dans la matrice d'une femme, quatre jours après la conception, gros comme une cerife noire, dans lequel l'on voyoit déja les linéamens d'un Embryon : il dit auffi en avoir vû un de quinze jours auquel on voyoit le nez, les yeux, les oreilles, les bras & les jambes. Il affure avoir vû la tête à un autre de trois femaines, qui n'étoit qu'une veffie pleine de fang & d'efprits ; les bras, les mains & les doigts étoient diftinctement formés, & les côtes toutes cartilagineufes : que dans un autre d'un mois qui étoit animé, les os étoient déja formés en plufieurs endroits, & que ceux des clavicules, des focilles, des hanches, des côtes & des bras, étoient auffi formés & articulés ; & qu'enfin dans un autre de fix femaines, il avoit vû la machoire inférieure compofée de fix os, qui n'en font qu'un après la naiffance ; que les clavicules étoient affez folides : après quoi M. Bourdon conclut que ces obfervations s'accordent mieux avec l'expérience, que celles de M. Harvée; pourquoi je fuis perfuadé que cet Anatomifte ne décide pas plus judicieufement de la quantité, qualité, ufages, fituation & connexion des parties, que la génération du fœtus ; car à moins que d'avoir autant de foi aux fables, que de foumiffion aux autorités, après toutes réflexions faites, il n'eft pas facile à comprendre comment des hommes auffi éclairés ont pû dire de telles abfurdités.

Quelles preuves M. Kerkring peut-il avoir,

que l'œuf de la femme est gros comme une cerise noire le quatrième jour , & que les linéamens d'un Embryon y sont si bien marqués , que l'on distingue dans la tête un commencement des principaux organes , & que dans un autre de trois semaines la tête n'étoit qu'une vessie pleine de sang & d'esprits ? Ces linéamens , au lieu de se former , se sont donc effacés ? mais sans s'arrêter à faire valoir cette contradiction , y a-t-il homme au monde qui puisse justifier ce que ces Auteurs disent , à moins que d'avoir une quantité de sujets féminins à leur disposition , qu'ils puissent ouvrir les uns après les autres , pour prouver ce qu'ils avancent avec tant de sécurité , qu'il semble qu'on ne puisse le révoquer en doute sans s'être livré à la prévention la plus obstinée ? 1°. M. Harvée peut-il dire avec vrai-semblance qu'il n'a pas trouvé d'œuf dans aucune femme pendant le premier mois , & que celui qu'il dit avoir trouvé après ce tems-là , qui étoit gros comme celui d'un Faisan , a pû être imperceptible jusqu'à ce qu'il eût acquis ce point de grosseur , ayant atteint ce volume tout à coup ? 2°. M. H. manque à une circonstance essentielle en cet endroit , ne décidant pas précisément du tems où il a fait cette remarque , sçavoir si c'est dans le commencement , au milieu , ou à la fin du second mois ; car du commencement à la fin du second mois , la chose peut beaucoup changer , mais comme il parle 3°. de celui de cinquante jours , où il trouva l'œuf gros comme celui d'une poule , cela doit faire entendre que c'est du commencement du second mois qu'il a voulu parler : or quel changement peut-il y avoir à cet œuf de la fin du premier mois au commencement du second ? 4°. Et quand M. H. veut persuader , en parlant de la formation du fœtus , qu'on n'apperçoit presque point de placenta à un fœtus de

trois mois , cela fait voir qu'il n'en juge que comme les aveugles font des couleurs , puifque l'expérience m'a juftifié plufieurs fois le contraire ; j'ai
trouvé le placenta à des enfans de trois mois , grand
comme le fond de la main , & d'une épaiffeur affez
confidérable , mais beaucoup plus membraneux
que charnu. 5°. Je ne vois pas que cet Auteur
parle plus jufte au quatrième mois qu'au premier,
quand il compare la groffeur d'un enfant de cet âge
dans fes membranes avec fes eaux & fon arriere-
faix , à celle d'un œuf d'autruche , cela eft fi éloigné de la vérité , qu'il ne mérite pas d'être réfuté.

Mais pour faire voir que ce ne font que des
idées que ces Auteurs ont eues , quoiqu'ils les dé-
bitent comme autant de faits conftans , c'eft qu'il
eft moralement impoffible d'affurer du tems qu'une
femme eft groffe , & ce que j'avance eft fi véritable
que du nombre infini de femmes que j'ai accouchées depuis près de trente années , je n'en ai jamais vû qu'une qui m'ait dit précifément le jour
qu'elle accoucheroit , & qui ne fe trompa que de
douze heures. Les chofes étant ainfi , comment ces
Auteurs peuvent-ils parler fi décifivement , puifque
l'on ne trouvera rien dans les Livres de Meffieurs
Peu & M. qui détruifent ce que j'avance ; & s'il y
avoit là-deffus une entière certitude , les Dames
qui font éloignées de cette Ville me feroient-elles
venir trois femaines , un mois , cinq , fix & fept
femaines avant que d'accoucher ? Ne feroit-ce pas
affez que de m'avoir feulement quelques jours
plutôt que celui où elles croyent avoir befoin de
moi ? Mais non , le jour de leur groffeffe eft trop
incertain , & il n'y en a prefque aucune qui foit
jufte fur cet article , ignorant toutes également le
jour qu'elles font devenues groffes S'il étoit auffi
facile à un fçavant homme de decider jufte fur la

génération & fur la formation du fœtus, comme
des principes actifs & paffifs qui compofent les
mixtes, ces Meffieurs auroient été en droit de prétendre de ne s'y pouvoir tromper ; mais la chofe
eft bien différente, une analife chymique fe peut
faire affis devant fon feu, en voyant brûler les bois
dont on fe chauffe ; mais ils rendroient auffi-tôt raifon du flux & du reflux de la mer, que de la véritable maniere dont fe fait la conception ; au furplus,
comme c'eft une chofe qui n'eft fondée que fur le
raifonnement, chacun eft en droit de dire ce qu'il
en penfe.

L'idée que nous a donné M. Andry, de la génération & de la formation du fœtus, par le moyen
du ver, a auffi fes partifans ; rien n'eft mieux inventé ni mieux fuivi ; la vrai-femblance y regne,
& la penfée en eft ingénieufe ; mais comme elle
a des raifons qui la favorifent, elle a auffi fes difficultés : car fuppofé que ce ver ait l'intelligence
que fon Auteur lui donne, ce ne doit être que pour
un tems bien court, & non pour quatre mois,
comme il le dit, parce que la matrice laiffe ordinairement échapper cette matière prétendue ver-
mineufe, à chaque fois qu'elle la reçoit ; fi elle
agiffoit autrement elle feroit continuellement remplie de femence, ou, felon cet Auteur, d'une
fourmilliere de vers, dont les femmes feroient
fans ceffe tourmentées & expofées à de continuelles
demangeaifons, vapeurs & fuffocations de matrice ;
ce qui feroit qu'aucune femme ne vivroit en repos ;
& c'eft ce que l'expérience ne juftifie pas, puifqu'au
contraire, une fille qui fouffre quelques-uns de ces
accidens, en eft fouvent guérie par l'ufage du
mariage.

Ce feroit encore une néceffité abfolue, pour
foutenir ce fentiment, que l'Auteur ôtât à la matrice la chaleur & l'humidité qui lui font ordinai-

tes, & qui font les feules caufes de corruption,
fans quoi cette multitude de vers n'y pourroient
fubfifter fans y caufer la pourriture , & l'œuf ne
pourroit s'y conferver pendant ce long efpace de
temps , ou bien il faudroit que M. Andry fît faire
journellement à la femme l'évacuation de fes
œufs , comme fait la poule , qui eft une chofe
auffi difficile à expliquer que la première ; car s'il
eft vrai , comme les partifans des œufs le difent ,
que l'œuf n'eft rendu fécond que par la femence
de l'homme , & au tems du coït, ce qu'ils foutiennent par des enfans qu'ils difent avoir été engendrés dans la trompe , qui eft le conduit par où
l'œuf eft porté dans la matrice , lorfque l'œuf
y trouve un obftacle qui l'empêche de defcendre
dans la cavité de ce vifcere , c'eft une néceffité
que cet œuf refte pendant trois ou quatre mois dans
la matrice avec ces vers pour faire cette génération, & qu'il y en ait un nombre confidérable auffi-
bien que des vers ; car fi ces œufs n'y font pas dès
ce temps-là , il faut qu'ils y foient defcendus depuis la mort du mari, & que la préfence de
l'homme ne foit par conféquent point néceffaire
pour le rendre prolifique , non plus que pour l'y
faire tomber , & qu'il y en ait toûjours de cette
efpèce ; ce qui ne fe peut faire fans qu'à l'exemple
des poules , les femmes , les veuves , & même les
filles, ne les mettent bas journellement ; mais ces
œufs qui doivent être très-petits , fe perdent , fe
diffipent & échappent tellement à la connoiffance
de celles qui les rendent , que dans la quantité de
femmes , de veuves & de filles que je vois tous
les jours , il n'y en a aucune qui s'en apperçoive ;
ce que l'on ne peut pas dire de la femence tant de
l'un que de l'autre fexe , qui s'écoule fenfiblement :
affez d'exemples , tant criminels qu'involontaires ,
dans les pollutions nocturnes , le prouvent évi-

demment ; mais encore plus dans le mariage, lorsqu'après l'action du coït la femme laisse échapper involontairement tout ce qu'elle a reçu, comme ce qu'elle a donné, si ce n'est lorsqu'elle reste grosse ; car alors rien ne s'en échappe pour l'ordinaire, ce qui fait que la matrice se trouve si agréablement surprise, qu'il se fait chez elle une agitation, au moyen de laquelle toutes les parties de la femme se sentent émues ; après quoi la femme ne manque pas de souffrir plus ou moins les accidens que causent la grossesse, à moins que quelque chose d'extraordinaire n'en interrompe le cours ; il s'ensuivroit l'écoulement des matières restées dans la matrice, mais dont elle se vuideroit, & qu'au cas qu'il en restât quelque portion, elle seroit regardée comme un corps étranger, qui donneroit occasion à des accidens d'autant plus fâcheux, que la corruption que causeroit ce corps étranger, seroit considérable, & la femme en seroit tourmentée, jusqu'à ce que la matrice se fût absolument vuidée.

Cela étant supposé comme une vérité incontestable, où M. Andry placera-t-il ces vers & ces œufs, pour rester pendant un tems infini dans une partie, non-seulement très-susceptible de corruption, mais encore qui se vuide tous les mois, & qui ne peut rien souffrir chez elle, que la matière qui est destinée à la génération, comme on l'apperçoit, sinon dans les premiers jours, au moins un mois, ainsi qu'il est rapporté dans les signes de la grossesse, & non après quatre mois, sans que la femme jusqu'à ce tems-là ne s'apperçoive de rien, comme l'avance M. Andry.

Ce qui me fait dire que l'invention toute belle & ingénieuse qu'elle est, donneroit occasion à de dangereuses conséquences, si elle prouvoit qu'une veuve peut devenir groſſe des propres œuvres de ſon mari, quatre mois après ſa mort, conſéquence qui ſeroit extrêmement préjudiciable aux héritiers d'un homme mort ſans enfans, & donneroit une libre carrière à l'impudicité d'une veuve, pour peu qu'elle y eût de diſpoſition, & loin de donner une idée juſte des raiſons qui font qu'une femme accouche à dix, onze, douze, & même juſqu'à treize mois, auſſibien qu'à neuf, à huit & à ſept, elle jetteroit les eſprits dans une étrange confuſion, de voir une veuve pendant quatre mois après la mort de ſon mari, ſans reſſentir aucun des accidens que cauſe la groſſeſſe, & après un conſidérable eſpace de tems, aſſez long pour ſentir les mouvemens d'un enfant, & être aſſûré de ſa vie, commencer ſeulement à s'appercevoir d'être groſſe, ce ſeroit un contre-tems qu'une honnête femme ne pourroit ſoûtenir, ſans ſouffrir une peine mortelle, quoiqu'elle ne pût non plus s'en diſpenſer que la plus débauchée.

Quand j'ai dit que le terme de neuf mois eſt le plus ordinaire, je n'ai pas prétendu dire que la groſſeſſe ne puiſſe aller au-delà ; mais les Obſervations que je rapporte, prouvent ſuffiſamment que les femmes qui ont paſſé ce terme, ont ſçû être groſſes dès le premier mois, ce qui a été juſtifié par les mouvemens de l'enfant plus ou moins forts, mais continuellement redoublés, & capables de faire juger non-ſeulement qu'elles ne ſe ſont pas trompées dans le tems qu'elles ſe ſont crues groſſes, mais auſſi ſur le tems que leur enfant a commencé de ſe faire ſentir, qui eſt pour l'ordinaire, depuis quarante jours juſqu'à quatre ou cinq mois, comme je le fais voir dans mes Obſervations......... où j'en rapporte depuis ſept mois juſqu'à treize, ne trouvant pas plus de difficulté à comprendre qu'une femme peut auſſi-bien être groſſe treize mois, comme dix, ſans qu'il ſoit néceſſaire de faire de nouveaux raiſonnemens pour le prouver.

Un enfant peut prendre plus ou moins de nourriture dans le ſein de la mere, & n'être pas plus en état de naître à treize mois, pour s'y être peu nourri, qu'un autre qui aura pris une plus ample nourriture, le ſera à neuf ; comme auſſi être auſſi fort & vigoureux à ſept & demi, & à huit mois, qu'un autre le ſera à neuf. L'exemple de celui qui a une mauvaiſe nourrice, & qui n'eſt ni plus grand ni plus fort à un an, qu'un autre qui en aura une bonne, le ſera à trois ou quatre mois, ne vérifie-t-il pas ce que j'avance, puiſqu'il eſt infiniment plus aiſé de juger de l'état de celui-ci que l'on voit journellement, que de l'autre, que l'on ne voit point, & dont la cauſe de ſon retardement à paroître au jour ne ſe fait pas connoître aiſément ; & qui nonobſtant ſon long ſéjour dans la matrice, ne vient ni plus gros ni plus fort, que celui qui vient à neuf mois, puiſqu'il n'y a eu que ce défaut de perfection, qui ait cauſé ſon retardement ; la même raiſon faiſant que celui qui ſe trouve aſſez parfait & bien nourri, vient à huit mois.

La ſeule pratique m'a fourni aſſez d'exemples pour ſoûtenir ce que je dis, l'on n'y voit rien que de fort naturel, ce qui doit lever tout ſcrupule à ceux qui ſeroient intéreſſés à cet événement ; mais je crois qu'il n'en ſeroit pas de même à l'égard de quelqu'un des fauteurs de ce ver, qui ſeroit marié, s'il trouvoit au retour d'un voyage de treize mois ſon épouſe dans le travail de l'accouchement : je doute que ſa nouvelle opinion le tranquilliſât ſur cet article, & qu'il ſe perſuadât ſans peine que ce ver auroit rôdé quatre

mois au-tour de l'œuf, avant que d'avoir trouvé
le trou pour se nicher, & être la cause de la génération de cet enfant ; & que son épouse ne
fût pas bien intriguée, si après avoir passé quatre
mois sans se soupçonner grosse, elle se sentoit
après ce long espace de tems les accidens de
la grossesse : Ne seroit-elle pas en droit de faire
en elle-même ce raisonnement : comment se peut-
il faire que sans avoir connu d'homme depuis
quatre mois, je ne commence qu'à sentir les
incommodités de la grossesse ? Quoique sa conscience ne lui reprochât rien, son honneur auroit beaucoup à souffrir, & quoi qu'en puissent
dire les Partisans de ce ver, ce seroit tout ce
qu'ils pourroient faire que de sauver les apparences, & de faire taire les médisans.

Quelque juste que Mr M. parle de la conception,
de la génération, de la formation, & de l'accroissement du fœtus, il s'y trouve aussi des difficultés,
quoiqu'on ne puisse rien trouver de plus satisfaisant
que ce que cet Auteur en dit ; car outre qu'il
rapporte tout ce que les Anciens & les plus célébres Auteurs ont avancé pour le prouver, tout
ce qu'il allégue a tant de rapport avec la raison
& l'expérience, qu'on ne peut trop y applaudir ;
& loin de nous faire venir d'une autre manière
ni par un autre canal, que nos Anciens, il puise
notre origine dans la même source, & il admet
le même moyen qui leur a paru le plus probable, à la différence de ceux qui établissent les
principes de notre génération sur une matière si
fragile, qu'elle n'est appuyée sur rien de solide.
Eh de quelle utilité sont ces nouveautés, quand elles
sont si mal appuiées, qu'elle se détruisent d'elles-mêmes, puisque celles-ci, toutes anciennes, naturelles & vrai - semblables qu'elles sont, trouvent
aussi leurs difficultés : car pour que l'assemblage

& l'union de deux femences fe faffe dans la matrice, c'eft une néceffité qu'il y ait une voie libre & fenfible, pour que celle de l'homme y foit portée, fans qu'il fe trouve rien qui puiffe empêcher leur union, & quoique l'introduction du membre viril, l'éjaculation, & la réception de la femence foient des chofes effentiellement néceffaires, pour que la génération fe faffe, il s'eft néanmoins trouvé plufieurs femmes & filles qui font devenues groffes, fans que cette introduction fe foit faite, mais feulement l'éjaculation à l'entrée de la vulve. Ce qui n'a pas empêché que la femence de l'homme n'eût été reçue dans la matrice qui s'étoit approchée pour la recevoir ; ce qui s'eft exécuté par le merveilleux mouvement dont cette partie fe trouve agitée, lorfque l'imagination de la femme eft fortement frappée du defir qu'elle a de l'union.

Ce que j'avance eft une vérité inconteftable, prouvée par Meffieurs Pigrai, Peu, Mauriceau, & plufieurs autres, fans néanmoins qu'aucun de ces Auteurs difent avoir vû comme moi des femmes, devenues groffes, quoiqu'elles euffent une cohérance dans le vagin, qui n'y laiffoit aucun paffage fenfible, qui marquoit la fuite d'un accouchement laborieux, qui avoit donné lieu à une femblable cicatrice, ce qui n'a pourtant pas empêché ces femmes de devenir groffes ; j'en ai accouché plufieurs de cette efpèce, comme je le rapporte dans mes Obfervations, où j'allégue auffi les raifons que jai trouvées les plus plaufibles pour expliquer ces faits particuliers, & la manière dont ces générations ont pû fe faire ; ce qui ne perfuade pas qu'il foit abfolument néceffaire que la femence y foit portée en fon entier pour l'acte génératif, puifque tous ceux qui font de cette opinion, fuppofent la voie libre, pour que la femence foit reçue dans la matrice, laquelle fuivant fon admirable mouvement, s'avance & fe recule, fe dilate, & fe refferre, en forte que la chofe s'exécute fuivant le deffein de la nature ; qualités que l'on ne peut donner à une cicatrice, qui, n'ayant dans fa compofition ni fibres ni nerfs, eft par-conféquent privée de tout fentiment & mouvement ; ce qui fait voir que les parties fpiritueufes de la femence ont trouvé les moyens de pénétrer jufqu'au dedans de la matrice, pour fe joindre à la femence de la femme par des ouvertures qui font échappées à ma connoiffance, ne doutant pas qu'il n'y en eût de véritables, puifque leurs ordinaires couloient, tant aux unes qu'aux autres, fort exactement tous les mois ; mais que ces ouvertures n'étant pas affez confiderables pour permettre le paffage au corps de la femence dans fon entier, on doit fe perfuader que les parties fpiritueufes qu'elle contient, ont été fuffifantes pour produire cet effet.

L'on m'objectera peut-être ce que je rapporte dans plufieurs Obfervations...... où je dis que j'ai accouché des femmes dont les enfans n'étoient pas plus gros que des mouches à miel, des frelons, des hanetons, & des fouris écorchées, avec une certaine quantité d'eaux, proportionnées à la groffeur de ces fœtus, ou embryons, enveloppés dans des membranes de la groffeur des plus petits œufs de poule, jufqu'aux plus gros, & même de dinde, tels qu'on les trouve dans le corps de ces volatiles, avant qu'ils ayent des coquilles ; que toutes ces Obfervations font autant de preuves évidentes, que ces générations fe font faites par le moyen d'autant de petits œufs, qui ont groffi à proportion du tems qu'ils ont été dans la matrice, rien n'étant plus facile à fe perfuader, par l'exemple continuel que nous voyons des volatiles, mais fur tout des poules, qui eſt une comparaiſon très-vulgaire ; puiſque perſonne n'ignore que leurs œufs, de très-petits qu'ils ſont d'abord, groſſiſſent à meſure qu'ils approchent de leur perfection, & deviennent enfin tout ſemblables à ceux qui ſe trouvent chez la femme, à meſure que l'enfant renfermé dans cet œuf, prend ſon accroiſſement.

Mais je réponds que ſi cette raiſon prouve quelque choſe, c'eſt plutôt en faveur du mélange des deux ſemences reçues dans la matrice, qu'en faveur de l'œuf. Car on a lieu de croire que ces ſemences y étant reçûes, le corps membraneux, auquel on donne le nom d'œuf, s'y forme de la même manière qu'il arrive dans la formation du kiſte d'une loupe, à la différence que l'un ſe peut beaucoup mieux faire que l'autre, en ce que la matrice a un vuide qui renferme beaucoup de chaleur, & qui recevant la ſemence, ſert, pour ainſi dire, de moule & de première cauſe à ce corps membraneux ; d'où s'enſuit cette figure d'œuf. Mais bien mieux qu'une petite loupe, parce que plus l'œuf approche de ſa perfection, & moins il eſt attaché dans le corps de la poule, & la loupe au contraire, eſt de plus en plus attachée à la partie où elle prend ſa naiſſance, ſa forme & ſon accroiſſement, par un ou pluſieurs vaiſſeaux qui s'y diſtribuent de la partie où elle eſt attachée ; ils ſont peu conſidérables dans ſon commencement, mais ils groſſiſſent à proportion qu'elle augmente, comme fait ce prétendu œuf dans le fond de la matrice ; il y eſt attaché de la même manière, & ſon attache devient auſſi plus conſidérable à meſure qu'il groſſit, ce qui ſe prouve par la perte de ſang qui ſuit ſon détachement, laquelle eſt plus ou moins violente, ſuivant la cauſe qui la produit : & en effet y à-t-il rien qui approche plus de la figure d'un œuf fans coquille qu'une loupe ? Celles qui fe forment à la tête font feules capables de prouver ce que je dis, fans qu'il foit néceffaire de parler de celles qui viennent en toutes les autres parties du corps ; l'on en trouvera de toutes fortes de groffeur, depuis celle d'une noifette jufqu'à celle de deux poings, & même d'infiniment plus groffes, remplies de différentes matières, elles font toutes renfermées dans un Kyfte ou corps membraneux, de la même manière que l'enfant l'eft dans fes membranes, depuis le jour qu'il eft conçu, jufqu'à fon entière perfection : cependant, ces loupes ne font pas produites par des œufs, quoiqu'elles en ayent la figure, quand la loupe n'a ni matière ni lieu défigné de la nature, fi ce n'eft celui du pur hazard, qui néanmoins fe peut trouver en toutes les parties du corps, fans qu'aucune en foit exempte : elle s'y fait elle-même fa place, elle y reçoit fa matière, elle y forme fes membranes, & elle s'y groffit, jufqu'à ce qu'elle foit interrompue dans fon action, comme, je le ferai voir dans des Obfervations de Chirurgie, n'en parlant en cet endroit qu'à l'occafion du rapport que je trouve, entre la formation du fœtus du corps ; puifque rien n'approche plus de la vraie groffeffe que la fauffe, foit à l'occafion d'une môle ou d'un faux germe, & qu'il y a moins de différence entre la loupe & cette fauffe groffeffe, qu'il n'y en a entre cette fauffe groffeffe & la vraie.

Ce qui me perfuade d'autant plus, que c'eft de l'affemblage des deux femences que réfulte la conception, ainfi que l'explique Mr M. fans que je croie néanmoins qu'il foit néceffaire que la femence de l'homme y entre toute entière, mais feulement fa partie la plus fpiritueufe, & que

par cette même raifon une femme peut concevoir un fecond & même un troifième enfant ,
quelques jours après en avoir conçu un premier,
parce que la matrice n'eft point encore fermée fi
exactement , que cette partie fubtile n'y puiffe
pénétrer, ce qui n'arrive plus dans la fuite, après
que cette clôture eft exactement faite, auffi-bien
qu'elle en peut concevoir deux , trois , & même
d'avantage d'une feule fois.

Ces opinions fi différentes fur la génération &
la formation du fœtus, montrent affez la difficulté qu'il y a de rien dire de certain fur cette
matière, fans que j'allégue d'autres raifons pour
perfuader cette vérité, quoiqu'en apparence elle
foit infiniment plus facile à expliquer, que le
tems auquel l'ame y eft introduite. Mr M. a cherché tous les moyens d'éclaircir cette difficulté,
il rapporte même tous les fentimens des plus célébres Auteurs qui ont écrit fur ce fujet, & dit
enfuite le fien, qui eft tel, qu'il croit que dès le
premier jour de la conception des femences, l'ame
eft introduite au corps du fœtus, qui fuivant fon
opinion, eft entièrement formé dès ce tems-là,
immédiatement après que toutes les particules
des deux femences reçûes dans la matrice, ayant
été agitées par un mouvement inteftin , les plus
nobles fe font affemblées & concentrées au milieu de leur maffe liquide , pour en former ,
comme dans un point, le petit embryon, qui
pour lors n'eft pas plus gros qu'un grain de millet ,
& eft prefque imperceptible par fa petiteffe. Il
dit enfuite qu'il eft très-perfuadé que fon opinion
ne répugne pas aux Myftères de la Foi, & que
bien loin qu'elle foit d'une dangereufe conféquence, il feroit au contraire très-utile au Public que tout le monde en fût auffi perfuadé qu'il
l'eft lui-même : fi cela étoit , continue-t-il , beaucoup

coup de femmes auroient horreur de se faire avorter comme elles font sans scrupule, dès le premier mois de leur grossesse, dans la pensée qu'elles ont de ne pas faire un grand mal, parce qu'elles s'imaginent se procurer seulement un écoulement des simples semences reçues & assemblées, & non pas l'avortement d'un enfant qu'elles font ainsi misérablement périr.

Mais cet excellent Auteur ne pouvant pas plus se fixer en cette occasion qu'en quantité d'autres, quoique de moindre conséquence, il commence le septième Chapitre de son premier Livre par dire que si les Médecins, les Chirurgiens, & les Sages-Femmes, ont besoin d'une grande prudence pour assûrer qu'une femme est grosse, ou qu'elle ne l'est pas, & d'une véritable ou d'une fausse grossesse, elle ne leur est pas moins nécessaire pour juger de combien elle la peut être, afin qu'elles puissent être assûrées si l'enfant a vie ou s'il ne l'a pas encore ; ce qui est de très-grande considération : car si la femme grosse avorte pour avoir été blessée, celui qui l'a frappée mérite la mort, si son enfant étoit vivant ; sinon, il doit être seulement condamné à une amende pécuniaire.

Comment un Auteur du mérite de Mr M. peut-il parler de la sorte, après la décision qu'il vient de donner au Chapitre précédent ? car en suivant ce principe, la femme est grosse, ou elle ne l'est pas ; si elle est grosse, il est sûr selon son opinion, que l'enfant est vivant, & que celui qui l'aura blessée, en cas que l'avortement s'ensuive, est coupable d'homicide, supposé qu'elle soit grosse d'enfant, ce qui se connoîtra par la sortie de l'embryon ou du faux germe.

(*n*) Les Auteurs ne s'accordent pas sur le tems que le

Pour parler juste sur le tems (*n*) que l'ame existe dans le corps du fœtus , peut - on rien trouver qui l'explique plus précisément que ce qui est rapporté dans le deuxième Chapitre de la Genèse , verset septième , où il est dit que le Seigneur forma l'homme du limon de la terre , & répandit sur son visage un souffle de vie , & que l'homme devint vivant & animé : ce qui se peut parfaitement bien entendre de l'homme en général , qui, à l'exemple du limon de la terre , est engendré des parties des deux semences les plus propres à cet effet , & qu'incessamment après cette

fœtus est animé. C'est un nœud gordien des plus difficile à développer , dit *M. Mauriceau , Traité des Acc. t. 1. p. 83.* que de connoître en quel tems & comment l'ame est introduite au corps de l'enfant : plusieurs croient que c'est au commencement de la génération , & qu'elle est même dans les semences conçues , néanmoins avec cette distinction, qu'elle n'est encore qu'en puissance dans les semences , & seulement en effet, quand le corps de l'enfant est entièrement formé. Quelquesuns ont dit qu'elle étoit réellement & actuellement dans les semences , & qu'elle étoit elle - même l'architecte de son domicile , qu'elle formoit dans la génération. *Hippocrate* a été de ce dernier sentiment , comme il le déclare au livre de la diéte : *Si quis non credat animam anima misceri , demens est.* Mais on ne sauroit admettre de pareils sentimens , sans rendre l'ame de l'homme corporelle & semblable à celle des bêtes. Néanmoins je crois que dès le premier jour de la conception des semences , l'ame est introduite au corps du petit fœtus , qui, suivant mon opinion , est entièrement formé dès ce tems, immédiatement après que toutes les particules des deux semences conçues ayant été agitées par un mouvement divin, les plus nobles se sont assemblées & concentrées au milieu de leur masse liquide , pour en former, comme dans un point , le petit embryon , qui est presque imperceptible. Il y en a qui fixent le tems que le fœtus est animé à trente jours ; d'autres vont jusqu'à deux ou trois mois ; mais suivant notre principe , dit *M. Dionis , Accouch. p. 98.* elle doit y arriver plutôt , qui est dans le tems que le cœur & les vaisseaux sont disposés à commencer le mouvement circulaire du sang : ce seroit en vain que la nature auroit fabriqué un corps plein d'organes & de ressorts, si l'ame n'y entroit point.

formation, le Seigneur répand fur lui ce fouffle de vie, en forte qu'il eft dès-lors vivant & animé, ce qui donne lieu de croire que le plus petit fœtus, fut-il même imperceptible à nos yeux, eft vivant, dès le moment que l'on peut concevoir qu'il eft formé, parce qu'il n'eft pas poffible que l'on puiffe être perfuadé qu'un enfant foit formé, fans être convaincu qu'il eft vivant.

Ce fentiment très-conforme aux myftères de notre Foi, fait voir que l'ame, loin d'être l'architecte de fon domicile, comme le veulent Hippocrate & Tertulien, n'eft reçue dans le corps qu'après qu'il eft formé.

Cette idée ne répond pas bien à celle que M. Andry a eue de la génération du fœtus, qu'il fait naître d'un de ces vers qui font partie de ceux dont la femence de l'homme doit être toute remplie, & qui s'infinue dans l'œuf de la femme, &c.

Mais comme ce raifonnement, qui n'eft qu'une bagatelle dans le fens que cet Auteur le propofe, pourroit devenir férieux en cette occafion, puifque ce feroit dire que l'ame eft dans la femence, & que cette opinion eft condamnée, comme contraire à la foi ; je me contente d'avoir fait voir les dangereufes conféquences qu'elle pourroit caufer dans de certaines conjonctures, fi elle étoit fuivie, fur-tout à l'égard de la groffeffe d'une veuve, après la mort de fon mari, &c.

Il y a d'autres Médecins qui font d'un fentiment fi oppofé à ceux-ci, qu'ils doutent, ou plutôt qu'ils ne croyent pas que l'enfant ait vie jufqu'à ce qu'il manifefte fes mouvemens au ventre de la mere, mouvemens dont quantité de femmes ne s'apperçoivent que quand elles font groffes de quatre mois & demi ; ce qui leur perfuade que ç'eft en ce tems-là que l'enfant commence à avoir la vie , & ce qui leur donner lieu d'agir fur ce principe avec beaucoup de fûreté en bien des occafions , qui ne laiffetoient pas des confciences timorées dans l'état d'une parfaite quiétude.

OBSERVATION VII.

Le 18 Février de l'année 1699., on me pria d'aller voir une Dame à dix lieues d'ici , qui étoit très-indifpofée , & groffe de trois à quatre mois, où je trouvai deux Médecins qui avoient auffi été mandés pour le même fujet ; l'un des deux avoit toute la réputation poffible , fans avoir d'autre étude en fait de Médecine , finon une routine babillarde , que les connoiffeurs n'entendoient que peu ou point ; néanmoins il falloit applaudir en ce lieu-là , fi l'on vouloit y faire fa cour. Je trouvai qu'il le prenoit fur un ton bien haut, & qu'il ordonnoit hardiment des remédes un peu violens, fe fondant fur ce que la Dame n'étant groffe que de trois mois , il n'y avoit encore rien à craindre pour l'enfant ; ce que l'on ne pouvoit pas faire , fi l'on attendoit davantage , en ce que l'enfant feroit animé & vivant , ce qui pour lors fufpendroit, felon lui, l'ufage des remédes pendant le refte du tems de la groffeffe , dans la crainte d'avancer l'accouchement , dont s'enfuivroit la perte d'une ame.

L'autre Médecin , qui en favoit beaucoup plus que ce premier , n'ofoit affirmer fans crainte de répréhenfion , qu'un enfant de trois mois étoit fûrement vivant ; mais moi , qui étoit encore plus convaincu de cette vérité que ce dernier, par quantité d'expériences, & qui étoit perfuadé que l'enfant eft vivant auffi-tôt qu'il eft formé, je foutins fi bien ma thèfe , & prouvai mon fentiment par de fi fortes raifons , que ce grand Médecin n'eut point de réplique à y faire, & qu'il confentit que cette Dame prendroit ce qu'elle trouveroit de fon goût, pendant le refte de fa groffeffe, dans l'efpérance, comme je le difois, qu'avec le tems & à mefure qu'elle avanceroit, les chofes pourroient changer, de manière qu'elle fe trouveroit peut-être dans un meilleur état; ce qui arriva comme je l'avois prévû.

J'étois prié d'aller accoucher cette Dame dans le tems qu'elle croyoit en avoir befoin, mais elle accoucha fans mon fecours, avec toute la facilité poffible, trois femaines plutôt qu'elle ne l'efpéroit, d'un enfant qui fe portoit à merveille; elle étoit groffe par-conféquent de plus de quatre mois, lorfqu'elle ne le croyoit être que de trois & demi au plus, tems qui n'auroit point empêché cet illuftre Médecin de mettre tout en ufage pour faire avancer l'accouchement de cette Dame, s'il en eût été le maître, dans la penfée que l'enfant n'étoit pas vivant, qu'il n'eût quatre mois & demi, fentiment tout oppofé au précédent.

Je ne me ferois pas cru obligé de parler fur cette matière, fi dans le deffein que je me fuis propofé de traiter des accouchemens, elle ne m'avoit paru abfolument néceffaire pour donner une jufte idée de la groffeffe dont elle eft la bafe & le fondement. De manière que par la conception il faut entendre le mêlange des deux femences, le développement de l'œuf, ou enfin l'effet du ver dans la matrice, d'où s'enfuit la génération, qui eft le commencement de la groffeffe.

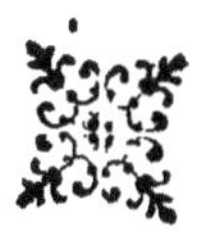

CHAPITRE VI.

De la Groſſeſſe, & combien il y en a de ſortes.

IL y a de trois ſortes de groſſeſſes ; la *naturelle*, celle *qui eſt contre nature, & la fauſſe.*
La naturelle eſt celle où la femme eſt groſſe d'un
ou de pluſieurs enfans : la groſſeſſe contre nature,
eſt celle où la nature, au lieu d'engendrer ſon
ſemblable, dégénére & produit une maſſe informe, comme un faux germe ou une môle ; ou des
eaux, des vents, ou d'autres corps étrangers :
& la fauſſe groſſeſſe eſt lorſque la femme ſe croit
certainement groſſe & qu'elle ne l'eſt pas. Quoique ces trois ſortes de groſſeſſes ayent des ſignes
aſſez ſemblables dans leurs commencemens, la
longue expérience peut dans la ſuite en faire
connoître la différence ; mais jamais ſi certainement que les plus anciens Médecins, ni par-
conſéquent les plus habiles Chirurgiens, ne s'y
trompent quelquefois & ne tombent dans des
fautes dont ils ont lieu de ſe repentir, comme
tous les Auteurs qui ont écrit des Accouchemens
en conviennent. Ce qui m'a toûjours fait prendre de grandes précautions, quand j'ai été obligé
de traiter quelque femme dont la maladie avoit
quelque rapport à la groſſeſſe, ou lorſque pour
des raiſons particulières, j'ai été obligé de décider
ſi une femme étoit groſſe ou non, & ſi c'étoit
d'une vraie groſſeſſe, d'une fauſſe, ou d'une
groſſeſſe contre nature.

Quoique la groſſeſſe contre nature & la fauſſe
ne ſoient pas ſans difficulté, auſſi-bien que la
vraie ; cependant comme dans les deux premieres
la main du Chirurgien eſt la moins néceſſaire,

& que les femmes s'en délivrent pour l'ordinaire fans autres fecours que celui de la nature, je commencerai à traiter de la groffeffe contre nature, d'autant plus que la matière étant moins abondante, fera plutôt expédiée, & qu'il fe trouvera plufieurs Obfervations dans la fuite où je ferai encore obligé d'en parler par occafion.

ARTICLE PREMIER.

De la Groffeffe contre Nature.

COMME le plus beau & le meilleur froment femé dans la terre, produit quelquefois contre l'intention du laboureur, un mauvais grain, fi cette terre n'eft pas auffi-bien difpofée qu'elle le doit être, de même quelque bien conditionnée que puiffe être la femence de l'homme, étant reçue dans une matrice altérée par quelque caufe que ce foit, elle produit une génération (o) toute

---

(o) Les œufs féconds, dit *M. Puzos*, *p. 25*, font conduits dans la matrice : à deffein d'y former un fœtus par un développement & un accroiffement gradués, mais il arrive quelquefois des malheurs dans l'ouvrage de la nature ; le germe fufpendu dans le milieu de l'œuf, qui ne tire fa fève que d'un petit filet imperceptible, & qui n'eft encore qu'une légére concrétion glaireufe, eft fouvent détruit, avant que d'avoir pris une forme arrêtée ; foit parce que la nourriture aura été interceptée, foit parce qu'elle y aura été conduite avec trop de vivacité. Les vaiffeaux de tranfmiffion fe rompant ou s'affaiffant, le fang ne peut plus aller au lieu de fa deftination, & le défaut de nourriture fait tomber le germe vrai dans une confufion, dans une divifion des parties intégrantes, & dans une deftruction fi parfaite, qu'on n'y retrouve plus rien. Quand ce défordre arrive dans les premiers momens, ou dans les premiers jours que l'œuf a été dépofé dans la matrice, alors le vrai germe ou plutôt ce qui conftituoit la forme d'œuf, change de figure & prend celle de faux germe ; ce qui étoit tranfparent devient charnu, parce que tout

autre que celle que la nature s'étoit proposée ; &
au lieu d'engendrer son semblable , il n'en ré-
sulte qu'une masse informe , un corps liquide,
ou enfin un vent, une fumée , ou quelqu'autre
corps étranger.

Les signes (*p*) qui font connoître que la fem-

faux germe qu'il ait , il tient encore au fond de la ma-trice ; il en tire une nourri-ture , qui ne pouvant plus se transmettre à ce qui de-voit former le fœtus, se dis-tribue dans les membranes. Cette augmentation de nour-riture produit la dilatation des vaisseaux , l'épaississe-ment des membranes , & l'accroissement d'un corps qui peut arriver à la gros-seur d'un œuf de poule , dans l'espace de deux ou trois mois , qui est le tems le plus ordinaire de sa chute. On donne à ces pro-ductions irrégulières le nom de faux germe & de môles ; & M. de la Motte met dans la même classe les corps étrangers, comme les eaux & les vents.

(*p*) Il est essentiel de bien distinguer la vraie grossesse d'avec la grossesse contre na-ture , & il n'est pas aisé de le faire, sur-tout au commen-cement où les signes sont à peu près les mêmes. Entre ces signes celui qui fait le plus soupçonner la fausse grossesse, dit *M. Puzos , p. 204.* est l'écoulemement de sang en petite quantité , sans que des chutes , des peurs , ou une maladie y aient eu part en aucune fa-çon. Ce soupçon fondé peut approcher de la certitude, si pour le toucher on recon-noît que la matrice qui de-vroit déborder le pubis en-tre deux ou trois mois, se fait trop peu sentir & n'a pas le volume qu'elle de-vroit avoir dans la bonne grossesse à pareil terme. J'ai toujours regardé ces petites pertes, qui sont plus séreu-ses que sanguines, comme l'effet des efforts que faisoit la nature, pour se débarras-ser d'un corps devenu étran-ger dans la matrice, par sa mauvaise conformation. Mal-gré les soupçons d'une fausse grossesse qui semble donner le droit de prendre les moyens qui sont propres à accélérer la sortie du faux germe ; on est obligé d'or-donner le repos & la saignée, parce que l'un & l'autre ne peuvent jamais nuire à la mauvaise grossesse, ni l'em-pêcher de venir au tems mar-qué pour son expulsion ; mais au cas qu'on se fût trompé , ces remédes de-viennent très-nécessaires à la bonne ; & comme il y a beaucoup plus de bonnes grossesses que de mauvaises, il faut tendre à conserver un fruit, qui tombe toujours, s'il est mauvais , malgré les précautions, & qui peut res-ter, s'il est bon , avec un pareil secours. Ce qui peut achever de convaincre qu'une

me eft groffe d'un faux germe ou d'une môle ,
font les mêmes qui arrivent à celle qui eft véritablement groffe d'un enfant, comme font la fuppreffion des menftrues , le dégoût, les naufées ,
le vomiffement , l'envie de chofes non accoûtu-
mées , même fouvent de chofes étrangeres, bizarres & mauvaifes ; les laffitudes , avec douleur
aux jambes, aux cuiffes, & à la région des reins,
groffeur , bouffiffure , & douleur aux mammelles ,
tous accidens communs, tant à l'une qu'à l'autre groffeffes, n'y ayant trouvé d'autre différence,
finon que le ventre de la femme nouvellement
groffe d'enfant, s'applatit fouvent jufqu'à la fin
du fecond mois , & que celui qui eft occupé d'une groffeffe contre nature , commence
dès le premier jour à groffir & augmenter confidérablement, jufqu'au deux ou troifième mois,
qui eft le tems où les femmes s'en défont ordinairement , fur-tout quand c'eft un faux germe.
Un plus long féjour devient fouvent funefte à la
femme qui le porte, & qui ne s'en délivre qu'avec
une perte de fang, plus ou moins grande , &
quelquefois fi violente, que j'en ai vû réduites à
la dernière extrémité , & dont il eft à croire qu'elles feroient mortes , fi je n'avois été à

femme a une mauvaife groffeffe , c'eft lorfque depuis fix
femaines jufqu'à trois mois,il
paroî- tout à coup une abondance de fang accompagnée
de douleur de reins , d'iffue
de caillots & de péfanteurs
fur le fiége. Comme ce tems
eft communément le plus ordinaire de la chute des mauvaifes groffeffes ou faux germes , & que les remédes &
les précautions prifes ci-devant n'ont pu confolider les
vaiffeaux , ni empêcher qu'il
n'y ait de tems en tems quelque écoulement de fang ; fi
alors fans caufe manifefte ,
il fe déclare une efpèce de
travail , on peut affûrer à
une malade en pareil état ,
qu'elle n'eft groffe que d'un
faux germe , dont il important qu'elle foit débarraffée
plutôt que plus tard. On eft
confirmé dans le jugement
qu'on a porté, fi en touchant
la malade, on trouve l'orifice affez ouvert , pour y
introduire le bout du doigt ,
& pour y fentir un corps
mollaffe.

portée de les fecourir : ce qui même eft arrivé quand j'ai été appellé trop tard. C'eft ce que les Obfervations fuivantes vont faire voir encore mieux que tout ce que je pourrois alléguer pour le prouver.

OBSERVATION VIII.

Madame la Comteffe de . . . . fe croyant groffe de deux mois ou environ, fans faire d'attention à l'état où elle étoit, fe mit d'une grande partie de chaffe, avec quantité de Dames & de Cavaliers ; à fon retour elle fut furprife d'une légére perte de fang, qui augmenta d'une manière à faire tout craindre pour fa vie. Je fus mandé en diligence, & trouvai l'accident un peu calmé, & la Dame, quoique jeune, très-ferme & très-réfolue ; elle me dit qu'elle étoit groffe de deux mois & demi ou environ, & que c'étoit d'une môle. Surpris qu'une Dame fi jeune me tînt un pareil langage, je lui demandai quelle affurance elle en pouvoit avoir. Elle me dit que pareille chofe lui étant arrivé dans fa première groffeffe au deuxième mois, qui étoit le tems qu'elle s'en étoit défaite, à la fuite d'une perte de fang très-violente ; qu'elle s'étoit trouvée très-groffe comme elle faifoit alors, & qu'enfuite étant devenue groffe d'un enfant, que fon ventre avoit diminué pendant les deux premiers mois de fa véritable groffeffe ; que tout cela la perfuadoit quelle étoit groffe d'une môle.

J'affurai cette Dame, qu'entre toutes les marques que nous pouvons avoir, pour juger de la vraie ou de la fauffe groffeffe, nous n'en avions point une plus fûre que celle qu'elle difoit ; mais que comme l'on s'y pouvoit tromper, il étoit bon de fe tenir en repos, & même de garder le lit : ce qu'elle fit volontiers. Je proposai aussi la saignée, mais inutilement par la crainte qu'elle en avoit. Cette perte de sang alla tellement en diminuant, qu'après un séjour de trois jours que je fis auprès de la malade, je pris congé, & m'en retournai chez moi. Mais deux jours après les douleurs s'étant fait sentir de nouveau, & tourmentant la malade à l'excès, sans que la perte de sang eût changé de l'état où je l'avois laissée qui étoit, comme j'ai dit, de nulle conséquence, l'on me vint chercher avec autant d'empressement que la première fois; mais étant d'un autre côté à la campagne, éloigné de six grandes lieues de la maison où étoit la malade; quelque diligence que je pusse faire, je n'arrivai qu'une demie-heure après qu'elle se fût défaite une seconde fois d'une vraie môle. Les douleurs & la perte de sang s'arrêterent, nonobstant quoi elle passa une mauvaise nuit, & ne fut pas moins incommodée pendant huit jours, que si c'eût été une vraie grossesse, après quoi elle se tira heureusement d'affaire, au moyen des soins que j'y donnai jusqu'à parfaite guérison.

RÉFLEXION.

Cette partie de chasse, qui auroit été très-préjudiciable à cette Dame dans une vraie grossesse, fut un bonheur pour elle dans cette grossesse contre nature, puisqu'elle donna lieu au détachement de ce corps étranger dont l'issue lui fut très-avantageuse; au lieu que dans une vraie grossesse ce violent exercice auroit causé la perte de son enfant, & peut-être la sienne; ce qui fait voir qu'une femme en cet état doit s'abstenir des plaisirs qui la mettent elle-même, aussi-bien que son enfant, en danger de perdre la vie. Si la perte de sang eût été aussi violente que dans son commencement, & que j'eusse été aussi long-tems à me rendre auprès de la malade que je le fus cette seconde fois, elle auroit sans doute couru grand risque de sa vie, par la foiblesse où ce premier accident l'avoit réduite. Mais ce faux germe avoit d'abord, selon toute apparence, été détaché en sa plus grande partie, puisque ce n'est qu'à l'occasion de ce détachement que les vaisseaux s'ouvrent, & fournissent la perte de sang, & qu'ils ne se referment entièrement qu'après que la matrice s'est déchargée de ce corps étranger, comme il est aisé de le juger par le suintement ou la légere perte de sang qui continua jusqu'à ce que les douleurs achevèrent de le détacher & aiderent la nature à s'en défaire ; deux choses absolument nécessaires pour produire cet effet : parce que l'humidité que cause la perte de sang en cette occasion, produit le même avantage que font les eaux dans l'accouchement naturel, en rendant l'orifice intérieur de la matrice susceptible de la dilatation convenable ; soit pour se décharger du faux germe par le secours des douleurs, quand la perte de sang n'est que légére ou médiocre, comme il arriva à cette Dame : ou par celui du Chirurgien, quand elle est excessive, comme il se verra dans la suite.

Le faux germe n'est point enveloppé de membranes & n'a point d'eaux comme l'enfant, ni par-conséquent d'arrière-faix. Il en fait lui-même l'office, & est de la même manière attaché à la matrice, d'où il tire sa nourriture par le moyen des vaisseaux ; ce qui fait que quand il est entièrement sorti, il n'y a plus rien à craindre.

OBSERVATION IX.

La femme d'un Officier de cette Ville que j'avois accouchée quatre fois, & grosse pour la cinquième, d'environ trois mois, se sentit tourmentée de douleurs vives, pressantes, & redoublées, accompagnées d'une médiocre perte de sang, ce qui l'obligea de m'envoyer chercher le 15 Novembre de l'année 1698. Elle me dit qu'elle étoit grosse de trois mois, beaucoup plus qu'elle n'avoit coûtume de l'être à cinq, elle avoit souffert jusques - là beaucoup plus d'incommodités que dans ses grossesses précédentes, & qu'actuellement elle ressentoit des douleurs violentes semblables à celles qu'elle fouffroit pour accoucher, accompagnées d'une médiocre perte de fang, dont elle craignoit fort la fuite. J'inférai tant par ce rapport, que par l'état préfent où elle étoit, qu'un faux germe étoit l'unique caufe qui pouvoit produire tous ces accidens. Je la touchai pour m'en inftruire, & je trouvai l'orifice intérieur de la matrice affez dilaté pour laiffer fortir ce fang, mais trop peu pour l'introduction de mon doigt; ce qui me fit temporifer, à quoi je me déterminai d'autant plus volontiers, qu'il n'y avoit rien qui m'obligeât à en ufer autrement. Pendant ce tems-là il furvint des douleurs affez fortes pour procurer la fortie du faux germe, gros comme un petit œuf de poule. La perte de fang & les douleurs cefférent en même-tems, & la femme fe porta bien prefque dans le même jour.

RÉFLEXION.

Cette Obfervation fait bien voir que dans la groffeffe contre nature, le ventre de la femme groffit beaucoup plus dès le commencement, que dans la vraie : que les accidens qui arrivent à une femme dans cette groffefle, font deaucoup plus fâcheux, & qu'elle fe défait pour l'ordinaire du faux germe depuis le fecond jufqu'au troifième mois, fouvent fans aucun autre fecours, que celui de la nature ; mais jamais fans perte de fang (*p*),

(*p*) La nature expulfe prefque toujours le faux germe entre deux & trois mois de groffeffe ; la figure qu'il prend dans la matrice, y a beaucoup de part. C'eft un corps dont le centre eft très-gros à proportion de fes extrémités, fur-tout celle qui l'attache à la matrice ; car il n'a d'adhérence avec elle que par le premier point de furface, que l'œuf entrant dans fa cavité, a préfenté à l'embouchure de fes vaiffeaux ; de forte que la bafe qui foûtient le faux germe, & qui le nourrit, fe trouvant trop foible par le poids qu'il acquiert vers le terme de deux ou trois mois, ne peut plus long-tems réfifter ; car ce pédicule n'eft jamais guères plus gros, qu'un tuyau de

par la raifon que j'ai dite dans l'Obfervation précédente, & que cette perte eft plus ou moins grande fuivant
la nature du faux germe, & felon la quantité & la qualité des vaiffeaux qui l'attachent à la matrice. Comme
cet accident eft fort commun, c'eft affez de ces deux
Obfervations, pour faire voir enfuite celles où la main
du Chirurgien eft abfolument néceffaire.

OBSERVATION X.

Le 27 Juillet de l'année 1697, je fus mandé
en grande diligence à la Paroiffe de Varreville,
à quatre lieues de ma demeure, pour fecourir
une Dame que j'avois accouchée plufieurs fois,
qui fe mouroit d'une violente perte de fang. En
arrivant je trouvai la malade dans des foibleffes
à faire tout craindre pour fa vie, par rapport à
la quantité de fang qu'elle avoit perdu. Elle me
dit qu'elle fe croyoit enceinte de deux mois &
demi, qu'elle avoit été bien plus incommodée que
dans le commencement de fes autres groffeffes,
& qu'elle étoit plus groffe cette fois qu'elle n'a-
voit coûtume de l'être à cinq mois : ce qui me
fit juger que c'étoit un faux germe. La Sage-
Femme que je trouvai auprès d'elle, me voulut
perfuader qu'elle en étoit défaite, & qu'il n'y

plume, pendant que la maffe eft fouvent de la groffeur d'un œuf de poule. Il n'eft donc pas étonnant qu'au moindre effort fon adhéren-ce avec la matrice fe rompe tout-à-coup. Cette rupture produit une hémorrhagie qui ne ceffe que quand le corps étranger eft forti, & qui en facilite elle-même la fortie ; car le fang qui coule en abondance relâche l'orifice de la matrice, & les cail-lots qui fe forment à fon em-bouchure, font comme au-tant de coins qui le forcent à fe dilater pour donner paf-fage au faux germe. Auffi-tôt que la matrice fe trouve un peu débarraffée dans fon fond, du volume qui l'em-pêchoit d'agir, elle travaille à fe contracter & à chaffer de plus en plus ce petit corps fur l'orifice ; c'eft ce qui occafionne des douleurs, la dilatation graduée de la ma-trice & l'expulfion du faux germe.

avoit plus rien, m'ayant même fait voir deux de
ces prétendues faux germes selon elle, qui étoient
deux caillots de fang qu'elle avoit foigneufement
gardés ; qui en avoient, à la vérité la reffemblance ; mais qui fe trouvérent bien différens
dans l'examen & dans la démonftration que je
lui en fis, & même quand ç'auroit été deux faux
germes, la perte de fang n'étant pas arrêtée,
c'étoit une preuve affûrée que la matrice étoit
encore chargée de quelqu'autre corps étranger.
Ce qui me fit mettre la Dame en fituation dans
fon lit, que j'eus foin de faire bien garnir, ne
pouvant pas la mettre ailleurs, dans le trifte
état où elle étoit. J'introduifis enfuite mon doigt
dans le vagin, où je trouvai un corps molaffe
qui occupoit l'orifice intérieur de la matrice, lequel étoit affez dilaté pour permettre l'introduction de ce premier doigt ; mais ce doigt ne pouvant fatisfaire feul à mon intention, j'y en joignis un fecond, avec affez de peine, entre lefquels je pinçai ce petit corps, que j'attirai dehors
tout entier, la perte de fang s'arrêta auffi-tôt,
& la Dame étant fort jeune, fut bien-tôt rétablie.

RÉFLEXION.

Il ne faut pas fe tromper en prenant des caillots de
fang qui ont féjourné quelque tems dans le vagin, &
qui ont été lavés par des férofités rouffâtres qui exfu-
dent de la matrice & qui s'étant endurcies dans le vagin ou dans le corps même de la matrice, ont acquis
la figure d'une môle ou d'un faux germe ; il ne faut pas,
dis-je, les prendre pour ce qu'ils femblent être à la première vue, l'ouverture ne pouvant même qu'à peine
éclaircir ce doute, mais feulement la longue expérience,
qui fait auffi connoître que tant que la perte de fang
continue, le corps étranger ne s'eft point vuidé ; &
même quand ce feroit un faux germe, fi la perte de
fang fubfifte, c'eft une marque qu'il n'eft qu'en partie

forti (*) , ou qu'il y en a encore un autre , comme la suite le va faire voir.

OBSERVATION XI.

La femme d'un. Greffier de cette Ville que j'avois accouchée plusieurs fois, me fit prier le 13 Août de l'année 1686 de venir la voir. Elle me dit qu'elle croyoit être grosse ; que cependant ses régles avoient paru deux fois en six femaines , quoiqu'en moindre quantité qu'à l'ordinaire , que son ventre se trouvoit aussi plus gros

(r) Lorsque le faux germe est détaché , il survient une hémorrhagie qui cause de fréquentes foiblesses & paroît mettre la vie de la femme en danger ; alors il faut faire tout son possible pour la délivrer. *Amand , Traité des Accouch. Obs. 55.* rapporte qu'ayant été appellé auprès d'une femme qui avoit une perte de sang très-considérable depuis dix-huit heures , il introduisit ses doigts dans l'orifice de la matrice , & qu'il en tira un faux germe , & que cette extraction fit cesser la perte de sang. Je fus mandé , dit le même Auteur , *ibid. Obs. 21.* pour voir une Dame qui étoit grosse de trois mois, elle avoit une perte de sang très-considérable. Je touchai la malade , & je lui tirai quantité de gros caillots de sang & un faux germe qui occasionnoit cette perte de sang. Pour soutenir les forces des femmes dans cet état on leur fait prendre souvent du bouillon en petite dose, & de tems en tems quelques cuillerées de vin d'Alicante ; on leur présente aussi du vinaigre sous le nez ; on introduit en même tems & à plusieurs reprises le doigt dans l'orifice de la matrice , pour aider sa dilatation & tourner , s'il est possible , autour du faux germe , afin de le faire sortir plus aisément. Il arrive souvent qu'une partie du faux germe déborde l'orifice de la matrice , & qu'il peut être pincé par deux doigts introduits dans le vagin , à la faveur des efforts qu'on fait faire à la malade , pour faire approcher le col de la matrice, des grandes lèvres. Mais avant que d'en tenter l'extraction , il faut examiner si la portion passée est assez considérable & a assez de consistance , pour entraîner ce qui se trouve encore enfermé & comme pincé par le col de la matrice. Si on juge cette portion assez forte, on la serre entre les doigts & à l'aide des douleurs & des efforts de la malade , on tire par de petites secousses un corps dont la sortie fait sur le champ cesser la perte.

qu'elle

qu'elle ne l'avoit à cinq mois dans fes autres groffeffes ; ce qui ne pouvoit être , puifqu'il n'y en
avoit que quatre qu'elle étoit accouchée ; mais
que fes menftrues, qui couloient avec abondance
depuis le jour précédent , lui faifoient efpérer
d'être tirée en peu de tems de tous ces accidens.
Comme je ne voyois rien dans ce difcours qui
me parût preffant , je remis au tems pour m'é-
claircir du doute de cette femme, ne voyant rien
fur quoi je puffe tabler pour en juger avec certitude. Deux jours après le mari me vint prier
de retourner chez lui , difant que fa femme fe
trouvoit fort mal ; auffi-tôt que j'eus fait attention à ce qu'elle m'avoit dit , & examiné fon
état , je reconnus que ce prétendu écoulement de
fes menftrues étoit une perte de fang , je ne doutai
pas qu'un faux germe ne fût la vraie caufe de
cet accident. Je la fis mettre dans la même fituation que la Dame précédente ; & avec les mêmes précautions, je tirai de la même manière un
petit faux germe bien conditionné en apparence.
Je ne doutois pas de la fin de mon ouvrage , lorfqu'au contraire la perte de fang devint plus violente ; ce qui m'obligea de m'approcher d'elle, & d'introduire mes deux doigts bien plus avant que la
première fois, pour tirer un fecond faux germe ,
ou le refte de celui que j'avois tiré , que je détachai peu à peu des parois de la matrice , & l'attirai comme le précédent. Je la touchai enfuite
de nouveau, pour m'affurer fi la matrice étoit entièrement vuide : après quoi je ne doutai plus que
la perte de fang ne s'arrêtât bientôt , comme il
arriva ; & la femme fe porta bien enfuite.

RÉFLEXION.

Si perfuadé d'avoir fini l'ouvrage , j'euffe laiffé cette

malade fans ce nouveau fecours , dans l'efpérance que la perte de fang alloit finir par l'extraction du premier corps étranger , elle feroit fans doute morte. Ce qui me fait dire qu'un Chirurgien ne peut avoir trop d'attention à ces fortes d'accidens , d'autant plus que la chofe dépend autant du bons fens que de l'expérience même , vû qu'il n'y a pas de régles ni de préceptes à donner fur ces fortes d'événemens , que ceux que la raifon nous fuggére. Quoique l'on puiffe affûrer en quelque façon , que fi la perte de fang ne difcontinue pas, non à la vérité totalement , mais en fa plus grande partie , c'eft une marque certaine que la caufe n'eft point abfolument détruite , & que quoique l'on ait fait extraction de la môle ou du faux germe , il faut néceffairement qu'il en foit refté une portion confidérable , comme il arriva à cette femme. Ce que je fçus prévoir par la continuation de la perte de fang , qui ne ceffa qu'après que la matrice eût été entièrement vuidée.

Cette Obfervation confirme le fentiment des Anciens, qui ont dit que la perte de fang ne ceffe point, tant que la matrice eft occupée du moindre corps étranger ; parce qu'il empêche fa contraction, & tient par conféquent l'orifice des vaiffeaux toujours ouvert , par où le fang coule jufqu'à ce que le corps étranger foit vuidé *(r)* : après quoi cette contraction arrive néceffairement, & la perte de fang ceffe. Cette vérité fera confirmée

(r) On préfume que le faux germe eft tout-a-fait détaché du fond de la matrice , lorfque la perte confidérable qu'il a caufé , ceffe tout-à-coup , auffi-bien que les douleurs ; & on a lieu de croire que la matrice qui a eu la force de rompre les attaches de ce corps étranger , & de le chaffer vers fon col , aura eu celle de le refferer, & de comprimer en fe contractant les vaiffeaux dont la rupture caufoit la perte. Mais fi elle continue , les bons Praticiens travaillent à délivrer la malade le plus promptement qu'il leur eft poffible. M. *Amand, Obf. 30 , p. 136 ,* dit qu'ayant été appellé chez une Dame qui avoit une grande perte de fang , & qui étoit dans une grande foibleffe , il l'avoit touchée, & avoit trouvé l'orifice intérieur de la matrice tant foit peu ouvert ; qu'on lui avoit fait prendre par cuillerées une potion cordiale compofée *d'eau de centinode , de pourpier & de plantin , dans lefquelles l'on avoit fait diffoudre un demi-gros de confection d'hyacinthe, & autant de celle d'alkermès fans odeur , avec une once de fyrop de grenade.*

par quantité d'autres Observations qui persuaderont
encore mieux que celle-ci, la nécessité où est le Chirurgien de les vuider au plutôt, comme je fis en cette

L'usage de cette potion avoit
un peu ralenti la perte, &
la malade avoit un peu plus
de vigueur ; mais quelques
heures après, la même perte
revint avec plus d'abondance
qu'auparavant ; ce qui m'o-
bligea, dit *M. Amand*, de
lui faire tirer un peu de sang,
fermant par intervalles l'ouverture de la veine, & cela
me paroît avoir produit un
bon effet ; cependant la même perte revint & fit tomber
la malade dans de fréquentes foiblesses avec perte de
toute connoissance. Ce fâcheux état m'obligea à la
toucher une seconde fois ; &
ayant trouvé plus d'ouverture à l'orifice intérieur de
la matrice, j'y introduisis un
de mes doigts, puis un autre, & ensuite un troisième,
avec lesquels je tirai un faux
germe, dont la substance
étoit assez dure ; & les ayant
introduit de nouveau, je
tirai encore deux petits morceaux qui me parurent être
du délivre ; je ne vis point
d'embryon, mais il y a apparence qu'il s'étoit perdu
parmi les caillots de sang,
n'y ayant jamais d'arrière-
faix sans embryon. La perte
cessa presque aussi-tôt, & la
malade revint peu à peu de
sa foiblesse.

Je fus prié d'aller chez une
autre Dame pour le même
cas : (*Ibid. Obs. 32.*) M. Leauté
Doct. en Méd. y avoit été
appellé & lui avoit ordonné
une saignée & une potion
astringente. Je la trouvai
dans une extrême foiblesse,

& elle perdoit à tout moment
connoissance. Je la touchai
d'abord & lui tirai en même
tems quantité de caillots de
sang & un faux germe ; la
perte de sang cessa bientôt
après, & la malade ne fut
pas long-tems à se rétablir
en santé ; & M. Leauté
avoua que la main du Chi-
rurgien - Accoucheur étoit
toujours le plus prompt remède & le plus certain.

Cette vérité est soutenue
par les plus habiles Praticiens:
ces pertes quelquefois très-
violentes, médiocres quelquefois, dit *M. Puzos dans un Mémoire imprimé parmi ceux de
l'Acad. Royale de Chirurgie,
tom. 1. p. 360*, ne cèdent
pour l'ordinaire ni à la saignée ni à aucun astringent ;
il n'y a que l'expulsion du
faux germe hors de la matrice, ou du moins son déplacement du fond de cette partie dans le col, qui soit capable de les diminuer ; car
souvent pour que le sang s'arrête, il suffit que cette partie l'allonge assez dans cette
opération pour contenir les
deux tiers du faux germe, &
pour donner la liberté au
corps de la matrice de se resserrer. J'ai vu quelquefois le
col de l'utérus avoir un doigt
de longueur, & représenter
une espèce de gaîne dans
ces circonstances. Comme cet
accouchement est plus l'affaire de la nature que celle
de l'art, on doit porter son
attention à faire prendre des
nourritures légéres, pour
soutenir les forces, & pour

occafion, pour prévenir le plus grand de tous les malheurs qui eft la mort, qui feroit fans doute arrivée à celle-ci, auffi-bien qu'à la Dame précédente, fans le fecours que je leur donnai. Celle qui fuit n'en put profiter, pour m'avoir demandé trop tard.

OBSERVATION XII.

La femme d'un Taillandier de cette Ville m'envoya prier le 7 Mars de l'année 1692, de venir la voir. Je la trouvai prefque fans poulx, & dans une fi grande foibleffe, qu'à peine me put-elle dire qu'elle fe croyoit groffe de cinq à fix mois, & que depuis dix-huit jours elle fouffroit une continuelle perte de fang, qui avoit été affez légere dans le commencement, mais qui étoit devenue très-violente dans la fuite ; & qu'enfin, lorfqu'elle fe croyoit guérie, & qu'il ne venoit plus que des férofités rouffâtres, elle empiroit de jour en jour d'une telle maniere, qu'elle ne croyoit pas pouvoir foutenir fon accouchement, s'il arrivoit. Comme les douleurs qu'elle reffentoit depuis

donner le tems aux douleurs & aux caillots de mettre le faux germe à portée de le pouvoir faifir, quand la nature manque de force pour s'en délivrer ; ou bien il faut l'abandonner à une efpèce de fuppuration par pourriture, lorfqu'on ne peut le pincer & que la ceffation des douleurs & de la perte fait juger que le faux germe ne peut avoir d'autre terminaifon. De toutes les femmes que j'ai fecourues en pareilles circonftances, je n'en ai pas vu de plus épuifées par la perte de fang que le furent deux Dames de condition dans la même année. Il s'écoula à chacune d'elles fix à fept livres de fang en moins de douze heures que le faux germe fut à tomber dans le col de la matrice & à en être expulfé avec un peu d'aide. J'aurois eu de quoi m'effrayer dans bien des occafions de cette efpèce, fi l'expérience ne m'avoit fait éprouver qu'il eft extrêmement rare de voir périr des femmes dans les pertes de fang caufées par des faux germes ou par des avortemens de fœtus au-deffous de quatre ou cinq mois, à moins que ces accouchemens ne foient compliqués de quelqu'autre maladie plus dangereufe, ou que la malade ait manqué de fecours.

le jour précédent lui en faifoient appréhender la fuite, je m'affurai de tout ce qu'elle me dit. J'examinai ces férofités rouffâtres qui paroiffoient venir de quelques caillots de fang reftés dans la matrice, ou des eaux qui coulent deux ou trois jours après les véritables eaux de l'enfant, & qui annoncent fouvent fa mort ; & la touchant pour m'inftruire de la caufe de cet accident, elle tomba dans une totale perte de connoiffance ; ce qui ne m'empêcha pas de reconnoître qu'un corps étranger, comme une môle ou quelqu'autre corps de cette nature, produifoit ces accidens, fans qu'il y eût de véritable groffeffe. Le pitoyable état où cette malade étoit réduite depuis tant de jours qu'elle fouffroit, ne me permit pas d'en faire davantage, dans la crainte qu'elle n'expirât dans l'opération ; ce qui me fit dire à fon mari que la grande perte de fang qu'elle avoit foufferte, & qui la réduifoit à la dernière extrémité, faifoit tout craindre, & ne laiffoit aucune efpérance pour fa vie. Je lui fis donner les Sacremens, & les chofes néceffaires pour reftaurer fes forces abattues ; après quoi je la délivrai d'un corps étranger, gros comme les deux poings, qui étoit compofé d'un nombre infini de véficules (*a*) attachées les unes aux autres par

---

(*a*) Quoique l'accouchement d'hydatides ne foit pas commun, il y néanmoins bien des Auteurs qui en ont fait mention. *Viel*, *Cent.* 1. *Obf.* 70. rapporte qu'une femme de la Haye, âgée d'environ quarante-fix ans, accoucha d'une grande quantité d'hydatides conftruites en forme de grappe de raifin ; & qu'une membrane plus fine que celle qui enveloppe le fœtus, les recouvroit. Cette femme ne laiffa pas d'avoir des vuidanges, quoiqu'elle n'eut pas mis d'enfant au monde.

On lit dans *Valleriola*, *lib.* 1. *Obf.* 10. l'hiftoire d'une jeune femme robufte, qui avoit eu tous les fignes de groffeffe, au terme de fept à huit mois ; elle accoucha d'une maffe membraneufe qui renfermoit des véficules remplies d'une eau rouffe & puante. *De Blegny, Journ. de Méd.*

des membranes , & qui se tenoient ensemble comme un frai de grenouille. Elle se sentit d'abord très-soulagée ; nonobstant cela , elle mourut dix ou douze heures après.

RÉFLEXION.

Si cette femme m'eût envoyé chercher dans le moment que ses douleurs & sa perte de sang commencérent , je l'aurois très-sûrement sauvée , comme je fis les deux précédentes , & comme j'en ai sauvé quantité d'autres en pareil état. La manière aisée & facile dont je la délivrai en est une preuve très-certaine , quoique ce corps étranger eut séjourné long-tems dans la matrice. Mais lorsque la perte de sang & les douleurs , quelque légeres qu'elles puissent être , sont de la partie , il est constant que cela contribue beaucoup à la dilatation de la matrice , comme il arriva dans cette occasion , où je n'eus pas la moindre peine à tirer cette môle toute entière , nonobstant sa grosseur & son peu de consistance.

Si quelqu'un m'objecte qu'il y a une grande différence entre une môle & un faux germe , qu'il choisisse

volume 3. *page. 73* , parle d'une prétendue grossesse , où une femme mit bas une masse presque ronde , de la grosseur des deux poings , & remplie de vésicules plus ou moins grosses : ces hydatides avoient chacune leur enveloppe. On eu lit encore plusieurs exemples dans le Journal d'Allemagne , & dans plusieurs autres Auteurs.

M. Mauriceau , Obs. 277. *t. 2.* dit avoir délivré une femme âgée de 32 ans , & qui se croyoit grosse de six mois. Elle avoit eu durant trois heures des douleurs semblables à celles de l'accouchement ; M. Mauriceau lui tira de la matrice un corps étranger plus gros que les deux poings , composé de plus de mille vésicules de différente grosseur : elles étoient pleines d'eau claire : les unes étoient comme des grains de chenevi , & comme des pois , d'autres étoient de la grosseur d'une aveline : il y avoit aussi comme une espèce de chair confuse qui servoit de base , d'où prenoient racine une infinité de filamens où ces vésicules étoient attachées.

J'ai trouvé plusieurs fois de ces petits corps , dit M. *Pea , Prat. des Accouch. ch.* 18 *p. 558* ; mais je n'en ai jamais tant vu qu'une femme de mon quartier qui en vuida pleins deux grands plats que je lui tirai à pleine main.

dans cette Obfervation & dans les précédentes : il y trouvera l'un & l'autre. Mais comme je n'y vois que du plus ou du moins de féjour dans la matrice, qui leur faffe donner des noms différens, étant produits & engendrés de la même caufe, & la nature s'en défaifant de la même manière, foit par fon feul fecours ou par celui du Chirurgien, je les confonds & les prends l'un pour l'autre indifféremment.

Voilà les Obfervations que j'ai cru devoir rapporter pour donner une idée générale de la manière dont j'ai aidé les femmes qui fe font trouvées atteintes d'une môle ou d'un faux germe ; voici comment j'ai fecouru celles qui ont fouffert des groffeffes de vents ou d'eaux, appellées vulgairement hydropifie de matrice.

OBSERVATION XIII.

Le 14 Novembre de l'année 1684, une Dame de la campagne, éloignée de cinq à fix lieues de cette Ville, fe trouvant fort incommodée de vapeurs fuivies de fuffocations, fe croyant groffe du mois de Septembre précédent, me fit prier de venir la voir, afin de me confulter fur tous ces accidens, & fçavoir à peu près le tems de fon accouchement, afin que je puffe me rendre auprès d'elle dans un tems convenable. Je lui confeillai de fe faire tirer deux palettes & demie de fang, & de prendre la moëlle de trois onces de caffe en bâtons, infufée dans un grand verre d'eau, avec une once de manne; ce qui réuffit affez bien. Le tems d'être fûre de fa groffeffe, par le mouvement de l'enfant, approchoit. Six femaines fe pafferent encore fans que ces affurances fi fouhaitées paruffent, ce qui obligea la Dame à me confulter une feconde fois. Etant couchée fur le dos, les genoux élevés, je trouvai fon ventre fort grand, & mou également partout, fans qu'il y parût aucune différence entre la partie inférieure & fupérieure ; ce qui com-

mença à me faire douter de sa grossesse. Six
autres femaines s'étant encore écoulées, & la
Dame s'inquiétant de ne rien sentir de plus que
par le passé, me pria de venir la voir encore
une fois, & de lui dire mon sentiment sur son
état, qui l'inquiétoit beaucoup. J'y retournai, &
après avoir mûrement examiné toutes choses, je
l'assurai (vû la figure & la mollesse de son ventre, par-tout égal, & n'ayant pas senti son enfant
au terme de sept mois, où elle se croyoit être,
son visage étant pâle & très-amaigri) qu'elle n'é-
toit point grosse d'enfant, qu'elle n'étoit point
non plus hydropique, puisqu'étant couchée sur
le dos, l'ondulation ne se faisoit pas sentir à la
main que j'appliquois sur le ventre, opposée à
celle dont je frappois de l'autre côté; que je ne
sçavois rien de meilleur que de réitérer la potion
qu'elle avoit déja prise, & dont elle s'étoit bien
trouvée, dans l'espérance qu'elle pourroit faciliter
à la nature les moyens de se débarrasser de ce
dont elle étoit surchargée. Mais le chagrin d'une
nouvelle si peu attendue, qui lui faisoit craindre
de n'avoir pas d'enfans dans la suite, lui fit chercher d'autres secours qui ne tomberent pas dans
mon sens, jusqu'à un mois après, que la Dame
se sentant malade, m'envoya chercher en diligence. Je la trouvai avec de légeres douleurs,
& des eaux qui s'écouloient. Je conseillai un
lavement, dont l'effet fut fort heureux; l'orifice intérieur étoit facile à se dilater par le long
séjour des sérosités dont il étoit continuellement
abreuvé; il en sortit en telle quantité que la
Dame se trouva délivrée sans accident de cette
extraordinaire grossesse, & se porta si bien dans
la suite, qu'un mois après elle devint effectivement grosse d'une fille, dont je l'accouchai neuf
mois ensuite; ce qui fit dire à plusieurs qu'elle

en avoit été grosse dix-huit à dix-neuf mois.

RÉFLEXION.

Quand j'assurai cette Dame qu'elle n'étoit pas hydropique, j'entendois d'une hydropisie de tout le ventre nommée *ascite* : car l'hydropisie est généralement prise pour tout amas d'eau en quelque partie du corps que ce soit ; celle-ci en étoit véritablement une, mais seulement de la matrice, comme on le pouvoit conjecturer par l'étendue que cette partie occupoit & par sa mollesse, qui se vuida peu à peu dans le commencement pendant un jour & une nuit, mais qui se termina aussi-tôt que les eaux se furent fait une issue plus aisée, en donnant occasion à une dilatation plus considérable de l'orifice intérieur de la matrice. Après que cette femme fut délivrée de cette grossesse d'eaux ou hydropisie de matrice, qui avoit duré près de neuf mois, elle devint grosse bien-tôt après d'une vrai grossesse, dont elle accoucha d'une fille, qui fit dire abusivement qu'elle avoit été grosse dix-huit ou dix-neuf mois. Il n'y a très-sûrement point de femme dont la grossesse s'étende jusqu'à un si long terme, malgré les doutes & les mesures que prit M. Peu pour ne pas se tromper en pareil cas, & les écrits que quelques Médecins de la ville de Caën mirent au jour pour en prouver la possibilité, il y a quelques années, en faveur d'une jeune Dame veuve, de ladite ville, prétendue grosse jusqu'à dix-huit ou vingt mois après le décès de son mari. Mais cette grossesse imaginaire n'ayant pu se soutenir que dans leurs écrits, disparut insensiblement chez cette Dame sans qu'on en ait plus entendu parler.

OBSERVATION XIV.

Le 25 Mars de l'année 1704, on me pria d'aller voir une Dame à huit lieues de cette Ville, qui souffroit une perte de sang depuis huit à dix jours, & qui se croyoit grosse de trois mois ou environ. Je ne tardai pas à m'y rendre, & je trouvai cette Dame dans une médiocre perte de sang ; elle me dit que les quatre premiers jours

que cet accident avoit commencé de paroître, la
chofe étoit fi femblable au tems que fes menftrues avoient coutume de couler, qu'elle ceffa
de croire être groffe ; mais qu'ayant fouffert des
douleurs vives & preffantes, elle avoit fubitement vuidé une quantité d'eaux très-claires,
comme il étoit arrivé dans fon précédent accouchement ; après quoi fes douleurs s'étoient dimi-
nuées, fans néanmoins qu'elles euffent entièrement ceffé ; que cet écoulement d'eaux avoit été
fuivi d'une perte de fang confidérable, quoiqu'elle ne vint que par intervalle, à laquelle s'é-
toit jointe une très-fâcheufe odeur ; & que voyant
tous ces accidens fe fuccéder de la forte depuis
dix jours, elle m'avoit envoyé prier de la venir
voir, d'autant plus qu'une Sage-Femme qui étoit
auprès d'elle, au lieu de la tranquillifer, la jettoit
dans des inquiétudes continuelles.

Je trouvai à cette malade, outre ces accidens,
une grande douleur de tête avec un friffon prefque continuel, une chaleur brûlante au toucher,
un commencement de délire, difant beaucoup
de chofes à contre-fens & fans fuite.

Je ne doutai point, réfléchiffant fur tous ces
accidens, que quelque corps étranger n'y donnât
occafion. Je fis fituer la malade commodément,
afin de me mieux affurer de la maladie. L'orifice
intérieur ayant fouffert l'introduction de mon
doigt avec affez de facilité pour men éclaicir, je
n'y trouvai ni fœtus, ni faux germe, ni môle,
mais feulement une efpèce de membrane avec
quelques caillots de fang, qui avoient acquis par
leur féjour une odeur infupportable. Je les tirai le
plutôt qu'il me fut poffible, & fis peu de tems
après donner un lavement à la malade. Cette mauvaife odeur fe diffipa, & les autres accidens cefferent en même-tems ; de maniere que je la laiffai

trois jours après en bon état , en lui recommen-
dant de continuer encore durant quelques jours
le régime de vie que je lui avois conseillé.

RÉFLEXION.

Quoique l'eau ait été la matière de ces deux accouchemens , les effets en font pourtant très-différens ; au
premier la matrice étoit remplie d'eau feule qui fortit
fans autre fecours que la dilatation de fon orifice intérieur fans que la femme en reffentît aucune peine , &
fans même qu'elle s'en apperçût autrement que de fe
fentir toute baignée de férofités ; & dans le fecond la
femme fouffrit une perte de fang légére dans le commencement, mais très-violente dans la fuite , avec des
douleurs fi fortes , qu'elles firent ouvrir la membrane
qui contenoit les eaux, comme il me fut dit par cette
Dame qui crut très-fûrement que fon travail s'avançoit ,
& qu'un enfant alloit les fuivre ; ce qui l'ob'igea à me
faire venir auprès d'elle.

La cette fauffe groffeffe étoit fort femblable à la vraie.
La différence étoit feulement qu'il n'y avoit que des
eaux dans cette membrane , comme il arriva à celle dont
j'ai parlé dans une Obfervarion précédente ; elle fouffrit
de même une perte de fang , mais beaucoup moindre
que celle ci ; la chofe ne fe peut faire autrement ; car
cette membrane eft attachée à la matrice comme la môle
& l'arrière-faix , par le moyen des vaiffeaux , & par-
conféquent elle ne s'en peut détacher que ces vaiffeaux
ne fe rompent , & ils ne peuvent fe rompre fans laiffer
échapper du fang.

La groffeffe contre nature caufée par des vents , eft
encore plus difficile à connoître , d'autant qu'ils rempliffent la matrice plus exactement que l'eau , & qu'elle
en paroît plus tendue , à l'exemple d'une veffie pleine
de vent ou d'eau. Il n'y a perfonne qui ne convienne
de ce que je dis , par l'épreuve continuelle que les enfans en font ; ce qui me fit beaucoup balancer pour me
déclarer fur une groffeffe de cette nature ; & à parler
fincérement, je ne répondis qu'équivoquement, comme
il paroît par cette Obfervation.

OBSERVATION XV.

Une Dame de la campagne, réſidante à dix ou douze lieues de cette Ville, ayant été groſſe d'un faux germe, dont elle ne ſe délivra qu'avec beaucoup de peine, & après une légere perte de ſang, faute d'un ſecours ſuffiſant, étant enſuite devenu groſſe, me conſulta le 23 Décembre de l'année 1699, ſur ſon état préſent. Ses menſtrues qui n'avoient manqué qu'une ſeule fois, & qui avoient repris leur cours ordinaire, tant pour le tems que pour la quantité & la qualité, faiſoient le ſujet de ſa peine, quoique ſon ventre fût grand & dur comme celui d'une femme groſſe d'environ quatre mois, qui étoit le tems à peu près dont cette Dame le devoit être ; car ſon ſein avoit augmenté conſidérablement, & elle avoit eu quelques légers dégoûts ; c'en étoit, ce me ſemble, autant qu'il en falloit pour perſuader la choſe du monde dont la famille avoit le plus d'envie. Je n'en aurois pas douté, ſi les menſtrues avoient péché en une ſeule des trois qualités trop bien conditionnées pour une femme groſſe ; ma difficulté étoit de décider d'où venoit ce ſang, la matrice étant véritablement remplie d'un corps qui paroiſſoit avoir de la ſolidité, & dont je trouvai l'orifice intérieur fermé bien exactement, d'où je conclus que les vaiſſeaux extérieurs le fourniſſoient, ſans décider autre choſe, ſinon qu'une femme doit être cenſée féconde, qui a été groſſe d'un faux germe ; & ſuppoſé que la fin de cette groſſeſſe ne fût pas telle ni ſi heureuſe qu'on ſe le propoſoit, la nature rempliſſant bien ſes devoirs chez cette femme qui ſe trouvoit bien réglée par rapport au tems, à la quantité & à la qualité du ſang, il ſembloit que la groſſeſſe ne pouvoit manquer de se déclarer bientôt. Je conseillai seulement à la malade de ne rien faire de violent, qui pût donner occasion à quelqu'accident fâcheux, mais aussi de ne se pas abandonner à la gêne que beaucoup de personnes exigent d'une femme grosse ; un juste milieu entre ces deux extrémités étoit tout ce que j'avois à lui prescrire. Cette personne continua de se bien porter, & ses menstrues à couler, nonobstant quoi le ventre grossissoit sans cesse pendant huit à neuf mois, & devint si gros que tout le monde croyoit cette femme en état d'accoucher d'un moment à l'autre ; ce qui arriva pendant plusieurs jours par la sortie d'une quantité de vents presqu'incroyable, sortant souvent avec un bruit comme quand ils sortent par l'anus, à la différence que ce bruit étoit involontaire, & dans le tems que cette Dame y pensoit le moins, parce qu'il n'y a pas de sphincter à l'orifice intérieur de la matrice, comme à l'anus, pour les retenir ; cela l'obligea seulement à garder quelques jours la chambre, par la peine qu'un tel bruit, & si souvent réitéré, lui auroit fait en compagnie.

RÉFLEXION.

Si j'avois été persuadé que cette grossesse eût été causée par des vents (b), je n'aurois pas eu de peine à soutenir que le sang qui couloit tous les mois, sortoit directement du fond de la matrice, quoique son

(b) Il se forme des vents dans la matrice des filles & des femmes enceintes. M. Mauriceau, *Obser. 105*, dit qu'une petite femme qu'il venoit d'accoucher heureusement, rendoit assez souvent des vents par l'utérus, avec bruits, lorsqu'elles n'étoit pas grosse : & dans l'*Observation 110*, il rapporte qu'une femme âgée de vingt-cinq ans étant grosse de quatre mois, rendoit des vents par la matrice avec aussi grand bruit que si c'eut été par l'anus.

orifice intérieur parût très-exactement fermé ; puifque quelque fermé qu'il fut , il pouvoit ne l'être pas affez pour empêcher la fortie du fang , mais bien pour celle des vents ; à l'exemple de la veffie retournée qui re-tient les vents , & laiffe échapper l'eau , comme l'ex-périence le fait voir , & juftifie par-conféquent ce que j'avance , fans aller chercher une nouvelle route à ce ce fang qui peut fe rencontrer en certaines occafions , mais qui n'a point de lieu en celle-ci. Il me paroît moins facile d'expliquer comment ces deux groffeffes fe font confervées jufqu'au terme de l'accouchement ou envi-ron , puifque la fubtilité d'une des matières qui les pro-duifoient , & la liquidité de l'autre , auroient dû plutôt forcer l'orifice intérieur de la matrice à s'ouvrir , qui étoit le paffage qui les arrêtoit , que d'expofer la ma-trice à la dilatation extraordinaire qu'elle avoit fouf-ferte dans ces fauffes groffeffes ; à moins que par une difpofition qui lui peut ou qui lui doit être naturelle , elle ne fe foit dilatée jufqu'au point où elle peut s'é-tendre fans beaucoup fouffrir , d'autant plus que cette dilatation fe fait imperceptiblement , & que plus elle s'étend & s'élargit dans fon fond , plus elle fe refferre à fon orifice , comme il arrive dans la vraie groffeffe , par un ordre apparemment établie de la nature.

La femme fe porta bien enfuite , & devint groffe auffi-tôt après. Je fus prié de l'aller accoucher dans le tems qu'elle croyoit en avoir befoin ; j'y allai , mais prefque perfonne dans le lieu ne pouvoit croire que ce fût autrement que les autres fois , jufques-là que plu-fieurs me demandoient très-férieufement fi je croyois cette femme groffe , dont je les affurai , à n'en plus douter , par une fille dont je l'accouchai au grand con-tentement de toute la famille.

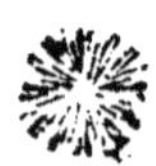

ARTICLE II.

De la Fausse Grossesse.

IL n'y a point de grossesse (*c*) qui porte à plus juste titre le nom de fausse, que lorsque la femme n'est point effectivement grosse , bien qu'elle semble l'être. C'est ce qui arrive pour l'ordinaire à celles auxquelles les menstrues cessent de couler : comme il y en a qui souffrent cette suppression dès l'âge de trente-cinq, quarante & quarante-cinq ans ; ces femmes encore jeunes

(*c*) On appelle fausse grossesse, lorsqu'une femme croit être enceinte , & qu'elle ne l'est point en effet : les vents & l'eau qui s'amassent quelquefois dans le ventre, causent des symptômes qui trompent : mais on est bientôt détrompé en reconnoissant que la matrice & son orifice sont dans l'état naturel. D'ailleurs l'élévation du ventre n'égale pas ordinairement celle de la véritable grossesse & n'en a point la forme. On trouve dans Mauriceau plusieurs exemples de ces fausses grossesses. Dans l'Observation 275 , p. 227, il parle d'une femme de Chambre de la Reine, âgée de 38 ans & mariée depuis un an , dont le ventre étoit aussi gros que celui d'une femme prête d'accoucher. Elle se croyoit dans les douleurs. M. Mauriceau ayant examiné l'état où elle pouvoit être , reconnut qu'elle n'étoit point grosse. Les douleurs qu'elle sessentoit , n'étoient que certains tressaillemens que sentent ordinairement les femmes dans ces sortes de fausses grossesses. Son ventre s'étoit tuméfié , parce que depuis neuf mois elle n'avoit eu ses menstrues que la moitié de ce qu'elle avoit coutume d'avoir. Cette Dame étoit devenue extrêmement grasse depuis son mariage ; cet embonpoint joint à son nombril que M. Mauriceau trouva extrêmement déprimé en dedans, & à l'orifice interne de la matrice qui étoit très-menu, lui firent juger qu'elle n'étoit point grosse.

Il porta le même jugement, *Obs. 369* , au sujet d'une femme de 45 ans , qui depuis plus de quatre mois sentoit quelque chose se mouvoir dans son ventre. Ces mouvemens ne venoient que de la fermentation des humeurs retenues dans les vaisseaux de cette partie , à cause de la suppression des régles. *Voyez* les Observations 566, 579, 675, &c.

venant à reſſentir les mêmes accidens qu'elles
ont ſoufferts dans leurs précédentes groſſeſſes ,
croyent très-ſûrement être groſſes, juſqu'à ce que
la nature , par un tems trop long , ou par une
perte de ſang conſidérable , viennent à les en
diſſuader. J'en ai vu quantité de cette ſorte ; &
d'autres , qui n'ayant point eu d'enfans, ſe flattoient qu'à cet âge , avec un peu moins de feu
& plus de modération , elles pouvoient être
devenues fécondes, ne l'ayant point été dans leur
jeuneſſe , par la raiſon contraire ; & d'autres enfin
ſe laiſſoient emporter à une erreur qu'on ne peut
comprendre , leſquelles après avoir eu pluſieurs
enfans , quelqu'avancées en âge qu'elles ſoient ,
ſe flattent encore d'être groſſes, quand leurs menſtrues viennent à ſe ſupprimer , plutôt que d'avouer
que c'eſt l'âge avancé qui les rend ſtériles , tant
elles ont la veilleſſe en horreur.

OBSERVATION XVI.

On me manda dans le mois de Mars de l'année
1689 , de la part de la femme d'un Drapier &
de celle d'une Fruitiere de cette Ville , à deux
jours d'intervalle. Je les trouvai toutes deux également malades d'une perte de ſang des plus violentes, dont elles étoient baignées dans leurs lits ,
accompagnées de légeres douleurs vers les lombes
& le bas ventre, ſe croyant toutes deux groſſes
de trois à quatre mois. Je les fis coucher ſur le
dos, afin d'examiner leur ventre à l'extérieur, qui
ne me perſuada rien en faveur de la groſſeſſe
dont elles ſe flattoient : elles l'avoient grand , mais
mou également par-tout , ſans qu'il y eût plus de
dureté ni de réſiſtance en la région hypogaſtrique
qu'en l'épigaſtrique. Mais comme je ne m'aſſure
pas pour l'ordinaire ſur ce ſigne qui peut trom-

per ,

per , je voulus m'en affurer par un figne certain ,
c'eft-à-dire par l'introduction de mon doigt dans
le vagin ; je trouvai l'orifice intérieur de la matrice béant , comme il doit être dans fon état
naturel , fans que le corps de ce vifcere me parût
occupé de rien ; par où je jugeai que ni l'une ni
l'autre de ces femmes n'étoient groffes , mais
qne cet accident étoit la fuite d'une fuppreffion de
leurs ordinaires , caufée par leur âge avancé , qui
étoit même le dernier tems où elles ceffent de couler ordinairement , & dont cette perte de fang
étoit un préfage. Je leur confeillai de demeurer au
lit , & de fe tranquillifer de corps & d'efprit , les
affurant que ce prétendu mal préfent n'étoit que
le figne d'une bonne fanté dans la fuite : ce qui
arriva bien - tôt après , comme je leur avois
prédit.

RÉFLEXION.

Ces deux femmes avoient plus de cinquante ans
chacune , & fe flattoient encore d'être groffes. Comme
ce n'étoit pas une chofe impoffible, je pris les mefures
que je crus les plus juftes pour ne m'y pas tromper ,
par l'examen que je fis tant à l'extérieur qu'à l'intérieur , qui font les moyens les plus propres pour
s'affurer d'un fait femblable ; car autrement j'aurois
couru rifque de faire une faute groffière , fuppofé qu'il
y eût eu quelque chofe de contenu dans la matrice , qui
n'auroit dû être qu'un corps étranger , quand même c'auroit été un enfant, d'autant qu'il n'auroit pu conferver
fa vie après une fi confidérable perte de fang ; & dès
le moment qu'il eft mort , il ne peut plus être confidéré autrement , & doit être tiré au plutôt , ainfi que
tous les corps étrangers de quelque nature qu'ils foient.
Par le repos & le bon ufage des alimens que je leur
confeillai , elles fe porterent bien l'une & l'autre en affez
peu de tems.

OBSERVATION XVII.

Le 3 Décembre de l'année 1686 , je fus mandé pour accoucher une Bourgeoiſe de cette Ville, âgée de quarante-ſix ans , que je trouvai dans les douleurs. Elle ſe croyoit ſur la fin du neuvième mois , ayant ſouffert tous les accidens qui accompagnent la groſſeſſe , depuis le mois de Mars juſqu'à ce jour-là. Tout étoit prêt pour recevoir un enfant , que l'on ſouhaitoit ardemment , lorſque j'aſſurai que c'étoit en vain, ayant trouvé la matrice dans ſon état naturel ; je conſeillai le repos à cette femme prétendue groſſe , & de ſe faire ſaigner & purger dans la ſuite , pour vuider la quantité d'humeurs dont le bas ventre étoit rempli par la ſuppreſſion de ſes menſtrues ; mais elle donna peu d'attention à mon avis.

RÉFLEXION.

Ces ſortes de fauſſes groſſeſſes ſont très-communes, il eſt ſurprenant de voir l'affliction de celles qui ſe trompent de la ſorte. Si elles vouloient ſe conſulter , peut-être ne tomberoient-elles pas dans cette erreur. J'oſe bien aſſurer d'en avoir guéri pluſieurs de cette prévention , & de n'avoir jamais manqué de faire là-deſſus un juſte pronoſtic. Car dans les commencemens la choſe n'eſt pas poſſible , tant les accidens d'une ſimple ſuppreſſion ſont ſemblables à ceux qui indiquent le commencement de la groſſeſſe : la diſtinction eſt très-difficile , & l'on n'en peut avoir de certitude abſolue que par l'attouchement de l'orifice intérieur de la matrice ; ce qui fait que j'excuſe volontiers les femmes qui tombent dans ce doute , quand elles ont été mariées long-tems ſans avoir eu d'enfans , comme celle-ci ; mais je ne puis comprendre comment celles qui en ont eu pluſieurs , peuvent s'y laiſſer tromper.

OBSERVATION XVIII.

Le 29 Décembre de l'année 1685 , une femme âgée de quarante-cinq ans ou environ, de la Paroiſſe de Morville , & mariée en ſecondes nôces

à un homme d'affaires, me confulta fur fa groffeffe. Elle en avoit véritablement tous les fignes
équivoques. Parvenue entre le fix & le feptiéme
mois, après une chute de cheval, elle fut attaquée de douleurs dans le ventre, avec une légere
perte de fang. Elle m'envoya querir en diligence.
Je trouvai cette femme avec des douleurs qui
reffembloient beaucoup à celles de l'accouchement, & avec un mouvement fenfible à la vue &
à la main ; mais fon ventre étoit très-peu élevé. Je
la touchai pour m'inftruire de l'état des chofes. Je
trouvai l'orifice intérieur de la matrice dans fon
état naturel, d'où le fang couloit à peu près comme
il fait à celles dont les menftrues font un peu abondantes ; ce qui n'étoit pas furprenant, par rapport
au tems qu'il y avoit qu'elles étoient fupprimées.
Je l'affurai que fon accouchement fe termineroit
par cet écoulement, comme il arriva deux ou trois
jours après ; ce qui lui procura enfuite une fanté
très-parfaite, fans aucun retour de cette évacuation.

RÉFLEXION.

Il n'y avoit rien d'impoffible dans l'apparente groffeffe de cette femme, âgée feulement de quarante-cinq
ans. Le mouvement fenfible que j'y remarquois, fit que
je la crus groffe jufqu'à ce que je l'euffe touchée pour
m'en inftruire à fond. A la vérité je fus furpris de ne
rien trouver qui foutint mon attente. Je jugeai que ce
mouvement fenfible qui fe faifoit remarquer, étoit caufé
par la quantité d'humeurs qui s'étoient aigries par leur
long féjour, lefquelles venant à irriter la matrice, donnoient occafion à ce mouvement. Ce fut la derniére
fois que fes menftrues coulerent, & la femme ne reffentit dans la fuite aucune incommodité de leur fuppreffion, s'étant toujours bien portée depuis ce tems-là.

OBSERVATION XIX.

Le 2 Janvier de l'année 1702, je fus prié de la part d'une Dame qui demeuroit à quatre à cinq lieues d'ici, de ne pas prendre d'engagement pour un tems qu'elle me marqua, & de me rendre auprès d'elle pour l'accoucher ; ce que je lui promis. Mais ce tems étant venu un peu plutôt que celui qui m'étoit marqué, la Dame fut obligée de m'envoyer chercher en poste. Je rencontrai plusieurs personnes sur ma route, qui m'exhortoient à faire diligence, me disant que j'étois attendu avec impatience. Je trouvai en arrivant la Dame assez tranquille pour me donner le temps de dîner en repos, & ses douleurs ne recommencerent que le soir, mais si foibles qu'elles me permirent de m'aller coucher. Plusieurs jours se passerent dans ces bons & mauvais intervalles, jusqu'à ce qu'enfin je proposai les moyens de m'éclaircir de la vérité du fait, par lesquels je connus & assurai que la Dame n'étoit point grosse, quoiqu'elle eût eu & eût encore toutes les marques apparentes de grossesse.

RÉFLEXION.

Ces marques étoient faciles à expliquer, comme je fis, afin de tirer cette Dame de l'erreur où elle étoit, en lui faisant entendre que les dégoûts, les envies & les vomissemens dont elle avoit été incommodée dans les premiers tems qu'elle s'étoit crue grosse, étoient causés par la suppression de ses menstrues, & que la grandeur & l'élévation de son ventre en étoient la suite : que ces humeurs par leur trop long séjour ayant acquis beaucoup d'acrimonie, & venant à se répandre sur la matrice & sur les parties membraneuses du bas ventre, donnoient occasion à ces mouvemens ou tressaillemens qui se faisoient violemment & si souvent sentir, & qu'elle prenoit pour les mouvemens d'un enfant, quoiqu'ils fuſſent en effet très-différens. La Dame après avoir réfléchi ſur toutes mes raiſons, en comprit la vérité, me remercia : m'ayant demandé mon ſentiment ſur ce qu'elle avoit à faire dans la ſuite, je lui conſeillai de mettre en pratique les remédes généraux tels que je lui preſcrivis, & comme j'ai coutume de faire en pareille occaſion ; ce qu'elle fit & s'en trouva bien.

Article III.

De la vraie Croſſeſſe.

LEs ſignes de la groſſeſſe (*x*) naturelle étant communs (*y*) avec ceux de celle qui eſt contre nature, comme ſont par exemple le dégoût pour les choſes que l'on avoit coutume de deſirer, & des envies pour celles que l'on haïſſoit davantage, les nauſées, les vomiſſemens, la ſuppreſſion des menſtrues, &c. il n'y a de différence, ſinon que tous ſes accidens ſont plus preſſans, & que le ventre de la femme qui a une groſſeſſe

(*x*) La *Groſſeſſe naturelle*, la *vraie Groſſeſſe* ou *la bonne groſſeſſe* eſt celle dans laquelle il y a un fœtus vivant, qui prend ſon accroiſſement & qui ſe conſerve dans la matrice juſqu'au tems de ſa ſortie marquée par la nature, à moins que quelques accidens ne l'avancent. Au lieu que dans la groſſeſſe contre nature ce n'eſt pas un être vivant, & pourvû des organes néceſſaires à la vie ; c'eſt une maſſe informe, des corps irréguliers & ſans véritables organiſations.

(*y*) Il y a des ſignes communs qui regardent la vraie, & la fauſſe groſſeſſe, & la groſſeſſe contre nature, comme nauſées, vomiſſemens, dégoûts pour les choſes que la femme avoit coutume de manger & de trouver bonnes, deſir de manger des choſes extraordinaires, & qui n'ont pas coutume de faire leur nouriture ; ſuppreſſion des régles ſans fiévre ni friſſon, enflure des mammelles, groſſeur du ventre ; ces ſignes ſe trouvent dans les filles & dans les femmes qui ne le ſont point.

contre nature, grossit pour l'ordinaire dès les premiers jours, au lieu qu'il diminue souvent jusqu'à
la fin du second mois dans une vraie grossesse ; ce
qui donne occasion au proverbe qui dit *qu'à ventre
plat, enfant y a* ; & que la femme se défait pour
l'ordinaire d'un faux germe avant le tems que les
mouvemens sensibles de l'enfant se manifestent,
qui est pour l'ordinaire à quatre mois & demi, &
qui pour-lors assurent la grossesse naturelle. Il
paroît donc par les regles générales qui assurent la
grossesse, & qui font distinguer la naturelle de
celle qui est contre nature, qu'il faut que les
menstrues coulent à la femme avant que d'être
jugée féconde ; & pour être bien persuadé de sa
grossesse, il faut qu'elles soient supprimées, que
son ventre s'applatisse dans le commencement &
jusqu'à la fin du second mois ; & enfin pour une
derniere preuve, qui ne laisse aucun doute, il
faut que l'enfant se fasse sentir par ses mouvemens, qui arrivent aux unes plutôt & aux autres
plus tard, le plutôt à quarante jours, & le plus
tard à quatre mois & demi, même cinq mois.
Mais malgré tous ces signes, il faut qu'un Chirurgien se tienne toujours sur la réserve, quand il
s'agit de décider, n'y ayant regle si générale qui
n'ait son exception, comme je vais le justifier par
les Observations suivantes, dans lesquelles je fais
voir des femmes devenues grosses sans jamais avoir
eu ces prétendues marques de fécondité, comme
d'autres sans que leurs régles se soient supprimées
jusqu'au cinq, six & septième mois ; les unes qui
n'ont jamais senti leur enfant quoique grosses, &
les autres enfin ausquelles le ventre a grossi dès le
commencement de leur grossesse, & ausquelles
leurs menstrues ont coulé pendant plusieurs mois,
sans avoir presque senti leur enfant, & qui n'ont
pas laissé de se trouver grosses d'enfant, quoique

toutes ces marques fuſſent des pronoſtics comme
aſſurés d'une groſſeſſe contre nature ; & quelques-
unes enfin qui avec des mouvemens très-ſenſibles,
imitans ceux d'un enfant, avoient pourtant des
ſignes certains d'une fauſſe groſſeſſe, comme je
l'ai fait voir dans les Obſervations ci-devant rapportées.

OBSERVATION XX.

Je fus prié le 7 Juillet de l'année 1691 , d'aller
voir une jeune femme qui n'avoit pas treize ans
accomplis, qui ſe ſentoit tourmentée de violentes
douleurs à l'occaſion d'une prétendue colique. Je
n'eus pas de peine en arrivant à deviner la cauſe
de ce mal. La nature des douleurs & la groſſeur
du ventre me la firent bien-tôt connoître, & ce
fut pour moi un ſpectacle auſſi nouveau qu'é-
trange, d'autant plus que cette jeune femme ne
paroiſſoit pas avoir dix ans, ayant été affligée pendant pluſieurs de ſes premieres années d'une quantité d'écrouelles en pluſieurs parties de ſon corps ;
la mere & les parens m'ayant aſſuré que la nature
n'ayant encore rien produit chez elle, elles avoient
toujours rapporté la groſſeur de ſon ventre, plutôt
à une ſuite de ſa mauvaiſe ſanté, qu'à une vraie
groſſeſſe, paroiſſans même fort ſurpris quand je
leur dis, après l'avoir touchée, qu'elle alloit accoucher. La petite femme, nonobſtant ſa grande
jeuneſſe, me parut très-raiſonnable. Je la ſoutins
dans ſa réſolution par les diſcours les plus conſo-
lans que je pus lui tenir. Les douleurs ſuivirent à
ſouhait. Le courage lui redoubla par les aſſurances
que je lui donnois d'une prompte & prochaine
délivrance ; elle fit des efforts ſans diſcontinuer,
juſqu'à ce que l'enfant fût venu ; après quoi je
lui dis de demeurer tranquille, & que tout étoit
fait.   G iv

RÉFLEXION.

Cette femme étoit si jeune, qu'après que je lui eus annoncé la venue de son enfant, elle me pria de le bien tenir, de peur qu'il ne rentrât ; ce que je n'eus pas de peine à lui promettre. Je la délivrai ensuite, & elle se porta fort bien.

En insistant sur la grande jeunesse de cette femme, je ne prétends pas persuader que ce fut un empêchement à l'écoulement des menstrues, ayant connu plusieurs filles qui les avoient dès l'âge de neuf ans, comme si elles en avoient eu vingt-cinq : mais je prétends seulement prouver que ce n'est pas un obstacle à la conception, & qu'une femme peut porter du fruit avant des fleurs, comme il paroît par l'Observation 393, p. 326 rapportée par M.r M. (*z*).

Elle nourrit son enfant & revint grosse sans rien revoir. Il est facile de comprendre que le superflu des humeurs s'évacuant par le moyen du lait, rien ne se précipitoit par en bas ; ce qui fut cause que la matrice se trouva toujours dans l'état d'une nouvelle conception.

Elle est à présent d'une grosse & grande taille, & différente du tems qu'elle accoucha. Elle est bien réglée, elle se porte bien, & elle a eu depuis plusieurs enfans.

OBSERVATION XXI.

La femme d'un Officier de cette Ville, âgée de dix-huit à dix-neuf ans, jouissant d'une santé

(*z*) On voit des femmes qui n'ont jamais eu leurs régles, & qui n'ont pas laissé d'engendrer. Hildanus, *Obs.* 41, *Centurie 5*, parle d'une femme qui n'avoit jamais été reglée ni avant ni après son mariage, & qui avoit eu néanmoins sept enfans, dont la plûpart étoient encore vivans & en bonne santé : il remarque que dans les couches de cette femme, toutes fort heureuses, les vuidanges avoient toujours été abondantes. *Dethardingius*, *eph. Germ. Cent. 7 & 8. Obs. 72, p. 177*, fait mention de la femme d'un Jardinier dont les urines ne couloient point depuis sept jours ; elle lui avoit dit n'avoir jamais eu la maladie de son sexe, & n'en pas avoir été incommodée ; elle avoit ajouté que dans ses couches elle avoit eu des lochies, mais en moindre quantité, & que sa mere, qui avoit vécu 100 ans, avoit été de même.

parfaite, chez qui la nature ne faifoit encore aucune de fes fonctions ordinaires, ne laiffa pas de devenir groffe, elle fe porta très - bien pendant fa groffeffe, fans reffentir aucun des accidens auxquels la plus grande partie des femmes font fujettes, elle accoucha heureufement, & nourrit fon enfant pendant une année. Un mois après l'avoir fevré, elle tomba fubitement dans une inquiétude étrange, fe croyant très-proche de fa mort, fans en vouloir déclarer la caufe. On m'envoya chercher en diligence le vingt-trois Novembre de l'année 1684, fi-tôt qu'elle m'eut fait la moindre ouverture de ce prétendu accident, qui étoit un écoulement fort naturel de fes menftrues, je la raffurai bien-tôt, en lui faifant connoître que c'étoit au-contraire un effet de fon bon tempérament, & les marques d'une continuation de bonne fanté dans la fuite; qu'il ne lui arriveroit rien qui n'eût coutume d'arriver avant la groffeffe, & que fuppofé que l'évacuation fût un peu plus abondante, cela ne lui étoit qu'avantageux, puifqu'il n'avoit rien paru depuis fes couches, ce qui n'étoit pas furprenant, ayant été nourrice; mais ce qui l'étoit beaucoup plus, c'eft que le mari, qui eft homme de fens, & la femme qui n'en manquoit pas, m'affurerent tous deux qu'elle n'avoit jamais rien vu avant fa groffeffe, & ignoroit à fon âge la néceffité de cette évacuation.

RÉFLEXION.

Si ces fleurs euffent été prêtes à s'ouvrir, lorfque la conception s'eft faite, comme M. Mauriceau le dit dans deux de fes Obfervations; & qu'elles en euffent été empêchées par le moyen de la conception, cette femme auroit dû être attaquée de tous les accidens les plus fâcheux qui accompagnent la groffeffe, comme font les dégoûts , les naufées , les vomiffemens , les laffitudes , &c. ce qui n'a pas été ; & cette femme feroit infailliblement devenue groffe auffi-tôt que fes vuidanges furent arrêtées , & avant que les menftrues euffent coulé ; ce qui fait voir que la matrice s'étoit trouvée dans une fi heureufe difpofition avant que la nature eût donné ces prétendues marques de fécondité , comme après les avoir données , puifque l'expérience nous montre journellement qu'une femme devient groffe , quand la matrice s'eft bien vuidée , ce qui eft inceffamment après quelque perte de fang ou l'écoulement des menftrues , & rarement quand elles font prêtes de couler ; & même fi par hazard la femme devient groffe lorfque cette évacuation fe fait , qui lui caufe par-conféquent une fuppreffion avant que cette partie foit entièrement vuidée , les fuites fâcheufes qu'elle en fouffre pendant tout le tems de fa groffeffe & l'enfant même après fa naiffance , lui donnent lieu de s'en repentir ; ce qui eft une preuve très-conftante que la conception ne doit raifonnablement pas fe faire , lorfque la matrice eft prête à fe vuider , quoiqu'en dife M' M. ; mais bien lorfqu'elle eft vuide , & débarraffée des humeurs fuperflues qui fe déchargent continuellement fur elle , étant deftinée de la nature pour en être le réceptacle ; & plus elle eft vuide , plus elle eft fufceptible d'une conception avantageufe pour la mere & pour l'enfant.

OBSERVATION XXII.

Une Bourgeoife de cette Ville , qui avoit un dégoût généralement de tout ce qu'elle avoit accoutumé de manger avec plaifir , accompagné d'un vomiffement continuel , & des envies de chofes qu'elle n'avoit jamais aimées , fe feroit crue groffe , fi fes menftrues , qui couloient tous les mois , ne l'en avoient diffuadée , fon ventre ayant affez groffi dès le premier mois contre fon ordinaire , pour s'en appercevoir , & groffiffant journellement , nonobftant les continuelles incommodités qui l'avoient fort amaigrie; elle me confulta environ dans fon quatrième mois , fur toutes ces fortes d'accidens, vû qu'elle s'étoit très-bien portée dans fes précédentes groſſeſſes.

Après avoir examiné ſon état avec attention, je la fis convenir que cet écoulement ne fe faifoit ni dans un tems réglé, ni en la même quantité & qualité qu'il fe faifoit avant ſon indiſpoſition; ce qui par conféquent ne la devoit pas diſſuader d'être groſſe; mais qu'étant remplie de quantité d'humeurs extrêmement âcres & malignes, & faute de s'être purgée dans un tems convauable, elles produiſoient tous les accidens qui la tourmentoient; ce qui m'engagea à la faigner & la purger avec la caſſe & la manne, dans une légere infuſion de féné : ce qui réuſſit très-bien, tant pour le dégoût que pour le vomiſſement, ayant même rappellé l'appétit; mais la nature continua à fe décharger comme auparavant juſqu'au feptième mois, nonobſtant quoi la femme groſſiſſoit toujours, fans fentir qu'un très-petit mouvement, juſqu'au tems qu'il ceſſa entierement, depuis la fin du feptième mois juſqu'à celle du neuvième, dont elle étoit fort inquiette, quelqu'aſſurance que je lui puſſe donner que la fin en feroit heureuſe, & qu'elle eût à fe tranquillifer; ce qu'elle fit, & s'en trouva bien, car je l'accouchai en moins d'un demi-quart d'heure.

RÉFLEXION.

A parler véritablement, je n'étois pas moi-même trop fûr de l'iſſue d'une groſſeſſe de cette nature, vû l'augmentation de ſon ventre dès le commencement de ſa groſſeſſe. Ce mouvement ſi obſcur pendant un tems, & devenu imperceptible fur la fin au lieu d'augmenter ; tout cela bien conſidéré me faifoit craindre que ce fût une môle plutôt qu'une vraie groſſeſſe : mais j'étois néanmoins comme perſuadé que cet écoulement qui ſe faifoit tous les mois un peu plutôt ou un peu plus tard , n'auroit pas ceſſé qu'avec le détachement entier de ce corps étranger, & non pas comme il fit au septième mois

Ce qui me failo t encore bien efpérer, étoit que la femme étant couchée, & la faifant tourner fur un côté, puis fur l'autre, elle ne fentoit aucune péfanteur ; qu'elle marchoit aifément, & qu'elle gardoit fon urine comme fi elle n'eût pas été groffe, encore que fes vomiffemens euffent recommencé, & qu'ils accompagnaffent la groffeffe jufqu'au jour qu'elle reffentit quelques légéres douleurs. Elle me fit avertir dans le moment. Je me rendis auprès d'elle. Elle n'eut pas fix douleurs, & même peu violentes, qu'elle accoucha d'un très-gros garçon, mais fi foible qu'à peine je lui crus affez de vie pour le baptifer ; il revint néanmoins en peu de tems, & fe porta bien dans la fuite : je délivrai la mere qui ne fut prefque pas malade, & fe rétablit en très-peu de tems.

Il femble que cette Obfervation renferme tout ce que l'on peut fouhaiter pour faire voir combien l'on doit garder de mefures avant que de prononcer fur une groffeffe extraordinaire, & qu'il eft bien difficile de diftinguer fûrement la groffeffe natu elle de celle qui eft contre nature, tant les marques de l'une font femblables à celles de l'autre

Les précédentes groffeffes de cette femme commençoient par la fuppreffion de fes menftrues : fon ventre devenoit plat les deux premiers mois : fans dégoûts ni vomiffemens, dans celle ci les menftrues continuérent de couler, & fon ventre groffit d'abord. N'étoit-ce pas des marques qu'elle n'étoit pas groffe véritablement, mais au contraire qu'elle l'étoit d'une môle ou d'un faux germe ? & ce mouvement prefqu'imperceptible jufqu'à la fin de la groffeffe, ne pouvoit il pas encore donner lieu de croire que c'étoit un faux germe, des vents ou quelqu'autre corps étranger ? Ce qui ne prouve que trop la néceffité qu'il y a d'être très-réfervé en ces occafions non-feulement pour l'adminiftration des remédes, mais même pour le pronoftic, les chofes étant auffi douteufes & auffi équivoques.

OBSERVATION XXIII.

Une femme de cette Ville, qui avoit toutes les marques d'une bonne groffeffe, à la réferve de

les menſtrues qui continuerent de couler pendant
les deux premiers mois, pour s'éclaircir du doute
où elle en étoit, conſulta ſon Chirurgien, qui
l'aſſura qu'elle n'étoit point groſſe, quoique ſon
ventre parût augmenter conſidérablement. Ayant
été très-valétudinaire juſqu'au ſixième mois, elle
fut pour-lors attaquée de douleurs violentes, aſſez
ſemblables à celles de l'accouchement. Elle fit venir ſon Chirurgien, qui après l'avoir bien examinée, lui dit que c'étoit une colique, & qu'elle ne
devoit pas avoir le moindre ſoupçon de groſſeſſe.
Sur cette confiance il lui fit quelques remedes dont
l'effet fut avantageux par le ſoulagement qu'ils
apporterent à ſes douleurs. Mais continuant de
groſſir ſans ſentir aucun mouvement, & étant
retombée dans les mêmes douleurs deux mois enſuite, elle me fit prier de venir la voir le 17 Janvier de l'année 1686. Je la trouvai avec des douleurs preſſantes. Je la touchai pour m'aſſurer de
ſon état. La matrice me parut pleine, & ſon orifice intérieur gros & ſerré; & étant couchée ſur
le dos, les genoux élevés, le ventre étoit plein,
grand, & dur au-deſſous du nombril; elle ne ſentoit aucune peſanteur en ſe tournant d'un côté ni
de l'autre, non plus que lorſqu'elle étoit levée;
ce qui me fit l'aſſurer qu'elle étoit très-ſûrement
groſſe, mais que ce n'étoit pas pour accoucher encore ſi-tôt; que les douleurs étoient cauſées par une
bile âcre & corroſive, qui s'épanchoit dans les inteſtins, & qui lui cauſoit même une eſpece de petit
cours de ventre. Je lui conſeillai de prendre des lavemens avec la décoction de ſon lavé, de melilot,
de camomille, & un peu de miel violat. Ce qui
réuſſit aſſez bien pour faire ceſſer ſes douleurs l'eſpace d'un mois qu'elle m'envoya chercher une
ſeconde fois. Elle étoit dans les douleurs de l'accouchement, qui ne durerent pas beaucoup; elle

accoucha d'une des plus grosses filles que l'on pût voir. Je délivrai la mere, après quoi elles se porterent fort bien l'une & l'autre.

RÉFLEXION.

J'ai cru tant dans l'une que dans l'autre de ces grossesses, pendant lesquelles les femmes ne sentoient que peu ou point leurs enfans, que c'étoit la petite quantité d'eaux dans lesquelles ces enfans se trouvérent baignés, jointe à la grosseur de ces mêmes enfans, qui étoit incomparablement plus considérable que celle de ceux dont j'avois précédemment accouché ces mêmes femmes.

Les menstrues ne coulérent pas si long-tems à celle ci qu'à l'autre, mais le mouvement de son enfant se fit encore moins sentir, quoique la fille de l'une se portât mieux que le garçon de l'autre qui vint au monde très-foible, comme je l'ai marqué dans l'Observation.

OBSERVATION XXIV.

La femme d'un Laboureur de la Paroisse de Colomby, située à une lieue de cette Ville, me vint un jour consulter sur ce que ses menstrues étoient arrêtées depuis cinq mois, que son ventre grossissoit sans rien sentir, mais que jamais elle ne s'étoit si bien portée. Je lui conseillai de se faire saigner, & de revenir me voir : ce qu'elle fit ; & deux mois ensuite elle me dit, comme auparavant, que son ventre grossissoit, mais qu'elle ne sentoit rien. Ce qui m'obligea de lui faire réitérer la saignée, dans la pensée que le mouvement que cette saignée donneroit aux humeurs, pourroit en procurer à son enfant. Mon dessein n'ayant pas réussi, je remis au tems le dénouement de l'affaire. Son ventre avoit toute la figure de celui d'une femme constamment grosse ; & en la touchant, je trouvois l'orifice intérieur de la matrice bien fermé, & le corps de ce viscère très-gros & très-plein. Se sentant malade, elle m'envoya chercher, & je l'accouchai en très-peu de tems d'un gros garçon.

RÉFLEXION.

Ce ne fut pas sans quelque surprise que je terminai cet accouchement avec un si heureux succès. Rien ne m'ayant paru plus extraordinaire, que de voir une femme grosse se porter bien pendant sa grossesse, & accoucher d'un si gros enfant sans jamais l'avoir senti remuer ; & je n'en puis apporter d'autre raison que celle que j'ai alléguée dans la réflexion précédente.

ARTICLE IV.

Des Signes assûrés que la Femme est Grosse.

MON dessein n'est pas d'insinuer dans cet article que tous les signes (a) de la grossesse naturelle sont douteux, mais je prétends enseigner

(a) Les signes de la grossesse se réduisent à deux espèces, sçavoir à ceux qu'on tire des accidens qu'éprouvent une femme grosse ou une fille en âge de devenir mere, & à ceux qu'on tire de la présence d'un fœtus dans la matrice. Les premiers sont équivoques & prennent le nom de *rationels*, parce que la connoissance qu'on en tire, ne vient que du raisonnement. La suppression des régles, le vomissement, le défaut d'appétit, la dépravation du goût, le gonflement des mammelles, l'enflure du ventre, la douleur des mammelons sont des symptômes communs aux filles & aux femmes grosses, quoiqu'on les regarde comme des signes de la grossesse. On ne peut faire usage des signes *rationels* que pendant les deux ou trois premiers mois de la grossesse ; & si l'on en peut tirer quelque avantage, ce n'est que quand il s'en joint plusieurs en même tems.

Quoique la rencontre de plusieurs de ces signes fournisse des raisons très-fortes, elle ne suffit pas pour faire décider affirmativement une grossesse ; il faut attendre un terme plus avancé ; alors le témoignage des sens peut

qu'il n'y en a que deux fur lefquels on puiffe
compter ; fçavoir, le mouvement fenfible de l'en-

nous donner des fignes plus
certains qu'on appelle *fenfi-*
bles ; alors tous les doutes
ont coutume de s'évanouir,
même dans la femme qui
fent remuer fon enfant, le
Chirurgien peut auffi s'en
éclaircir par le toucher.

M. Mauriceau croit que
ce moyen peut auffi fervir
pour connoître les différens
tems de la groffeffe. Nous
en jugeons le plus ordinairement par la groffeur du
ventre, dit-il, *Malad. des*
Femmes gr. t. 1, p 97 ; mais
bien plus fûrement en touchant l'orifice interne de la
matrice. Au commencement
de la groffeffe nous ne la
reconnoiffons que par les fignes de la conception, d'autant que ce qui eft pour-lors
dans la matrice n'eft pas
d'une groffeur affez confidérable pour tuméfier le ventre, qui au contraire devient
plus plat alors ; mais après
le deuxième mois, le ventre
vient à s'élever peu à peu, &
enfuite jufqu'au neuvième
mois. Au commencement en
touchant avec le doigt l'orifice interne, on le fent exactement fermé & un peu al-
longé, reffemblant au mu-
feau d'un petit chien nouveau né ; mais enfuite il
groffit & s'amollit peu à peu
jufqu'au fixième mois ou environ ; après quoi il commence ordinairement à di-
minuer en toutes fes dimen-
fions à proportion que la matrice s'étend ; de forte que,
quand la femme approche
de fon terme, il eft prefque

applani & prefque confus
avec le globe de la matrice,
ne faifant pour-lors qu'un
petit bourlet, ou cercle un
peu épais à fon entrée, dont
le couronnement eft fait au
tems de l'accouchement.

Mais *M. Puzos* dans fon
Traité des Accouchemens,
p. 55, ne penfe pas qu'on
doive employer le toucher
indiftinctement dans tous les
tems de la groffeffe. Peut-
on affeoir un jugement folide fur un pareil examen
dans le commencement ? En
effet, rien ne varie tant que
la figure, le refferrement &
la fituation du col de la matrice. Il y a des femmes,
qui fans être groffes, ont le
col de la matrice gros &
fort court : dans d'autres il
eft fort allongé ; à celles-ci
il eft très-refferré, & à celles-
là il eft prefque toujours un
peu béant : quant à la direction, il eft tantôt en devant, tantôt en arrière, ou
fur les côtés, felon les attitudes les plus ordinaires
d'une femme, fur-tout lorfqu'elle eft couchée ou felon qu'elle a le plus ou moins
d'embonpoint : il eft donc
étonnant, dit M. Puzos, que
M. Mauriceau même ait de la
confiance dans le toucher
pratiqué de cette forte, &
dans les premiers tems de la
groffeffe, fans être frappé
des variétés dont nous venons de parler, lefquels ne
font naître que des doutes,
& jamais rien de certain.

Mais fi l'expérience ap-
prend à fe défier des fignes
fans

fant & l'introduction du doigt dans le vagin, par le moyen duquel l'on trouve l'orifice intérieur de la matrice fort ferré, & fon col qui ne paroît point ou très-peu, fuivant que la groffeffe eft plus ou moins avancée. Les mouvemens d'un enfant de cet âge font fi faciles à diftinguer des mouvemens convulfifs de la matrice, ou des parties circonvoifines, qu'il n'y a qu'un défaut d'expérience qui puiffe les confondre. Lorfqu'à ces mouvemens l'on joint les accidens qui ont précédé, comme les dégoûts, la fuppreffion des mois; ceux qui perféverent, comme le gonflement des mammelles, la tenfion, l'élévation & la dureté de la région hypogaftrique, auffi-bien que la tenfion du corps de la matrice, qui fe remarque par l'introduction du doigt dans le vagin, ainfi que le mouvement de l'enfant. Ces fignes font très-différens de ceux de la mole, des eaux ou des vents.

Ainfi, quand j'ai été appellé pour juger de la groffeffe, j'ofe dire que je ne me fuis jamais trompé; je veux dire après quatre mois, parce qu'auparavant l'on ne peut fonder fon jugement que fur des conjectures; & quand toutes les marques de

rationels, lorfqu'il s'agit de prononcer fur une groffeffe; fi elle n'infpire pas plus de confiance dans les lumières qu'on prétend tirer du toucher, pratiqué de la manière dont tout le monde l'a fait jufqu'à moi, il eft pour faire cette opération une autre, qui, fur l'état douteux d'une femme ou d'une fille, fournit des connoiffances auffi fûres, que l'ancienne manière de toucher en offre d'incertaines & de fauffes.

Pour connoître une groffeffe au toucher, ajoute M. Puzos, il faut qu'elle foit du terme de trois mois ou du moins de deux mois & demi. Dans cet efpace de tems la matrice peut avoir pris un volume fuffifant pour la fentir du côté du ventre, & pour la diftinguer des parties qui l'environnent; communément au terme de trois mois, la matrice déborde du pubis de trois travers de doigt. Il eft donc poffible de la toucher en appliquant une main fur le ventre de la femme groffe, & en introduifant dans le vagin un ou plufieurs doigts de l'autre main.

Tome I. H

grosseſſe ſe trouveroient réunies, je n’aſſurerai
jamais qu’une femme ſoit groſſe.

OBSERVATION XXV.

Etant allé voir un malade à la campagne, je vis
entrer une jeune perſonne dans le lieu où j’étois.
Une curioſité à contre-tems me fit demander qui
étoit cette jeune femme-là. La Dame du logis me
répondit que ce n’étoit pas une femme, mais bien
la ſœur de M... J’aurois voulu retenir ma queſtion, mais le ſort étoit jetté. Quelques momens
ſe paſſerent en converſations indifférentes, & après
avoir fini & conſeillé ce que je trouvai à propos de
faire au malade, j’étois aſſez content de m’être
tiré ſi heureuſement de ce pas, lorſque j’apperçus
la Dame qui m’attendoit en un lieu un peu écarté
du logis, pour me dire l’effroyable inquiétude où
ma queſtion l’avoit miſe, d’autant plus qu’elle en
avoit quelque ſoupçon, & qu’elle me prioit de lui
dire ſi je croyois la choſe non-ſeulement vraie,
mais douteuſe ; que pour m’en éclaircir elle alloit
me faire venir la Demoiſelle ; ce que je ne jugeai
pas à propos pour l’heure ; mais, puiſqu’elle en
étoit dans l’inquiétude & dans le doute, je lui
dis que dans deux jours je reviendrois voir le
malade, & que je lui dirois poſitivement ce que
j’en penſois.

Etant arrivé deux jours enſuite, après un court
examen de l’état du malade, je me rendis à la
chambre de la Demoiſelle. Jamais fille ne parut
plus chaſte ni plus aſſurée ſur ſon innocence.
Si bien qu’enfin après toutes mes queſtions,
que je pouſſai beaucoup au-delà de la bienſéance, je lui demandai, ſi pour tirer Madame
ſa belle-ſœur d’inquiétude, elle ne vouloit pas
bien que je fiſſe ſuccéder l’attouchement aux pa-

roles. Elle se commit à tout ce que je souhaitai.
L'ayant donc fait coucher sur le dos, les genoux
élevés, & les talons auprès des fesses, je lui trouvai
le ventre dur & tendu beaucoup plus en sa partie
hypogastrique qu'en l'épigastrique, avec un mouvement qui me parut être celui d'un enfant. Je la
fis lever ensuite, & lui dis de se mettre en posture
comme si elle vouloit aller à la selle, ou à demi-
accroupie. Je trouvai l'orifice intérieur de la matrice très-serré, presque plus de col, & le corps de
ce viscère fort gros & tendu. Il n'en fallut pas davantage pour lui assurer, ainsi qu'à Madame sa
belle-sœur, qu'elle étoit grosse de cinq à six mois.
Elle confirma ma prédiction trois mois & demi
ensuite, par l'accouchement d'un gros garçon.

RÉFLEXION.

Voilà les mesures que je prens. Elles sont plus sûres
qu'avec un lacet au-tour du corps. A la vérité il y a
bien des femmes auxquelles la honte & la peine qu'elle
souffriroient d'une telle épreuve, les feroient plutôt demeurer dans l'envie de sçavoir leur état, que de s'en
assurer par un tel moyen. A l'égard de ces personnes,
je les remets au tems pour en décider, sans prendre
rien sur mon compte ; mais quand elles ont passé neuf
mois, je leur assûre précisément qu'elles ne sont pas
grosses : car, après tout, quel empressement à contre-
tems une femme peut-elle avoir de sçavoir sa grossesse ou non, puisque quelques mois mettent le doute
en évidence ? Ce n'est pas comme une fille dans le cas
de celle dont je viens de rapporter l'histoire, à laquelle
il me seroit aisé d'en joindre une quantité d'autres de
même espèce. Une famille peut, quand elle le sçait,
cacher une des choses du monde des plus deshono-
rantes pour elle, quand la fille s'est mésalliée, ou
prendre de justes mesures pour que celui qui aura fait
la sottise, la boive, soit en épousant la fille, ou en lui
donnant une récompense qui répare en quelque façon
sa faute. Ç'a été dans cette vue principalement que j'ai
été commis plusieurs fois pour éclaircir ce doute, &

pour éviter la perte d'un enfant , qui est souvent la
suite du désespoir où une fille s'abandonne , dans la réflexion de la faute qu'elle a commise.

OBSERVATION XXVI.

Le 13 Mai de l'année 1687 , une jeune fille
vint me trouver , & me fit le rapport de plusieurs
indispositions qu'elle souffroit depuis trois mois
que ses ordinaires s'étoient supprimées, dont les
principales étoient un dégoût effroyable pour la
soupe & pour la viande, dont elle avoit coutume
de manger beaucoup, & une envie des plus fortes
de quantité de choses qu'elle n'avoit jamais aimées ; que ses jambes & son ventre étoient très-
enflés, & qu'elle ne pouvoit se soutenir ni marcher
qu'avec peine. Comme je me défie toujours de ces
maladies de filles, je lui conseillai quelques petits
remedes sans conséquence, afin de gagner du tems ;
à quoi je réussis, l'ayant conduite de cette manière près de deux mois ; après quoi je ne doutai
plus de sa grossesse , ce qui me porta à lui déclarer
ma pensée sur son indisposition, dont elle fut si
surprise & si irritée , qu'elle en porta sur le champ
ses plaintes à son pere & à sa mere. La mere me fit
prier quelques jours ensuite de venir voir sa fille : je
m'y rendis aussi-tôt, où j'interrogeai cette Demoiselle , en présence de sa mere , sur tous les accidens
qu'elle avoit soufferts, & sur l'état présent où elle
étoit , avec un retour d'appétit merveilleux pour
la soupe & la viande, les jambes à leur naturel, &
le ventre bien élevé en pointe en sa partie inférieure , avec un mouvement qui se faisoit sentir
pour peu qu'on eût la main appliquée dessus.

Je demandai à cette crédule mere si elle ne connoissoit pas cette maladie à fond , elle qui avoit
eu dix ou douze enfans, & pris ensuite congé
d'elle sans attendre sa réponse. Cette fille trouva

un Médecin & un Chirurgien qui l'aſſurerent qu'elle n'étoit pas groſſe, & promirent au pere & à la mere de la tirer de cette indiſpoſition, par le moyen de pluſieurs potions apéritives, & l'uſage continuel du ſuc de cerfeuil. Ils la conduiſirent juſqu'au tems que l'accouchement commença à ſe manifeſter par les douleurs. Une Sage-Femme y fut mandée à l'inſçu de ces deux Meſſieurs, laquelle en leur préſence toucha la fille, dont ils ſe voulurent railler, affirmant par les expériences les plus fortes qu'elle n'étoit pas groſſe, & que c'étoit bien inutilement qu'elle en uſoit ainſi. Mais ces bons Meſſieurs furent bien raillés à leur tour, quand cette Sage-Femme leur dit qu'elle en tenoit la tête. Ils ſortirent chargés de honte & de confuſion, & la fille fut accouchée avant qu'ils fuſſent dans la rue. Elle mourut quelques jours enſuite, & l'enfant la ſuivit de près; à quoi ces habiles Docteurs pouvoient bien n'avoir que trop contribué.

RÉFLEXION.

Il ne fut point néceſſaire de chercher la preuve de la groſſeſſe de cette fille, par l'introduction de mon doigt, afin d'en aſſûrer ſa mere. Car quelles marques plus certaines cette mere pouvoit-elle en deſirer, que celles que je rapporte dans cette Obſervation, puiſqu'outre les ſignes douteux du dégoût & des foibleſſes, & l'élévation du ventre, il s'y trouvoit un ſigne certain, qui étoit le mouvement de l'enfant, dont il étoit très-facile de s'appercevoir? Quelle bévue ou quel entêtement à ce Médecin & à ce Chirurgien, ou de ne pas connoître l'état de cette fille, ou de vouloir le diſſimuler : Avoient-ils fait banqueroute à la raiſon? Je ne dirois rien, s'ils étoient revenus de leur mépriſe après l'uſage de quelques remédes ; mais de l'avoir opiniâtrément conduite juſqu'aux douleurs de l'accouchement, ſans ſe vouloir rendre même à une preuve toute évidente, c'eſt ce que je ne ſçaurois comprendre. Ceci fait bien voir combien la pratique eſt néceſſaire en pareille occafion, étant perfuadé que ces Meffieurs en manquoient à cet égard ; & ce fut la raifon qui les fit échouer fi lourdement, quoiqu'ils fuffent fort éclairés d'ailleurs , & fort capables, n'étant pas les feuls qui s'y étoient mépris , puifque la même chofe arriva à l'Hôtel-Dieu du tems que j'y travaillois. Je ne cherche point à condamner perfonne, mais toujours eft-il bien probable que la mere & l'enfant furent la victime de cette méprife.

Je conduifis & examinai cette fille fans la perdre de vue que le moins que je pus, depuis qu'on l'eut mife entre les mains de ces Meffieurs, jufqu'à ce que je la fçuffe accouchée. Mon honneur y étoit trop intéreffé pour n'y pas donner toute mon attention. Auffi le pere & la mere me firent-ils toutes les excufes poffibles, & me rendirent leur confiance qu'ils m'avoient ôtée fort mal-à-propos.

OBSERVATION XXVII.

Le 2 Juillet de l'année 1689, une Bourgeoife de cette Ville me pria de venir voir fa Servante qui étoit fort incommodée. Comme il étoit matin, je la trouvai encore au lit. Elle me dit qu'il y avoit huit mois qu'elle avoit eu une grande peur d'un coup de piftolet tiré à fes oreilles, pendant qu'elle avoit fes ordinaires, qui fe fupprimerent dans ce moment: que depuis ce tems elle avoit fouffert des accidens fans nombre, dont le détail ne me permit pas de douter de fa groffeffe. Je lui en marquai ce que j'en penfois ; mais fa bonne maîtreffe qui étoit préfente, y parut encore plus fenfible qu'elle , & l'excufa de fon mieux. Comme j'étois venu pour la foulager , & que je ne le pouvois faire fans connoître la maladie à fond, je demandai à la Maîtreffe & à la Servante fi elles trouveroient bon que je m'en éclairciffe pour me tirer de doute ; ce qu'elles m'accorderent volontiers. Je la fis coucher fur le dos , les genoux en haut , & les talons auprès des feffes. Je trouvai

un ventre bien dur & bien élevé, particulierement
vers la partie hypogaftrique ; j'y donnai quelques
petites fecouffes, auxquelles répondirent les mouvemens fenfibles d'un enfant bien vigoureux. C'en
étoit affez pour affurer la groffeffe ; mais comme
je voulus en fçavoir à peu près le tems, puifque
j'en avois la facilité, je la fis lever fur fon lit,
où à demi-accroupie, j'introduifis mon doigt dans
le vagin, au moyen de quoi je trouvai l'orifice
intérieur confondu avec le corps de la matrice,
qui ne faifoit qu'un globe régulier, par où je
jugeai qu'elle étoit au moins groffe du tems auquel elle difoit que le coup de piftolet avoit été
tiré, ne comptant pas qu'elle pût tarder à accoucher plus de quinze jours ou trois femaines ; ce
que je leur prédis en les quittant. Elles demeurerent bien étonnées en apparence : pour moi,
fans m'embarraffer davantage de ce qui en arriveroit, je la laiffai aux foins de fa bonne & charitable Maîtreffe.

RÉFLEXION.

Je n'ai multiplié ces Obfervations qu'en vue de faire
connoître la vraie différence qu'il y a entre les mouvemens d'un enfant, & ceux d'une môle, des eaux ou
des vents. Ces mouvemens d'un enfant fe font fi diftinctement remarquer par des parties différentes, qu'il
eft impoffible de les confondre avec ceux de la fauffe
groffeffe, ni de la groffeffe contre nature, qui fe font par
une maffe totale ; ni les confondre avec les mouvemens
convulfifs de la matrice, qui ne font que des trémouffemens
de fes parties, fans dureté ni folidité ; mais au cas que
ces mouvemens ne foient pas fufffans pour affurer le
Chirurgien de ce qu'il cherche, l'on voit par ces Obfervations que l'introduction du doigt par lequel on
connoît la difpofition de la matrice, contribue beaucoup à s'en affurer, fur-tout lorfque l'enfant a acquis
un âge affez avancé pour faire groffir le corps de ce
vifcère, & y donner un volume, non-feulement diffé-

rent du naturel, mais au-delà de celui que lui peut caufer le faux germe ; ce qui ne peut être fenfible & bien
fûr avant quatre à cinq mois. L'on trouve pour lors
l'orifice intérieur de la matrice exactement fermé, &
une portion du col qui s'étend & s'élargit à mefure
que l'enfant & l'arrière-faix grofliflent, que la quantité
des eaux augmente, & que le tems de la groffeffe approche de fa fin, jufqu'à ce qu'enfin il fe confond & s'a-
néantit tellement avec le corps de la matrice, qu'elle
ne fait plus avec lui qu'un corps rond, de la figure d'un
gros balon. Ainfi pour être affûré, par des fignes certains,
que la femme eft groffe d'enfant, il faut remarquer un
mouvement réel & diftinct, & de plus reconnoître
l'état de la matrice, par l'introduction du doigt dans
le vagin, qui fait auffi juger à peu près du tems de l'accouchement.

Si ces fignes font d'une grande utilité pour affûrer la
groffeffe de la femme, ils n'ont pas moins de mérite
pour juftifier celles qui ne le font pas. J'en ai vu qui ont
fouffert de grandes peines, & qui fe font expofées à de
terribles extrémités, pour prouver leur innocence,
faute de perfonnes qui puffent en rendre un jugement
certain, tel que j'ai fait en pareille occafion.

OBSERVATION XXVIII.

Le 12 Novembre de l'année 1702, il vint une
fille qui me fut recommandée par des perfonnes de
confidération, qui la croyoient abfolument groffe,
quoiqu'elle affurât le contraire, & qu'elle mît tout
en ufage pour le perfuader. Elle fouffroit une fuppreffion de fes menftrues depuis quatre à cinq
mois, qui lui avoit caufé des dégoûts, des naufées, des vomiffemens, des vapeurs, des foibleffes, un amaigriffement de tout le corps, & une
grande tenfion au ventre, qui lui donnoit la figure de celui d'une femme groffe. Pour m'affurer
de fon état, je la fis coucher fur le dos, & je ne
trouvai à fon ventre qu'une molleffe qui ne me
donnoit aucun foupçon. Je la fis lever enfuite, &
j'introduifis mon doigt dans le vagin ; je trouvai

l'orifice intérieur ouvert, fans que la matrice oc-
cupât plus de volume que celui qui lui eſt naturel ; par où j'aſſurai que cette fille n'étoit pas groſſe,
mais que tous ces accidens lui étoient cauſés par la
ſuppreſſion de ſes menſtrues. Je lui fis des remedes
qui eurent un heureux ſuccès, & elle revint dans
la ſuite dans ſon état ordinaire.

RÉFLEXION.

La ſimplicité régnoit dans le rapport de cette fille ;
mais comme j'en ai vu de toutes les ſortes, & que le
déguiſement eſt ſouvent de la partie, il faut que j'avoue
que je n'ai jamais cru une fille plus ſûrement groſſe,
avant que je l'euſſe examinée ; mais cette croyance changea bien-tôt en une compaſſion de ſon mauvais état,
cauſé par un reflux de l'humeur qui devoit s'évacuer tous
les mois. Toute mon attention fut de rappeller la nature à ſon devoir, par le moyen de légers purgatifs, des
déſopilatifs & apéritifs ; à quoi je réuſſis de manière
qu'en aſſez peu de tems les humeurs reprirent leur
cours ordinaire ; & cette fille retrouva ſa première ſanté,
par où elle fut juſtifiée dans l'eſprit de ceux qui en avoient
mal auguré.

OBSERVATION XXIX.

Le 8 Décembre de l'année 1700, l'on me fit
voir une groſſe gaillarde qui avoit perdu ſes ordinaires ſans aucune cauſe manifeſte, dont les
mammelles avoient groſſi extraordinairement depuis quelques mois, & dont le ventre étoit gros,
grand, & étoit auſſi éminent que celui d'une femme groſſe de ſix mois. Je la queſtionnai ſur ſon
état ; elle me dit fort naturellement qu'elle étoit
gaie & enjouée, mais qu'elle étoit d'une bonne
conduite ; que ſi elle avoit à être débauchée, étant
ſa maîtreſſe, elle en feroit ſelon ſa volonté ;
qu'au reſte, elle vouloit bien que je fiſſe ce que je

trouverois à propos pour la rétablir dans l'efprit de ceux à qui fon indifpofition la rendoit fufpecte. Je la fis donc coucher fur le dos, les genoux élevés, & les talons auprès des feffes. Je trouvai un ventre grand, bien mollet & bien gras, fans tenfion ni dureté. Je la fis lever enfuite, & introduifis mon doigt dans le vagin, en la faifant accroupir ou affeoir. Je trouvai la matrice dans fon état naturel : ce qui me fit certifier qu'elle n'étoit pas groffe. Elle continua de groffir, mais fans incommodité. Le dangereux foupçon fe paffa par une préfence continuelle de fa part ; ce qui me fit loner par ceux qui s'étoient moqués de moi, & de mon peu de connoiffance.

RÉFLEXION.

Cette fille étant d'un grand travail, il n'eft pas furprenant qu'elle fe portât bien, quoique la nature s'oubliât entièrement ; les caufes en font toutes évidentes ; elle confumoit une partie de ce qu'il y avoit de trop chez elle par fon grand exercice, & la nature convertiffoit l'autre portion en chair & en graiffe ; c'eft pour cela qu'elle devenoit fi groffe & fi mammelue, à la différence de celles qui mènent une vie fédentaire, qui ne peuvent foutenir la fufpenfion de cette évacuation, fans fouffrir tous les accidens qui font communs avec ceux de la groffeffe.

Quoique cette fille parût fort affurée, fans s'embarraffer de ce qu'on difoit d'elle elle fut fort contente que je donnaffe des preuves autentiques de fa fageffe, qui, quoique très-véritables, ne furent pourtant goûtées que dans la fuite du tems, tant cette pauvre fille étoit en mauvais prédicament. Ce qui fait voir combien l'on eft plus naturellement porté à croire le mal que le bien.

Voilà les fignes univoques ou les marques conftantes & affurées que la femme eft groffe d'enfant ; mais à l'égard de toutes les autres, je crois avoir affez fait entendre qu'on ne doit y faire aucun fond. Car l'on n'en peut porter de jugement certain qu'après le trois ou le quatrième mois ; parce que ces fignes ou ces accidens de groffeffe qui viennent à l'occafion de la fuppreffion des menftrues, du faux germe, de la môle, des eaux, des vents, & de la vraie conception, font fi femblables, que le plus expérimenté Accoucheur s'y peut tromper. Ainfi il eft de la prudence de n'affurer que ce l'on croit hors de doute.

A R T I C L E V.

De la Groffeffe de plufieurs Enfans.

LA vraie groffeffe n'eft pas feulement d'un enfant, elle l'eft fouvent de deux, quelquefois de trois (*a*), & rarement d'un plus grand nombre.

(*a*) Il n'eft pas bien extraordinaire de voir un accouchement de trois enfans. Le Journal de *Verdun 1732*, *Janvier*, *p. 75*, fait mention de la femme d'un Marinier d'Angleterre, laquelle étoit accouchée de trois enfans, & le lendemain d'un quatrième. *Gellius*, *liv. 10*, *ch. 2*, rapporte qu'une Egyptienne en avoit eu cinq. Dans le *Journal des Sçavans*, *1684 Avril*, *page 169*, on lit l'hiftoire d'une femme de Xaintonge, qui étoit accouchée de neuf enfans. *Albert* rapporte qu'une femme en avoit eu vingt-deux, & une autre foixante-dix. De pareilles hiftoires font un peu difficiles à croire, auffibien que celle de Marguerite, Comteffe de Hollande. On rapporte qu'une pauvre femme lui demandant l'aumône & portant deux jumeaux, cette Comteffe lui fit un crime d'avoir deux enfans. *Puffiez-vous en avoir autant qu'il y a de jours dans l'année*, répliqua avec imprécation cette pauvre femme. Ce qui arriva. On dit qu'un tombeau de marbre qui fe voit encore aujourd'hui dans un Couvent de ce Pays la, en fait foi.

On demande fi la femme qui eft groffe de deux enfans, les a conçus dans le même-tems. Plufieurs le croyent ainfi ; mais il y en a d'autres qui penfent que cela fe fait par fuperfétation, c'eft-à-dire par une conception réitérée. Mais bien des Médecins n'admettent point de fuperfétation, parce qu'ils veulent qu'après la conception l'orifice de la matrice foit exactement fermé. Néanmoins *Spigelius de corpor. human. fabris. l. 8. c. 22*, affure que l'orifice de la matrice eft ouvert à proportion, qu'elle approche du terme. *Kerkring, Obf. 2, pag. 4.* parle des

Les fignes qui font connoître que la femme eft groffe de deux enfans, felon Monfieur Mauriceau, font quand les enfans font parvenus à un certain tems où ils ont affez de force pour manifefter leur mouvement. La femme fe trouve extraordinairement groffe fans qu'il y ait aucun foupçon d'hydropifie. Si l'on voit une éminence de chaque côté du ventre, & qu'il y ait une ligne un peu moins relevée au milieu, la chofe fera prefque certaine, fi au même inftant on fent plufieurs & différens mouvemens aux deux côtés, & fi ces mouvemens font beaucoup plus fréquens qu'à l'ordinaire ; ce qui fe fait à caufe que les enfans étant preffés, s'incommodent l'un l'autre, & s'excitent à fe mouvoir de cette façon. Outre que M. Mauriceau dit avoir fouvent obfervé que les femmes, qui font groffes de plufieurs enfans, font beaucoup plus incommodées durant tout le cours de leur groffeffe, qu'elles ont auffi le ventre de tous côtés bien plus tendu en rondeur, & non fi fort vers le devant, que les autres qui n'en ont qu'un ; & que vers les derniers mois, elles ont toujours les jambes & les cuiffes fort enflées,

fquelettes de deux jumeaux dont un étoit de huit mois & l'autre de quatre, à en juger par la grandeur des os. *Loffius Obf. Med. 14. lib 4. p. 355*, rapporte que la femme de M . . . . encore jeune, avoit mis au monde un enfant bien formé & en bonne fanté ; mais que neuf jours après elle accoucha d'un enfant qui n'étoit point à terme & qui ne paroiffoit avoir qu'environ trois mois.

Je ne m'arrêterai pas à tacher de fatisfaire la curiofité qu'on a fouvent de fçavoir fi la femme eft groffe d'un garçon ou d'une fille : on dit ordinairement qu'une femme eft enceinte d'un garçon, lorfqu'elle eft de bonne humeur, qu'elle fe porte bien, qu'elle a le pouls fort & fréquent, qu'elle a bon appétit, bonnes couleurs, qu'elle a le rein droit plus gros que le gauche, qu'elle porte le fœtus du côté droit, & qu'il remue bien, & qu'elle a conçu pendant le croiffant de la lune, &c ; tous ces fignes font pleins d'erreurs, que l'expérience détruit tous les jours.

& même quelquefois les deux levres de la vulve, & tout le pubis. Quand tout cela est ainsi, on peut être assuré, selon lui, que la femme est très-certainement grosse de plusieurs enfans.

Ne sembleroit-il pas que l'autorité de l'Auteur qui rapporte ces signes si circonstanciés, devroit en assurer la verité, & en détruire jusqu'au moindre doute ? Cela peut subsister dans l'esprit de ceux qui pratiquent peu; mais celui qui fera un usage continuel des accouchemens, sera bien éloigné de s'en tenir à ces signes.

Il faudroit que je quittasse mes principes pour m'en rapporter à ce que dit cet Auteur, & ne plus croire ce que mes expériences m'ont tant de fois persuadé, qui est que l'on ne peut porter un jugement plus certain sur la grossesse d'un ou de plusieurs enfans, qu'en general sur tous les accouchemens. En voici une preuve qui me semble assez le justifier. Ce sont trois femmes si extraordinairement grosses dans un même-tems, que l'on auroit été très-persuadé, selon ces prétendus signes, qu'elles auroient été grosses au moins de deux enfans chacune.

OBSERVATION XXX.

La femme d'un Perruquier de cette Ville étant extraordinairement grosse du devant, du derriere, & des hanches, me consulta sur ce qu'elle avoit à craindre ou à espérer de son état. Elle avoit les jambes & les pieds fort enflés, ne marchoit qu'avec peine, & sentoit un mouvement des deux côtés à la fois. C'étoit autant de signes comme certains que cette femme étoit grosse de deux enfans. Le tems de l'accouchement étant venu, & les douleurs commençant à se faire vivement sentir, elle m'envoya prier le 9 Juillet de l'année

1710, de venir chez elle; je trouvai que ses douleurs redoubloient sans cesse. Je la touchai & trouvai la tête de l'enfant fort proche; ses eaux percerent à l'instant. Il en vint une quantité surprenante, & un très-petit enfant qui suivit sans nulle peine, ainsi que l'arrière-faix. J'introduisis ma main pour m'assurer si la matrice étoit bien vuide. Ce que je reconnus aisément. L'enfant mourut un moment après. Mais la mere se porta assez bien.

RÉFLEXION.

Je n'ai jamais cru une femme grosse de deux enfans plus sûrement que celle-ci, ni à l'occasion de laquelle j'aie pu mieux faire l'application de la montagne qui accoucha d'une souris, après que j'eus connu le contraire. Cet enfant pouvoit bien faire sentir ses mouvemens à sa mere. Les eaux dont la matrice étoit remplie, lui en laissoient toute la liberté. Il n'est pas surprenant qu'il soit mort si-tôt qu'il fut né : mais il l'est beaucoup qu'il soit venu en vie, & qu'il l'ait conservée dans le lieu où il étoit avec un tel déluge d'eau. C'étoit inutilement que j'introduisis ma main, je n'aurois pas dû chercher autre chose après avoir vu cette inondation; mais l'on ne péche jamais pour prendre des précautions qui peuvent être inutiles en d'autres occasions, mais qui sembloient être nécessaires en celle-ci.

OBSERVATION XXXI.

Une Bourgeoise de cette Ville ayant souffert une grossesse des plus fatiguantes, tant elle étoit lourde & pesante, auroit volontiers cherché un secours étranger pour lui aider à supporter son grand & large ventre. La peine qu'elle souffroit en marchant, & les mouvemens violens qu'elle ressentoit souvent des deux côtés tout à la fois, ne me permettoient pas de douter que deux enfans ne fussent l'effet de ces incommodités, &

fur-tout de cette pefanteur extraordinaire. Comme elle étoit ma voifine, je la voyois fouvent, & la tirois d'inquiétude autant qu'il m'étoit poffible. L'heure de fon accouchement étant venue, elle m'envoya chercher le 18 Juillet de l'année 1710. Je ne fus pas un demi-quart d'heure à l'accoucher d'un des plus gros garçons que j'aie vu, avec beaucoup d'eaux & un très-gros arrière-faix, qui fuivit avec la même facilité ; la mere & l'enfant fe portant tous deux autant bien qu'on pouvoit fouhaiter.

RÉFLEXION.

C'étoit la feconde fois que cette femme étoit devenue groffe. Elle étoit libre & alerte, & n'étoit non plus incommodée la première fois qu'elle l'étoit dans tout autre tems ; au lieu que dans cette feconde groffeffe elle ne marchoit qu'avec peine, fes jambes étoient fort enflées, fon ventre tellement péfant, qu'il lui fembloit qu'il alloit tomber, tant il étoit grand, plein, dur & tendu. Elle fentoit deux mouvemens égaux des deux côtés tout à la fois ; après tout cela elle n'étoit groffe que d'un enfant. Mais que faut-il davantage pour mettre un ventre en cet état, qu'un gros enfant, une quantité d'eaux, & un gros arrière-faix ? Toutes ces circonftances affuroient fi bien la fin de l'ouvrage, que c'auroit été très-mal-à-propos que j'aurois voulu tenter l'introduction de la main, cela n'étant néceffaire que pour être fûr qu'il n'étoit rien refté dans la matrice, lorfqu'on a lieu de douter ce qui en eft.

OBSERVATION XXXII.

La femme d'un Cuifinier de cette Ville étoit fi extraordinairement groffe, que ceux qui la voyoient marcher dans les rues, en étoient étonnés. Son ventre avançoit en pointe d'une telle manière, qu'il lui étoit impoffible de voir que bien loin devant elle. Nonobftant quoi elle marchoit d'une vîteffe & d'une liberté à faire plaifir. Elle ne fentoit que peu de mouvement , n'étoit nullement incommodée, & ses jambes ni ses pieds n'étoient point enflés.

Comme c'étoit sa seconde grossesse, & que celle-ci étoit très-différente de la première , tout son soin fut de s'assurer de moi dans le besoin. Elle comptoit d'accoucher dans le mois de Juin, & elle ne m'envoya chercher que le 24 Juillet suivant de l'année 1710. Je la trouvai en arrivant dans sa chambre très-pressée de douleurs; & comme j'allois pour m'assurer de son état, les membranes s'ouvrirent, & les eaux sortirent avec une telle impétuosité, que j'en fus tout rempli. Quand je voulus la délivrer, comme je trouvai de la résistance, je coulai ma main le long du cordon, & je sentis les eaux d'un second enfant qui étoient prêtes à percer les membranes qui les contenoient. A peine eus-je fait deux ligatures au cordon du premier, & l'eus coupé, & donné l'enfant à une femme, que ces secondes eaux percerent comme les premières, & le second enfant suivit ; c'étoient deux garçons. Je délivrai la femme d'un seul arrière-faix pour ces deux enfans jumeaux, qui se porterent très-bien ainsi que la mere.

RÉFLEXION.

Après ces Observations quelles assurances peut-on avoir qu'une femme soit grosse de deux enfans ? & quel fonds peut-on faire sur ces marques infaillibles, qui, selon Mr M. le doivent persuader ? Ces trois grossesses se sont trouvées en un même-tems , qui toutes trois faisoient prévoir une grossesse de cette nature : & néanmoins celle des trois femmes qui en avoit les plus foibles marques , fut celle qui eut deux enfans ; & les deux autres auxquelles cet événement paroissoit mieux marqué, n'en eurent qu'un.

Comme je traiterai cette matière plus au long dans
le

le Chapitre de l'accouchement de deux enfans, je n'ai
prétendu dans celui-ci que faire connoître qu'il n'y a
point de régles certaines sur le quelles l'on puisse tabler
immanquablement ; mais au contraire, que ces marques
ne servent qu'à donner lieu au Chirurgien de se tenir
toujours sur la réserve, & disposé à faire ce qui sera
de son ministère, qnand le cas arrivera.

ARTICLE VI.

De l'utilité des Remédes généraux pendant la Grossesse.

LEs remedes généraux sont d'une si grande utilité pendant le cours de la grossesse, pour
prévenir quantité d'accidens (*b*) dont elle est
continuellement menacée, & pour les détruire

(*b*) La femme d'abord
qu'elle est enceinte, est exposée à quantité de changemens dans son corps, & à
une infinité d'impressions extraordinaires dans son esprit:
ces altérations sont regardées
comme les premiers signes
de la grossesse. En effet les
régles se suppriment, & la
présence de l'embryon donne plus d'étendue a la matrice & augmente sa sensibilité ; la douleur sourde
qui s'y fait sentir alors, se
communique à d'autres parties éloignées, par la sympa-
tie du nerf intercostal. Ce
sont là les deux sources qui
procurent des lassitudes, des
vapeurs , des nausées, des
vomissemens, des maux de
tête , des coliques, des enflures , des difficultés d'u-
riner.
Le troisième ou quatrième

mois voient la fin de ces
symptômes dans les bonnes
grossesses ; au lieu que dans
les mauvaises grossesses ces
accidens se soutiennent ou
même augmentent jusqu'à la
sortie du faux germe ; parce
que la cause ne peut être
détruite que par l'absence
de ce fardeau. Au lieu que
dans la bonne grossesse ces
symptômes diminuent à me-
sure qu'elle avance , parce
que le fœtus consomme da-
vantage de sang , fait diminuer la plénitude & par-
conséquent détruit les accidens qu'elle causoit, quant à
la matrice elle est moins
sensible malgré le volume
& l'étendue qu'elle acquiert
tous les jours : sans doute à
cause de la quantité d'humeurs dont elle est alors
humectée & qui la rendent
plus souple.

quand ils font furvenus; car fans leurs fecours
quantité de femmes accoucheroient avant leur
terme , & feroient fouvent en danger de leur
vie , auffi bien que leurs enfans , qui ne peuvent
que difficilement furvivre à un accouchement
prématuré.

Cette néceffité eft plus ordinaire aux femmes
qui ménent une vie molle , aifée & fédentaire,
qu'à celles qui manquent de la plus grande partie
du néceffaire , & qui travaillent fans ceffe , parce
que celles-ci diffipent par le travail la plus grande partie de leurs mauvaifes humeurs ; ce qui fait
qu'elles font moins fujettes aux fâcheufes indifpofitions de la groffeffe , & que quand même
elles en font attaquées , c'eft avec beaucoup
moins de violence , que celles qui dans le tems
qu'elles deviennent groffes , fe trouvent gorgées
d'humeurs fuperflues , dont la caufe eft toujours ,
mais fouvent mal-à-propos, attribuée à la fuppreffion de leurs ordinaires.

Ces indifpofitions font la perte d'appétit, le
dégoût des chofes que la femme aimoit le mieux
avant fa groffeffe, l'envie de manger des chofes
extraordinaires , & ordinairement mauvaifes, les
laffitudes, les naufées, le vomiffement, l'oppreffion , la toux, la douleur des dents, la perte de
fang , les convulfions , l'enflûre des jambes &
des pieds, qui fe communique quelquefois jufqu'au-deffus des hanches, la difficulté d'uriner,
la fuppreffion d'urine, l'envie ou la néceffité d'uriner fans ceffe , les vapeurs & les fuffocations ,
tous accidens qui cédent pour l'ordinaire aux remédes généraux ; ce qui empêche fouvent la femme groffe d'avoir recours au dernier reméde ,
qui eft l'accouchement , au lieu que ces remédes étant négligés, l'on eft fouvent forcé d'ufer
de ce dernier moyen pour prévenir un plus grand
mal.

Au reste, ces remedes sont d'autant plus néceffaires aux femmes grosses, qu'elles sont hors
d'état d'observer la diette, qui pourroit suffire
dans un autre temps pour calmer ces symptômes;
mais ayant alors besoin de nourriture, tant pour
elles que pour leurs enfans, c'est une nécessité
qu'elles en prennent : encore ne peut-on pas les
engager à ne manger que de bons alimens, propres à fournir de bons sucs, & faciles à digerer,
comme la nécessité & la raison le demanderoient;
mais ▉▉ est souvent contraint de leur laisser
prendre ce que leur appétit désire ; car si l'on en
usoit autrement, ce feroit les exposer plûtôt à
un accouchement avancé, qu'en les laissant vivre
à leur liberté.

L'expérience m'ayant donc fait connoître qu'il
y a peu de tous ces accidens dont la femme est
attaquée pendant le cours de sa grossesse, qui ne
soient aisément calmés par l'usage des remèdes
généraux, comme font les lavemens, la saignée,
les potions purgatives, sagement administrées, allant toûjours du moins au plus, & péchant plûtôt
dans le peu que dans le trop, attendu que le peu
se rétablit par une nouvelle addition, & que le
trop détruit sans retour : ainsi, c'est un abysme
dont il faut sonder la profondeur avec réflexion,
& ne s'y précipiter jamais ; c'est ce que j'ai heureusement évité, en prenant ces précautions,
comme on le verra par quantité d'Observations
qui y ont du rapport.

Quand je vante l'utilité des remedes généraux
pendant la grossesse, & que j'en recommande si
expressément l'usage, je n'entends pas que ce soit
pour toutes les femmes grosses en général, puisqu'au contraire, un Chirurgien ne peut jamais
prendre trop de précautions pour les mettre en
pratique : Je crois m'expliquer assez, en disant,

pour prévenir les accidens dont elle eſt continuel-
ment menacée, car quand une femme jouit d'une
ſanté parfaite dans le tems de ſa groſſeſſe , je me
diſpenſe abſolument d'en preſcrire aucun, les
regardant comme la choſe du monde la plus oppoſée à la nature , & particuliérement plutôt en ce
temps là que dans tout autre.

§. I.

Des Lavemens pendant la Groſſeſſe

L'U S A G E des lavemens eſt généralement approuvé, c'eſt un remede très utile (c)aux femmes, qui pendant leur groſſeſſe ont le ventre
pareſſeux ou conſtipé, à celles qui ſont ſujettes
aux vapeurs, aux ſuffocations, aux nauſées, aux
vomiſſemens, aux douleurs de colique, aux diſſen-
teries, ou aux autres accidens de la groſſeſſe. En
appropriant chaque lavement à chacun des accidens en particulier ; parce qu'il n'y a aucun remède
qui ſoit plus conforme à la raiſon & à l'expérience :
car, quel remède pourroit plus promptement
que celui-là, détremper & amollir les matières

(c) Comme les lavemens ſont des eſpéces de bains in-térieurs qui relâchent les ſo-lides, & portent dans le ſang une ſéroſité qui rend les hu-meurs plus douces & plus fluides, on doit en faire fai-re uſage aux femmes groſſes d'un tempérament ſec, & qui ſont naturellement con-ſtipées ; d'ailleurs les lave-mens ramolliſſent & dé-layent les matières ; c'eſt-pourquoi on doit les em-ployer pour les femmes groſ-ſes qui ne vont pas aiſément à la ſelle ; car les matieres durcies par leur ſéjour dans les inteſtins, ne pourroient être chaſſées hors du corps, que par des efforts égale-ment dangereux pour la me-re & pour l'enfant.

Quant à la nature des lavemens, on en fait ſim-plement avec de l'eau de ri-vière, ou avec la décoction de ſon ou d'herbes émollien-tes, ou avec le petit-lait ; ſi ces remédes ne ſuffiſent pas pour procurer l'évacua-tion des matières, on rend les lavemens légérement pur-gatifs.

endurcies dans les gros inteſtins; & déterminer
par bas les humeurs ſéreuſes, gluantes ou viſ-
queuſes, contenues dans l'eſtomac, qui cauſent
les nauſées & les vomiſſemens. Quel autre reméde pourroit mieux rafraîchir, & tempérer
toute la maſſe des humeurs, par le moyen du
chyle, auquel il communique cette qualité,
lorſque ces humeurs échauffées donnent occaſion
par leur trop grand mouvement, aux vapeurs &
aux ſuffocations; & enfin, quel autre reméde
pourroit plus promptement calmer les douleurs
de colique & la diſſenterie, par l'adouciſſement
qu'il porte ſur la partie même qui ſouffre, & cela
ſans cauſer aucun préjudice aux perſonnes qui
le reçoivent, à moins que l'ignorance ou la mépriſe n'en ſoit la cauſe, comme je l'ai vû arriver
dans une occaſion dont je vais parler.

OBSERVATION XXXIII.

Le 4 Septembre de l'année 1704, un Gentil-
homme de cette Ville pour éviter les frais de
l'Apothicaire, fit faire par la Femme de Chambre de ſon épouſe un lavement, dont il crut
avoir beſoin, quoiqu'il ſe portât aſſez bien. Cette
fille prit, pour en faire la décoction, la
petite Titimale pour de la Mercuriale, avec laquelle elle a beaucoup de reſſemblance; elle y
ajoûta le miel commun, & donna ce lavement à
ſon Maître, qui reſſentit à l'inſtant des douleurs
comme ſi on lui avoit fiché un fer rouge dans
l'anus, & par tout le bas ventre. L'on ne trouva
pas de plus prompt ſecours que d'en donner pluſieurs autres, tant émolliens, rafraîchiſſans, anodins, que d'âcres, de purgatifs, & enfin de toutes
les eſpèces, dont il n'en rendoit aucun, par l'é-
trange inflammation que ce premier clyſtère avoit

caufé dans fes entrailles. Il mourut dans les tourmens les plus terribles. Ce qui fait voir la néceffité qu'il y a d'être attentif à tout ce qui doit entrer dans le corps humain, puifque les remèdes les
plus fimples & les plus innocens par eux-mêmes,
étant mal difpenfés, peuvent caufer la mort.

Entre tous les remèdes dont une fomme groffe
peut fe fervir, les lavemens tenant le premier
lieu, il n'y a guères d'accidens qui ne cèdent à
leur ufage, lorfqu'ils font adminiftrés fuivant
la complexion de la perfonne, & felon la nature
de la maladie & des accidens qui l'accompagnent.

Ces lavemens feront choifis entre les purgatifs,
les anodins, & les déterfifs. Les purgatifs font
pour les femmes qui font d'une complexion vigoureufe, & d'un tempérament fort & robufte,
qui ont le ventre très-conftipé, & lorfque les plus
fimples n'ont produit aucun effet; les déterfifs font
pour les moins fortes ; & les anodins feulement
pour appaifer les douleurs de la colique & de la
diffenterie, ou feulement pour humecter & rafraîchir les inteftins.

Les purgatifs feront compofés d'une décoction
émolliente & purgative, comme font les feüilles
de mauve, de fumeterre, de mercuriale, de
violier, de feneçon, pariétaire, & autres femblables, avec les miels de fumeterre ou de
mercuriale, le linitif fimple, ou fin, ou le catholicon double. Les déterfifs feront faits avec
l'aigremoine, le bouillon blanc, les feuilles de
rofes, la camomille, & le melilot, à quoi l'on
ajoûtera les miels rofat ou violat : Et les anodins, avec le bouillon de tripes, la tête de mouton avec fa laine, & la graine de lin. On en
pourra compofer qui tiendront le milieu, c'eft-
à-dire, qui tiendront des uns & des autres, que
l'on préparera avec la fimple décoction de fon de

froment, lavé ou non, de simple petit lait, ou avec l'eau de rivière, sans aucune addition; ce sont ceux que je conseille le plus souvent, & dont beaucoup de femmes ressentent de très-bons effets, depuis le commencement de leur grossesse jusqu'à la la fin.

OBSERVATION XXXVI.

En l'année 1696, une Dame éloignée de quatre lieues de cette Ville, à qui le ventre naturellement paresseux, le devint encore davantage dès le commencement de sa grossesse, me consulta pour sçavoir ce qu'elle pourroit faire, afin de s'en procurer la liberté. Je ne trouvai rien qui pût mieux remplir son intention & la mienne, que le continuel usage des lavemens; ce qui me fit lui en conseiller de purgatifs dans le commencement, composés avec deux onces de miel mercurial, & une once de linitif simple, dans une décoction émolliente, qu'elle ne rendoit qu'en partie, & dont le reste lui faisoit souffrir des douleurs continuelles : ce qui me fit changer le linitif simple en linitif fin, & le miel mercurial en violat, & enfin le lenitif en catholicon double, avec assez peu de succès, son ventre n'en étant que plus paresseux, jusqu'à ce que je lui en eusse fait donner de petit lait bien clair, tout simple, & sans aucune addition, dont elle se trouva beaucoup soulagée, & elle en continua l'usage jusques au temps de son accouchement, qui fut trè-sheureux.

RÉFLEXION.

Le peu de parties âcres & purgatives qui se rencontroient tant dans le miel que dans le linitif & le catholicon double, quoiqu'en apparence corrigées par la casse, & les autres drogues lubrifiantes, qui entroient

dans la composition de ces lavemens, ne laiffoient pàs
de caufer de la chaleur & de l'irritation aux inteftins,
qui au lieu de recevoir le fecours que j'efpérois leur
procurer par le moyen de ces remédes, produifoient un
effet tout oppofé, puifqu'ils endurciffoient davantage
ces matières, & rendoient le ventre plus pareffeux
qu'auparavant : ce qui ne paroiffoit que trop par les
douleurs prefque continuelles que cette Dame reffentoit depuis leur ufage, & qui continuerent jufqu'à ce
que je lui en fis prendre d'autres compofés de petit-lait
bien clarifié, & fans addition d'aucune autre drogue,
dont l'effet fut fi heureux, que les inteftins s'en étant
trouvés rafraîchis & humectés, les douleurs cefferent,
& la malade rendit ces lavemens avec facilité, & fon
ventre devint plus libre; ce qui l'engagea à en continuer l'ufage jufqu'au tems de fon accouchement, qui fut
prompt & heureux, ainfi que dans fes groffeffes fuivantes.

Ce qui fait voir qu'il ne faut pas s'obftiner à continuer l'ufage des remédes, & même de ceux qui paroiffent les plus convenables à notre intention ; mais
qu'il ne faut perfévérer dans leur ufage qu'autant que
l'effet le juftifie, finon en éprouver d'autres, comme
je fis en cette occafion, qui eurent un fuccès avantageux, quoique la raifon femblât y être oppofée.

J'aurois un nombre infini d'autres Obfervations à
rapporter fur l'utilité des lavemens, pour appaifer quantité d'autres accidens, auxquels les femmes groffes font
fujettes, afin de leur en infinuer l'ufage fi toutes celles
qui en ufent, n'éprouvoient pas journellement l'utilité
de ce remède par leur propre expérience.

§. I I.

De la Saignée pendant la Groffeffe.

QUOIQUE le fang foit le tréfor de la vie,
il peut être auffi la caufe de la mort, ou
par fa trop grande quantité, ou par fes mauvaifes
qualités ; ainfi une ou plufieurs faignées faites à
propos pendant la groffeffe, peuvent empêcher
les femmes de tomber dans de fàcheux accidens ;

mais aufli, ne faut-il pas fuivre inconfidérément une pratique)*d*) mal fondée, & qui n'eft appuyée ni fur la raifon ni fur l'expérience, en faignant indifféremment toutes les femmes groffes, lorf-qu'il n'y en a aucune néceffité : car il n'y a pas moins à craindre des faignées faites à contre-temps, qu'il y a lieu d'efperer un bon effet de celles qui font preferites avec prudence. Je n'ai guères employé la faignée qu'aux perfonnes qui font d'une conftitution fort pléthorique (*e*), ou lorf-qu'une femme dans le commencement de fa

---

(*d*) C'étoit une coutume établie de faigner une femme enceinte à quatre mois & demi, à fept mois & à la fin de la groffeffe, ou du neuvième mois ; mais il n'eft pas prudent d'affujettir tou-tes les femmes à une régle ; il vaut mieux fe conduire felon la néceffité, & avoir égard au tempérament, aux accidens inopinés & aux in-difpofitions qui peuvent fur-venir.

(*e*) Les perfonnes pléto-riques ont befoin qu'on leur tire un peu de fang. Quand il furvient des maux de tête, des éblouiffemens quel-quefois des convulfions & autres accidens, alors une faignée ne fuffit pas. Il eft rare que ces fâcheux fymp-tômes arrivent les premiers mois de la groffeffe, tems où les faignées doivent être médiocres ; mais quand le terme eft plus avancé, la né-ceffité n'a pas de loi. Mau-riceau rapporte deux faits extraordinaires de cette ef-pèce dans l'*Obf. XX, p. 18.* un de mes Confrères, dit-il, a faigné fa femme quarante-huit fois durant le cours d'une feule groffeffe, favoir quarante-cinq fois du bras, deux fois du pied & une fois de la gorge ; m'affurant qu'il n'avoit pu la foulager d'une continuelle oppreffion qu'elle avoit, par d'autres remédes que par la faignée fi fouvent réitérée, elle ne laiffa pas d'accoucher heureufement à terme d'un enfant qui fe por-toit bien. L'autre exemple qui eft plus remarquable, regarde une jeune femme de 18 ans, elle étoit heureufe-ment accouchée à terme de-puis trois mois de fon pre-mier enfant, qui fe portoit affez bien & elle auffi ; ce-pendant elle avoit été faignée quatre-vingt-dix fois dans le tems de fa groffeffe, & notamment vingt-deux fois du bras par l'ordonnance d'un célébre Médecin, étant dans le huitième mois de fa groffeffe, & même deux fois du pied. Mais felon mon fentiment, ajoute M. Mau-

groſſeſſe ne peut uſer que de mauvais alimens, & qu'elle ſouffre un dégoût généralement pour tous ceux qui ſont capables de produire un bon ſuc & une bonne nourriture : Je la conſeille auſſi à celles qui ont des laſſitudes , des envies de vomir , des vomiſſemens , des foibleſſes , ou quelque legére perte de ſang , qui ſont les marques les plus évidentes d'une ſurcharge d'humeurs dont l'enfant trop délicat ne peut conſumer qu'une partie ; en ſorte que la nature a be ⬛ d'une évacuation , qui ne ſe peut faire plus commodément & plus promptement que par la ſaignée.

Mais quand une femme ſe porte bien , & qu'elle n'a aucun de ces accidens , je ne regarde riceau , ces fréquentes ſaignées , nonobſtant l'événement , qui par bonheur n'en fut pas malheureux , n'avoient pas été judicieuſement conſeillées à cette femme par pluſieurs Médecins , pour remédier , à ce qu'ils prétendoient , à une grande oppreſſion accompagnée de foibleſſe , dont elle étoit preſque journellement travaillée ; ce n'étoit à ce que je crois , qu'une véritable ſuffocation de matrice , à laquelle on auroit pu remédier par d'autres voies que par ces ſaignées ſi fréquentes , qui contribuoient plutôt à lui cauſer des mouvemens convulſifs & de fréquentes récidives de cette maladie , qu'à l'en guérir véritablement. Car le ſang nouvellement engendré à la place de celui qu'on lui tiroit journellement , par toutes ces ſaignées , étant plus ſujet à ſe fermenter par l'infection de quelques vapeurs hiſtériques , réitéroit par ſon bouillonnement les grandes ſuffocations dont cette femme étoit fort ſouvent incommodée. Je ne rapporte pas ces deux prodigieux exemples pour en approuver la pratique, mais ſeulement pour faire connoître juſqu'à quel point certaines femmes groſſes peuvent ſupporter la ſaignée , lorſqu'elles en ont beſoin , puiſque celle-ci ne laiſſa pas de porter ſon enfant juſqu'à terme & d'accoucher aſſez heureuſement. *M. Puzos , Accouch. p. 94.* dit avoir accouché la femme d'un Avocat célébre , d'un enfant qui ſe portoit très-bien , quoiqu'on eût été obligé de ſaigner la mere dans cette groſſeſſe quatorze fois du bras & ſept fois du pied ; & ce qui augmente la ſurpriſe , c'eſt que cette Dame ne vivoit que de mouſſe de chocolat. Elle tomboit dans des convulſions ſi fréquentes & ſi fortes , qu'on ne pouvoit l'en délivrer que par la ſaignée.

pas feulement la faignée comme inutile, mais comme très-préjudiciable, puifque le fang fourniffant la nourriture de l'enfant, une faignée faite mal à propos, eft capable de faire avancer l'accouchement, comme les Obfervations fuivantes le juftifient.

OBSERVATION XXXV.

Madame la Comteffe de . . . . quoique d'un tempéramment fanguin, & affez replette, joüiffoit d'une fort bonne fanté pendant fa groffeffe, fans fe plaindre d'aucune des incommodités aufquelles quantité de femmes font fujettes en ce temps-là. Elle me fit dire le 13 de Mars de l'année 1697, de venir la voir du matin pour la faigner. Je lui repéfentai inutilement qu'elle n'en avoit aucun befoin, & que je ne l'avois pas faignée dans fa premiére groffeffe, dont elle s'étoit fi heureufement tirée. Elle le voulut abfolument, & je fus obligé d'obéir; je lui tirai deux palettes de fang; elle foutint la faignée parfaitement bien; il s'en manquoit au moins douze jours felon fon calcul, que les neuf mois ne fuffent accomplis : je dis au moins, puifqu'il s'en falloit ce tems-là, fuivant le calcul du retour de M. fon époux d'un long voyage. La Dame reffentit le foir de légeres douleurs; elle m'envoya chercher; je l'accouchai la nuit d'un garçon, qui étoit fi petit, qu'il n'y avoit nulle apparence qu'il pût vivre, ne croyant pas qu'il eût plus de fept mois & demi ou environ. Il n'a pas laiffé cependant de fe faire nourrir, & fe porte encore fort bien, étant à préfent un grand garçon.

RÉFLEXION.

Cet accouchement fut avancé par l'obstination qu'eut cette Dame à vouloir être saignée sans nécessité & contre mon sentiment. L'enfant n'avoit probablement de nourriture que ce qui lui en étoit nécessaire pour vivre, la saignée lui en déroba une partie ; ce qui l'agita tellement, & lui fit faire de si violens mouvemens, que la matrice s'en trouva irritée, & ne put le retenir plus long-tems, & par une suite nécessaire l'accouchement s'enfuivit.

La complexion replette de cette Dame s'accordoit assez avec le conseil de quantité de ses bonnes amies à lui faire une saignée, comme elle le souhaitoit, & il sembloit qu'il n'y eût aucun risque à l'executer : cependant toutes ces prétendues nécessités ne m'ébranlèrent point, me tenant toujours à ne faire aucun reméde à une femme grosse qui se porte bien : car que peut-on souhaiter mieux ? Ce qui me confirme de plus en plus dans ma méthode ordinaire de ne jamais conseiller la saignée dans le cours de la grossesse sans aucune nécessité toute évidente.

Je ne fais pas aussi beaucoup de cas du spécieux prétexte dont on se sert pour autoriser la saignée des femmes grosses, en disant que l'enfant au commencement de sa formation, n'a pas besoin de beaucoup de nourriture ; & que n'ayant consumé qu'une partie de celle que sa mère a dû lui fournir jusqu'à la moitié du terme de sa grossesse, il est à propos de la saigner en ce tems-là, pour la délivrer de la plénitude dont elle doit être surchargée. La plûpart des femmes font mêmes si bien prévenues de cette prétendue nécessité, par une tradition qui passe chez elle de l'une à l'autre, qu'il y en a peu qui ne se crussent en danger d'avoir un mauvais accouchement si elles ne se faisoient saigner à la moitié de leur terme. Pour moi, si l'on m'oblige à déclarer librement ma pensée sur cette pratique, je n'hésiterai point à dire que je la trouve ridicule & pernicieuse : car ce n'est pas assez qu'une femme grosse ait besoin d'être saignée, il faut encore qu'elle n'y ait point de répugnance, qu'elle la soutienne bien, & qu'elle ait de bons vaisseaux, attendu que si les vaisseaux font si petits & si mauvais, qu'ils ne fournissent pas du sang abondamment, & que le fang ne coule qu'au long du bras, ou goutte à goutte, une telle faignée eft plutôt préjudiciable qu'utile ; fi la femme groffe ne foutient pas bien la faignée, & qu'elle tombe en foibleffe, elle fera en danger de fe procurer un accouchement prématuré ; & fi enfin elle y a de la répugnance, la faignée opérera plutôt un mauvais effet qu'un bon. Mais comme il n'y a qu'une longue pratique qui puiffe donner lieu de faire là-deffus des réflexions judicieufes, l'Obfervation qui fuit fera mieux voir ce que l'on doit penfer là-deffus, que je ne le puis dire.

OBSERVATION XXXVI.

Une Dame fort replette, & d'un tempéramment fanguin, qui appréhendoit beaucoup la faignée, qui ne la fupportoit qu'avec peine, & qui étoit fujette à des evacuations, lefquelles étoient plûtôt des pertes de fang que de fimples écoulemens de menftruës, fut très-incommodée pendant le cours de fa premiére groffeffe, eut un long & difficile travail, la fiévre du lait violente, & fouffrit enfin tous les accidens que les bons Praticiens prétendent devoir être prévenus par la faignée, plus ou moins réitérée, fuivant que la néceffité le requiert, pendant la durée de la groffeffe, & même dans un travail de cette nature ; mais la crainte de faire avancer l'accouchement pendant la groffeffe, ou de le rendre pire lorfqu'elle feroit en travail, par la répugnance que la Dame y avoit, l'emporta fur la néceffité de ce remède fi utile, avec promeffe que fi la Dame redevenoit groffe, il n'y auroit ni raifon ni crainte qui pût m'empêcher de la mettre en pratique.

Cette Dame redevint groffe deux ans après, mais fes incommodités furent moindres, ce qui me fit un peu perdre de l'empreffement que j'avois témoigné pour la faignée, prévenu que j'étois de la grande révolution qui arrivoit à cette Dame, quand elle étoit faignée, foit à l’occafion d’une fiévre continuë, ou de quelqu’autre maladie, qui demandoit ce remède, fans que la groffeffe y eût part, d’autant plus qu’elle étoit très-difficile à faigner, n’ayant que de petits vaiffeaux roulans & profonds, & qu’elle avoit été mal faignée, & manquée quantité de fois ; mais enfin le temps de l’accouchement approchant, l’effet de ce remède étoit trop vanté pour avancer l’accouchement, le rendre plus facile, diminuer les douleurs du travail, & en rendre les fuites heureufes, pour le négliger. La Dame en prenant fon parti fçut bien vaincre fa répugnance, mais non pas fa peur. Je lui tirai deux palettes de fang ; elle n’en parut prefque pas émuë, ce qui n’empêcha pas qu’elle n’eût une legère foibleffe, après que fon bras eût été bandé, & qu’elle n’accouchât la nuit, quoiqu’elle fût encore à plus de quinze jours près de fon terme. Pour la même raifon que j’ai dite dans l’Obfervation précédente, l’enfant qui étoit un garçon, étoit auffi très-petit, & néanmoins fe fit nourrir, & s’eft très-bien porté.

RÉFLEXION.

Si j’euffe inconfidérément faigné cette Dame à quatre mois & demi, comme je l’aurois dû faire, felon le commun ufage, d’autant plus qu’il paroiffoit y avoir une véritable néceffité, elle n’auroit pas moins accouché dans ce tems-là, quoique très-peu avancée, qu’elle le fit lorfqu’elle fut faignée, ne rapportant la caufe de cet accouchement prématuré qu’à l’émotion que caufa la faignée à toute l’habitude du corps, dont la matrice reffentit les principaux effets, tant par elle même, que par les fecouffes que lui caufa l’enfant ; j’eus peur qu’il ne lui arrivât quelque chofe de fâcheux, lorfque je lui vis cette légére foibleffe : ce qui montre bien qu’il ne fuffit pas que la faignée foit jugée néceffaire, pour la mettre en exécution dans le tems de la groffeffe, mais qu’il faut encore que la femme groffe n’y ait point de

répugnance, qu'elle la foutienne bien, & que fes vaiffeaux ne foient pas tout-à-fait mauvais & difficiles à
ouvrir.

---

§. I I I.

Des Potions purgatives.

LORSQU'UNE femme groſſe fouffre les accidens (*f*) qui accompagnent ordinairement fon
état, & que la faignée qui eſt un des plus puiſſans
remèdes pour les appaifer, n'a pas eu lieu, pour les
raifons qui ont été rapportées dans le Paragraphe
précédent ; c'eſt une néceſſité abfolue de lui faire
quelques remèdes, pour éviter le danger d'un
accouchement prématuré ; il faut pour lors chercher ce fecours dans les purgatifs, & fe fervir
dans les commencemens, des plus fimples, pour
venir enfuite aux plus compofés, fuppofé que
l'ufage des fimples ne fuffife pas, & tâcher par
ce moyen de foulager la malade autant qu'il eſt
poſſible.

La faignée n'eſt pas un remède qui foit néceffaire pour tous les accidens qui arrivent à la femme groſſe ; il y a des indifpofitions aufquelles la
faignée eſt tout-à-fait contraire, & où il n'y a que

(*f*) On purge bien rare-
ment dans les trois ou quatre premiers mois de la groſ-
feſſe, qui produit ordinairement des vomiſſemens &
des dégoûts qui ne font point
préjudiciables ; mais quand il
fe joint des diarrhées, des dyf-
fenteries, des éprintes & autres accidens qui dénotent la
préfence de crudités dans les
premières voies, on doit
avoir recours à la purgation,
fi on ne veut pas expofer la
femme enceinte à l'avortement ; mais on ne doit employer que les minératifs, tels
que la *manne dans une décoction de plantes amères
dans une infufion de rhubarbe,
les follicules de féné, les fy-
rops de rofes pâles, de fleurs
de pêcher, de pommes.* Dans
les diarrhées on emploie le
fyrop magiſtral, le *catholicon double* & *la manne.*

la seule purgation qui puisse produire un bon effet; parce que par la saignée l'on évacue (*g*) aussi-bien les bonnes humeurs que les mauvaises. Il n'en est pas de même de la purgation, qui vuide promptement les premieres voyes, où il se trouve d'ordinaire quantité de superfluités, & c'est là l'intention que l'on doit avoir pour la mettre en pratique; ce qu'on ne doit jamais faire qu'après une sérieuse réflexion, & en prenant les mêmes mesures que j'ai prises en quantité d'occasions.

Il ne faut se servir pour purger les femmes grosses que des purgatifs les plus simples & les mieux connus, dont l'effet n'est jamais à craindre; comme sont le sené, la rhubarbe, le cristal minéral, le sel végétal, la manne, la casse, le linitif fin, le catholicon double, la rhubarbe, les sirops de fleurs de pêcher, de roses pâles, de chicorée simple & composé, & de celui de pommes laxatif. Il n'y a aucun de ces remedes qui puisse produire un mauvais effet, pourvû que l'on soit réservé sur la dose, sans quoi les meilleures choses deviennent mauvaises, & leur usage trop réitéré ne laisseroit pas aussi de faire du désordre.

L'on voit dans le Livre de M. M. que ce sont des fautes de cette nature que commettoient plusieurs Medecins, qui n'avoient pas toute l'expé-

(*g*) M. Puzos veut qu'on saigne avant la purgation; il est rare, dit-il *ibid. p. 96*, qu'il ne faille pas saigner une femme grosse, avant que de la purger. Le défaut de cette précaution a causé plus d'une fois l'avortement le soir ou le lendemain d'une purgation. Au reste si les purgations ne sont souvent qu'utiles dans le cours de la grossesse, hors les cas qui en exigent absolument l'usage, nous les croyons souvent indispensables à la fin des grossesses : nous les regardons même comme le moyen le plus sûr de mettre les femmes à l'abri des coups de ces attaques furieuses qui surviennent quelquefois après l'accouchement, & qui sont presque toujours funestes aux femmes qui les éprouvent.

rience

rience néceffaire pour bien traiter les maladies
des femmes groffes, qui l'ont obligé d'écrire con-
tr'eux avec un peu de vivacité dans plufieurs de
fes Obfervations; mais fans vouloir décider s'il
en a dû ufer de cette maniere, je ne puis pourtant m'empêcher de dire que ces Meffieurs-là ne
fe deshonoreroient pas, quand ils commencent à
pratiquer leur Art, s'ils vouloient bien communiquer avec les Chirurgiens qui accouchent, pour
traiter conjointement les femmes groffes, ils
éviteroient par-là de faire des fautes, que je veux
bien taire, de crainte de paffer pour envieux ou
pour médifant.

Au refte, comme il y a quantité d'obfervations
dans les Chapitres fuivans, qui font voir les avantages que beaucoup de femmes groffes ont reffenti de l'ufage des potions purgatives, ce feroit
inutilement que je groffirois ce Chapitre, en rapportant un grand nombre de faits concernant cet
Article, n'ayant rien de plus utile à dire là-deffus, que d'avertir les Chirurgiens qui ont occafion, fur tout à la campagne, d'ordonner quelques remedes aux femmes groffes, que l'ufage
des violens purgatifs leur eft toujours pernicieux,
comme font, par exemple, la gomme-gutte, le
jalap, la fcamonnée, la coloquinte, & d'autres purgatifs, qui font capables d'avancer l'accouchement.

Mais comme il y a des filles tout-à-fait dé-
naturées, qui, loin de chercher dans l'ufage des
remedes doux & benins, les moyens de conduire
leur groffeffe à une heureufe fin, ne fouhaitent
rien tant que de fe défaire de leurs enfans, non-
feulement aux dépens de leur fanté, mais même
de leur propre vie, & qui trouvent des gens affez
livrés à l'iniquité pour leur donner de ces pernicieux remedes, c'eft dans cette vue que je rap-

porte les exemples qui fuivent , afin de donner toute l'horreur poffible de ces fortes d'homicides, qui, pour refter impunis dans cette vie, ne feront punis que plus griévement dans l'autre, où rien ne demeure fans punition.

OBSERVATION XXXVII.

Une jeune fille au défefpoir de fa groffeffe, mit tout en pratique pour la faire évanouir. Elle fe fervit pour cela pendant un très-long tems de breuvages faits avec la rue , la fabine, & d'autres herbes de cette nature, fans oublier plufieurs faignées du bras & du pied; mais n'ayant pû continuer fi long-tems l'ufage de tant de drogues fans que plufieurs perfonnes en euffent connoiffance, on en informa le Curé de la Paroiffe. Cette artificieufe fille dans les réponfes qu'elle fit aux queftions de ce Pafteur, ne manqua pas de vouloir juftifier l'ufage des remedes qu'elle prenoit pour les incommodités ordinaires à fon fexe, & joignit à toutes ces raifons les fermens & les larmes , pour le perfuader de fon innocence : cependant tout prévenu qu'il étoit de fon état & de fa mauvaife conduite, il ne put empêcher l'exécution de fon mauvais deffein. Elle joignit dès le foir une pomme de coloquinte à cette potion ordinaire ; ce qui lui caufa des tranchées fi violentes pendant toute la nuit, que les cris qu'elle fit, obligerent plufieurs fois fes voifines de courir à elle pour lui donner leur fecours, qu'elle refufa toujours avec obftination, n'ayant pas même voulu dans la fuite ouvrir fa porte, que l'on fut obligé de rompre ; & le jour fuivant on la trouva morte, par l'effet de fon remede, & en ayant encore auprès d'elle de tout prêt à prendre. Elle fut ouverte, & l'on trouva qu'elle étoit groffe d'un enfant qui paroiſſoit avoir environ ſix mois.

OBSERVATION XXXVIII.

Une jeune ſervante de cette ville que ſa Maîtreſſe croyoit ſage & vertueuſe , fut attaquée d'une maladie de langueur , dont on rapportoit la cauſe à une totale ſuppreſſion de ſes menſtrues : elle fut traitée pendant pluſieurs mois par un Médecin auſſi entendu dans ſon Art qu'il étoit ſage & prudent, qui n'oublia rien pour tâcher de rappeller la nature à ſon devoir, & donna à cette pauvre malade, qui étoit fort enflée , tous les remedes qui ſont les plus uſités pour lever les obſtructions, & rétablir le cours ordinaire des humeurs ; à quoi il réuſſit ſi bien, qu'un jour cette malade vuida ſubitement de la matrice une quantité d'eaux, qui furent vues par pluſieurs perſonnes, en préſence de ſa bonne Maîtreſſe , qui la fit mettre auſſi-tôt au lit, où elle acheva de ſe guérir , & d'où elle ſe releva huit ou dix jours après en parfaite ſanté , & ſon ventre abaiſſé comme avant ſa maladie, à l'honneur & gloire du Medecin.

L'année ſuivante cette même fille ſe trouva encore attaquée de la même maladie, & fut traitée comme elle l'avoit été la premiere fois, mais avec un ſuccès bien différent ; car ſoit qu'elle ne ſe contentât pas des remedes qui lui étoient preſcrits par le Medecin, ou qu'elle n'eût pas la force d'en continuer l'uſage, elle tomba en foibleſſe dans l'opération d'un violent purgatif, qui la fit auſſi vomir quantité de fois. M'étant trouvé dans le quartier, on me pria d'entrer & de la voir : après l'avoir examinée , j'aſſurai qu'elle étoit certainement morte, & conſeillai au Maître & à la Maîtreſſe de la faire ouvrir, pour connoître à fond cette maladie, dont en mon particulier je n’ignorois pas la caufe. Ils me crurent, & envoyerent le foir me prier d’en faire l’ouverture, en préfence d’un Medecin & de deux de mes Confreres. Comme il ne m’importoit pas de fçavoir l’état des parties contenues dans les ventres fupérieur & moyen, je me fixai à l’examen de l’inférieur, que j’ouvris, auffibien que la matrice, dans laquelle je trouvai, comme je le croyois bien, un enfant, qui nous parut avoir cinq à fix mois, & qui étoit de travers, avec les bras étendus d’un côté & de l’autre, fituation toute différente de celle dans laquelle les Auteurs nous les difent être dans ce tems-là, j’ouvris enfuite le ventricule, dont la membrane intérieure ou veloutée, étoit comme deffechée & très-rouge, que nous jugeâmes être un effet de l’inflammation qu’elle avoit foufferte dans les violentes contractions, & dans les cruels efforts que le remede lui avoit caufés, n’y ayant pas trouvé la moindre portion de cette humeur mucilagineufe, dont elle eft enduite dans l’état naturel.

Comme je ne cherchois pas autre chofe, je remis toutes ces parties dans la cavité du ventre, & fis la future du cadavre. Tout le monde parut furpris de ce fâcheux fpectacle ; mais plus particulierement fa Maîtreffe, qui l’avoit toujours regardée comme une fille fort fimple, & incapable de s’abandonner à un tel excès.

R É F L E X I O N.

Le Médecin qui traitoit cette fille fut étrangement furpris, quand il fçut ce qui s’étoit paffé, vu qu’il ne lui donnoit que des remédes fort fimples, & dans l’ufage defquels il n’y avoit rien à rifquer, fans fonger que cette rufée ne prenoit aucun des fiens, mais bien ceux d’autres gens mal intentionnés, qui voyant que la groffeffe fe confirmoit par les mouvemens de l'enfant, lui en donnérent des plus violens, dans la crainte continuelle où elle étoit, par l'épreuve qu'elle avoit faite l'année précédente du mauvais fuccès des remédes de fon Médecin ordinaire ; ces remédes l'avoient conduite jufques au terme de fon accouchement, où après quelques légeres douleurs qu'elle avoit fouffertes fans fe plaindre, & les eaux s'étant fubitement écoulées fans aucune précaution, la maîtreffe crioit victoire, dans l'efpérance que fa fervante alloit être guérie ; c'étoient celles qui précédérent l'enfant dont elle accoucha la nuit fuivante, & qui fut enlevé de la maifon, fans que la crédule maîtreffe prévenue en faveur de cette fille libertine, en eût connoiffance ; ces deux Obfervations font plus que fuffifantes pour faire voir de quelle conféquence font les remédes violens, dans le cours d'une groffeffe, & en même-tems combien une fille débauchée a quelquefois de peine à faire perdre fon fruit, puifque fouvent elle ne le peut faire fans s'expofer elle-même au danger évident de perdre la vie.

---

§. I V.

Du Vomiffement qui arrive à la Femme groffe.

QUoiqu'il y ait des femmes affez éclairées pour fçavoir juger de leur groffeffe dès le moment que l'acte a été accompli (*h*) ; il y

(*h*) Le dégoût, les aigreurs, les naufées, le vomiffement font les premières incommodités de la groffeffe ; elles durent fouvent jufques vers la fin du quatrième mois, quelquefois jufqu'à la fin de la groffeffe : La caufe de ces fymptômes eft la fuppreffion des régles, ou plutôt la plethore que cette fuppreffion produit ; car l'embarras des vifcères, les fonctions dérangées des inteftins, les irritations qui s'y font fentir, font les fuites de cette abondance de fang, qui ne peut être encore totalement employé à la nourriture de l'embryon. D'autres Auteurs ajoutent l'augmentation de l'œuf, qui écarte les parois de la matrice, & qui y caufe une diftention douloureufe ; de-là les fonctions dérangées de l'eftomac, les aigreurs, le dégoût, les naufées, le vomiffement, par le moyen du nerf *intercoftal* ou *du grand fympatique*, qui fournit ceux de la matrice & de l'eftomac.

en a d'autres aussi qui ne s'en apperçoivent que par le vomissement, qui la suit de si près, que j'en ai vû tomber dans cet accident dès la première journée qu'elles étoient devenues grosses ; parce que dès le moment que la conception s'est faite, la matrice souffre une contraction, qui est une action extraordinaire & sensible à cette partie, qui reçoit un rameau de la huitiéme paire des nerfs du cerveau, aussi-bien que l'orifice supérieur de l'estomac, de manière que ce nerf se trouvant ébranlé par ce sentiment douloureux, communique son ébranlement à l'orifice supérieur de l'estomac, & cause le vomissement par la correspondance que cette branche de nerf entretient entre ces deux organes.

Cette sympathie de la matrice avec l'estomac est si sensible & si évidente chez quelques femmes, qu'il n'est pas nécessaire qu'elles soient grosses, pour en ressentir les effets, puisque la seule action du coït leur cause le vomissement ; quelques-unes m'ayant consulté à ce sujet, mais une particuliérement, à laquelle cet accident étoit très-ordinaire.

Il n'est pas même nécessaire que le coït intervienne pour prouver cette sympathie, puisque j'ai vû des filles qui ressentoient les mêmes douleurs que souffre d'ordinaire une femme en travail, avec un vomissement des plus violens dans le tems que leurs régles étoient prêtes à couler, & cela par l'irritation que la matrice souffroit pour lors : l'une de ces personnes étoit fille d'un Officier de Judicature, & l'autre celle d'un Artisan : il n'y eut qu'un seul & unique remede qui se trouva propre à les guérir de cette incommodité, qui fut le mariage. Je les ai accouchées toutes deux, elles m'ont avoué que les douleurs de leurs accouchemens étoient beaucoup moindres que celles qu'elles souffroient tous les mois avant qu'elles eussent leurs ordinaires.

Cette étroite correspondance qui se rencontre entre l'estomac & la matrice, par le moyen des branches de ce nerf, ne produit pas toujours le même effet, mais seulement à quelques femmes : car il y en a quantité d'autres qui sont grosses d'un mois, de six semaines, & quelquefois de deux mois sans vomir ; parce qu'à celles-ci le vomissement n'est causé que par l'abondance des humeurs superflues, que la suppression de leurs régles retient chez elles : l'enfant à cause de sa petitesse, selon le dire des Auteurs, n'en pouvant consommer qu'une partie, la nature est obligée de se décharger du reste ; ne trouvant pas de lieu plus propre pour cet effet que l'estomac, tant à cause de sa situation, de sa disposition, que de son usage ; en sorte que c'est par où cette décharge se fait plus aisément. De plus sa situation facilite cette décharge, en ce qu'il est au milieu du corps, comme un lac dans lequel il aborde des ruisseaux de toutes parts.

Sa disposition y contribue aussi, parce qu'il est toujours prêt à recevoir ce qui lui est envoyé des parties supérieures ; & comme les femmes par leur tempérament abondent en humidités, & surtout quand elles sont grosses, & ces humidités venant en partie à se décharger dans la bouche par les conduits salivaires, dont une partie est évacuée par le crachement, (*i*) l'autre tombe

----

(*i*) Si les nerfs de l'estomac ne sont pas trop irrités, & si l'humeur ne péche pas par trop d'abondance ni d'acrimonie, il n'arrive point de vomissement, & les effets se bornent à des aigreurs, à des goûts fades & à des ptyalismes séreux & incommodes ; ce qui vient de l'expression des glandes de l'estomac que produisent les humeures, & de la sortie des levains indigestes & mal préparés. Peu de chose souvent soulage ; un verre d'eau pris

dans l'eftomac, d'où s'enfuit la perte d'appetit, la dépravation du goût, & le vomiffement.

L'appetit diminue encore ou fe perd entiére-ment chez quelques femmes groffes, lorfque les humeurs fuperflues viennent à tomber dans leur eftomac, où elles détrempent la liqueur qui fe conferve dans les replis de la membrane inté-rieure de ce vifcère, & en émouffent les poin-tes, de manière qu'elles empêchent que cette liqueur ne fermente, ou font du moins caufe que fa fermentation n'eft qu'imparfaite, & qu'el-le ne produit qu'un fentiment très-leger & con-fus à cette membrane, d'où s'enfuit la perte de l'appetit plus ou moins grande : ce qui oblige la femme groffe à exciter fon goût par l'ufage des mauvais alimens & non accoutumés, dont il ne réfulte qu'un mauvais chyle, qui donne occafion à des goûts de plus en plus dépravés : Sur quoi l'on fait quantité d'hiftoires, lefquelles tout in-croyables qu'elles paroiffent, ne laiffent pas d'être vraies. J'en ai vû une manger des entrailles de poif-fons toutes crues, lorfqu'il ne tenoit qu'à elle d'a-voir le poiffon entier, le faire cuire & bien ap-prêter. J'en ai vû d'autres ne pouvoir fentir ni voir de viande, de pain, ni de foupe. Il n'eft pas croyable ce que quantité de femmes m'ont affuré d'avoir mangé : & ce qui eft de plus fur-prenant, c'eft que par une mauvaife honte, elles ne veulent prefque jamais dire ni demander ce qui leur fait envie ; & cela les réduit à de telles ex-

le matin abforbe la pituite. On trouve quelquefois fa guérifon dans le chocolat de fanté, dans une infufion *de thé*, *de camomille*, *de mé-liffe*, *de véronique*, dans une ptifanne pectorale. Si le mal s'opiniâtre & devient infupportable à la femme groffe, on peut avoir re-cours à la faignée du bras, à l'eau de *rhubarbe*, prife le matin, à la quantité de deux ou trois verres ; à l'o-piate *de Salomon*, aux con-fections d'*hyacinte* & *d'alker-mès*, à la thériaque.

trêmités, que j'en ai vû une qui eut envie d'un cochon de lait dont un voisin soupoit, duquel elle n'osa non-seulement demander, mais n'en voulut jamais accepter la moindre partie, quelqu'offre qu'on lui en pût faire. Elle en fut cependant tourmentée la nuit à tel point, qu'elle fut obligée de se relever, de se jetter par terre, qu'elle mordoit à belles dents, & faisoit des contorsions comme une possédée, sans que son mari pût pénétrer la cause d'une chose si extraordinaire, dont elle ne voulut se déclarer que lorsqu'elle vit qu'il appelloit du secours. Ce qui est surprenant, c'est qu'aussi-tôt que ce mari eut la connoissance de la chose, il fut chez le voisin, & apporta de ce cochon de lait; mais le tems étoit passé, & son goût pour lors l'y portoit si peu, qu'elle ne le voulut pas regarder. Elle eut le bonheur de se conserver grosse après ce terrible accident. Comme ces histoires sont communes, je me contente de celle-ci, pour faire voir que la disposition de (*k*) l'estomac donne lieu, lorsque la femme est grosse, à ces dégoûts si bizarres & si dépravés.

L'usage de l'estomac est de recevoir les alimens pour être digérés & déchargés ensuite par le Pylore dans les intestins, afin de fournir à la masse du sang de nouveau chyle, & de remplacer la dissipation continuelle que l'on fait par la

---

(*k*) L'espèce de vomissement qui survient aux femmes grosses a rarement des suites fâcheuses; il est au contraire souvent salutaire à la malade, puisqu'il lui débarrasse l'estomac du résidu de la nourriture qu'elle a prise; car on remarque que les femmes qui ont beaucoup vomi, accouchent plus heureusement. Cependant si les efforts étoient trop violens, on auroit lieu d'appréhender une fausse-couche; c'est-pourquoi il faut obvier à la trop grande plénitude des vaisseaux, & débarrasser les intestins des excrémens endurcis; on remplira ces vues par la saignée du bras & par des lavemens émolliens.

nourriture : il se trouve au contraire dans ce tems-là rempli d'humeurs superflues, & au lieu de les vuider dans les intestins, il les rejette par le vomissement, quelquefois sans que les alimens s'y mêlent, & souvent avec les alimens. Ces deux mouvemens qui consistent à garder les alimens & à rejetter les superfluités, quoiqu'incompatibles en apparence, se trouvent en effet dans cette partie, comme je l'ai vû arriver à quantité de femmes, qui ne vomissoient que des sérosités, quoiqu'elles eussent l'estomac plein d'alimens & qu'elles fussent attaquées des vomissemens les plus violens, aussi-tôt qu'elles avoient mangé sans en rejetter quoi que ce soit; comme si la nature intelligente eût évacué les humeurs superflues, pour faire place aux alimens, afin de fournir à l'entretien de la mere & à celui de l'enfant par une bonne digestion.

Pour moi, je ne regarde pas ces humeurs comme des humeurs corrompues, quoi qu'en disent d'excellens Auteurs, je fais une grosse différence entre les humeurs superflues (1) & les humeurs corrompues. La corruption change la nature de la chose, & la superfluité ne consiste que dans l'a-

___

(1) L'œuf fécondé, à peu près gros comme un pois, composé de membranes très-fines, glissé des ovaires dans la matrice, placé d'abord à son aise & renfermant un petit embryon, s'augmente peu à peu par les sucs que lui fournit l'*uterus* au moyen des premiers linéamens du cordon ombilical qui sont unis à ce viscère ; cet œuf devenu plus gros s'applique aux parois de son domicile, & augmentant toujours de volume les fait céder à son accroissement. Cette impul- sion produit, comme nous avons dit ci-dessus, une sensation douloureuse, qui se communique à toutes les parties avec lesquelles elles sympatisent par le moyen de la huitième paire de nerfs, & par celui de l'intercostal. C'est de là que viennent la plûpart des symptômes énoncés ci-dessus ; mais il en survient d'autres, à mesure que le volume de la matrice augmente, comme nous verrons dans le Paragraphe suivant.

bondance. Si ces humeurs contenues dans l'estomac étoient corrompues , elles feroient une
mauvaise impression sur la membrane intérieure
de ce viscère , & quelque peu qu'il s'en glifsât
avec les alimens dans les intestins , elles communiqueroient leur malignité non-seulement à la
mere , mais aussi à l'enfant tendre & délicat, qui
n'a d'autre nourriture que celle qu'il reçoit du
sang de sa mere , qui est la suite de la digestion
& de la chylification ; & comme l'enfant se porte bien en venant au monde , quoique sa mere ait
souffert des vomissemens pendant tout le tems de
sa grossesse , on doit croire que ces humeurs ,
dont une portion s'est mêlée au chyle , sont sans
corruption.

Je regarde ces humeurs qui abondent dans
l'estomac , & qui causent le vomissement pendant la grossesse , comme les principes passifs des
Chymistes , dont les actifs se sont consumés pour
la nourriture de l'enfant. Encore ces humeurs,
quoique superflues , sont-elles trop déshonorées
par cette épithete , d'autant qu'elles ne peuvent
être dénuées d'esprits , comme sont ces principes
passifs , quoique la nature les rejette comme inutiles , mais seulement par rapport aux autres parties de ces humeurs , qui ont été utilement employées.

Je ne dis pas pour cela que la femme grosse
soit exempte de renfermer chez elle quelques
humeurs corrompues , puisque je n'en vois que
trop souvent qui sont attaquées de vapeurs , de
suffocations & de foiblesses , qui ne peuvent avoir
pour cause qu'une corruption , dont ces accidens
sont l'effet. Mais je dis que cette corruption vient
d'une semence corrompue , ou de quelque portion de fleurs blanches , dont la matrice ne s'est
pas assez bien déchargée , & qui reste cantonnée

en quelque endroit de ce viscère, soit dedans ou autour de cette partie, laquelle y acquiert par son séjour un dégré de corruption, qui venant à se communiquer dans le sang, est portée au cerveau; elle y trouble le cours des esprits, & donne occasion à ces accidens, qui sont plus ou moins fâcheux, suivant le dégré de corruption que cette humeur a contractée, sans que les humeurs superflues qui se précipitent dans l'estomac, & qui causent le vomissement, y aient aucune part.

Par ce qui vient d'être dit il sembleroit que toutes les femmes grosses devroient vomir; mais l'expérience y est contraire, car s'il y a des femmes grosses qui vomissent dès le commencement de leur grossesse, & d'autres qui ne vomissent qu'un ou deux mois après, il y en a qui ne vomissent que jusqu'au quatre ou cinquième mois, parce que, selon les Auteurs, l'enfant venant à croître, consume plus d'alimens qu'auparavant, & détruit par ce moyen la cause du vomissement. Mais quelles raisons allégueront ces mêmes Auteurs, pour expliquer le vomissement de quelques autres, qui continue jusqu'au jour de l'accouchement, soit que cet accident leur soit arrivé dès le premier jour, ou qu'il ne leur soit survenu qu'un ou deux mois après leur grossesse; ou d'autres qui vomissent étant grosses d'un garçon, & qui ne vomissent jamais quand elles le sont d'une fille; d'autres tout au contraire qui vomissent sans cesse, lorsqu'elles sont grosses d'une fille, & jamais quand elles le sont d'un garçon; d'autres enfin qui ne vomissent point du tout, & qui loin de ressentir aucune incommodité, ne se portent jamais mieux que quand elles sont grosses, de manière que la grossesse semble être à ces sortes de femmes une espèce d'absorbant, qui consume les mauvaises humeurs qui s'engendrent en tout autre tems chez elles, & qui même les délivre d'une quantité d'indispositions ausquelles elles sont sujettes hors de ce tems-là. Aussi en ai-je traité plusieurs qui étoient tourmentées de vapeurs si fortes qu'elles les portoient jusqu'à l'aliénation d'esprit ; d'autres à des suffocations, & d'autres enfin à des espèces de convulsions épileptiques, tous accidens qui cessoient au tems de la grossesse, & qui se trouvoient heureusement remplacés par une bonne disposition, un teint frais, une humeur gaie & un bon appétit. De manière que rien n'est plus différent que la grossesse d'une femme, par rapport à celle d'une autre, puisque la grossesse détruit à l'une les mêmes accidens qu'elle fait naître à l'autre : ce qui fait voir que la cause des vapeurs, des foiblesses, des suffocations & des convulsions, dont quelques femmes grosses sont attaquées, vient des humeurs corrompues & retenues vers les parties basses, puisque celles qui ne sont pas grosses y sont également sujettes. Mais comme je ne parle de ceci que par occasion, je reviens au vomissement, dont la cause la plus vrai-semblable est la quantité d'humeurs superflues, desquelles la femme grosse regorge, par la suppression de ses ordinaires. Il faut donc les diminuer autant qu'il est possible, pour la mettre à couvert des mauvais effets que le vomissement peut produire, ce qui ne se peut faire que par le secours des remedes généraux, qui consistent dans les saignées, les lavemens & les purgations que l'on doit administrer selon la force, la complexion & le tempérament de la personne qui est atteinte de cette sorte de réplétion ; mais les faire toujours fort prudemment, & pécher plutôt par le moins que par le plus, pour éviter le dangereux accident où quantité de Médecins font tombés, pour en avoir ufé autrement.

Les Médecins ordonnent pour l'ordinaire aux femmes qui font violemment attaquées de dégoûts & de vomiffemens, de fe nourrir d'alimens de bon fuc & de facile digeftion. Mais ce confeil eft fort inutile à la plus grande partie de celles qui font en cet état; car qui voudroit forcer une femme groffe à prendre ce qui n'eft pas felon fon goût, augmenteroit fon mal; & j'ai toujours trouvé que c'étoit beaucoup que de les empêcher d'ufer des chofes abfolument mauvaifes. J'en ai conduit depuis le commencement de leur groffeffe jufqu'à leur accouchement, qui prenoient fi peu de nourriture & d'une fi mauvaife qualité, qu'il feroit très-difficile de s'imaginer comment elles pouvoient vivre, accoucher heureufement, & leurs enfans fe bien porter, après que les meres étoient tombées dans un dégoût fi général de tout ce qui peut fournir de la nourriture, & qui au cas qu'elles euffent voulu fe forcer à prendre quelque chofe de meilleur, pour déférer à mon confeil, étoient auffitôt attaquées d'un vomiffement qui leur faifoit rendre avec ufure ce qu'elles avoient pris. Ce qui m'a fouvent obligé de mettre les remedes généraux en pratique; l'intention de rappeller l'appétit, & de détruire le vomiffement, ne pouvant vrai-femblablement s'accomplir fans leur fecours, quoique l'expérience y foit fouvent contraire.

Entre les remedes généraux que l'on peut employer contre le vomiffement, je n'en ai point trouvé de plus propre & de plus efficace que la faignée, qui vuide la plénitude dont la malade fe trouve furchargée. Mais il faut, comme je l'ai déja dit , que ce grand remede soit administré avec prudence & modération.

Les lavemens sont aussi d'un merveilleux secours, particulierement aux femmes grosses qui ont le ventre paresseux , parce qu'ils déterminent les humeurs superflues à s'évacuer par bas ; & il est bon d'y joindre quelquefois de légers purgatifs. Ce fut en usant de cette méthode que je rendis un grand service à une femme de cette Ville , affligée de tous ces accidens.

OBSERVATION XXXIX.

Le 16 Novembre de l'année 1693 , une Frippiere de cette Ville , grosse de trois mois , me consulta sur un dégoût général qu'elle avoit pour tout ce que l'on a coutume de manger , satisfaisant son appétit par quelques coquillages de moules , d'huitres , homars , ou choses semblables, avec un peu de bouillie de bled noir ou sarazin , détrempée d'eau , ne goûtant ni pain , ni viande , ni aucune chose qui y eût du rapport, & vomissant sans cesse depuis six semaines , ce qui la réduisoit dans une extrême foiblesse. Je lui tirai six onces de sang du bras ; elle soutint si bien cette saignée que je la réitérai trois jours après. Je lui fis aussi donner deux lavemens , à trois jours l'un de l'autre , & la purgeai ensuite avec un gros de rhubarbe , infusé dans un verre d'eau , & j'ajoutai à la colature une once de manne & autant de syrop de pommes laxatif. Ces remedes eurent un si heureux succès, que le vomissement diminua considérablement, & que cette femme commença à manger du pain d'orge & un peu de soupe ; je lui fis prendre ensuite vingt grains de rhubarbe en poudre , dans une cuillerée de cette soupe , qui réussit si bien que le vomissement cessa entierement, & que fon appétit revint, jufqu'au feptieme mois, que le vomiffement fe fit fentir plus violent qu'auparavant, ce qui me fit réitérer les mêmes remedes ; mais le vomiffement n'ayant pas cédé fi aifément, je fus obligé d'y joindre la rhubarbe en poudre, & de la réitérer trois fois en trois différens jours, avant que d'en appercevoir le bon effet. Le vomiffement ceffa ; mais dans la crainte que j'eus du retour de cet accident, je continuai de lui faire prendre douze grains de rhubarbe en poudre de tems-en-tems, jufqu'à fon accouchement, qui fut heureux, & fon enfant étoit auffi gros & gras que fi la mére s'étoit toujours parfaitement bien nourrie.

RÉFLEXION.

Quelque foible que fût cette femme en apparence, comme la caufe de cette foibleffe ne fe pouvoit rapporter qu'à la réplétion, eu égard aux accidens qu'elle fouffroit, je ne trouvai point de plus prompt reméde pour la foulager que la faignée ; la manière dont elle la foutint m'engagea à la réitérer, & le fuccès qu'elle eut eft une preuve évidente du befoin qu'en avoit la malade, auffi-bien que des lavemens & de la potion purgative pour débarraffer l'eftomac & déterminer les humeurs à prendre leur cours par les felles, après quoi l'appétit lui revint & continua pendant plus de trois mois, jufques au fix & au fept de fa groffeffe que le vomiffement recommença, & fut calmé enfuite par l'ufage réitéré des mêmes remédes ; mais un peu plus difficilement, la caufe en étant plus ancienne, & par-conféquent plus difficile à détruire.

OBSE VATION XL

Le 5 Février de l'année 1687, on me pria d'aller à deux lieues de cette Ville voir une Dame, groffe de deux mois, qui étoit travaillée de vomiffemens continuels, avec les efforts les plus

violens,

violens, quoiqu'elle ne mangeât presque rien, & qu'elle se trouvât fort foible. Aucun remede ne me parut plus convenable que la saignée, pour désemplir les vaisseaux, & avoir lieu ensuite de faire passer un léger purgatif, d'autant plus que cette Dame ne dormant point paroissoit très-échauffée. Je lui tirai deux palettes de sang, qui vint fort bien, & qu'elle soutint encore mieux ; ce qui m'engagea à réitérer la saignée, & à lui faire prendre de simples lavemens de petit lait, sans aucune addition. Ces saignées & ces lavemens ayant eu tout le succès que je pouvois en attendre, par le retour du repos, d'un peu d'appétit, & par la diminution du vomissement, je ne doutai plus que la purgation n'achevât de remettre cette Dame dans un aussi bon état qu'une femme grosse le peut espérer. Pour cela je fis mettre la moëlle de quatre onces de casses en bâtons, dans deux grands verres d'eau, que l'on fit bouillir dans un poëlon, & j'ajoutai dans la colature une once de manne & une once de syrop de pommes composé. Je partageai le tout en deux verres, que je fis prendre à la malade à deux heures l'un de l'autre.

Je mis cet intervalle entre les deux prises, afin que si elle rejettoit le premier verre, le second pût satisfaire à mon intention, qui étoit d'évacuer les humeurs superflues qui croupissoient dans son estomac, & qui ne se vuidoient qu'en partie par ses vomissemens, de maniere qu'il y en restoit encore assez pour fournir un levain capable de corrompre le peu d'alimens qu'elle prenoit, & d'y causer une continuelle & vicieuse fermentation, dont le vomissement étoit la suite.

Ces remedes réussirent assez bien pendant quelque tems ; mais ses vomissemens ayant recommencé après deux mois, qui étoit environ le fixième mois de fa groffeffe, je ne balançai pas à réitérer les mêmes remedes, après l'ufage defquels ce fymptôme ceffa abfolument. Je l'accouchai à fon terme d'une fille, qui fe porta fort bien ; & la mere n'eut pas de peine à fe rétablir.

RÉFLEXION.

Cette Dame n'attendit pas fi long-tems dans fes autres groffeffes à remédier à fon vomiffement Si-tôt qu'elle fe fentoit atteinte du moindre dégoût ou de quelque naufées, je la faignois & la purgeois de la même manière que la première fois, & elle s'en trouvoit parfaitement bien.

Au lieu de l'infufion de rhubarbe dont je me fervis à la première de ces Dames, qui avoit le ventre affez libre, je me fervis à la feconde de l'infufion de caffe, parce qu'elle étoit fort conftipée, fort échauffée, & qu'elle dormoit très-peu, la caffe étant le purgatif le plus convenable aux vues que l'on doit avoir dans ces circonftances, parce qu'elle eft de tous les purgatifs celui qui échauffe moins, & qui procure plutôt le fommeil : la manne & le fyrop de pommes y étoient joints pour aider à la faire paffer, afin d'obtenir plutôt l'effet que je me propofois.

Le retour des vomiffemens qui tourmenterent ces malades, nous fait bien voir que les Auteurs (*m*) parlent plutôt felon leur idée que fuivant l'expérience, quand ils difent que l'âge avancé & la force de l'enfant fait qu'il confume beaucoup plus de nourriture, & que ne fe trouvant plus tant d'humeurs fuperflues, le vomif-

(*m*) Les Auteurs qui ont rendu raifon de la ceffation de ces fymptômes vers le quatrième mois de la groffeffe, difent que le fœtus qui devient plus fort, fait céder la matrice qui devient plus foible en devenant plus mince : les nerfs font moins comprimés par les fibres charnues, & diftribuent les efprits plus facilement : les vaiffeaux fanguins font moins ferrés, ont leurs calibres plus libres, & donnent plus de liberté au fang qui s'emploie en plus grande quantité pour le fœtus. La mere dont l'eftomac digére beaucoup mieux, confomme plus d'alimens, & fe remet en bon état en faifant évanouir tous les accidens dont nous avons parlé.

fement ceffe ; puifque ces deux Obfervations & quantité d'autres prouvent fuffifamment que ce n'eft qu'un nouveau dépôt de ces mêmes humeurs , qui fait renaître cet accident : car fi la raifon de ces Auteurs avoit lieu , toutes les femmes vomiroient jufques au quatre ou cinquième mois de leur groffeffe, & ce vomiffement cefferoit abfolument dans ce tems-là & fans retour. Mais loin que cette régle foit générale , le contraire arrive à la plûpart des femmes qui font fort pléthoriques.

---

§. V.

De la fuppreffion d'urine , de la difficulté d'uriner , & de la néceffité d'uriner fouvent.

S I la difficulté d'uriner (*n*) eft un accident fort à charge à une femme groffe , la fuppreffion d'urine l'eft encore davantage. Une grande

(*n*) Les différens accidens fuivent les différens volumes du fœtus & de la matrice. Au terme d'environ tsois mois , la matrice commence à fortir du baffin ; & elle en occupe la partie fupérieure vers la fin du quatrième mois ou au commencement du cinquième. Alors elle comprime le fphincter de la veffie , & produit par cette compreffion une difficulté d'uriner , & même quelquefois elle occafionne une fuppreffion totale des urines. L'on voit qu'il fe doit faire une preffion de toutes les parties qui font dans le baffin , & qu'il doit en naître des douleurs de colique & la fiévre. Le poids de la matrice , qui comprime la partie fupérieure du *rectum*, & la partie inférieure du *colon*, empéche les excrémens de paffer ; ces matières par leur trop long féjour dans les inteftins s'y durciffent , caufent des conftipations , & font des compreffions fur la matrice capables de faire avorter. La compreffion de la matrice fur les veines hemorrhoïdales & iliaques internes caufent un gonflement dans toutes les parties inférieures , & produit ce qu'on appelle *hémorrhoïdes*. Tous ces accidens ceffent ordinairement quand la matrice plus diftendue s'éléve affez haut pour s'appuyer fur les bords du baffin ; mais comme les fuites de ces fymptômes pourroient être funeftes , il faut les prévenir par des remédes

chaleur, une humeur fort âcre, quelques fables qui s'échappent des reins, & tombent par les uretères dans la veſſie, ou même qui peuvent y

capables de les détruire.

La retention d'urine demande un prompt ſecours, & la ſonde eſt celui qu'on doit choiſir ; & comme il faut craindre les récidives, il faut avoir recours aux ſaignées du bras , aux lavemens, aux fomentations, & aux bains domeſtiques.

M. Smellie , Accouch. p. *150, t. 2.* dit avoir été appellé auprès d'une femme au cinquième mois de ſa groſſeſſe ; qu'il lui trouva le fond de la matrice abbaiſſé en arrière vers la partie inférieure du vagin, l'orifice de la matrice en avant & intérieurement au-deſſus de l'aine droite ; que le col & la partie inférieure de la veſſie étoient ſi comprimés, que la malade avoit été pluſieurs jours ſans pouvoir uriner. La veſſie remontoit juſqu'à la foſſette du cœur, & on y ſentoit une fluctuation ſemblable à celle de l'aſcite. M. Smellie eut recours à la ſonde, & par ce moyen il vint à bout d'évacuer une grande quantité d'urine. Le lendemain, après une pareille opération, elle fit une fauſſe couche ; au moyen de quoi cette ſuppreſſion n'eut plus de ſuite ; mais elle avoit beaucoup dépéri faute de nourriture, & elle mourut de la diarrhée deux ou trois jours après.

Le même Auteur rapporte encore qu'ayant été appellé auprès d'une femme groſſe de ſon premier enfant , & dont les urines étoient tout-à-fait arrêtées, il la ſoula-

gea tout d'un coup par la ſonde ; enſuite, il la fit ſaigner, & lui ordonna un lavement, parce qu'elle étoit conſtipée. Le lendemain il la trouva dans le même état, n'ayant point rendu d'urine. Il examina la matrice qui étoit baiſſée conſidérablement par la compreſſion qu'elle recevoit de la veſſie. La matrice étoit ſi abaiſſée, dit M. Smellie, qu'on pouvoit ſentir toute la longueur de ſon col, & la dilatation de ſon fond, qui ſembloit remplir tout l'eſpace du pubis : je l'examinai auſſi au travers du rectum & je reconnus qu'elles n'étoit pas moins ſerrée contre l'os ſacrum que contre l'os pubis. Comme je ſentois dans cette partie une chaleur extraordinaire, je conjecturai que tout ſon corps étoit enflammé. Ayant pouſſé avec mon doigt contre l'orifice de la matrice de manière à l'élever, & comme il ſortit trop peu d'urine, j'employai ma ſonde derechef, & la malade ſe trouva ſoulagée d'une grande douleur qu'elle ſentoit auparavant au-deſſus du pubis; mais elle ſe plaignoit toujours d'une autre au fond du baſſin. Comme elle avoit de la fièvre, je réitérai la ſaignée, & ordonnai une once de manne fondue avec deux gros de ſel de Glauber dans un verre d'eau de fontaine ; ajoutant qu'on lui donneroit un lavement, en cas que cette potion ne produiſît aucun effet

être engendrés , sont les causes les plus ordinaires de la difficulté d'uriner , qui peuvent toutes être détruites par les remedes généraux & particuliers ; mais il n'en est pas de même de la suppression qui est causée ou par *(o)* une pierre en-

avant deux heures. On me manda le lendemain pour la faire uriner ; j'appris que sa médecine lui avoit procuré plusieurs évacuations , mais que ses douleurs dans le vagin , & la fiévre continuoient toujours ; je lui ordonnai les ventouses & les bains , & elle se trouva soulagée ; je fus cependant encore obligé de la faire uriner une fois dans la journée pendant onze jours ; au bout desquels elle se porta bien pendant le reste de sa grossesse. S'étant trouvée grosse ensuite pour la seconde fois , elle eut encore une suppression d'urine à peu près dans le même terme ; mais par le moyen de la saignée & des lavemens la suppression n'eut pas de suite. J'ai vu deux autres femmes travaillées du même accident vers le même tems de leur grossesse : leur suppression a duré quatorze jours , & a cédé aux saignées réitérées , à l'usage des lavemens & à la sonde. J'ai souvent vu sur-

venir une difficulté d'uriner vers la fin du quatrième mois , qui se dissipoit ensuite vers le milieu du cinquième.

Dans les hémorroïdes , dans les constipations, dans les coliques , on doit avoir recours aux lavemens émolliens, laxatifs , & un peu stimulans ; si le *rectum* bouché interdit le passage aux clysters , il faut auparavant recourir aux suppositoires , qui raniment la faculté du *rectum* & du *colon* , que la pression de la matrice affoiblit;ensuite on passe à l'usage des lavemens qui détrempent les matières endurcies & en facilitent l'évacuation.

Quand les excrémens sont retenus trop long-tems , l'inflammation qui s'y produit & la chaleur qui s'y fait sentir , dilatent l'air qui y est contenu , & produisent des coliques très-violentes. Les remèdes ci-dessus en étant la cause , détruisent ces espèces de coliques.

(o) Pour bien connoître les causes qui produisent les douleurs des femmes grosses , il faut bien distinguer les lieux où elles se font sentir. Quand c'est au bas du ventre & à la région de la matrice , & que c'est au commencement de la grossesse ,

on doit penser que c'est cette partie qui est en souffrance , sur-tout lorsque les lavemens n'ont pas apporté de soulagement , & que les vomissemens accompagnent ces coliques. La saignée , la liberté du ventre , un exercice modéré & un régime

gagée au col de la veſſie, ou parce que la tête de l'enfant venant à s'affaiſſer ſur la partie intérieure de l'os pubis, où le col de la veſſie ſe trouve pla-

convenable ſuffiſent ordinairement pour appaiſer ces douleurs. Mais ſi elles ſe font vers les flancs, à la région de la veſſie, ſi elles donnent des envies fréquentes d'uriner, ſi les urines ſont crues & en petite quantité, il y a tout lieu de croire que c'eſt une *colique néphrétique*. Les ſaignées réitérées, les potions huileuſes, les lavemens émolliens, les émulſions, les ptiſanes faites avec la racine de guimauve ou avec la graine de lin font diſſiper ces douleurs.

Quand ces douleurs ſont produites par la préſence d'une pierre dans la veſſie, il ſeroit dangereux d'en faire l'extraction, & la femme doit s'attendre à de grandes ſouffrances dans le tems de l'accouchement ; car lorſque les membranes ſont rompues & que la tête de l'enfant ſe trouve engagée dans la partie ſupérieure du baſſin, la pierre ſe trouve priſe au-devant de la matrice ſur le col de la veſſie, de façon qu'elle y occaſionne de vives douleurs & retarde l'accouchement ; le ſeul ſecours qu'on puiſſe donner à la malade, c'eſt d'introduire le catheter & un ou deux doigts dans le vagin, pour repouſſer la pierre au-deſſus & par derrière la tête de l'enfant ; ou bien enfin lorſqu'il n'eſt pas poſſible d'y réuſſir, il faut tourner l'enfant de façon qu'on puiſſe le recevoir par les pieds, avant que ſa tête ſoit engagée trop avant dans le baſſin.

M. *Smellie Obſ. ſur les Accouch. p. 164.* rapporte l'hiſtoire d'une femme qui étoit au ſeptième mois de ſa groſſeſſe, & qui depuis pluſieurs années étoit cruellement tourmentée de graviers dans les reins. Il en étoit paſſé pluſieurs petites pierres dans la veſſie, d'où elles étoient ſorties avec les urines. En arrivant chez elle, il la trouva dans de grands tourmens pour une pierre qu'elle croyoit être arrêtée dans l'uréthre du côté droit ; elle vomiſſoit avec de grands efforts, qui faiſoient craindre un avortement ; c'eſt pourquoi il lui fit tirer dix onces de ſang du bras, il lui fit donner enſuite un lavement, & après l'effet de ce clyſtère, il lui fit prendre dix grains des pillules de *Starkey* ; au moyen de quoi ſes douleurs ſe calmérent, & bientôt après la pierre deſcendit dans la veſſie. Depuis ce tems-là cette femme a encore été ſujette de tems en tems à quelques douleurs occaſionnées par la difficulté que les graviers avoient à deſcendre ; mais elles n'ont jamais été ſi violentes.

Les femmes ſont plus ſujettes aux coliques néphrétiques dans la groſſeſſe que dans l'état ordinaire, par la preſſion qui ſe fait de la part de l'enfant ſur les reins &

cé, s'engage entre ces deux corps durs, qui caufent à ce col un étranglement fi complet, qu'il intercepte abfolument le cours de l'urine. Ces remedes généraux n'étant d'aucune utilité à l'un ni à l'autre de ces accidens, c'eft une néceffité d'y faire intervenir celui de la main.

Une inflammation au col de la veffie, qui eft caufée par les violentes douleurs des hémorrhoides, ne caufe pas moins un étranglement & une fuppreffion d'urine, qu'une pierre, ou la tête de l'enfant: cet accident fe guérit par la fonde & par les remedes généraux.

L'envie ou la néceffité d'uriner fouvent eft caufée par des humeurs âcres ou échauffées, ou par l'approche de l'enfant au paffage, qui eft un préfage que le tems de l'accouchement n'eft pas éloigné, & qu'il eft même d'autant plus proche, que cette néceffité devient plus fréquente.

OBSERVATION XLI.

Au mois d'Avril de l'année 1701, une Bourgeoife de cette Ville qui étoit groffe, me confulta fur de prétendues ardeurs d'urine qu'elle fouffroit très-fouvent, même long-tems avant fa groffeffe, mais plus violentes depuis ce tems-là, qu'elle avoit des difficultés terribles quand elle vouloit uriner, même quelquefois des fuppreffions qui lui arrivoient par intervalles, & qui duroient très-peu: mais que jamais elle n'urinoit

fur les uretéres, par la difficulté qu'ont les reins de filtrer une urine plus louche & plus épaiffe à caufe du lait qui s'y trouve mêlé, ou de la bile qui les charge, & qui les rend plus âcres. J'ai été obligé quelquefois d'ordonner des lavemens avec deux ou trois gros de *philonium Romanum*, dit M. Puzos, pour procurer un calme que les remédes précédens n'avoient pu donner, & je l'ai fait avec fuccès.

fans peine, depuis qu'elle avoit commencé d'être atteinte de cette incommodité ; ce qui m'obligea de lui tirer du fang au bras, après quoi je lui ordonnai des lavemens émolliens, faits avec une décoction de feuilles de mauves, guimauves, pariétaire, violiers, camomille & deux onces de miel violat : & pour fa boiffon, une ptifane faite avec une racine de guimauve & du chiendent, dans un verre de laquelle on mettoit le foir une cuillerée de fyrop des cinq racines un jour, & autant de celui de nenuphar un autre jour ; ce qui lui fit rendre du fable & plufieurs petites pierres, & elle fe trouva très-foulagée.

Je fus furpris le trois de Juillet de la même année, de la voir venir me trouver à ma chambre dès trois heures du matin, fe plaignant de fouffrir les plus cruelles douleurs qu'une femme pût reffentir, faifant des contorfions qu'on ne peut exprimer qu'à peine, fans fe pouvoir réfoudre à m'en déclarer la caufe : mais pouffée à bout par la douleur, elle fe coucha enfin au milieu de ma chambre, où elle me fit voir & toucher une pierre (*p*) qui occupoit l'urethre ; elle étoit fi groffe, que je n'ofois efpérer, vû fon état, de la pouvoir délivrer de ce douloureux fardeau, après une auffi courte réfléxion que cet accident preffant me permit de faire. Je tirai ma feuille de myrthe, que je pris de ma main droite,

(*p*) Mme *Bourgeois* rapporte dans fes Obfervations page 130, qu'une femme étoit venue la confulter, fe plaignant d'avoir toujours eu une extrême douleur en urinant ; que l'ayant examinée, elle avoit trouvé une pierre dans le col de la veffie : cette pierre étoit longue de trois doigts, pointue par le bout, courbée par le milieu, & groffe comme le doigts. Elle prit une pincette dans l'étui de fon mari, puis portant le doigt le long du col de la veffie & preffant par derrière, elle fit fortir le bout qu'elle faifit avec la pincette, & elle en fit ainfi l'extraction.

& j'introduifis le doigt du milieu de ma main gauche dans le vagin, fur lequel j'affurai cette pierre, que je fis un peu rétrograder, pour avoir la liberté d'introduire fans peine mon inftrument; après quoi je pouffai violemment cette pierre avec mon doigt, fans avoir égard à la délicateffe ni à la fenfibilité des parties fur lefquelles je travaillois, faifant intervenir le fecours de ma feuille de myrthe, qui m'étoit d'une grande utilité, pour procurer la dilatation de l'urethre; de manière que fans écouter les cris de la malade, ni faire attention à l'état où elle étoit, je finis heureufement cette opération par l'extraction de cette pierre, plus groffe que la plus groffe amande, & qui pefoit une once à bon poids. Cette femme n'en fut pas incommodée trois jours, je l'accouchai heureufement dans fon teins, & depuis elle ne s'en eft point fentie.

RÉFLEXION.

Cette malade fut bien étonnée, après l'ufage des remédes les plus convenables à fa guérifon, & après avoir rendu du fable & des petites pierres, de fe trouver encore tout à coup plongée dans l'état le plus pitoyable où elle eût encore été; j'ajoutai feulement à la fituation où elle fe mit, celle d'écarter fes genoux, & d'approcher les talons de fon fiége, & fans temporifer ni me rendre aux plaintes ni aux cris de la malade, je me fervis de l'occafion qui me parut favorable, étant de celles qu'il faut brufquer dans la crainte de ne la pouvoir recouvrer, fans quoi cette femme fe feroit trouvée dans la dure néceffité de fouffrir l'opération de la taille que je lui épargnai, par ma ferme réfolution & prompte execution : car peut-on difconvenir qu'elle n'eût bien fouffert davantage, fi j'avois négligé ce moment? Quelle différence par rapport aux douleurs, de faire l'extraction d'une pierre de la veffie avec une feuille de myrthe, pour tout inftrument, ou de la tirer par l'opération régulière de la taille, qui n'auroit pu fe faire fans introduire par une ouverture auffi petite qu'eft l'uréthre, deux conducteurs, & entr'eux une tenette, qui au

roient enfemble été plus gros que la pierre, & puis
charger cette pierre dans cette tenette, dont le volume auroit fans doute encore groffi confidérablement
par le long féjour qu'elle y auroit pu faire avant cette
extraction, après cette occafion perdue ? Ainfi ne va-
loit-il pas mieux en venir à cette prompte opération,
que de remettre la chofe après l'accouchement ? ce que
j'aurois pu faire fort aifément, en faifant rétrograder
cette pierre, dans la crainte d'avancer l'accouchement
de cette malade, qui en fut quitte pour un écoulement
d'urine, en partie involontaire pendant deux ou trois
jours, après lefquels elle ne s'eft jamais fentie d'au-
nune incommodité : bonheur qu'elle n'avoit pas goûté
depuis plufieurs années, & dont elle ne s'étoit plainte
que dans l'extrême néceffité.

OBSERVATION XLII.

Une femme groffe de cinq à fix mois, éloignée de quatre grandes lieuës de cette Ville,
m'envoya prier de venir la voir, fouffrant les
plus cruelles douleurs, à l'occafion d'une fuppreffion d'urine. Je m'y rendis en diligence, & la
trouvai, comme elle me l'avoit écrit, dans le fâcheux état d'une entière fuppreffion qui lui caufoit d'extrêmes douleurs, ayant toujours envie
d'uriner, & s'y préfentant fans ceffe, fans qu'il
s'en échappât une feule goutte ; ce qui l'avoit obligée d'être toujours levée depuis le jour précédent.
Sans autre examen que cette apparente & pref-
fante néceffité, je la fis mettre fur une paillaffe,
couchée fur le dos, les genoux éloignés l'un de
l'autre, & les talons repliés auprès des feffes ;
après quoi je voulus introduire ma fonde : mais
y trouvant une réfiftance infurmontable, quelque effort que je fiffe pour en venir à bout, fans
que la malade fe plaignît en aucune manière des
douleurs que je lui faifois fouffrir, dans l'efpérance qu'elle avoit d'être bientôt foulagée, je
changeai de batterie, & j'introduifis mon doigt

dans le vagin ; je trouvai la tête de l'enfant tout proche, & appuyée fur la partie intérieure de l'os pubis, entre lefquels étoit le col de la veffie : la compreffion interceptoit abfolument le cours de l'urine, qui fortit en abondance & jufqu'à la dernière goutte, dès que j'eus fait un peu rétro-grader la tête de l'enfant ; & la malade fe fentit entiérement foulagée. La crainte qu'elle eut que cette fuppreffion ne récidivât, fit qu'elle m'enga-gea à demeurer le refte du jour auprès d'elle, & à y coucher ; ce que je lui accordai volontiers, & fort à propos, étant retombée le foir dans le même accident : & cette récidive me porta à lui enfeigner à fe rendre à elle-même le fervice que je lui rendois ; à quoi elle réuffit fort bien le ma-tin qu'elle en fit l'effai, avant que je fuffe entré dans fa chambre, fe fentant dans la même né-ceffité ; ce qu'elle fut obligée de continuer juf-qu'à fon accouchement, qui fut très-prompt, quoique ce fut d'un des plus gros enfans dont je l'euffe encore accouchée.

R É F L E X I O N.

Comme il n'y a point de fouffrance égale à celle que caufe la fuppreffion d'urine, je me rendis avec toute la diligence poffible auprès de cette malade, pour lui procurer un prompt foulagement ; quoique je dife qu'elle fentit de grandes douleurs à l'occafion des moyens que je tentai pour introduire la fonde, il ne faut pas croire que j'ufaffe d'une violence outrée ; tout au contraire, je fçai que j'en faifois trop pour que la maladie y fut infenfible ; mais que je n'en faifois pas affez pour cau-fer des contufions & des excoriations, qui feroit ce qu'on pourroit appréhender en ces parties, qui font des plus fenfibles de tout le corps ; elle avoit fouffert cette in-commodité plufieurs fois, avant que de m'en avertir, & ce ne fut qu'à la dernière extrémité ; & lorfqu'elle défefpera de tout fecours du côté de la nature, qu'elle s'y détermina ; mais depuis elle fe reprocha plufieurs

fois fa fauſſe crainte, parce que ſi elle avoit pris d'abord
cette réſolution, elle ſe feroit épargné de grandes ſouffrances.

Ce fut cette même répugnance qui mit une autre
femme en danger de périr en pareil cas, dont je parle
dans une autre Obſervation ; & j'ai encore ſecouru pluſieurs autres malades par le même moyen, ſans qu'elles
ayent été expoſées à ma vue, ni que j'aye été obligé
de les toucher, à moins que d'autres cauſes ne s'y
ſoient jointes, comme il arriva à celle qui ſuit.

OBSERVATION XLIII.

La femme d'un Cordonnier de cette Ville
ſouffrit dans ſes trois premieres groſſeſſes à diverſes repriſes une totale ſuppreſſion d'urine, à
l'occaſion des violentes douleurs d'hémorrhoïdes,
que lui cauſoit une très-grande inflammation
à toutes les parties baſſes ; de maniére que cette
femme ne pouvoit auſſi rendre ſes excrémens
qu'avec beaucoup de peine ; ce qui l'obligeoit
de me venir trouver pluſieurs fois à toutes les
heures du jour & de la nuit, quand elle le pouvoit ; ou quand elle ne le pouvoit pas, elle m'en-
voyoit prier de venir chez elle : je la faiſois très-
bien uriner par le moyen de la ſonde, après quoi
elle étoit guérie, ne comptant pour rien les douleurs des hémorrhoïdes, par rapport à la peine
qu'elle avoit à ſe laiſſer ſonder. Je lui faiſois
prendre pluſieurs lavemens émolliens, je la ſai-
gnois deux fois du bras, deux palettes à chaque
fois, & lui préparois un bain avec quelques
poignées de mauves, guimauves, bouillon blanc,
feuilles de violiers, & camomille en quantité
néceſſaire, dans lequel on la plongeoit juſqu'au
deſſus du bas ventre, étant aſſiſſe dans un vaiſ-
ſeau convenable, les jambes dehors, auquel bain
ou décoction émolliente j'ajoutois deux pintes de
lait doux. La malade demeuroit dedans, l'eſ-

pace d'une heure le matin, & autant le soir. Ce remede rétablissoit admirablement bien toutes ces parties ; mais ce n'étoit qu'après en avoir réiteré l'usage pendant deux ou trois jours, durant lequel tems j'étois obligé de la sonder, comme je l'ai dit. Ce remede dissipoit l'inflammation, ramollissoit & relâchoit la tension que souffroient les parties, & leur rendoit leur ressort, si bien qu'elle étoit quelque tems sans ressentir cette incommodité ; mais elle retomboit dans ce fâcheux état deux & trois fois durant le cours d'une même grossesse. Enfin cet accident ayant toujours diminué depuis ce demi-bain, elle n'en fut plus incommodée à sa suivante grossesse.

RÉFLEXION.

L'on voit dans cette Observation que les remédes généraux & particuliers furent d'un grand secours à cette malade. Je craignois que ces bains n'avançassent l'accouchement ; ce qui m'engagea d'y procéder d'abord avec beaucoup de circonspection ; mais voyant que leur usage produisoit un bien effectif, je m'en servis avec la même liberté que j'aurois fait à une femme qui n'auroit pas été grosse : d'un autre côté les douleurs , que la malade souffroit avant l'usage de ce remede, étoient si violentes , que j'appréhendois qu'elles ne la fissent accoucher encore plutôt que le bain ; je m'en suis servi depuis à plusieurs autres personnes attaquées du même mal , & il a toujours fort bien réussi. D'ailleurs on est comme forcé de mettre tout en œuvre pour appaiser les violentes douleurs le plutôt qu'il est possible ; je ne me servis en cette occasion que de la sonde, que j'introduisis avec bien de la facilité , parce que la suppression d'urine n'étoit causée que par l'inflammation des parties contiguës au col de la vessie , qui se gonfloient & faisoient l'étranglement , à la différence de la précédente malade, où la tête de l'enfant faisoient l'obstacle.

Cet accident n'arrive pas seulement aux femmes grosfes, une autre femme qui étoit accouchée depuis plus de trois femaines n'en fut pas moins affligée.

OBSERVATION XLIV.

M. Doucet, Docteur en Médecine, m'envoya prier le 18 Février 1691, d'aller à la Paroiffe de Teurteville voir une pauvre femme de fes voifines, qui fe mouroit d'une totale fuppreffion d'urine, qui avoit réfifté à tous les remédes qu'il avoit pû lui prefcrire ; enforte qu'il ne voyoit plus pour elle de fecours à efpérer que de celui de la fonde. Je m'y rendis inceffamment, & nous nous y trouvames enfemble. Quand cette femme auroit été groffe de plufieurs enfans, elle n'auroit pas eu le ventre plus grand ; & elle étoit continuellement tourmentée des plus violentes douleurs que les hémorrhoïdes puiffent caufer, qui étoient la véritable caufe d'une fuppreffion entière des matières fécales & de l'urine, nonobftant tous les lavemens que ce Médecin lui avoit fait donner depuis trois jours que cet accident duroit. Je la fis mettre en fitua-tion fur le dos comme la précédente, j'introduifis ma fonde trempée dans l'huile avec toute la dou-ceur poffible, mais qui ne put néanmoins paffer fans faire quelque forte de douleur à la malade, tant ces parties étoient fenfibles. Elle rendit neuf fois plein une écuelle d'urine, qui tenoit près d'une chopine, mefure de Paris. Cette femme fe fentit fi foulagée, que fe tournant fur le côté, la tête en bas & le cul en haut, elle leva fa chemi-fe, & me dit tranquillement : Monfieur, vous qui voyez tout, & à qui rien n'eft caché, puif-que vous m'ayez bien fait vuider de ce côté-ci, faites-moi auffi vuider de celui-là : à quoi je confentis volontiers ; & pour cet effet je fis

un lavement, tel que la commodité du lieu le
put permettre, que je lui donnai, & dont l'effet
lui fut aussi favorable que celui de la sonde : elle
se porta si bien ensuite, que je n'en entendis
plus parler.

RÉFLEXION.

J'aurois souhaité que l'Auteur du Livre qui a pour
titre, *De l'Indécence aux hommes d'accoucher les femmes*
eût été avec moi, pour voir si son fameux exemple de
la Princesse, héritière de Bourgogne, qu'il auroit sans
doute proposé à cette femme, auroit eu tant de force
sur son esprit, pour préférer la mort au reméde, que
ma sonde en eut pour la tirer d'affaire, & si ces raisons
auroient pu lui persuader de préférer la mort à ce salutaire reméde ? Non elle n'auroit jamais consenti à être,
selon M. Bayle, l'héroïne, ni la martyre de la pudeur
à des conditions si dures ; mais après tout, la pudeur
peut-elle avoir lieu où les douleurs sont extrêmes, &
celles que cette pauvre femme souffroit l'étoient à un
tel point, qu'elle comptoit pour rien celles qu'elle
avoit souffertes dans ses accouchemens, en comparai-
son de celles-ci ; outre que dans celles de ses accouchemens elle avoit quelque intervalle, & qu'elle sçavoit
à-peu-près à quoi s'en tenir pour la durée du mal, au
lieu que celles-ci étoient continuelles, & sans espérance
de les voir finir. Elle fut agréablement trompée par le
secours que je lui donnai, tant du côté des matières
fécales, que de celui de l'urine ; car l'inflammation que
les hémorroïdes causoient en ces parties, avoient comme pétrifié ces matières, dont ce lavement procura l'é-
vacuation, bien mieux que le demi-bain, & tous ceux
que le Médecin lui avoit fait donner, bien entendu que
la sortie de cette prodigieuse quantité d'urine y fut d'un
grand secours, en rendant le passage libre. Les demi-
bains dont elle s'étoit servie furent continués, & les
lavemens, qui relâcherent les fibres du sphincter de l'a-
nus & de la vessie ; de manière que tant l'un que l'autre,
retrouverent leur ressort, & le tout alla dans la suite de
mieux en mieux.

Comme la nécessité d'uriner souvent peut avoir deux
causes, dont l'une est l'inflammation de la vessie, &

l'autre l'affaiſſement de l'enfant & de la matrice ſur ce même organe, qui arrive pour l'ordinaire quand la femme approche de ſon terme, il ne m'eſt arrivé aucun fait qui les explique mieux, que celui que je vais rapporter.

OBSERVATION XLV.

Une jeune fille de cette Ville m'ayant conſulté ſur une chaleur inſupportable qu'elle ſentoit aux parties baſſes, & qui lui cauſoit une ardeur d'urine très-incommode; je devinai par hazard qu'elle mangeoit du poivre, ainſi que pluſieurs autres de ſon eſpéce, pour les rendre, à ce qu'elles croyent, plus blanches & plus jolies qu'elles ne ſont naturellement. Je la tançai vertement ſur l'uſage continuel & immodéré de cette drogue, qui lui cauſoit cette chaleur inſupportable à l'eſtomac, au ventre, & à d'autres parties, & qui donnoit occaſion non-ſeulement aux ardeurs d'urine, mais qui lui inſpiroit en même-tems une inclination violente à l'amour, qui cauſoit la ſuppreſſion de ſes ordinaires en tout ou en partie, & par conſéquent le mauvais teint de ſon viſage, & qui répandoit une pâleur ſur tout ſon corps. Je lui recommandai fort de diſcontinuer l'uſage auſſi fréquent & auſſi abondant de cette drogue; qu'au ſurplus elle n'avoit qu'à s'humecter & à ſe rafraîchir pour réparer ce déſordre : après quoi je la quittai, & n'en entendis plus parler.

Une année après, comme je paſſois devant ſa porte entre onze heures & midi, ſa mere me pria d'entrer pour la voir, me diſant qu'elle avoit une ſuppreſſion d'urine; à quoi je ne me rendis qu'à peine, & après m'en être bien fait prier; mais comme je connois le beſoin que l'on a d'un prompt ſecours dans cette maladie, j'entrai enfin, & je demandai à cette malade ſi

elle

elle avoit une fuppreſſion totale d'urine, ou ſi c'étoit ſeulement une ardeur, ſi elle en rendoit ſouvent, & ſi c'étoit avec douleur ou ſans douleur. Elle me répondit tranquillement qu'elle n'avoit pas ceſſé d'en rendre, mais que c'étoit en petite quantité & ſouvent : Vous reſſentez, lui dis-je, les effets du poivre, ſans doute que vous en avez continué l'uſage, au mépris du conſeil que je vous donnai l'an paſſé ; mais puiſque vous urinez un peu & ſouvent, il n'y a point de ſuppreſſion, exécutez ce que je vous ordonnai l'an paſſé, & vous guérirez. Il y eut une femme qui me dit en ſortant qu'il y avoit long-tems qu'elle n'avoit pas ſes ordinaires, qu'elle étoit actuellement·dans les remedes, & qu'elle avoit encore pris le matin un lavement avec la rue, par ordre d'un Médecin, pour en procurer le retour ; à laquelle je répondis que c'étoit une pratique bien différente de celle que je voudrois tenir, mais qu'il étoit prudent & ſage. Je fus à peine arrivé chez moi, que j'appris que cette jeune fille étoit accouchée.

§ V I.

De l'enflure des Hanches & des extrêmités inférieures.

QUelquefois la ſuppreſſion des menſtrues cauſe une ſi grande répletion dans les vaiſſeaux, que toute l'habitude du corps en ſouffre des douleurs très-violentes, mais ſur tout vers l'eſtomac, les lombes & les hanches, avec une eſpéce de laſſitude dans les bras & dans les jambes, & une nonchalance univerſelle ; de maniere que les vaiſſeaux exceſſivement pleins ne pouvant se décharger , les humeurs surabondantes se précipitent sur les pieds & sur les jambes. Mais cette enflure se continue quelquefois jusques aux hanches, & rarement par toute l'habitude du corps.

J'ai aussi quelquefois vû le transport de ces humeurs superflues se faire si subitement d'une partie sur une autre, & en si grande quantité, que j'en étois tout-à-fait surpris, ne pouvant comprendre comment cela se pouvoit faire en si peu de tems, comme je le rapporte dans les Observations suivantes.

Le remede qui m'a le mieux réussi pour ces sortes d'œdèmes, (*q*) a été la saignée ; la né-

(*q*) Vers le cinquième mois ou au commencement du sixiéme , la matrice s'éléve au-dessus des bords du bassin , jusqu'à l'espace qui est entre le pubis & l'ombilic ; & étant devenue plus péfante , elle presse sur les vertébres des lombes, & sur les os des îles , & acquérant plus de volume , elle pousse les intestins en haut & sur les côtés ; les veines iliaques en sont comprimées, & n'ont pas la liberté d'admettre facilement le sang qui revient des pieds, des jambes & des cuisses : cet engorgement occasionne des tumeurs œdemateuses & inflammatoires dans toutes ses parties , & des varices dans les veines qui en rapportent le sang.

Quand cette enflure des pieds , des jambes & même des cuisses disparoît après le repos de la nuit, le seul moyen de la prévenir , c'est de marcher peu , de se tenir une partie de la journée sur un lit de repos, & de se purger quelquefois ; car cette enflure ne vient que de la difficulté que les liqueurs ont à remonter de bas en haut, à cause du poids de l'enfant qui s'y oppose dans cette situation perpendiculaire.

Si le lit & la situation horizontale ne font point disparoître l'enflure , on doit penser que l'obstacle est plus considérable & attribuer cette enflûre à la pésanteur de la matrice , & aussi à la mauvaise qualité du sang, qui est trop lent & trop épais, surtout si la fiévre se met de la partie. Il faut employer les bouillons apéritifs dans lesquels entreront le cresson de fontaine, le cerfeuil & les feuilles de chicorée sauvage, la poudre de cloportes , de vipéres ; on mettra dans les tifannes ou apozémes apéritifs l'antimoine diaphorétique ; & comme les vaisseaux sanguins sont comprimés , la saignée ne sera pas inu-

ceſſité de la mettre en uſage en cette occaſion, ſe montre d'elle-même, ayant toujours employé ce moyen, à moins que de fortes raiſons ne m'ayent obligé de m'en abſtenir; comme par exemple, la grande appréhenſion que pluſieurs Dames ont de ce remede, parce qu'il cauſe une révolution ſi terrible, qu'il vaut beaucoup mieux en pareil cas, ne pas faire la ſaignée, quelqu'utile qu'elle paroiſſe, de peur de jetter la malade dans quelque accident. Il faut pour ſoulager ces perſonnes-là, ſubſtituer à la ſaignée d'autres remedes, qui rempliſſent la même intention, comme des lavemens, des purgations douces, & les réitérer ſelon le beſoin.

Celles à qui cet accident arrive, n'ont pas ordinairement de vomiſſement; ce qui fait aſſez voir que ces humeurs ſuperflues, au lieu d'être évacuées par les parties ſupérieures, coulent de l'eſtomac dans les inteſtins, paſſent enſuite avec le chyle, ſe mêlent après cela dans le ſang, avec lequel elles ſont précipitées vers ces parties inférieures, & enſuite ſéparées par les glandes de la peau ſous laquelle elles demeurent renfermées par le défaut de tranſpiration.

L'intention que l'on doit avoir pour appaiſer ces accidens, eſt l'évacuation de l'humeur, ſoit

tile, ſur-tout ſi la femme eſt d'une forte complexion, parce que cette enflure ne vient que de l'affaiſſement des vaiſſeaux qui rapportent le ſang des extrêmités & non pas d'un relâchement tel que celui qui occaſionne l'anaſarque & la leucophlegmatie; ces moyens employés ſagement peuvent détourner l'humeur & donner le tems à la groſſeſſe d'arriver au terme de l'Accouchement. *M.*

Mauriceau, Obſ. 81, p. 68, rapporte qu'une femme groſſe de huit mois avoit de très-grandes douleurs dans le ventre, les parties inférieures extrêmement tuméfiées, avec une très-grande enflure œdemateuſe de toutes les deux lèvres de la vulve; qu'il fit des ſcarifications légéres à cette partie; que les eaux s'évacuérent & qu'elle accoucha heureuſement le lendemain.

par la faignée, ou en procurant la tranfpiration, ou la précipitant par les urines ou par le fiége, ce que l'on obtiendra par l'ufage des bons alimens, par celui des lavemens, des diurétiques & des legers purgatifs.

OBSERVATION XLV.

Le 11 de Mai de l'année 1687, j'allai voir une Dame groffe de cinq mois qui fouffroit beaucoup, qui avoit du dégoût pour toutes fortes de nourriture, & qui étoit enflée depuis les pieds jufqu'aux hanches, laquelle enflure diminuoit confidérablement, lorfqu'elle étoit au lit; mais d'ailleurs la refpiration devenoit plus difficile, l'impreffion du doigt reftoit fur cette enflure, comme fi on l'avoit pouffé dans de la pâte, & elle étoit fi profonde, qu'elle y demeuroit très-long-tems. Je confeillai à cette Dame de fe tenir plu-tôt levée que couchée, du moins pendant le jour, & l'ayant bien examinée, je la faignai deux fois en quatre jours, & lui tirai à chaque fois deux palettes de fang. Je lui fis donner un lavement, & le lendemain je la purgeai avec un demi gros de rhubarbe, & une pincée d'anis vert infufé dans un grand verre d'eau, avec une once de manne, & j'ajoutai dans la colature demi-once de caffe nouvellement mondée, & une once de firop de fleurs de pêcher : je me fervis de la manne pour évacuer les férofités dont les parties inférieures étoient beaucoup abreuvées; j'y joi-gnis la rhubarbe, pour purger l'eftomac & le foutenir contre la qualité lubrifiante de la caf-fe, & l'aider par ce moyen à faire une digef-tion mieux conditionnée que celle qui produifoit cette prodigieufe quantité de férofités;ce qui réüffit fi bien, que l'enflure commença à céder au remede, & qu'une semblable potion réitérée fit revenir l'appétit comme avant la grossesse, & qu'il ne lui resta d'enflure qu'aux jambes, encore étoit-elle très-legère, & la malade se porta bien jusques à son accouchement, qui fut très-heureux.

RÉFLEXION.

L'oppression que cette Dame souffroit étant couchée, quoique légére & de peu de conséquence en apparence, & l'enflure dont les parties inférieures étoient déli-vrées dans ce tems-là, faisoient soupçonner ou qu'il se faisoit un reflux de ces humeurs vers la poitrine, ou que la nature ne s'en déchargeant pas sur les parties basses faute d'une situation commode, la poitrine s'en trouvoit remplie, & que la diminution qui arrivoit aux jambes, la Dame étant au lit, se faisoit par la situation égale de tout le corps, & parce que les pores de la peau s'ouvroient par la chaleur du lit, qui donnoit lieu à la transpiration d'une partie de ces humeurs, & par conséquent à la diminution de l'enflure dont la Dame s'appercevoit le matin.

Ce fut sa respiration difficile qui me détermina principalement à la saigner, & qui me porta à lui conseiller d'être plutôt levée que couchée, aimant beaucoup mieux que ces humeurs se précipitassent sur les parties inférieures, que de se porter vers les supérieures, l'hydropisie surtout de la poitrine étant d'autant plus à craindre, que c'est presque toujours un mal sans reméde ; au contraire de l'enflûre qui arrive aux extrêmités, laquelle ne cause qu'une maladie incommode, mais qui se termine le plus souvent avec les couches.

Je n'ai jamais vu périr de femme par ces enflûres quelques considérables qu'elles ayent été pendant leurs grossesses, à moins qu'elles ne fussent la suite d'une grande perte de sang, ou qu'elles ne fussent accompagnées de convulsions, ou de quelqu'accident extraordinaire.

Les femmes qui ménent une vie aisée & sédentaire, y sont plus sujettes, que celles qui sont forcées de travailler, parce que le travaille consume beaucoup d'humeurs, & que prenant des alimens moins succulens, elles engendrent moins de superfluités, au lieu que les alimens succulens, dont les autres se nourrissent, en

produifent une quantité qui rempliffent extraordinairement leurs vaiffeaux dont la décharge fe fait enfuite fur
les parties inférieures , à caufe de leur fituation déclive ,
depuis les pieds jufques aux cuiffes , & fouvent jufques
aux hanches ; j'ai même quelquefois vu des enflûres fe
communiquer aux mains & aux bras , mais rarement :
le plus grand mal que j'en ai vu arriver , étoit la difficulté d'agir fur les fins de la groffeffe ; & j'ai prefque toujours vu les vuidanges emporter en très-peu de
tems ces gonflemens, comme il eft arrivé dans l'occafion dont je vais parler.

OBSERVATION XLVI.

Deux Dames environ dans un même tems,
l'une éloignée d'une lieue de cette Ville, & l'autre de deux , devinrent tellement enflées dans les
derniers mois de leur groffeffe , depuis les pieds
jufques au-deffus des hanches, qu'elles étoient
obligées d'envelopper leurs jambes avec des fer-
viettes, leurs cuiffes étoient d'une groffeur furprenante, la ceinture de leurs jupes faifoit une
impreffion dans les chairs, à y mettre deux &
trois doigts, & il leur étoit impoffible de paffer d'un appartement à l'autre, à moins qu'elles
ne fuffent aidées.

Je les accouchai toutes deux dans le mois de
Mars de l'année 1699, leurs accouchemens furent des plus heureux, & elles fe releverent en
moins de trois femaines. Leurs jambes & les autres parties qui avoient été fi exceffivement enflées, revinrent en leur premier état, fans qu'il
y parût en aucune façon.

RÉFLEXION.

L'enflure (r) de ces deux Dames étoit fi prodi-

(r) Quand il y a une   due dans les cellules graif-
grande quantité d'eau répan-   feufes & dans toutes les

gieufe, qu'il falloit les tourner en tirant le drap à deux
perfonnes, quand elles étoient couchées, ne le pouvant faire elles feules, & étant obligées de refter dans

membranes, cette efpèce d'hydropifie vient d'un relâchement, & d'une foibleffe univerfelle, & fi l'on n'y re-
médie pas à propos, on au-roit lieu de craindre un épanchement dans quelques-unes des capacités, & autres accidens ; pour les prévenir, il faut mettre en ufage tout ce
qui peut fortifier les folides & ranimer la circulation ;
tels font les bons alimens, les viandes roties & affaifon-
nées, le bon vin, des con-fections cordiales ; il faudra
auffi donner iffue à l'eau fta-gnante fous la peau, en faifant de legeres fcarifications aux lèvres de la vulve.

Les Auteurs parlent de plu-fieurs autres efpèces d'hy-
dropifies qui fe forment dans le corps de la matrice & dans
quelques-unes de fes parties. Quand l'amas de férofités fe
fait dans la matrice, il eft ordinairement confidérable,
& plus ou moins fâcheux felon l'endroit qu'il occupe.
Si l'amas fe fait entre les membranes du placenta & les
parois de l'utérus, ces eaux s'écoulent d'elles-mêmes,
auffi-tôt que l'orifice de ce vifcère commence à fe dilater, & l'accouchement ne fuit pas toujours, parce que
les membranes reftant dans leur entier, peuvent conferver entr'elles, & l'enfant, affez d'eau pour faciliter fes
mouvemens, & le faire ref-ter jufqu'au terme.

J'ai vu une Dame de Con-dition groffe de fept mois,
dit M. Puzos, ibid, *page*

86, qui tout-à-coup rendit une chopine d'eau à la fuite
d'une petite douleur ; l'ayant examinée, je ne trouvai aucune apparence de travail... Seize jours après, elle fentit
une douleur affez forte, qui fut fuivie d'un écoulement
d'eau pareil en quantité à celui qu'elle avoit eu précédemment. J'en fus averti & après y être refté quelques
heures, je ne vis rien fe dé-terminer. Le mois fuivant,
il y eut encore deux écou-lemens d'eau ; ce ne fut qu'à
la fin du quatrième mois que le travail commença : je fen-
tis la tenfion des membranes à l'ordinaire, il s'écoula fort
peu d'eau, lorfqu'elles fe rompirent, l'enfant vint vivant & me parut d'une grof-feur raifonnable.

Il y a toute apparence qu'il fe faifoit une repro-
duction d'eau après chaque écoulement ; que ces eaux
n'étant point renfermées dans des membranes, forçoient
l'orifice à s'ouvrir, lorf-qu'elles étoient amaffées en
affez grande quantité pour diftendre la matrice dou-
loureufement ; mais qu'après leur écoulement l'orifice fe
refferroit & s'oppofoit à la fortie de l'enfant, qui trouvoit encore de quoi fe nour-rir & s'accroître dans fon
habitation.

Quelquefois il s'amaffe des eaux entre le chorion & l'amnios, la membrane qui les renferme étant diftendue,
devient mince, tandis que l'autre qui eft au-deffous

M iv

la même fituation jufqu'à ce qu'on les aidât à en changer.

Comme ces enflures ne devinrent fi exceffives que fur les derniers mois de leurs groffeffes, & que je ne

conferve toute fa force ; ce qui fait que la première peut laiffer échapper les eaux fans accouchement, parce que l'amnios retient les eaux où l'enfant demeure. Malgré ce délai le travail furvient prefque toujours à la fuite de ces fauffes eaux, & l'on fent la feconde membrane s'élever dans la douleur ; mais dans une forme plus platte, parce qu'elle renferme bien moins d'eau qu'il ne s'en trouve ordinairement, quand les douleurs font affez fortes & l'orifice de la matrice affez mince pour efpérer un prompt travail, il faut laiffer agir la nature & attendre que l'effort des eaux fur la membrane qui refte, la faffe ouvrir & laiffe approcher l'enfant. Mais fi, quoique la matrice foit bien dilatée, les douleurs languiffent, ou fi elles n'ont pas la force d'ouvrir la membrane, parce qu'elle eft trop épaiffe, & qu'il y a trop peu d'eau pour la forcer, on eft obligé de l'entamer & de procurer l'écoulement des eaux ; il eft ordinairement fuivi de la prompte fortie de l'enfant.

Quelquefois l'amas d'eaux fe joint à celles de l'enfant où elles font moins gênées & où l'enfant fouvent périt ; il n'en eft chaffé pour l'ordinaire que lorfque la matrice dilatée jufqu'à fon dernier dégré ne peut plus s'étendre. Elle s'ouvre donc par l'endroit le plus foible, qui eft l'orifice : les petites

douleurs que la femme reffent, & la légére tenfion des eaux fur le cercle formé par l'orifice de la matrice ouvert & dilaté, annoncent que le travail commence, & qu'il aura peut-être befoin d'être aidé.

On connoît que les eaux font immédiatement avec l'enfant dans les membranes, quand on ne fent point l'enfant remuer, qui alors eft mort, ou lorfqu'on ne fent qu'un très-petit mouvement ; quand le ventre de la femme eft d'une groffeur énorme, fans que les jambes & les cuiffes foient fort enflées, & fans que la refpiration foit extrêmement gênée. Cette hydropifie forme un travail très-lent, malgré les heureufes difpofitions de l'accouchement : fouvent la matrice eft ouverte de la largeur d'un petit écu par le poids des corps qui preffent fur fon orifice, plus que par la violence des douleurs. Elle eft mince comme un parchemin dans le lieu de fon ouverture, & l'enfant qu'elle renferme eft bien tourné ; malgré cependant des circonftances auffi favorables, la matrice refte dans le même état des heures entières, & ne fournit que de foibles douleurs ; ce qui jette une femme dans la langueur. Il faut dans une pareille conjonĉture que l'Accoucheur examine bien le volume énorme des eaux. Il portera un ou deux doigts dans l'orifice ouvert, & les

voyois rien qui m'obligeât leur faire des remédes , parce qu'elles avoient l'appétit bon , fans naufées ni vomiſſemens , je m'en abſtins , & je laiſſai aux vuidanges le
le foin de leur rétabliſſement , qui firent tout ce que je
pouvois en attendre , après quoi je les purgeai ; car il
eſt hors de doute qu'elles en avoient un très-grand
befoin.

Au furplus quoique je diſe que les femmes qui vivent à leur aife , font plus fujettes à ces fortes d'incommodités , que celles qui font forcées par leur état
de travailler , je ne prétends pas pour cela que celles-ci
en foient abfolument exemptes ; mais , je dis feulement ,
qu'il eſt plus rare que cet accident leur arrive : car d'un
autre côté , les mauvais alimens dont elles fe nourriſ-
fent , ne font pas moins capables de caufer des enflures
confidérables par le fuc groffier qui en réfulte , que le
trop de bons alimens ne l'eſt à celles qui font fort à
leur aife , comme il eſt facile de le remarquer par l'Obfervation fuivante.

appuyant contre la tête de l'enfant , il foulevera avec fes deux doigts le fœtus. La facilité avec laquelle l'en-fant flottera dans l'eau , fera une preuve qu'il n'y a qu'un fœtus , ou ils feroient bien petits , s'il y en avoit deux ; on connoîtra encore par cette facilité que la matrice eſt mince & dilatée par une fi grande quantité d'eaux , qu'el-le a perdu la plus grande partie de fon élaſticité. Dans ce cas il eſt à propos d'ou-vrir les membranes qui con-tiennent ces eaux , & qui n'auront d'action qu'après cet écoulement.

M. Puzos confirme cette pratique par l'hiſtoire d'une Dame attaquée d'une pa-reille hydropifie ; elle étoit fi groffe au terme de fept mois , qu'elle ne pouvoit plus marcher. Il ne lui étoit plus poffible de reſter au lit , ni d'être debout. Il lui furvint quelques dou-leurs vers le minuit pour lef-quelles on le vint chercher : il trouva la matrice aſſez ouverte pour connoître , à l'aide de quelques légéres douleurs , que le travail étoit commencé. Il en attendit le progrès jufqu'au lendemain matin , fans qu'il s'en fût fait aucun. Il prit le parti d'ouvrir toutes les membra-nes : il s'écoula tant d'eau , qu'il y en eut de quoi rem-plir un fceau de fayence eu fort peu de tems : l'enfant mort fortit peu après , & la femme fe rétablit. Il ouvrit les membranes à une autre femme dans une circonſtan-ce pareille ; il fe trouva deux enfans aſſez petits , que le torrent des eaux entraîna jufqu'au pied du lit.

OBSERVATION XLVII.

Le 7 Février de l'année 1691, je fus mandé pour voir la femme d'un Batteur en grange , qui étoit très-pauvre, enflée depuis la tête jusqu'aux pieds , & fort près de son terme , tellement accablée & si foible , qu'elle ne pouvoit ni se remuer ni changer par elle-même sa situation. Il ne lui manquoit pourtant rien du nécessaire, qui lui étoit fourni par les Dames de la charité. Comme je ne voyois d'espérance que dans l'accouchement, je lui promis de l'assister dans ce tems-là ; aussi m'envoya-t-elle avertir aussi-tôt qu'elle s'apperçut de son travail. Je me rendis auprès d'elle , & l'accouchai très-heureusement, & en peu de tems, nonobstant le pitoyable état auquel elle étoit réduite. J'en eus soin pendant ses couches, dont les suites furent si bonnes qu'elle ne tarda pas à se bien porter, mais son enfant mourut presqu'aussi-tôt.

RÉFLEXION.

Je ne fus pas surpris de voir mourir cet enfant, mais je le fus beaucoup du bonheur qu'il eut de venir vivant, & de s'être conservé avec une nourriture aussi corrompue. Je doutois même beaucoup que cette pauvre malheureuse pût soutenir les douleurs d'un accouchement. Toute l'habitude du corps se déchargea par les vuidanges ; je la purgeai ensuite deux fois, & lui prescrivis ce que je crus nécessaire au rétablissement de sa santé.

§. VII.

De la Toux, & de la difficulté de respirer.

LA Toux est un des plus fâcheux symptômes dont la femme grosse puisse être attaquée, parce qu'il la met en danger d'accoucher avant son terme, par les secousses fâcheuses qu'il cause à sa poitrine, & à tous les viscères du bas ventre. Il y a des toux si violentes, qu'elles ne laissent dormir ces pauvres malades ni jour ni nuit, & qui leur cause un vomissement général de tout ce qu'elles prennent. Ces toux fâcheuses sont même souvent suivies de vomissemens de sang, & quelquefois de pertes violentes, lesquelles arrivent par le détachement d'une portion de l'arrièrefaix, plus ou moins considérable ; ce qui nous oblige d'en venir à l'accouchement, pour sauver la vie à la mere & à l'enfant, s'il est possible ; la matrice même se trouve quelquefois tellement comprimée par les cruels efforts, que la toux cause au diaphragme, & aux muscles de l'abdomen, qu'elle est forcée de s'ouvrir, & de mettre dehors l'enfant qu'elle contient.

Les femmes grosses sont aussi sujettes à quantité d'autres accidens, qui cessent aussi-tôt qu'elles sont accouchées, comme sont les dégoûts, le vomissement, les enflures des extrêmités, &c. mais la toux, au contraire, lorsqu'elle accompagne la grossesse jusqu'à l'accouchement, se fait dans ce tems-là sentir encore plus vivement, & est beaucoup plus difficile à supporter par les secousses qu'elle cause pendant le travail & par les grandes incommodités qu'elle produit pendant la durée des vuidanges, en se joignant aux douleurs de la fiévre, que la plus grande partie des femmes souffrent en ce tems-là, & à la fiévre de lait ; ce qui leur fait perdre le repos, & leur cause des maladies dont elles ne se tirent qu'après s'être trouvées dans un péril éminent. Ce qui fait voir combien une femme grosse doit être réservée sur sa conduite, sur sa manière de vivre, & l'attention qu'elle doit avoir à éviter ce terrible accident.

La cause la plus ordinaire de la toux, selon les Auteurs, est une humeur sereuse & acre, qui inonde les poumons & la trachée artère, sans dire comment cette humeur se sépare, ni par quels canaux elle est déchargée sur ces parties, quoiqu'elle paroisse assez visiblement se séparer par l'entremise des glandes salivaires & amygdales, & se décharger par les vaisseaux salivaires dans la bouche, dont une partie est évacuée par le crachement, & l'autre partie qui s'échappe par dessous l'épiglotte, coule dans la trachée-artère, & par son irritation y cause une toux d'autant plus violente, que cette humeur est acre, & en petite quantité, parce que la membrane dont cette partie est revêtue intérieurement, est d'un sentiment si délicat, que la moindre chose qui la touche, pour peu qu'elle ait d'acrimonie & même sans en avoir, lui cause une contraction sans relâche, jusqu'à ce qu'elle l'ait rejettée, & cette contraction est d'autant plus violente, que l'humeur est en petite quantité, par la nécessité où est la trachée-artère de se resserrer intimement pour l'expulser, outre que cette humeur acre se peut aussi filtrer dans la propre substance du poumon par le moyen des glandes qui se trouvent dans la tissure de ce viscère, & se répandre ensuite sur ses membranes, qui sont très-sensibles, & qui s'en sentant irritées, font les efforts les plus violens pour s'en décharger; & comme cette décharge ne se peut faire que par le moyen de la toux, il faut nécessairement qu'elle arrive, particuliérement lorsque l'humeur est en petite quantité, par la raison que je viens de dire; car pour lors les Poumons sont obligés de se resserrer bien plus fortement & bien plus frequemment que lorsque l'humeur est plus abondante. Si ces raisons sont justes & suffisantes pour faire concevoir les dangereux accidens que la toux peut causer, il s'ensuit que l'on ne peut donner trop d'attention pour l'appaiser, tant par le régime, que par les remedes généraux & particuliers, comme je l'ai fait en l'occasion que je vais rapporter.

OBSERVATION XLVIII.

Le 23 Décembre de l'année 1683, une Bourgeoise de cette Ville grosse de trois mois, m'envoya prier de venir la voir. Je la trouvai tourmentée de la plus fâcheuse toux que l'on puisse imaginer; elle la poussoit jusques aux heurlemens; elle vomissoit pour l'ordinaire tout ce qu'elle avoit pris; & ces vomissemens étoient souvent suivis de gorgées de sang; elle étoit aussi toujours baignée de son urine, qu'elle ne pouvoit retenir. Comme heureusement elle n'avoit point de dégoût pour les alimens, je commençai par lui faire user de petites soupes mitonnées, avec très-peu de sel pendant le jour, & un bon bouillon le soir, sans rien de solide, & pour sa boisson dans trois pintes d'eau mesure de Paris, une once & demie de dates, jujubes & sebestes, & deux figues grasses; la faisant boire toujours tiéde. Je lui tirai deux fois du sang, deux palettes à chaque fois, & à quatre jours d'intervalle, & comme elle avoit le ventre très-pareſſeux , je lui fis prendre des lavemens , faits avec la décoction émolliente , & deux onces de miel violat. Je lui donnois le ſoir une once de ſirop de pavot rheas, dans un verre de ſa tiſanne ordinaire , & je la purgeai enſuite avec une once de manne dans l'inſuſion d'un gros de rhubarbe , faite auſſi dans un verre de ſa tiſanne. Tous ces remedes ainſi adminiſtrés diminuerent conſidérablement cette toux, mais ils ne la guerirent pas à beaucoup près ; ce qui m'engagea à les réiterer, & j'y joignis dans la ſuite l'eau de poulet, avec une once des quatre ſemences froides concaſſées , trois ou quatre amandes douces , & un petit bâton de regliſſe auſſi concaſſé , dont elle prenoit trois verres par jour; avec ce nouveau ſecours la toux diminua encore conſidérablement, mais pas aſſez pour être indifférente à la malade , qui en fut tourmentée au tems de ſon travail & pendant ſes couches, & n'en fut entiérement quitte que long-tems après s'être relevée, je lui fis prendre le lait d'âneſſe avec le regime & les meſures que l'on doit garder pendant ſon uſage. Je l'accouchai en très-peu de tems , & ſon enfant ne reſſentit aucun mauvais effet de cette fâcheuſe incommodité.

R É F L E X I O N.

Si la toux eſt l'accident le plus à charge, le plus dangereux , & le plus inquiétant de tous ceux qui arrivent à une femme pendant le cours de ſa groſſeſſe, c'eſt auſſi celui qui demande plus d'attention pour l'adminiſtration des remédes, & plus d'exactitude pour le régime de vivre , comme il eſt aiſé de le remarquer dans l'Obſervation précédente, tout le ſolide que cette femme prenoit le matin & à midi, conſiſtoit dans un peu de ſoupe mitonnée, parce que cet aliment eſt facile à digérer, qu'il fournit un bon ſuc, & qu'il ſe diſtribue promptement ; & elle ne prenoit qu'un ſeul bouillon le soir, pour ne remplir son estomac que le moins qu'il étoit possible, parce qu'elle vomissoit toute autre chose dans les accès de sa toux. Il est aisé de juger que mon intention étoit par l'usage de la ptisane que je lui faisois aire avec les dates, les jujubes, les sebestes, & les figues grasses, pour sa boisson ordinaire, d'épaissir l'humeur séreuse qui paroissoit être la matière de cette toux, & d'en adoucir l'acrimonie ; & que le syrop de pavot rheas le soir dans un verre de sa ptisane lui étoit donné pour fixer cette humeur & empêcher qu'elle ne se portât sur les poumons ; que les lavemens étoient prescrits pour déterminer quelque portion de cette sérosité à prendre son cours par en bas, & la saignée & les légéres purgations pour en diminuer la quantité ; & enfin les bouillons de poulet avec les semences froides, les amandes douces & la réglisse, afin de lier, embarrasser & adoucir par leurs parties grasses & huileuses, les parties subtiles & piquantes de cette humeur, qui ne laissa pas de résister au long usage de ces remédes, lesquels, quoique très-bons, étoient fort à charge à cette pauvre malade, à laquelle je craignois toujours qu'il n'arrivât quelque funeste accident dans la suite. Il ne faut pas croire que les semences froides fussent ici employées dans l'intention de rafraîchir, puisque je leur attribue une qualité toute différente & que souvent leur usage m'a été d'un grand secours en pareille occasion.

Au surplus, ce n'étoit pas l'espérance seule de guérir la toux, qui me faisoit réitérer la saignée autant de fois que je le fis, mais aussi pour prévenir un vomissement de sang considérable, par les secousses & les contractions fréquentes que cette toux causoit aux poumons, dont les vaisseaux trop pleins auroient pû donner occasion à cet accident, & dont les gorgées qu'elle rendoit étoient les avant-coureurs, outre qu'il étoit à craindre par cette même raison, qu'il ne se fit un détachement d'une partie de l'arrière-faix, qui auroit causé un autre accident non moins funeste, & dont j'étois encore plus inquiet, que du précédent ; ce qui me fit mettre la saignée en pratique plus volontiers en cette occasion qu'en toute autre.

L'usage de la boisson tiéde n'est pas moins utile aux femmes grosses qui ont la toux, que tous les autres remédes, parce que rien n'est plus capable de l'entretenir & même de l'augmenter que la boiſſon froid e ; rien n'étant plus contraire aux poumons, pour peu qu'ils ſoient affectés.

La toux n'eſt pas toûjours cauſée par cette humeur âcre & ſubtile, rendue telle par le grand froid, le rhume qui arrive par l'inégalité du tems & des ſaiſons, qui eſt chaud un jour & froid l'autre, comme il arrive ſouvent dans le printems & l'automne, & qui fait que les femmes groſſes négligent autant de ſe bien vêtir pendant le jour, qu'elles ont peu d'attention à ſe bien couvrir dans leur lit pendant la nuit, n'ayant ſur-tout aucun égard à ſe couvrir les bras & la gorge pendant les gelées blanches & les brouillards, & à éviter certaines vapeurs & exhalaiſons qui régnent dans certains tems, & en certains pays, comme ceux dont M. Peu fait mention ; toutes ces cauſes donnent occaſion à des rhumes plus ou moins violens, dont la toux & le crachement ſont les principaux effets, & ces crachats deviennent plus doux, plus traitables, & plus faciles à expulſer, ſelon que la coction s'en fait plutôt ou plus tard.

OBSERVATION XLIX.

Le long & fâcheux hiver qu'il fit en l'année 1684, produiſit quantité de rhumes, dont une Marchande de cette ville groſſe de cinq mois, eut le malheur d'être attaquée. Sa toux étoit des plus fortes, & elle crachoit une humeur viſqueuſe & épaiſſe en quantité, comme il arrive ordinairement dans les gros rhumes. Elle m'envoya prier de venir la voir le 7 de Mars de la même année. Il ne fut pas néceſſaire qu'elle m'en dît la cauſe, la toux & ſon crachement la déclaroient aſſez ; ce qui m'engagea à la ſaigner une fois ſeulement, & à lui conſeiller pour ſa boiſſon ordinaire, un hydromel, avec une poignée d'orge & une cuillerée de miel dans deux pintes d'eau, que l'on faiſoit bouillir dans un coquemard, juſqu'à ce qu'elle ne jettât plus d'écume ; le long uſage de cette boiſſon adoucit l'acrimonie de l'humeur qui cauſoit ſa toux violente, & détergea ſi
bien

bien les matiéres, qu'elle les crachoit en quantité & sans peine. Elle fut guérie quelque tems avant son accouchement, qui fut fort prompt, & elle & son enfant se porterent très-bien.

RÉFLEXION.

Cette Marchande eut ce malheur commun avec quantité d'autres, comme il arrive pour l'ordinaire de voir beaucoup de gens enrhumés dans de certains tems, comme dans d'autres de n'en voir presqu'aucun ; ce qui fait voir la nécessité où sont les femmes grosses, de se précautionner contre ce fâcheux accident, quoiqu'il soit difficile d'y réussir, en ce que l'air est chargé de la cause du rhume & que c'est une nécessité de le respirer pour vivre. Cependant une femme peut se tenir dans sa chambre bien fermée & par le moyen d'un bon feu changer la nature de cet air ; ou si la nécessité de son état ne lui permet pas ce ménagement, elle peut au moins ne pas négliger de s'habiller selon que sa commodité le lui peut permettre ; ensorte qu'elle résiste mieux aux mauvaises influences de cet air âcre & froid, afin d'éviter cette toux qui n'est pas tant à craindre que la précédente, mais qui peut toujours incommoder beaucoup, quand elle vient à un point pareil à celle de cette femme grosse dont je viens de parler. Je la saignai une seule fois, afin de la mettre à couvert du crachement de sang, ou de l'ouverture de quelque vaisseau plus considérable dans la poitrine, par les efforts de la toux, & pour détourner la fluxion qui tomboit continuellement sur ses poumons & qui fournissoit cette quantité de matière qu'elle vuidoit par ses crachats ; à quoi l'eau d'orge miellée fut d'un grand secours, rien n'étant plus propre à dissoudre & à déterger ces sortes de matières épaisses, gluantes, & visqueuses, qui tombent ou se forment dans les poumons, que l'usage, long-tems continué de ce remède à ceux qui peuvent s'en servir ; tout le monde ne s'en accommodant pas également bien.

L'on voit par ces deux Observations, que mon intention est aussi différente que le sont les causes qui y donnent occasion, puisque je cherche tous les moyens les plus convenables d'adoucir, lier & épaissir l'une de ces humeurs, par les remédes les plus propres à produire cet effet, afin d'en faciliter la fortie, & de fondre & déterger l'autre pour la même fin.

Comme cette femme étoit déja avancée dans fa groffeffe, je ne jugeai pas qu'il fut néceffaire de la purger, parce que la coction de l'humeur étant faite, il n'y avoit plus qu'à trouver les moyens d'en délivrer la partie, comme il arriva bientôt par la conduite que j'ai marqué y avoir tenue.

La difficulté de refpirer n'eft pas un accident fi ordinaire à la femme groffe, ni fi fâcheux à beaucoup près que les précédens, en ce que la caufe eft plus facile à détruire.

Il y a deux chofes qui rendent la refpiration difficile à une femme groffe, fçavoir la réplétion qui vient de la fuppreffion de fes ordinaires, fur-tout à celles qui avoient coutume d'avoir des évacuations confidérables, la nature ne fe déchargeant plus par les voies ordinaires, c'eft-à-dire, par la tranfpiration, par le vomiffement, ni fur les parties inférieures, c'eft une néceffité que les poumons s'en rempliffent ; ce qui donne lieu à la difficulté de refpirer, pour laquelle je n'ai point trouvé de meilleure reméde que la faignée, que l'on doit proportionner au foulagement que la malade en reçoit. J'entends pour la quantité des faignées, & non pas pour la quantité du fang, dans la crainte de la trop affoiblir tout d'un coup, dont l'accouchement prématuré pourroit être la fuite ; ainfi j'eftime qu'il fuffit de tirer deux palettes, ou au plus deux palettes & demie à chaque faignée en faifant précéder & fuivre les lavemens, qui ne peuvent manquer de foulager les malades dans cette indifpofition, en fe réglant fur la néceffité & fur leur état.

La feconde caufe de cet accident eft la petiteffe de la perfonne qui lui fait porter fon enfant trop haut, lequel en comprimant l'eftomac & fucceffivement le diaphragme, rend la refpiration difficile.

OBSERVATION L.

J'ai accouché cinq fois une femme de cette Ville, qui portoit fes enfans fi haut, qu'ils paroiffoient être dans fon eftomac. J'ai accouché

quatre fois la femme d'un Officier, qui étoit
si petite & si grosse qu'à peine les alimens pou-
voient-ils trouver place, tant son estomac étoit
comprimé entre la matrice & le diaphragme : ce
qui faisoit que l'une & l'autre de ces femmes
rejettoient par gorgées ce qu'il y avoit de trop,
& souffroient une oppression considérable sur la
fin de leur grossesse ; ce qui m'engagea à leur
conseiller d'être réservées sur la quantité de leurs
alimens ; leurs accouchemens ont toujours été
assez heureux.

R E F L E X I O N.

Quoi qu'en dise M. Mauriceau, je n'ai point remarqué
que ces deux espèces de grossesse, que j'ai vues à quantité d'autres femmes, aient causé la toux, mais seulement quand un rhume ou le dépôt de quelques sérosités
s'y sont jointes, ou que le poumon s'est trouvé trop
plein : pour lors il se joint à l'oppression une toux,
qui bien que légére, ne laisse pas d'être fort incommode. Cette toux se passe souvent par la coction du
rhume & par l'évacuation de ces humeurs âcres, ou
par la dépletion du poumon au moyen de la saignée ;
au lieu que, quand elle est causée par la grossesse, elle
ne guérit qu'après l'accouchement.

CHAPITRE VII.

De l'utilité des Membranes, & des eaux qu'elles contiennent.

Mr Mauriceau a parlé avec tant d'exactitude de la formation (ſ) des membranes & de leurs uſages, que ce ſeroit inutilement que je

(ſ) Dès les premiers jours de la conception, l'œuf parvenu dans la matrice tire toute ſa ſubſtance de ce viſcère auquel il eſt appliqué intimément. Les vaiſſeaux & les nerfs de la mère tranſmettent dans ce germe des ſucs & des eſprits ; c'eſt d'eux qu'il tient ſon augmentation par l'aſſimilation qui s'en fait, & par la circulation qui s'y établit. Depuis le moment de la conception juſqu'au tems où toutes ſes parties ſont diſtinctes & bien formées, on l'appelle *embryon* ; ce qui arrive ordinairement vers le troiſième mois ; mais depuis ce terme juſqu'au moment de l'accouchement, il retient le nom de fœtus. Le développement de ſes parties produit non-ſeulement le fœtus, mais encore le placenta, le cordon ombilical & les membranes qui contiennent les eaux dans leſquelles nâge le fœtus.

Du Placenta.

Cette maſſe plate & orbiculaire qui par ſa convéxité eſt attachée à la partie concave de la matrice, qui donne naiſſance au cordon ombilical, qui ſoutient les membrannes du fœtus, s'appelle *placenta*. Ce nom latin ſignifie *gâteau*, & a été donné à cette maſſe à cauſe de la reſſemblance qu'elle a avec un gâteau ; on l'appelle auſſi *délivre & arrière faix*, en latin *ſecundina* ; parce qu'il ſort ordinairement après l'enfant ; ce corps ſpongieux eſt compoſé principalement de l'entrelaſſement d'une infinité de vaiſſeaux ſanguins. Il a huit ou neuf pouces de circonférence & un pouce d'épaiſſeur dans ſon milieu, mais ſes bords ſont minces. Sa partie convexe eſt inégale & tient fortement à la partie concave de la matrice dans ſes inégalités, les vaiſſeaux fortifient cette adhérance ; car les artères qui ſortent de la matrice s'abou-

prétendrois y pouvoir rien ajouter. Je garderois aussi le silence sur les eaux qu'elles contiennent

chent avec les veines du placenta, & les artères du placenta s'anastomosent avec les veines de la matrice.

Le placenta a deux faces ; celle par laquelle il touche à la matrice est un peu convéxe, & l'autre est applatie ; sa grandeur & son épaisseur varient suivant la disposition du corps du fœtus & suivant le tems de la grossesse : dans les derniers mois le placenta a environ huit travers de doigt de largeur, sur un pouce d'épaisseur dans son milieu ; mais elle diminue insensiblement en approchant de la circonférence. Le placenta soutient les membranes dans lesquelles sont contenues les eaux & le fœtus.

On remarque sur la surface plane du placenta un grand nombre d'artères & de veines qui forment le cordon ombilical. On croyoit communément que le *placenta* étoit toujours attaché au fond de la matrice, mais ce préjugé a été détruit par des Observations qui en ont désabusé. Il est décidé, dit M. *Levret, suite des Obs. sur les ch. des Acc. labor. p. 104.* que le lieu naturel, & par conséquent le plus ordinaire de l'attache du *placenta* se trouve au milieu de la voute de la matrice ; cependant il est très-probable que cela arrive rarement, parce que le fond de la matrice étant, dans tous les tems, beaucoup plus spacieux dans sa superficie que ne l'est celle

du *placenta* qui s'y attache, il en doit nécessairement résulter que, plus le centre du *placenta* sera éloigné du centre de la voute de la matrice, quoique placé dans le fond de cet organe, plus le fond de ce viscère aura de propension du côté de l'attache du *placenta* ; en sorte que, comme le dit *Deventer, de dix personnes, à peine y en a-t-il une, où il n'y ait plus ou moins de déviation :* ce ne sera pas à la vérité comme le prétend cet Auteur, par la raison que les ligamens se trouvent insérés dans les derniers tems de la grossesse, plus bas que la partie moyenne de la matrice, & seulement sur les côtés, ni même parce que l'un de ces deux ligamens ronds s'est plus relâché que l'autre, mais parce qu'une masse permanente l'entraîne de tel ou tel côté par les loix de la gravité des corps, & que le côté où ce viscère s'incline, tire moins le ligament rond qui lui répond, que celui du côté opposé. Ainsi plus le *placenta* sera éloigné du fond de la matrice, plus l'inclination sera grande, & par une suite de conséquence, le lieu de l'inclinaison sera déterminé par celui de l'attache du *placenta* dans le fond de la matrice, en sorte que si cette attache se trouve, par exemple, entre le point du milieu de la voute de la matrice & l'une des cornes de cet organe, l'inclinaison sera latérale ; si au contraire

avec l'enfant, fi elle n'étoient pas d'une auffi grande utilité qu'elles le font dans l'accouche-ment naturel.

elle eft antérieure, le ventre de la femme fera ce qu'on nomme *en béface ;* & fi elle eft poftérieure, l'orifice de la matrice fera porté vers le pubis.

Mais il y a une remarque à faire, ajoute M. *Levret,* lorfque le *placenta* fe trouve attaché dans un des lieux mitoyens, ou des efpaces défignés par les quatre places que nous venons d'énoncer ; car alors non-feulement le *placenta* entraîne le fond de la matrice de l'un de fes côtés, mais en l'entraînant par fon propre poids, il le *tord*, pour ainfi dire, furtout lorfqu'il eft attaché entre la partie antérieure & le parties laterales droite & gauche ; on reconnoît ce cas, lorfqu'on touche la femme dans le commencement du travail; car pour lors on trouve l'orifice non - feulement porté dans le baffin ou dans le vagin du côté oppofé à l'attache du *placenta*, mais encore comme contourné. Au refte la nature eft fi vraie que des Auteurs recommandables ont parlé de la contufion de l'orifice, mais fans en avoir connu la caufe. On en trouve entre autres un exemple dans *Sennert, pract. lib. 4, part. 2, ch. 2, fect. 4.* Mais fans en chercher d'autres, qui le croiroit ! *Deventer,* lui-même, qui traite d'idiots, p. 36. ceux qui ont avancé que le *placenta*, peut quelquefois s'attacher latéralement dans la matrice, lui-même, dis-

je, reconnoît page 319, qu'il eft poffible que, dans une fituation oblique & laterale de la matrice, l'orifice fe trouve un *peu tors :* ainfi nous l'en croirons fur fa parole ; car quoiqu'il fût aveuglé pour ce moment fur la caufe, par la prévention qui l'obfédoit, le tact lui fuffit alors pour reconnoître ce qu'il ne pouvoit appercevoir des yeux de l'efprit. Néanmoins la vérité a guidé fa plume, lorfqu'elles nous a tranfmis cette remarque.

La fituation du *placenta*, dans le fond de la matrice ne préferve donc pas toujours cet organe de l'inclinaifon de fon fond vers les points de la circonférence, mais il y a plus ; car comme il eft décidé que, dans les premiers mois de la groffeffe, le *placenta* eft bien plus confidérable que l'embryon, & qu'au contraire dans les derniers mois, c'eft l'enfant qui l'emporte en volume fur le *placenta*, il en doit réfulter de toute néceffité que le lieu du fond de la matrice où fe trouve attaché le *placenta*, ne peut s'étendre autant que les autres endroits de ce même fond où le *placenta* n'a point d'adhérence. Il doit donc arriver que le centre de la voute de la matrice ne peut plus fe trouver dans le milieu du fond de ce vifcère ; mais qu'il eft panché du côté où le *placenta* a pris racine ; ce qui forme une raifon de plus

Il y a presque autant de sentimens sur l'origine de ces eaux & sur leur cause, qu'il y a d'Au-

pour que le *placenta* paroisse situé plus lateralement qu'il ne l'est en effet. Ainsi l'on voit que, quand le centre du *placenta* n'est pas situé sur le centre du fond de la matrice, non-seulement la matrice perd sa direction naturelle, mais aussi sa figure. Ce qui doit lui donner à quelque chose près, la forme du corps d'une *cornue* ou *retorte*, au lieu d'avoir celle du corps d'une cucurbite. Alors le ligament rond du côté, où la matrice s'est inclinée, n'étant pas autant travaillé que celui du côté opposé, se trouve plus court. Ce n'est donc pas, comme le croit *Deventer*, que la matrice soit déjettée de côté, parce qu'un des ligamens ronds est relâché ; car plus la femme approche de son terme & plus les ligamens sont tendus, loin d'être relâchés. Or si, lorsque le centre du *placenta* n'est pas d'accord avec le centre du fond de la matrice, quoique situé dans ce même fond, la matrice perd sa forme & sa direction naturelle, que ne doit il pas arriver à cet organe, lorsque le *placenta* aura pris racine dans quelques-unes des parois de son corps ; aussi est-ce alors que la situation oblique de la matrice est très-décidée, & que l'accouchement devient souvent le plus laborieux ? Voilà ce que Deventer n'a point connu.

L'expérience prouve ce qu'on vient d'avancer : quand la matrice est chargée de deux enfans, souvent un *délivre* est à droite & l'autre à gauche, sur-tout, quand ils n'ont pas contracté d'adhérence ensemble. Dans le décollement des *placenta* adhérens, on en a quelquefois trouvé dans les parties laterales ; il y a eu plus d'un exemple de femmes qui n'ont pu accoucher, parce que le *placenta*, s'étant collé sur l'orifice de la matrice, le tenoit hermétiquement clos, & qu'il empêchoit sa dilatation lors du terme de l'accouchement. Quelquefois des femmes n'ont pu être délivrées, parce que le *placenta* s'étoit formé une espèce de niche ou poche dans une des parties laterales de la matrice ; & parce que cette poche comme un sac herniaire, renfermoit le *placenta* & le retenoit par des adhérences qu'il n'étoit pas possible de rompre. C'est donc un peu légérement que *Deventer* soutient que le *placenta* est toujours au fond de la matrice, & que si on s'est imaginé en avoir trouvé dans les parties latérales, c'est que la matrice étant située obliquement, en avoit imposé par cette position. Mais n'a-t-on pas vu des *placenta* prendre adhérence dans les trompes, dit M. *Puzos p.* 99, l'enfant s'y nourrir & croître jusqu'à quatre à cinq mois : n'y a-t-il pas des exemples de germes tombés dans la capacité du ventre, qui s'y sont formés, s'y

teurs qui en ont écrit. Fernel, Du Laurens, &
Bartholin, sont persuadés que l'urine de l'enfant

sont accrus, & y ont vécu pendant plusieurs mois, par le moyen des adhérences que le *placenta* avoit prises avec différens vaisseaux de cette capacité ? On peut donc appeller du sentiment de *Deventer* au tribunal de l'expérience, & conclure que, si le *placenta* a pu se lier à des parties aussi disposées à une pareille adhérence, il le peut bien plus facilement dans tout l'intérieur de la matrice, où il se trouve de tous côtés des lacunes, d'où sortent continuellement des humidités par une multitude prodigieuse de petites arteres, qui sont très-propres a s'unir aux veines correspondantes du *placenta* & à devenir par-là le principe de la liaison de *l'utérus* avec le *placenta* : liaison qui est encore fortifiée par l'union des petites arteres qui partent du sommet de l'œuf avec les veines de *l'utérus*.

Sur la surface plane du *placenta* se remarque un grand nombre d'arteres & de veines : les veines forment par leur union un tronc assez considérable qu'on nomme *veine ombilicale* : les arteres se réunissent en deux troncs principaux, qui portent aussi le nom d'*arteres ombilicales*. Ces trois vaisseaux unis ensemble par le moyen d'un tissu cellulaire, & recouverts d'une membrane continue à celles qui enveloppent le fœtus, forment le cordon ombilical dont nous allons parler.

Le *Cordon ombilical* est un assemblage de vaisseaux entortillés en forme de spirale autour d'une substance qui paroit comme cartilagineuse. Par une des extrémités le cordon ombilical s'implante le plus souvent dans le centre du *placenta*, & quelquefois hors du centre, vers le bord : par l'autre extrémité il pénétre dans le ventre du fœtus par l'ombilic. La veine qui fait partie du cordon, a le calibre deux fois plus gros que celui des arteres ; elle prend son origine dans le *placenta* ; par une infinité de rameaux qui se réunissent pour former un gros tronc, qui marche contre les deux arteres & en imite les circonvolutions : elle se sépare des deux arteres après son entrée dans le ventre du fœtus par l'ombilic & va se terminer au sinus de la veine Porte ; c'est dans ce sinus que la veine ombilicale décharge le sang qu'elle a apporté du *placenta*, & peut être de la matrice, pour le transmettre au cœur, après lui avoir fait traverser le canal veineux & une partie de la veine cave. Les deux arteres du cordon ombilical sortent ordinairement des deux iliaques du fœtus, s'avancent vers l'ombilic d'où elles sortent, & en formant une ligne spirale autour du cordon, elles gagnent le *placenta* dans lequel elles se divisent en troncs, & les troncs en une infinité de branches. Ces arteres portent le sang du fœtus au *placenta* & de-là vraisemblablement à la mère.

y a bonne part. Le dernier veut qu'elle forte par la verge, & les autres par l'ouraque ce qui

Il fe rencontre dans le fœtus un quatrième vaiffeau qu'on appelle *ouraque*, il tire fon origine du fond de la veffie, paffe par l'anneau ombilical & le long du cordon, & fe termine a l'allentoïde : l'allentoïde eft une membrane dans laquelle le fœtus décharge l'urine qu'il a reçue de la veffie. L'ouraque dans le fœtus humain n'a pour l'ordinaire aucune cavité, & ne paroît s'étendre que depuis le fond de la veffie jufqu'à l'ombilic.

Les *membranes* qui enveloppent le fœtus, font nommées *chorion* & *amnios* : le *chorion* eft la membrane externe & a fix fois plus d'épaiffeur que l'*amnios*. Sa furface externe eft inégale : M. Puzos dit qu'elle eft parfemée des extrémités d'une multitude de vaiffeaux fanguins par lefquels elle eft adhérente à la concavité du *placenta*. Cette membrane s'attache auffi à la matrice dans la circonférence du *placenta*.

La feconde membrane fe nomme *amnios* ; elle eft tranfparente & beaucoup plus mince que le *chorion*, elle a peu de vaiffeaux fanguins. Elle fe termine au cordon & renferme une liqueur dans laquelle nâge le fœtus. Ces membranes, qui dans l'origine n'étoient que les enveloppes de l'œuf, croiffent d'abord & s'étendent plus que le fœtus ; mais au bout d'un certain tems, c'eft tout le

contraire : le fœtus croît à proportion plus que les enveloppes. Ainfi quand le fœtus eft à terme, le *placenta* étant plus petit à proportion que le fœtus, fort après lui avec plus de facilité. On voit auffi par-là pourquoi les accouchemens prématurés font plus dangereux, quoique plus faciles par la petiteffe du fœtus ; car le *placenta* étant plus volumineux, a plus de peine à fortir. Les membranes trop épaiffes ou trop minces, peuvent encore caufer quelques accidens ; fi elles font trop fortes, elles fe rompent plus difficilement & retardent l'accouchement ; fi elles font trop minces, elles font fujettes à fe rompre & à laiffer écouler les eaux, avant que l'orifice de la matrice foit fuffifamment dilaté.

Quant aux eaux dans lefquelles le fœtus nâge, on croit qu'elles viennent des vaiffeaux lymphatiques qui s'ouvrent à la furface intérieure de l'amnios. La quantité de ces eaux eft beaucoup plus grande dans les premiers mois de la groffeffe, que dans les derniers, proportionnellement au volume du fœtus. Dans le premier mois elle fera peut-être dix fois au-de-là du poids de l'embryon ; dans le fecond mois au contraire, elle y eft comme *un* eft à *deux* ; & lorfqu'il y a fix livres d'eau autour d'un fœtus de douze livres, on trouve qu'il y en a beaucoup.

eſt réfuté par M. M. d'une manière à ne ſouffrir point de replique ; à quoi j'ajoute, que ſi c'étoit l'urine qui fournît ces eaux, comme ces Meſſieurs le prétendent, elle acquereroit ſans doute une odeur fâcheuſe, par la longueur du tems qu'elle eſt obligée de croupir en ce lieu-là, comme fait celle qui ſéjourne long-tems dans la veſſie par quelque cauſe que ce ſoit, non-ſeulement

---

EXPLICATION des Figures
de l'Arrière-Faix.

Figure 1ere, repréſente l'arrière-faix d'un fœtus.

A A, *a*, le placenta ou la partie qui s'attache à la matrice avec les membranes qui le couvrent.

B B B, les membranes repliées du côté de l'orifice de la matrice.

c c c, le cordon ombilical tenant au point *d* par un grand nombre d'artères & de veines, coupé du côté qu'il tenoit au fœtus.

Figure 2e repréſente un arrière-faix double de deux jumeaux.

a a a a, le placenta vu par la partie inférieure.

b b, portion repliée de la membrane avec celle qui ſéparoit l'arrière-faix en deux portions.

c c c c, la même membrane repliée vers les bords.

d d d d, cordons ombilicaux avec leurs adhérences au placenta.

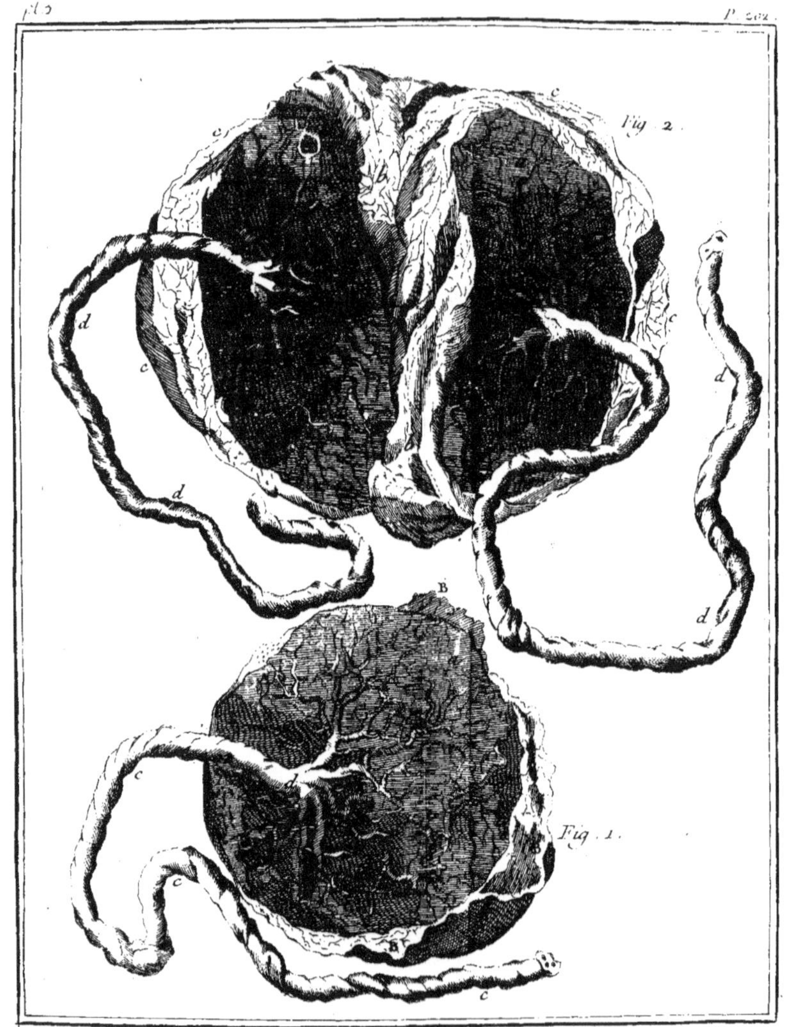

Fig. 2
Fig. 1

aux adultes, mais auſſi aux plus jeunes enfans: j'en ai ſondé un trois jours après que j'eus accouché la mere, ſans qu'il eût rendu une ſeule goute d'urine, auquel je trouvai le bas ventre dur, tendu & douloureux ; il faiſoit des cris continuels, & il ſeroit mort en peu de tems, ſi on ne m'eût pas appellé à ſon ſecours. Je trouvai en le ſondant ſa petite verge bien ouverte juſqu'au col de la veſſie, où il s'étoit fait une eſpéce d'adhérence aſſez conſidérable pour intercepter le cours de l'urine ; mais qui céda au moindre effort de la ſonde, que j'introduiſis enſuite juſques dans la veſſie, & fis par ce moyen ſortir l'urine dans une aſſez grande quantité, eu égard à l'âge de l'enfant ; elle avoit une odeur d'urine croupie aſſez fâcheuſe.

D'où il eſt facile de conclure que ſi les eaux de l'enfant provenoient de l'urine, il n'auroit dû s'en trouver que peu ou point dans l'accouchement de celui-ci, lequel apparemment ne piſſoit pas, au lieu que j'y en trouvai beaucoup.

2°. Que ces eaux devroient acquérir une odeur bien fâcheuſe, par le long ſéjour qu'elles font, comme il arrive à ceux qui ont une rétention d'urine, & notamment à cet enfant ; ce qui ne ſe trouve jamais, à moins que la mort de l'enfant, ou quelqu'autre cauſe étrangère n'y donne occaſion, encore l'odeur ne peut devenir fâcheuſe qu'après l'ouverture des membranes, lorſque l'air s'y eſt introduit, ſans quoi les eaux n'ont point d'odeur, comme il eſt facile de le voir dans une de mes Obſervations, où je parle d'un enfant qui étoit mort depuis deux mois entiers.

M. Mauriceau croit que ces eaux ſont ſeulement engendrées des humidités vaporeuſes qui tranſudent & exhalent perpétuellement du corps de l'enfant, &c. Le ſentiment de cet excellent

Homme souffre aussi ses difficultés, comme toutes les autres choses, qui ne sont pas évidemment connues.

J'ai été surpris que M. Peu ait passé par dessus une matière si importante sans en rien toucher, vû la longue expérience qu'il avoit en cette pratique, comme il paroît par le Traité qu'il nous en a laissé.

Après avoir parlé des sentimens de ces Auteurs, ne pourrois-je pas dire, avec quelque sorte de vrai-semblance, que ces eaux sont séparées du sang dans le placenta, par le moyen des glandes, & portées dans les membranes qui sont destinées à les contenir avec l'enfant, par l'entremise des vaisseaux lymphatiques qui se trouvent en quantité dans toutes ces parties, comme le savant M. Mery nous le fit voir autrefois à l'Hôtel-Dieu dans la Salle des Accouchées, par l'ouverture qu'il fit pour tirer l'enfant d'une femme grosse qui venoit d'expirer. Cet excellent Anatomiste voulut bien nous démontrer ces vaisseaux lymphatiques, qui étoient très-sensibles, & remplis d'une serosité fort claire, & qui rampoient non-seulement sur les membranes qui contenoient les eaux, mais généralement sur toutes les parties qui servent à la génération, nous en ayant aussi fait remarquer en quantité & de très-considérables, sur les tuniques des grosses veines & artères. Il nous fit connoître en même-tems qu'il étoit sûr de nous faire voir encore aussi-bien ces vaisseaux qui disparoissent un moment après la mort, & que l'occasion étoit pour cela des plus favorables.

Je suppose donc, qu'il y a une quantité de vaisseaux lymphatiques qui rampent sur ces membranes, & dans lesquelles ils vuident la serosité dont ils sont remplis, pour satisfaire à l'intention qu'a la nature de les y raſſembler, pour les uſages auſquels elles ſont deſtinées.

L'on peut m'objecter que ces vaiſſeaux laiſſant couler ſans ceſſe des ſeroſités dans ces membranes, qui n'ont aucune ouverture ſenſible, par
où elles puiſſent les laiſſer échaper ; & que lorſqu'il y en auroit une trop grande quantité, ce ſeroit une néceſſité que la mere devint dans la ſuite
d'une groſſeur extraordinaire. Mais l'on peut
faire la même objection à l'égard de l'urine &
des vapeurs, quand on les ſuppoſera pour cauſe
de ces eaux, leſquelles augmentant journellement
leur volume, par l'abord continuel d'une nouvelle matière, pourroient de même jetter la femme
groſſe dans un état auſſi fâcheux que ſi les eaux
étoient produites ou déchargées dans ces membranes par les vaiſſeaux lymphatiques : or en ſupoſant cette décharge continuelle de ſéroſités dans
les membranes qui contiennent l'enfant, dont les
pores ſont très-ouverts, le plus ſubtil de ces ſéroſités ne peut-il pas s'inſinuer dans ces pores,
& être reçu par les vaiſſeaux capillaires qui y
aboutiſſent, puis être porté dans les plus gros, &
ſucceſſivement juſqu'au tronc de la veine ombilicale, pour être reporté à la mere. La manière
dont le mouvement de ces humeurs ſe fait
alors de la mere à l'enfant, le perſuade aiſément,
allant de la circonférence au centre, au lieu que
dans le corps de la mere, elles vont du centre à
la circonférence ; c'eſt pourquoi l'enfant demeureroit à ſec dans ces membranes, ſi la nature
prévoyante ne fourniſſoit ſans ceſſe de nouvelles
eaux, par le moyen de ces vaiſſeaux lymphatiques : car je ne puis me perſuader que ces eaux
ſoient toujours les mêmes, & je ne doute pas
qu'elles ne circulent comme les autres liqueurs,
ſans quoi elles ſe tariroient, ou elles ſe corrom

proient infailliblement ; par le long féjour qu'ela
les feroient dans ces membranes ; à la différence
que cette circulation peut n'être pas fi prompte
que celle des autres liqueurs ; & que nous ignorons encore les canaux de leur décharge, comme nous ignorons quantité d'autres actions qui
fe font chez nous, dont nous ne pouvons rendre un compte jufte & précis ; comme font la
génération de l'homme, la route par où le lait
eft porté aux mammelles, ce qui fournit & entretient la ferofité dans le pericarde, & les conduits excréteurs de la ratte ; à quoi l'on peut
ajouter les eaux contenues dans les membranes
avec l'enfant.

Si les Auteurs les plus célebres conviennent
que les ferofités qui font contenues dans le pericarde circulent, quelle difficulté y a-t-il d'en dire
autant de ces eaux ? Et quel obftacle peut-il y
avoir, à ce que ces ferofités s'infinuent dans les
pores de la peau de l'enfant, pour accomplir leur
mouvement circulaire, puifque l'on convient
qu'un abfcès du bas ventre qui fe vuide par les
felles, traverfe les pores des membranes de l'inteftin, pour être enfuite reçû dans fon canal,
& être évacué par cette voye. La peau de l'enfant étant beaucoup plus fufceptible de cette pé-
nétration par fa moleffe, que ne doivent l'être
les membranes de l'inteftin. Il en eft de même
d'un épanchement de pus qui fe fait dans la
capacité de la poitrine, & qui s'évacue enfuite par le vomiffement, en pénérant les poumons,
d'où il paffe par la trachée-artère ; & la même
chofe lui arrive encore, quand il eft vuidé par
les urines, ce qui ne fe peut faire qu'au moyen
d'une circulation particuliere. Tous ces faits conftans, quoique rares, font au moins comprendre
la poffibilité de ce que j'avance de la circulatio

des eaux, dans lefquelles l'enfant eft contenu durant tout le tems de la groffeffe.

Quoique l'ufage de ces eaux foit de foutenir l'enfant au ventre de fa mere, & d'empêcher qu'il ne heurte avec trop de violence contre les parois de la matrice, dans les continuels mouvemens qu'il fait : il faut avec cela que cet enfant foit vivant ; car dès qu'il eft mort, ces eaux ne font plus que d'un foible fecours à la mere, puifqu'une des plus effentielles marques que ce malheur eft arrivé, eft que cet enfant, malgré ces eaux, tombe comme une lourde maffe du côté que la femme fe tourne, étant couchée, ou qu'il lui pefe fi fort fur le bas ventre, quand elle eft debout, qu'elle ne peut que très-difficilement en foutenir le poids, qui lui caufe une continuelle envie d'uriner, par la compreffion que cette enfant mort fait à la veffie ; ou quand il vient à defcendre davatange, & à occuper le baffin, il donne occafion à l'accident oppofé, qui eft une fuppreffion d'urine, par l'étranglement qui arrive au col de la veffie, qui fe trouve engagée entre cet enfant & les os pubis. Ce fut par le rapport de ces accidens que fouffroit une Dame de confidération, éloignée de douze lieues de cette Ville, que j'affurai que fon enfant étoit mort en fon ventre ; mais comme j'étois à la fuite d'une Dame groffe & prête d'accoucher, que je conduifois chez elle, je ne pus rien faire de plus pour cette Dame, qui accoucha heureufement trois jours après que je fus parti, d'un enfant mort & tout pourri, dont elle fe tira fort bien & en peu de jours.

Si l'ufage de ces eaux eft d'une grande utilité à la mere & à l'enfant pendant le temps de la groffeffe, elles ne font pas moins avantageufes pour faciliter l'accouchement ; la comparaifon que l'on a trouvée d'une poutre qui eſt entraînée par la rapidité d'un courant d'eau , qui diminue à proportion de ce courant , & qui reſte là où l'eau vient à lui manquer , a aſſez de rapport à l'heureux accouchement , où l'enfant immédiatement après l'ouverture des membranes , ſuit les eaux , ou peu après , c'eſt-à-dire , avant leur entier écoulement , comme il arrive pour l'ordinaire à quatre ou cinq perſonnes de cette Ville , que j'ai coûtume d'accoucher. Ces femmes ont tant de bonheur dans leurs accouchemens , que venant à reſſentir à leur réveil , une légere douleur, ou plûtôt cette douleur les éveillant ; elles m'envoyent chercher à l'inſtant ; pour peu que je m'arrête , je les trouve accouchées.

Ce que je viens d'avancer eſt ſi vrai , qu'une de ces femmes étant un jour ſurpriſe des douleurs pour accoucher , & étant ſeule dans ſa chambre , voulut appeller quelqu'une de ſes voiſines par la fenêtre ; elle y accoucha , & laiſſa tomber ſon enfant ſur le plancher : à cet accident elle y en joignit un ſecond , qui fut de retourner de la fenêtre à ſon lit, en traînant ce pauvre enfant par le cordon tout au travers de la chambre , ſans que la mere ni l'enfant en ſouffriſſent la moindre incommodité , ſans que le cordon ſe rompît , & ſans que l'arriére-faix fut arraché. Voilà ce qui s'appelle l'enfant ſuivre les eaux , comme cette poutre entraînée par le torrent , dont s'enſuit l'heureux accouchement ; mais qui devient plus ou moins fâcheux , à meſure que ces eaux ſont plus ou moins écoulées , & très-pénible quand elles le ſont entiérement.

J'ai toûjours crû ſur cette idée mes eſpérances ſi bien fondées , que je n'ai jamais eu d'inquiétude auprès d'une femme , quelque long qu'ait été ſon travail , tant que les membranes ne ſe

font point ouvertes , & que les eaux ne fe font
point écoulées prématurément , ne les ayant même prefque jamais ouvertes , à moins que quelque accident fâcheux dans le commencement , ou
que j'avois lieu de craindre dans la fuite , ne m'y
ait forcé ; & je m'en fuis fi bien trouvé , que je
confeille aux nouveaux Accoucheurs de fuivre
cette méthode , & de ne pas imiter les Sages-
Femmes , qui dans la fauffe efpérance d'avancer
l'accouchement, tombent journellement dans cette
faute, & mettent par conféquent les femmes & les
enfans dans un péril évident de leur vie , comme
je le rapporte dans plufieurs de mes Obfervations.
Mais quand au contraire les eaux s'écoulent aux
premiéres douleurs, que dans la fuite il ne fe trouve
plus qu'une efpèce d'aridité aux parties , & que
l'on retire fa main auffi féche , qu'elle étoit ,
quand elle y a été portée ; quelle inquiétude &
quelle peine cette mauvaife difpofition ne caufe-
t'elle pas , principalement quand la malade n'a
que de legeres douleurs , & fi éloignées , qu'elles
ne font propres qu'à l'affoiblir, fans qu'elles fervent
le moins du monde à avancer fon accouchement?

Ce que l'on peut faire de mieux dans une occafion fi épineufe , eft d'avoir patience , fans tourmenter en aucune façon la malade , fe contentant
de lui faire prendre une nourriture facile à digérer , comme une foupe, un bouillon, une rôtie au
vin , afin que la diftribution venant à s'en faire
promptement , la nature s'en trouve récréée &
confortée.

OBSERVATION LI.

J'en ufai de cette manière pour accoucher heureufement la femme d'un Menuifier de cette
Ville , dont les eaux étoient écoulées il y avoit

cinq jours, pendant lesquels elle souffrit sans ceſſe de legéres douleurs entrecoupées, qui ne répondant nullement en bas, me faiſoient appréhender une mauvaiſe ſuite de ce travail. J'eus grand ſoin de lui faire prendre une bonne nourriture ſans la contraindre, la laiſſant dans la ſituation qu'elle pouvoit ſouffrir plus commodément. Je la conduiſis juſqu'au temps que les douleurs ſe firent ſentir de la dernière violence, & au lieu que deux ou trois douleurs de la nature de celles que cette femme ſouffroit, l'auroient fait accoucher, ſi les eaux y euſſent contribué, l'enfant étant demeuré à ſec, il arriva que cette femme eut pendant cinq groſſes heures les plus violentes douleurs, malgré l'huile que j'introduiſois continuellement, le plus avant qu'il m'étoit poſſible, pour rendre les parties plus diſpoſées à laiſſer paſſer l'enfant, & ſuppléer par ce moyen au défaut des eaux. Elle accoucha enfin après un ſi violent travail d'une groſſe fille, qui ſe portoit fort bien, & je la délivrai enſuite avec facilité. Cette femme étoit d'un tempérament fort & vigoureux, ſans quoi je doute qu'elle eût pû ſoutenir un ſi long & ſi rude travail.

RÉFLEXION.

C'étoit ici une belle occaſion de tenter la potion laxative dont M. Mauriceau ſe ſert ſi ſouvent, & qui lui a fourni la matière de quantité d'Obſervations, ou de pratiquer la ſaignée, ſi recommandée par ces Meſſieurs en pareille occaſion; mais comme ni l'un ni l'autre ne m'ont jamais réuſſi, je me ſuis déterminé à m'en paſſer à l'avenir; car ſi j'ai mis d'abord ces remédes en pratique, je n'en ai tiré d'autres fruits que celui d'être convaincu de leur inutilité, n'ayant depuis eu d'autres vues en pareil cas, que de ſoutenir les forces de la malade, au lieu de les diminuer par l'uſage de ces médicamens.

Ce seroit inutilement que je citerois d'autres accouchemens, que l'écoulement prématuré des eaux a fait
durer deux & trois jours, puisqu'il est facile d'en user
en pareil cas, comme j'ai fait dans un accouchement aussi
lent que celui dont je viens de parler.

CHAPITRE VIII.

De la situation de l'Enfant au sein de sa Mère.

TOus ceux qui ont écrit de la situation de
l'enfant dans la matrice, disent qu'il a le
dos tourné du côté de celui de sa mere, les
talons auprès des fesses, les mains sur les genoux, & la tête appuyée dessus, jusqu'au septiéme mois. (voyez la planche suivante,) Que dans
ce temps-là, la tête venant à s'appésantir par
l'augmentation de son volume, elle entraîne le
corps par son poids, lui fait faire la culbute, &
par conséquent tomber la tête en bas & les pieds
en haut; ce qui lui donne pour lors une situation opposée à celle qu'il avoit auparavant, ayant
alors le visage tourné du côté du dos de sa mere,
demeurant au surplus comme il étoit avant cette
culbute, qui est la situation en laquelle il doit
rester jusqu'à la fin du neuviéme mois, & dans
laquelle il doit venir au monde, pour donner
lieu à un accouchement naturel, toutes les autres situations étant appellées contre nature. Mais
je puis assurer que cette situation est bien incertaine, & que je l'ai souvent trouvé fort opposée
à ce qu'en disent tous ces Auteurs, tant par l'ouverture de plusieurs femmes grosses, que par
l'accouchement de quantité d'enfans, dont j'ai dé-

livré les meres à quatre, cinq, six, & jusqu'à
la fin du septième mois.

Si cette situation étoit aussi constante que ces
Auteurs l'assurent, ce seroit une nécessité que
tous les enfans qui viennent au monde avant le
septiéme mois, se présentassent par les pieds ou
par le cul, & depuis le sept jusqu'au neuf, par
la tête ou par les mains ; mais c'est ce qui ne
s'accorde nullement avec l'expérience, puisqu'il
n'y a aucun Chirurgien-Accoucheur, ni aucune
Sage-Femme qui ne conviennent qu'ils ont accouché des femmes dans tous les temps de la grossesse, dont les enfans présentoient la tête ou la
main la premiére, aussi bien depuis le quatre
jusqu'au septiéme mois, & qui présentoient les
pieds & le cul, depuis la fin du sept jusqu'à celle
du neuf, par le seul bénéfice de la nature, sans
que la Sage-Femme ni le Chirurgien ayent en
rien contribué à les faire venir en cette posture :
c'est une chose que j'ai trop éprouvée, pour n'en
parler pas affirmativement, dans la quantité
d'accouchemens avancés que j'ai faits, où j'ai été
obligé d'introduire ma main dans la matrice pour
aller chercher les pieds de l'enfant, que j'ai presque toûjours trouvés au fond de ce viscère, au
lieu d'y rencontrer la tête, dans un temps où
j'aurois dû les trouver dans une situation toute
contraire, si l'on pouvoit compter sur la situation
de l'enfant dans la matrice.

Il est bien vrai que dans les premiers mois
l'enfant n'a encore nulle situation. Ce sont de ces
malheureuses expériences qui ne se présentent que
trop souvent à un Accoucheur, dans les accouchemens de deux & de trois mois, lorsque l'enfant sort envelopé de ses membranes, nageant
dans ses eaux, sans aucune apparence de situation fixe, comme je le ferai voir dans la suite ;

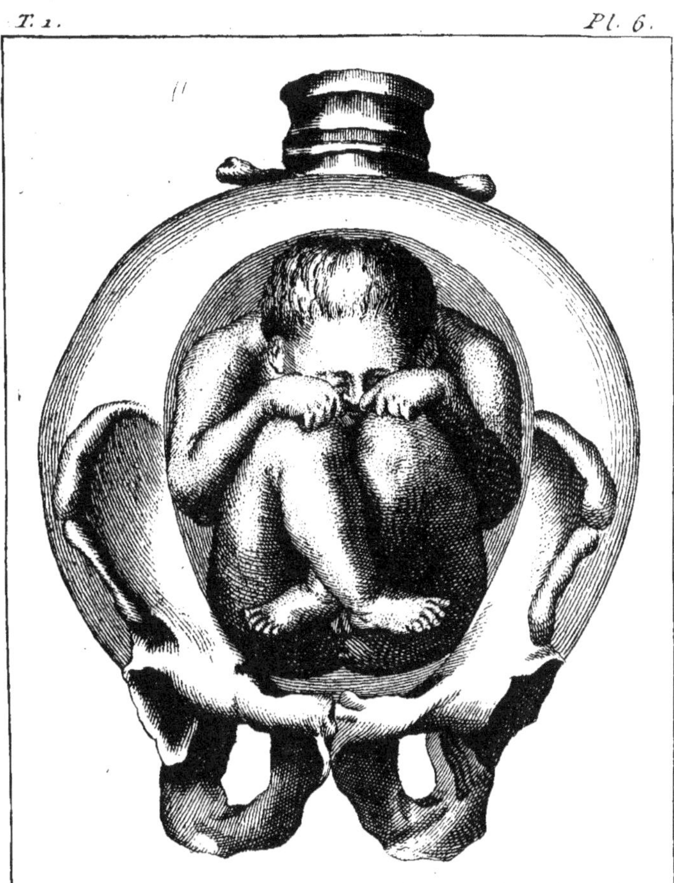

mais lorsqu'il vient à croître, c'est une nécessité
qu'il prenne une situation qui lui soit avantageuse, & qui s'accommode au lieu où il a été engendré, qui suivant les différens dégrés de grandeur qu'il y acquiert, doit avoir les jambes pliées,
les talons auprès des fesses, & la tête appuyée
sur les genoux, dans la figure à peu près, comme dit M. M. d'un homme qui pousse une selle,
& les mains d'un côté ou d'autre, sans croire néanmoins que cette situation soit fixe, comme je le
ferai voir dans plusieurs Observations propres à
le justifier.

Pour se détromper de cette erreur, il n'y a
qu'à faire attention aux mouvemens que l'enfant
fait au ventre de sa mere. S'il étoit toujours en
cette situation fixe, l'on ne pourroit s'appercevoir
que d'un mouvement de totalité ; mais au contraire, il y a des enfans dont les mouvemens sont
si distinctement de partialité, qu'il semble qu'ils
vont percer le ventre de leurs meres, par l'angle
aigu que forme la partie qu'ils font mouvoir, ou
par la grosseur excessive que l'on apperçoit à la
vûe & au toucher, tantôt à un endroit du ventre,
& tantôt à l'autre, comme si c'étoit le cul, la
tête, ou les genoux, & par quantité d'autres marques différentes. D'autres fois ces enfans frap-
pent le ventre par des temps si reglés, que plusieurs femmes m'ont dit que leurs enfans étoient
sujets au hoquet, & qu'ils l'avoient souvent. Tous
ces mouvemens se font merveilleusement bien
remarquer aux femmes qui joüissent d'une bonne
santé, dont la grossesse est favorable, qui ne sont
point trop grasses, & dont les enfans ne sont pas
excessivement gros, mais forts & vigoureux : ce
que je n'avance qu'après quantité d'épreuves que
j'en ai faites : car les enfans bien gros remplissent
tellement la matrice, que quelquefois la mere a

de la peine à fentir leur mouvemens, qui fouvent même ne peuvent être que de totalité, pareils à celui d'une boule que l'on remue, comme on le voit dans quelques-unes de mes Obfervations, où ils font fi foibles, que leurs mouvemens font tout-à-fait infenfibles à la mere.

Voici une Objection que l'on m'a faite là-deffus, & ma réponfe.

L'accouchement d'un enfant avant fon terme, ni la femme qui meurt groffe de cinq à fix mois, ne peuvent point détruire la fituation fixe en laquelle tous les Auteurs affurent que les enfans font au fein de la mere.

1°. L'accouchement avancé ne prouve rien à cet égard, en ce que l'enfant ne cherche à fortir que par la douleur qu'il fouffre, de maniere que l'enfant qui fouffre quelque douleur extraordinaire, change auffi-tôt fa fituation, de naturelle qu'elle étoit, en une étrangere, ou contre nature, telle que le hazard la peut produire.

2°. L'on ne peut non plus juger précifément de la fituation de l'enfant trouvé mort par l'ouverture du corps de la femme morte de maladie, puifque l'on ne peut douter que la femme n'ait fouffert de grands maux avant fa mort, dont l'enfant qui jouit d'une vie commune avec elle, n'a pas été exempt ; ce qui peut par conféquent lui avoir caufé de violens mouvemens & lui avoir fait encore plutôt changer fa fituation, qu'aucune autre raifon que l'on puiffe alléguer.

De maniére que l'accouchement avancé, ni l'ouverture des femmes groffes mortes avant le terme de leur accouchement, ne prouvent rien pour établir une fituation fixe à l'enfant dans la matrice.

Mais pour répondre jufte à cette difficulté, il faut fçavoir fi ceux qui ont les premiers inventé cette fituation, l'ont établie fur leur fimple préjugé, ou fi ç'a été l'effet d'une connoiſſance ſure & bien fondée.

Si cet établiſſement a été l'effet d'un ſimple préjugé, tel que le préjugé de ceux qui prétendent avoir trouvé la maniére dont la génération ſe fait, tout le monde eſt en droit de condamner ce préjugé, ou de l'approuver, dès qu'il n'eſt point établi ſur une démonſtration qui ne ſouffre point de replique. Mais ſi c'eſt au contraire l'effet d'une parfaite connoiſſance, il n'y a que l'expérience qui puiſſe prouver ce que j'avance, & cette expérience ne ſe peut trouver que dans les accouchemens avancés, ou par l'ouverture des femmes mortes étant groſſes.

Il n'eſt pas ſoutenable que les enfans ſouffrent dans tous les accouchemens avancés, & par conſéquent qu'ils ſoient obligés à faire des mouvemens qui leur faſſent prendre une ſituation extraordinaire, & contre nature, puiſque pour accoucher des femmes en perte de ſang, j'ai été obligé d'ouvrir les membranes qui contenoient les eaux pour aller chercher les pieds, les enfans n'ayant eû aucun lieu de changer leur ſituation, que j'ai trouvée le plus ſouvent oppoſée à celle que les Auteurs diſent qu'ils doivent avoir, puiſque j'ai été obligé d'aller chercher les pieds au fond de la matrice, dans le temps que je les aurois dû troüver à l'entrée, les femmes n'étant groſſes que de cinq à ſix mois; & au contraire, l'étant de ſept ou huit mois, j'ai trouvé les pieds de l'enfant à l'entrée de la matrice, au lieu que ç'auroit dû être la tête, comme mes Obſervations le juſtifient.

Et qu'à l'égard des femme mortes avant le terme de leur accouchement, dont les douleurs doivent avoir fait changer cette ſituation, je ne puis prouver le contraire plus clairement, que par

l'ouverture du corps de Mademoiselle . . . . . :
morte dans un accès d'apoplexie qui fut fort
court, sans convulsions : car si l'on meurt sans
douleurs, c'est dans cette maladie, où il y a privation de mouvement & de sentiment.

OBSERVATION LII.

Je fus prié le 29 Avril de l'année 1702, d'aller à la Paroisse de Colomby pour voir une Demoiselle grosse de six mois, tombée en apoplexie ; je m'y rendis en très-peu de temps, quoiqu'il y eût une assez grande lieue. J'emportai
avec moi l'émétique, l'esprit de sel armoniac,
les ventouses, & des vésicatoires ; mais la Demoiselle étant expirée au moment que j'arrivai,
je n'eûs besoin que de mon scalpel pour faire
l'ouverture de son corps, afin de procurer la grace
du saint Baptême à son enfant. Mais quelque
diligence que je puisse faire, je le trouvai mort,
la tête, les mains & les pieds occupoient la partie inférieure de la matrice, comme s'ils eussent
été soutenus par la face intérieure des os des
isles, & son dos faisoit une espèce de voûte,
qui répondoit à la figure de la matrice, dont
l'arriérefaix étoit entre les deux.

RÉFLEXION.

Je n'ai point douté que cet enfant ne fût dans la même
figure que je le trouvai, avant que cette Demoiselle
tombât dans ce funeste accident, & qu'il ne l'eût conservée, jusqu'au tems de l'accouchement, d'autant qu'il
ne paroissoit contraint en aucune manière ; ensorte que
sa tête se feroit indubitablement avancée, lorsque les
douleurs se feroient fait ressentir, pour venir naturellement au monde.

OBSERVATION LIII.

Le 13 Novembre de l'année 1704, l'on me vint chercher en diligence pour voir une grande jeune femme, groffe de cinq mois ou environ, que l'on croyoit tombée en foibleffe ; mais que je jugeai très-certainement morte, & dont je propofai l'ouverture, pour tâcher de procurer la grace du faint Baptême à l'enfant, qui pouvoit être vivant : mais comme l'on crût, contre mon fentiment, que ce n'étoit qu'une foibleffe, dont elle pouvoit revenir, l'on différa trop long-temps à délibérer fur cette opération, que je fis, mais trop tard ; & je trouvai l'enfant mort, couché de travers dans la matrice, les bras étendus le long de fon corps de chaque côté, les jambes repliées, & les talons auprès des feffes ; je vuidai les eaux, & laiffai le refte dans le ventre de la mere.

RÉFLEXION.

Je fuis très-perfuadé que la mort de cette femme ne fit rien changer à la fituation de cet enfant, que je trouvai très-fûrement dans celle qu'il avoit, lorfque fa mere fut furprife de cette prétendue foibleffe, qui étoit une mort fubite, dont je ne pus pénétrer la caufe.

OBSERVATION LIV.

Le 29 Mai de l'année 1705, je fis l'ouverture du corps d'une femme groffe de cinq à fix mois, morte d'une fluxion de poitrine, avec une fiévre continue, dont l'enfant avoit les jambes vers le fond de la matrice, & pliées, les talons contre les feffes, les bras étendus le long du corps, & la tête en bas, comme il arrive dans les accouchemens naturels. Cette femme

ne fentit point fon enfant pendant fa maladie ,
& n'eut aucune douleur au ventre, ni dans les
reins ; ce qui me perfuada que la fituation où
je trouvai cette enfant, étoit fans conféquence,
& qu'il en auroit encore pû changer plufieurs fois,
avant que de prendre celle dans laquelle il feroit
venu au monde.

RÉFLEXION.

Si cette femme avoit fenti quelques douleurs pendant
fa maladie, l'on pourroit dire que la nature auroit voulu fe décharger de cet enfant dans la pofture où je le
trouvai, par l'ouverture du corps de fa mère ; quoi
qu'au dire des Auteurs, je l'aurois dû trouver autrement ; ce qui me perfuade que cette fituation étoit indifférente, auffi-bien que les précédentes ; & je ne vois
pas que l'on puiffe tirer d'autres conféquences de ces
ouvertures, finon de dire que la fituation de l'enfant
au ventre de fa mère, n'eft ni fixe ni continuellement
la même ; mais qu'elle change autant de fois qu'il arrive
quelque chofe d'extraordinaire à la mère ou à l'enfant.

Si enfin l'on veut dire que cette fituation eft la plus
commode que l'enfant puiffe trouver, cette raifon fe
détruit en même-tems, en ce que l'enfant doit être
moins fenfible jufqu'au feptième mois, parce qu'il eft
moins parfait, qui eft le tems qu'il a la tête en haut,
que depuis le fept jufqu'au neuf, qu'il en doit tenir une
toute oppofée, qui pour lors devroit être la plus commode ; ce qui ne paroît pas être, ayant la tête en bas :
c'eft ce qui me fait dire, fuivant ces raifons & mes
expériences, que la fituation (*t*) de l'enfant au ventre de fa mère n'eft pas fixe, comme on fe l'eft perfuadé jufqu'à préfent ; mais qu'elle eft différente & fans

____

(*t*) A ces trois Obfervations de M. de la Motte
que cite *M. Smellie*, il en
ajoute plufieurs autres qu'il a
rencontrées dans fa pratique
d'une longue fuite d'années.
Il dit avoir vu deux femmes,
en 1727 & en 1748, au quatrième & cinquième mois,
dont les enfans préfentoient
les bras : qu'en 1746 il avoit
délivré une femme vers le
fixième mois de fa groffeffe,
dont l'enfant préfentoit la
tête. J'ai vu, dit-il, le *placenta* venir le premier, &

regle, & que lorfqu'il arrive à l'enfant quelque chofe d'extraordinaire, il change cette fituation dans les mou-

lorfqu'il fut defcendu dans le vagin, la tête l'expulfa, quand les membranes furent rompues. En 1747, une femme accoucha de deux jumeaux au fixième mois, fes deux enfans préfentoient les fefles, & les douleurs du travail fuffirent pour les délivrer l'un après l'autre de cette pofture.

Le Docteur Camper a ouvert une femme dans laquelle il a trouvé l'enfant fitué de manière qu'une des oreilles répondoit au *pubis* & l'autre à l'os *facrum*, quoique ce fœtus ait été trouvé la tête en bas.

L'embryon, *dit le même Auteur, t.1, p.180,* ou le fœtus confidéré dans la matrice, y eft d'une figure à-peu-près circulaire, ou plutôt ovale, fous laquelle il eft replié de manière à n'occuper que le moins d'efpace qu'il eft poffible. Il a le menton appuyé fur la poitrine, les cuiffes repliées le long du ventre, les talons appliqués contre les fefles, la face placée entre les deux genoux, & les bras croifés autour des jambes : fa tête porte le plus fouvent fur la partie inférieure de la matrice ; & lorfque l'enfant eft replié fous une forme ovale, la plus grande longueur de cet ovale s'étend de la tête aux fefles ; mais il y a beaucoup moins de diftance d'un côté à l'autre, que du devant au derrière ; parce que fes cuiffes & fes jambes font repliées le long de fon ventre & de fon eftomac, &

qu'il a la tête repliée en avant fur la poitrine. Or la matrice étant bornée par les vertébres des lombes, elle doit avoir moins de diamétre de derrière en devant, que d'un côté à l'autre ; de forte que l'enfant eft probablement tourné dans la matrice, de façon qu'il a un de fes côtés appliqué contre le derrière, & l'autre contre le devant de ce vifcère. Mais comme la partie poftérieure de la matrice forme une petite cavité oblongue de chaque côté des vertébre, les parties antérieures du fœtus peuvent par ce moyen pencher pour l'ordinaire plus en arrière qu'en avant.

Les Maîtres de l'art ont fuppofé en général que la tête de l'enfant eft appliquée contre le fond, & qu'il a les fefles à l'origine de la matrice, & les parties antérieures de fon corps tournées vers le ventre de fa mère, enfin qu'il conferve cette fituation jufqu'au commencement de l'accouchement, que la tête fe précipite en bas, & qu'il fe trouve le vifage tourné vers le dos de fa mère.

Quelques-uns difent à cet égard que la tête fe précipite vers la fin du huitième ou au commencement du neuvième mois, parce qu'alors elle devient fpécifiquement plus péfante que le refte du corps. D'autres affurent qu'à mefure que l'enfant acquiert plus de volu-

vements qu'il fait , fans être fixé par aucune caufe , à reprendre celle qu'il avoit auparavant , fi ce n'eft par

me , particulièrement pendant les deux derniers mois, les eaux qui les environnent , doivent néceſſairement diminuer, de manière qu'à la fin il fe trouve gêné dans fon mouvement , & qu'en s'efforçant continuellement pour changer fa pofition , la tête fe trouve enfin appliquée ſur l'orifice de la matrice , où elle demeure juſqu'au tems de l'accouchement.

Mais il me paroît plus probable , felon les Obfervations fuivantes , que la tête eft pour l'ordinaire tournée vers la partie inférieure de la matrice depuis le commencement de la conception juſqu'au tems de l'accouchement.

Dans le premier mois l'embryon a la tête fort confidérable & une eſpèce de queue qui augmentent infenfiblement de volume, juſqu'à ce que les bras & les cuiſſes commencent à pouſſer fous la forme de petits mammelons qui paroiſſent fortir des épaules & des feſſes. On voit de chaque côté de fa tête deux points noirs , entre leſquels on diftingue un petit trou , ou une ouverture que l'on reconnoît aifément dans le fecond mois, pour être les yeux & la bouche. Les jambes & les bras fe forment de proche en proche , à mefure que le corps augmente de volume ; mais les doigts ne font réellement diftincts , ou ne fe féparent les uns des autres que fur la

fin du fecond ou au commencement du troifième , tel eft pour l'ordinaire le progrès de fon accroiſſement.

Néanmoins il arrive quelquefois que le volume & la forme varient de beaucoup dans les différens embryons du même âge. Plus l'embryon eft jeune , plus il a la tête groſſe & péſante à proportion du refte du corps & ceci a lieu dans tous les différens états du fœtus. De forte que fi on le plonge dans l'eau , ou qu'on l'y tiennent fuſpendu par le cordon ombilical , la tête doit naturellement fe précipiter la première & le plus bas. De plus , lorſqu'une femme avorte dans le quatrième , le cinquième , le fixième & le feptième mois de fa groſſeſſe , c'eft ordinairement la tête qui fe préfente & qui fort la première. Si l'on porte le doigt dans vagin on fent fouvent la tête dans le feptième mois , quelquefois le fixième , mais le plus fouvent dans le huitième mois ; & fi l'on continue d'examiner ainfi les mêmes femmes de tems à autre juſqu'au commencement de leur travail , on fentira toujours la tête fous la forme d'une maſſe ferme & arrondie , fituée à la partie antérieure du bord du baſſin , entre l'orifice interne & le pubis , au travers de la fubftance du vagin & de la matrice.

Au refte , toutes ces opinions font fujettes à beau-

un pur effet du hazard ; mais que l'ordre de la nature n'y a aucune part.

Quand ce que j'avance feroit fans fondement , comment fe pouvoir perfuader que l'enfant ait une fituation fixe & égale dans la matrice , & voir au temps de l'accouchement le cordon de l'ombilic embraffer fi fouvent tant de différentes parties: car il faut ou que ces circonvolutions foient dès la première conformation , ou depuis que l'enfant eft non feulement formé , mais auffi depuis qu'il s'eft accru & fortifié , pour qu'il s'embarraffe de ce cordon d'une maniére fi bizarre ; ce qui ne peut arriver fans que l'enfant faffe différemment mouvoir toutes fes parties ; car fans cela le cordon ne pourroit faire que le

coup d'objections : en effet , fi la defcente de la tête vient de fa péfanteur , on devroit toujours la trouver à l'orifice interne , parce que cette raifon auroit toujours lieu : fi elle venoit de la diminution de la quantité des eaux , pourquoi l'enfant préfenteroit - il fi fouvent les feffes au paffage dans le tems qu'elles font encore en affez grande quantité pour donner la liberté à la tête de s'élever vers le fond de la matrice , ou felon l'opinion des autres , pour fe précipiter par fa péfanteur à l'orifice interne ? Quelques - uns ont fuppofé que la tête fe préfente toujours la première , à moins qu'elle n'en foit empêchée par le cordon ombilical , entortillé & embarraffé autour du col & du corps de l'enfant , de façon à l'empêcher de fuivre fon cours. Mais fi cette hypothèfe étoit bien fondée , on trouveroit toujours les enfans plus ou moins embarraffés dans leur cordon ombilical , toutes les fois que l'on retourne & que l'on délivre par les pieds ceux qui fe préfentent contre nature. Or , j'ai trouvé auffi fouvent le cordon ombilical entortillé autour du corps , lorfque la tête fe préfentoit la première , que dans toute autre circonftance ; & lorfqu'il fe préfentoit quelqu'autre partie , j'ai fouvent délivré l'enfant fans appercevoir fur fon corps aucune impreffion de ce cordon. Enfin il me paroît plus raifonnable de croire que le fœtus a la tête en bas pendant tout le tems de la groffeffe. Au refte, comme il eft auffi commodément dans une fituation que dans l'autre jufqu'au tems de fa naiffance , cette difpute eft de très-peu de conféquence dans la pratique des accouchemens.

tour de son corps, en l'état qu'on le suppose situé; c'est-à-dire, lui embrasser le corps avec les jambes & les bras, & en faire comme un peloton, dont la mere ne pourroit absolument se défaire dans l'accouchement, qu'après que ce cordon seroit rompu; ce qui n'est rapporté par aucun Auteur, & que je n'ai jamais vû arriver, dans le grand nombre d'accouchemens que j'ai faits.

Si l'idée que j'ai donnée de la situation de l'enfant au ventre de la mere n'est pas soutenable, & que mes expériences me trompent, je n'espére pas être plus heureux à vouloir combattre l'ordre d'une nature prévoyante, que l'on prétend établi de tems immémorial, laquelle donne ses soins si à propos, pour obliger l'enfant à faire une culbute au septiéme mois de la grossesse, afin de le disposer à sa sortie, & dont il se trouve si fatigué, & la matrice si irritée par la violence de ce mouvement, que la mere en accouche quelquefois, & que l'enfant en meurt souvent, par l'impuissance où il est de souffrir à sept & à neuf mois, deux si violens efforts, & si près l'un de l'autre.

C'est néanmoins le sentiment de tous les Auteurs; cependant j'ôse avancer que si cette culbute se fait, ce n'est ni tous ces enfans qui la font, ni dans le temps fixe de sept mois qu'elle arrive, puisque, comme je l'ai dit, ils viendroient tous la tête la premiére; & c'est ce qui ne se trouve pas; & supposé que cette culbute se fasse quelque-temps avant celui de l'accouchement, ce que je ne crois pas, mais bien lorsque la nature s'y dispose, selon l'ordre naturel, tant au moyen des glaires qui exudent de la matrice, que par les eaux qui s'échapent à l'occasion des douleurs; supposé, dis-je, que cette culbute se fasse, la raison ne permet pas de croire que la matrice s'en doive trouver plus irritée, que des autres mouvemens violens, que l'enfant fait journellement, quand il est fort & vigoureux ; & si par hazard la mere accouche dans ce temps-là prématurément, & que l'enfant en meure, ce n'est pas par l'irritation que la matrice a soufferte de ce prétendu mouvement violent, ou de ce changement de situation, ni que la mort de l'enfant arrive, pour n'avoir pû résister à ces deux violences consécutives ; mais bien par des indispositions ou par des accidens de cause intérieure ou extérieure, & par la trop grande foiblesse de la plus grande partie de ces enfans venus au monde trop jeunes & si foibles, qu'ils ne peuvent prendre ce qui leur est nécessaire pour leur nourriture & leur accroissement.

A examiner la chose avec attention, & en refléchissant sérieusement sur la maniére dont l'enfant est situé dans la matrice, autant que le raisonnement & l'expérience le peuvent persuader, ne le trouvera-t'on pas à peu près comme une boule oblongue, & dans une quantité d'eaux, sinon suffisante pour le faire nager, au moins capable de faciliter tous les mouvemens qu'il peut faire, soit la tête en haut ou en bas, d'un côté ou de l'autre, en devant ou en arriére, aidé par la situation de la mere, qui est debout, assise, ou couchée sur le dos, ou sur l'un des deux côtés : & le Chirurgien en sera assuré, quand il voudra examiner la chose, lorsque par quelque cause que ce soit, il sera obligé d'ouvrir les membranes qui contiennent les eaux, pour aller chercher les pieds de l'enfant, ce sera dans ce temps qu'il connoîtra que la figure de la matrice peut permettre à l'enfant, la liberté de prendre indifféremment toutes sortes de situation, fans être obligé d'en conferver une fixe, à moins qu'il n'y ait une caufe extraordinaire qui l'y retienne.

Si les Auteurs conviennent que ce n'eft que dans les différens mouvemens, & fouvent réitérés, que le cordon fait plufieurs circonvolutions autour du col & des bras, ne doivent-ils pas convenir par la même raifon, qu'il eft obligé de faire plufieurs fois la culbute pour faire paffer le cordon du col entre les jambes, ou des jambes au col, comme je l'ai trouvé plufieurs fois.

Ce qui me perfuade que l'enfant au ventre defa mere n'a point de fituation fixe, & que s'il fait la culbute dans untems éloigné du terme complet de l'accouchement, c'eft plutôt par un effet du hazard, que par un ordre établi de la nature, ne voyant pas qu'il doive le faire avant le tems de l'accouchement, dont la mere & l'enfant ne doivent fouffrir aucune peine, comme je crois m'en être affez expliqué, en faifant voir que de la manière que les parties font difpofées, toutes les fituations lui font indifférentes.

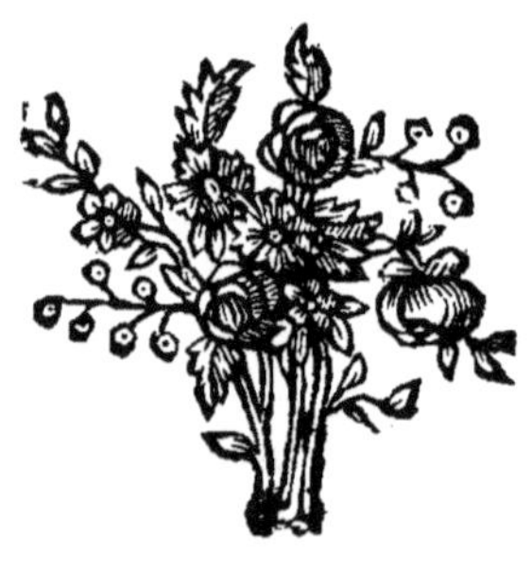

TRAITÉ
COMPLET
DE'S
ACCOUCHEMENS.

SECONDE PARTIE.

De l'Accouchement & de ses Espèces.

'ACCOUCHEMENT est la sortie de l'enfant hors du sein de sa mère.

Il y en a de trois sortes (*a*) ; le naturel, le non naturel, & celui qui est contre nature.

L'accouchement naturel est celui où l'enfant vient au monde au terme de neuf mois , sans presque d'autre secours que celui de la natu-

(*a*) On a coutume d'établir deux sortes d'accouchemens ; les accouchemens naturels & les accouchemens contre nature. Les premiers font ceux qui s'opérent par le secours seul de la nature , c'est-à-dire, par les efforts, & la contraction de la matrice.

L'accouchement contre na-

re, où le miniſtère de la Sage-Femme, ou celui du Chirurgien, ne ſont que peu ou point

ture eſt celui qui n'eſt plus abſolument ſoumis aux loix de la nature, & où l'enfant a beſoin d'être aidé pour venir au monde.

M. de la Motte en admet de trois ſortes, & M. Smellie eſt dans la même opinion. Quoique les Anciens, dit-il, ne ſe ſoient pas ſervis, comme nous d'une troiſième diviſion, il paroît cependant par leur pratique qu'ils l'ont ſuppoſée : en effet lorſqu'ils traitent des opérations chirurgicales relatives à cet art, ils donnent toujours un chapitre particulier ſur la manière de délivrer les enfans morts, c'eſt pourquoi ils conſeillent de lui ouvrir la tête & de la tirer avec le crochet.

Aujourd'hui on diviſe les Accouchemens *en naturels*, c'eſt-à-dire, ſelon l'idée qu'en avoient les Anciens, lorſque la tête ou les cuiſſes ſe préſentent les premières ; en *laborieux*, lorſque malgré la ſituation avantageuſe de l'enfant, l'accouchement eſt ſi ennuyeux & traîne tant en longueur, que la femme riſque d'y perdre la vie, à moins qu'elle ne ſoit ſecourue par quelqu'habile Opérateur, qui pour cet effet eſt obligé de ſe ſervir de ſa main, & lorſqu'elle ne ſuffit pas, de l'armer de *filets*, de *forceps* & de *crochets*.

Par *accouchement contre nature* on entend ceux dans leſquels ni la tête ni les feſſes ne ſe préſentent pas les premières ; de ſorte qu'on eſt ordinairement obligé de retourner l'enfant & de le recevoir par les pieds.

Mais la diviſion des accouchemens a varié relativement aux opinions des différens Auteurs : quelques-uns ont cru qu'on devoit mettre au nombre des accouchemens contre nature, ceux dans leſquels ils ſe préſente quelque partie du corps, ſans en excepter même la tête, dans un autre poſture qu'à la manière accoutumée. D'autres veulent que l'accouchement ſoit réputé naturel, ſi l'enfant vient ſans aucun autre ſecours que celui des douleurs de l'enfantement, quelque partie qui ſe préſente la première, ou en quelque poſture qu'il puiſſe être. Lorſqu'en pareilles circonſtances l'enfant naît avec beaucoup de peine, ils appellent ces ſortes d'accouchemens laborieux. Enfin ſelon eux, les accouchemens contre nature arrivent lorſque l'enfant eſt ſitué en travers dans la matrice, & qu'il faut le tourner & le délivrer.

Quant à moi, ajoute M. Smellie, je trouve tous ces principes ſuſceptibles de différentes objections ; ce qui m'a déterminé à ſuivre une méthode plus ſimple & qui m'épargnera quantité de répétitions.

J'appelle un *accouchement naturel*, lorſque la tête ſe préſente la première & que la femme ſe délivre au moyen de ſes douleurs & du ſimple ſecours qu'on a cou-

utiles, si ce n'est que pour recevoir l'enfant,

tume de lui donner en pareil cas.

Mais lorsque l'accouchement devient si ennuyeux & si long, qu'on est obligé d'employer une force extraordinaire à dilater les parties, pour tirer l'enfant avec les forceps, pour ouvrir la tête de l'enfant & en faire l'extraction avec le crochet ; j'appelle celui-ci *laborieux*.

Enfin je comprends sous la division des *Accouchemens contre nature* tous les différens cas dans lesquels on tire l'enfant par les pieds, ou dans lesquels on délivre le corps avant la tête. Je ne considére pas tant ici la posture dans laquelle l'enfant se présente que la manière dont il sort. En effet il y a des cas dans lesquels la tête se présente la première, & l'on croit pendant plusieurs heures que l'enfant sortira de la manière ordinaire ; mais dans ces cas, si la mère n'a pas assez de force pour pousser la tête de l'enfant, & pour la faire avancer dans le bassin, ou s'il survient quelque perte de sang, on est enfin obligé de retourner l'enfant & de l'attirer par les pieds, parce qu'il est resté si haut, qu'on ne pourroit pas lui saisir la tête, avec les forceps. D'un autre côté si l'enfant n'est point par trop gros, & que le bassin ne soit point trop étroit, ce seroit dommage d'ouvrir le crane de l'enfant pour en faire l'extraction avec le crochet. Ainsi quoique dans ce cas l'enfant se présente dans la situation na-

turelle, on est obligé de le retourner & de le délivrer de la même manière que s'il s'étoit présenté d'abord au passage une épaule, la poitrine ou le dos ; & cette opération est ordinairement de beaucoup plus difficile que dans l'un ou l'autre de ces cas, parce que si par hazard les eaux sont évacuées & que la matrice se soit resserrée sur le fœtus, il est alors beaucoup plus difficile de relever la tête vers le fond de la matrice. Lorsque les fesses se présentent on est le plus souvent obligé de les repousser, de chercher les jambes & de les amener au passage, après quoi on procéde à la délivrance du corps, pour passer tout de suite à celle de la tête.

Nous appellerons donc *naturels* les accouchemens, dans lesquels la tête se présentant la première la femme se délivre sans aucun secours extraordinaire. Nous appellerons *laborieux* ou *non naturels* ceux dans lesquels la tête vient avec peine, & a nécessairement besoin de secours, soit de celui de la main pour dilater les parties, ou de quelque instrument, tel que le *filet* ou le *forceps*, ou même dans lesquels il faut absolument ouvrir la tête & en faire l'extraction avec les crochets. Enfin nous appellerons *contre nature* ceux dans lesquels on délivre l'enfant par les fesses ou par les pieds, parce qu'alors l'accouchement se termine d'une manière contre nature.

lorfque la femme accouche, la délivrer enfuite de fon arrière-faix, lier le cordon de l'ombilic, vifiter l'enfant après l'accouchement, pour voir s'il n'a aucun vice de conformation qui demande quelque reméde, le faire emmailloter comme il le doit être, enfuite accommoder la mère, puis la coucher dans fon lit ; c'eft en cela que confifte l'accouchement naturel, pur & fimple.

L'accouchement non naturel, eft celui où il fe rencontre des caufes qui s'oppofent à la difpofition qu'a la nature de finir fon ouvrage, & qui rendent l'accouchement long & difficile ; mais ces caufes n'étant pas infurmontables, elles permettent l'accouchement dans la fuite.

L'accouchement contre nature eft celui où la mere ne peut fe délivrer de fon enfant, que par un fecours étranger, foit d'une habile Sage-Femme, ou d'un Chirurgien expérimenté.

LIVRE PREMIER.

De l'Accouchement naturel.

LE temps de la groffeffe étant accompli, la femme s'apperçoit par quantité de marques que l'accouchement fait preffentir fes approches ; le volume de l'arriere-faix, des eaux & de l'enfant ayant atteint fon dernier période, & la matrice ayant acquis le plus haut dégré d'extenfion qu'elle puiffe fouffrir, leur poids lui devient extrêmement à charge ; ce qui fait que le ventre de la femme groffe tire en bas, & lui caufe de la difficulté à marcher, de la nonchalance dans ſes actions , de la laſſitude aux bras , aux jambes , & de legères douleurs vers la région des lombes & des reins. La tête de l'enfant qui doit pour lors ſe trouver tournée vers les parties baſſes, preſſe la veſſie par ſon poids , & oblige la femme à laiſſer ſouvent couler ſon urine ; & enfin des humeurs glaireuſes qui exudent de ſes parties baſſes, la diſpoſent à l'accouchement, en rendant par leur qualité onctueuſe & lubrifiante le paſſage plus aiſé & plus gliſſant. Ce ſont là les plus certaines marques d'un accouchement prochain. *(b)*

(*b*) C'eſt un accouchement naturel , lorſque le fœtus approche le viſage à l'os ſacrum de la mère , & n'a pas beſoin des ſecours de l'Art pour ſortir de ſa priſon. On a propoſé diverſes cauſes de l'accouchement naturel ; 1°, le *meconium* , qui donne la colique au fœtus , & lui fait faire de grands efforts : Drelincourt a ſoutenu que les inteſtins en étant remplis , & qu'enſuite le ventricule venant à s'en remplir , il ne ſe pouvoit pas qu'il n'arrivât des douleurs de colique au fœtus ; ce ſont ces douleurs , ſelon lui, qui l'agitent & l'obligent à ſortir de l'utérus. 2° La tête du fœtus renverſée & péſante. 3°. Le défaut de reſpiration & d'aliment. 4°. D'autres l'attribuent aux convulſions de la matrice , parce que les nerfs ſont plus tendus qu'auparavant.

La première cauſe irritante eſt ſans doute dans le fœtus ; car dans les autres animaux le fœtus rompt ſon œuf par ſon propre effort : cela ſe voit dans les quadru-pèdes , dans les oiſeaux, dans les vivipares & dans les inſectes.

Le fœtus ſe trouve de plus en plus incommodé , tant par le *méconium* que par le reſſerrement de ſa priſon & & par la diminution des eaux ; ce qui produit de plus fréquens froiſſemens contre la matrice , qui naiſſent du mal aiſe que ſent le fœtus, d'autant plus que le cerveau s'étend d'avantage & que ſes organes ſe perfectionnent ; de-là tous ces fœtus, venus vivans après la mort de la mère , ou ſortis par une chute de la matrice , qui étoit ſans action.

Il eſt indubitable que l'irritation ſe communique à la matrice , proportionnellement aux plus grandes inquiétudes du fœtus , à ſa péſanteur, à ſa force & à la petite quantité d'eau qui l'enveloppe , dit *M. de la Mettrie , inſt. de Boerrh. t. 6, p. 319.* Car il paroît que la matrice ne peut s'étendre que juſqu'à un certain point fixe, & que la mère ne peut manquer de beau-

OBSERVATION LV.

Le 28 Novembre de l'année 1684, une Marchande de cette Ville m'envoya prier de venir chez elle, afin de me consulter sur tous les accidens, qu'elle souffroit depuis quelques jours. Je l'assurai que toutes ces petites incommodités étoient les avant-coureurs d'un accouchement prochain. Les douleurs augmenterent dans le moment. Je la touchai avec le doigt trempé dans l'huile, je trouvai les eaux toutes préparées, qui étant poussées en quantité au devant de la tête de l'enfant pendant la force de la douleur, m'empêcherent de connoître sa situation. Je fus obligé d'attendre que la douleur fût cessée, après quoi je touchai la tête au travers des membranes, qui me parut fort proche, & le tout assez bien disposé, pour espérer que l'enfant sortiroit aux premiéres douleurs.

coup souffrir d'une dilatation forcée par le fœtus. Cette irritation engage d'abord la matrice à se resserrer ; enfin la cause prochaine efficiente, est l'inspiration de la mère excessivement augmentée ; ce qui la délivre d'un fardeau, qu'elle ne peut plus supporter. C'est sans doute cette inspiration qui a ici le plus d'efficacité ; puisque nous voyons tous les jours des accouchemens de fœtus morts, & que le fœtus a encore trop peu d'instinct pour pouvoir s'aider, & que l'accouchement naturel ne se fait jamais sans des efforts violens. Harvey montre de la sagacité, lorsqu'il dit que si la couche est attendue de l'action du fœtus, alors il le faut tirer par la tête ; & par les pieds, quand on l'attend de l'utérus.

Les enfans commencent à remuer les pieds & en donnent de bons coups depuis trois ou quatre mois jusqu'au neuvième. Les mouvemens augmentent sans cesse, de sorte qu'enfin ils excitent efficacement la mère à faire ses efforts pour accoucher ; parce qu'alors les mouvemens & le poids du fœtus ne peuvent plus être endurés par la matrice. Mais il ne faut pas croire que cela arrive en un tems plutôt que dans un autre, parce que le fœtus ne peut plus supporter le défaut d'air qui manque à son sang.

Je fis le petit lit avec une paillasse devant le feu, une chaise renversée par dessous, pour servir de chevet, un petit matelas, deux draps & une couverture par dessus, & cela de manière que ce petit lit fût en glacis; j'y fis coucher la femme sur le dos; on mit une petite nappe pliée en quatre sous ses reins; je fis une espèce de fosse sous le siége; je lui fis écarter les genoux, approcher les talons auprès des fesses, & appuyer les pieds contre quelque chose de solide; on posa une nappe sur les genoux de la malade pour la couvrir, & je plaçai deux femmes de côté & d'autre pour tenir ses genoux écartés d'une main, & de l'autre tenir la nappe qui étoient sous les reins de la malade, pour les lui élever, quand il seroit nécessaire, & je lui fis en même temps prendre les côtés de son matelas avec ses deux mains, & pousser en bas. Les douleurs suivirent si brusquement, que je n'eus que le temps de prendre ces précautions & recevoir l'enfant, délivrer la mere, lier le cordon de l'ombilic, & donner ensuite l'enfant à une femme pour l'emmailloter, puis faire accommoder l'accouchée avec un linge ou serviette molette sur son sein, une chemise & une chemisette, un linge en quatre doubles sur les parties basses, une nappe doublée autour d'elle, & je la fis coucher dans son lit. Tout ce manége ne dura pas un quart-d'heure.

RÉFLEXION.

Tous les signes que j'ai d'abord énoncés étant équivoques, il n'y a que le seul attouchement qui se fait par l'introduction du doigt dans le vagin, qui en puisse assurer l'événement. Par ce moyen l'on juge si c'est l'accouchement qui y donne occasion, par la disposition de la matrice, c'est-à-dire, par la dilatation de son orifice intérieur, & par la préparation des eaux, que l'on connoît, lorsqu'elles remplissent extraordinairement les membranes, & qu'elles se présentent au fond du vagin ; car lorsque ces marques ne se trouvent pas, l'on peut s'assurer que l'accouchement n'a nulle part à ces accidens.

C'est d'ordinaire inutilement que le Chirurgien touche la femme dans le fort de la douleur, pour connoître la situation de l'enfant, & savoir quelle partie il présente, parce que dans ce tems-là les eaux sont poussées en bas & au-devant de l'enfant, avec tant de force & en si grande quantité, qu'elles en ôtent absolument la connoissance ; ce qui oblige le Chirurgien à différer jusqu'à ce que la douleur soit entièrement cessée, ou du moins très-diminuée, pour s'en assurer, parce qu'il se fait alors un mouvement opposée de ces mêmes eaux, qui au lieu de se précipiter comme elles font dans le tems de la douleur, y étant forcées par la compression des muscles de l'abdomen & du diaphragme : la douleur étant cessée, ces mêmes parties reprennent leur situation ordinaire, & les eaux par conséquent se rétablissent dans le même état qu'elles étoient avant la douleur, & ce mouvement de précipitation & de rétrogradation se continue, jusqu'à ce qu'une douleur assez forte fasse rompre ces membranes, & écouler les eaux qu'elles contiennent, qui est ce qui fait dire que les eaux sont percées, après quoi le Chirurgien connoît distinctement quelle partie l'enfant présente.

C'est ce qui arriva dans l'occasion dont je parle : aussi-tôt que je vis que cette femme avoit des douleurs fortes, je la touchai pour m'assurer de son état. Je trouvai l'orifice intérieur de la matrice dilaté, & les eaux dans une telle quantité, que je ne pus connoître la situation de l'enfant, jusqu'à ce que cette douleur fût presque entièrement cessée ; après quoi, je touchai la tête de l'enfant au travers des membranes qui contenoient les eaux, & la trouvai si avancée, qu'à la première douleur ces mêmes membranes s'ouvrirent, les eaux s'écoulèrent, & l'enfant suivit dans le moment.

C'est souvent tout le tems qu'une femme peut avoir, pour prendre ses précautions dans un accouchement naturel ; étant même quelquefois surprise sans l'avoir prévu par aucun de ces signes si ordinaires ; ce qui fait qu'en pareille occasion, elle n'a donné ordre à rien, de ce qui est nécessaire pour elle & pour son enfant. J'ai même été appellé à plusieurs femmes de mes plus proches voisines, que j'ai trouvé accouchées, quoique je partiffe auffi-tôt que j'avois été mandé, & que ces femmes m'euffent fait appeller dès la première douleur qu'elles avoient fentie.

OBSERVATION LVI.

Le 7 Décembre 1684, je fus appellé pour accoucher la femme d'un Serrurier; je la trouvai couchée & délivrée, fans que cette première douleur eût été précédée par aucune autre, ni par aucun des fignes qui euffent pû faire prévoir ce qui venoit d'arriver. Je n'eus que la peine de lier le cordon de l'ombilic à l'enfant; la femme s'accommoda elle-même & fe coucha, fans aucun autre fecours, & ne fe trouva pas plus incommodée que fi elle n'avoit pas accouché.

RÉFLEXION.

Ne femble-t-il pas qu'il n'y ait rien à obferver dans des accouchemens auffi heureux; ils font voir que la nature prudente & fage n'a pas befoin de tous les fecours prétendus néceffaires qu'un Chirurgien ou une Sage-Femme s'empreffent de donner fouvent inutilement (d).

(d) Si l'Art vient offrir fes fecours à une femme qui eft en travail, dit M. *Puzos*, en parlant de l'accouchement naturel, ce n'eft ni pour guider la nature, ni pour abreger le tems qu'elle veut mettre à fon ouvrage. Mais les douleurs que reffent une femme fur la fin de fa groffeffe, ne font pas toujours celles qui annoncent le travail; il faut donc une perfonne de l'Art pour juger de leur valeur. La préfence d'un Accoucheur ou d'une Sage-Femme devient encore plus néceffaire à une femme qui eft fur le point d'accoucher, à caufe des accidens qui peuvent furvenir dans le travail, & qui font capables de traverfer l'opération de la nature. Ne voit-on pas même affez fouvent des accouchemens qui fe préfentent fous les plus belles apparences devenir fâcheux dans la fuite? Combien de femmes & d'enfans ne doivent pas la vie à une faignée faite à propos dans le tems du travail? ou à la hardieffe éclairée d'un Maître de l'Art, qui lui a fait traiter comme contre nature, un accouchement qui s'annonçoit comme devant être naturel?

CHAPITRE PREMIER.

Du peu de fonds qu'on doit faire sur le succès des Accouchemens.

L'Accoucheur le mieux senfé & le plus expert ne doit jamais affirmativement décider de l'heureux fuccès de fes opérations , même les plus faciles, & où tout femble concourir à fa fatisfaction. C'eft une vérité dont ma longue pratique ma perfuadé ; & quoiqu'il me fouvienne d'avoir déja tâché de l'infinuer à ceux que j'ai prétendu inftruire dans le cours de ce Traité , elle m'a paru d'une affez grande conféquence pour ne pas négliger de la confirmer par de nouvelles Obfervations & Réflexions.

Je ne prétens pas au refte perfuader de cette vérité ceux qui moins entendus dans l'Art que des Sages-Femmes, fe donnent tout d'un coup pour Accoucheurs, fans avoir aucune connoiffance des Accouchemens : mais je m'adreffe à ceux qui par une longue lecture des Auteurs les plus accrédités, en ont étudié les principes, & fe font éclaircis des difficultés qui fe rencontrent dans l'exécution des Accouchemens contre nature , & à des Chirurgiens, qui ayant acquis par une longue pratique l'expérience qui leur a fourni le moyen de lever les plus fâcheux obftacles, font plus en état de goûter cette vérité, que d'autres moins éclairés peuvent regarder comme un paradoxe ; & les habiles gens comprendront aifément qu'il fe trouve des accouchemens qui quelquefois paroissent désespérés, ausquels néanmoins il arrive des changemens si favorables, qu'ils se terminent plus heureusement que leurs commencemens ne le faisoient espérer : ce que l'on verra dans les Observations suivantes, comme dans celles que j'ai déja rapportées dans le cours de mon Traité.

OBSERVATION LVII.

Une Dame qui demeuroit à cinq lieues de cette Ville, m'avoit fait avertir de me rendre auprès d'elle le 12 Mars 1721. Elle étoit grosse de son premier enfant. Dès le 10, s'étant sentie attaquée de douleurs legéres dans le commencement, qui augmentérent si fort en peu de tems, qu'elles ne laissérent pas douter que l'accouchement n'en dût être la suite, l'on m'envoya prier de me rendre chez elle en toute diligence ; ce que je ne pus faire si promptement, que je ne trouvasse cette Dame accouchée il y avoit quatre à cinq heures, & qui se portoit autant bien qu'une femme en cet état le peut faire. Elle dormit toute la nuit fort tranquillement. M'étant à son réveil assuré du bon état dans lequel elle étoit, je lui conseillai ce qui convenoit qu'elle observât pendant ses couches, après quoi je revins chez moi.

Le bon état dans lequel je laissai cette Dame, continua jusqu'au soir du cinquiéme jour, que le lait commença à se faire sentir par la fiévre qui accompagne d'ordinaire son mouvement. Elle augmenta toute la nuit ; & on ne s'en seroit pas beaucoup mis en peine, étant un accident commun à presque toutes les femmes nouvellement accouchées, si à l'augmentation rapide de cette fiévre, il ne fût pas survenu un délire, qui étant

d'une extrême violence , obligea d'envoyer courier fur courier , me prier de venir fans délai
au fecours de la malade. Je me mis en chemin
fur l'heure , mais fort inutilement , en ayant
trouvé un troifiéme à une lieue du logis , qui
venoit me donner avis de fa mort,

R É F L E X I O N.

Où chercher , & à quoi attribuer la caufe de la mort
de cette jeune Dame ? Elle avoit été très-peu de tems en
travail; elle fut bien accouchée, bien délivrée d'un arrière-
faix entier & bien conditionné ; elle ne fouffrit aucune
douleur après fon accouchement , & fes couches alloient autant bien qu'on le pouvoit fouhaiter ; elle s'é-
toit conduite jufqu'à ce jour très régulièrement dans
fon régime. Il eft vrai qu'elle s'étoit mal portée dans
les premiers mois de fa groffeffe , & que fa poitrine
parut fouffrir ; mais deux faignées que je lui fis vers
le quatre & le cinquième mois , rendirent la refpiration
facile , de manière qu'elle ne s'étoit jamais mieux portée qu'elle fit pendant le refte de fa groffeffe ; & fon
accouchement étoit bien à terme , puifqu'il n'y avoit
que deux jours de différence de celui où elle accoucha
à celui qu'elle avoit cru fon terme parfait ; & les fuites
de fon accouchement parurent heureufes. Tout cela ne
l'empêcha pourtant pas de mourir au commencement du
dixième jour. Après un tel exemple auquel j'en pourrois.
joindre plufieurs autres femblables , peut-on faire aucun
fond affuré fur les accouchemens les plus heureux en
apparence , fans craindre qu'ils ne puiffent devenir les
plus pernicieux , & même mortels dans la fuite , &
fans que le Chirurgien le plus expérimenté dans l'Art
des Accouchemens , puiffe prévenir ni empêcher de
tels malheurs , defquels même il feroit regardé comme
l'auteur par les fots & les ignorans dont j'entends
parler ; & j'aurois moi-même effuyé cette difgra-
ce , fi j'étois arrivé affez à tems pour accoucher cette
Dame.

OBSERVATION LVIII.

Le 6 Juillet 1721, comme je paſſois par ha-zard dans la Paroiſſe de Flotmanville, devant la maiſon d'un pauvre homme de journée, où j'entendis des cris & des lamentations extraor-dinaires, l'on me pria de deſcendre de cheval pour voir ſa femme qui venoit d'accoucher, ce que je fis volontiers. Je la trouvai morte, & l'enfant dont elle venoit d'accoucher tenoit en-core à l'arriere-faix. La ligature du cordon n'étant pas faite, la Sage-Femme tenoit ſur elle l'enfant qui ſe portoit fort bien, en attendant les choſes néceſſaires pour l'emmailloter. On me rapporta qu'enſuite du détachement de cet arriere-faix, qui n'étoit que très-peu adhérant, le ſang étoit ſorti en telle abondance, qu'en un moment la femme étoit expirée, & en ſi peu de tems qu'à peine avoit-on pû s'en appercevoir, quoique le travail n'eût pas duré une demie-heure, la Sage-femme m'ayant aſſuré qu'une heure auparavant cette femme n'avoit aucun preſſentiment d'un accouchement ſi prochain.

RÉFLEXION.

Après avoir accouché pluſieurs femmes dont les accouchemens ont été longs, laborieux & contre na-ture, & celle du Prieuré de la Sale, qui néanmoins ſe ſont tirées d'affaire!, & voir périr celle - ci de la ſorte, après deux accouchemens les plus heu-reux dans les commencèmens; c'eſt une fatalité ſi étrange, qu'elle force de convenir qu'il n'y a guères de fond à faire ſur les accouchemens, quelqu'heu-reux qu'en ſoient les commencemens. Car quel eſt l'Accoucheur qu'il peut prévoir ni prévenir un acci-dent de cette nature? Une femme eſt atteinte de dou-leurs pour accoucher, elle accouche en une heure, l'arrière-faix se détache presque de lui-même & sans la moindre violence ; & cette femme en un moment perd tout son sang, & elle meurt. Quelle est la femme qui peut être exempte d'un pareil accident, & combien n'en ai-je pas vu qui après les avoir accouchées & délivrées, souffroient des pertes si considérables, suivies de foiblesses si extrêmes, qu'étant sans sentiment, mouvement ni connoissance, elles donnoient d'étranges inquiétudes, non pas tant par rapport à moi, qui avec mes trente-huit années de pratique n'aurois pas été épargné, que pour les malades. Car un Accoucheur a beau se dire à lui-même : *Que m'importe que les sots & les ignorans raisonnent ?* La longue expérience qu'il a par devers lui l'excusera bien envers les personnes raisonnables, qui sont pourtant rares sur ce chapitre ; mais elle ne lui servira jamais de bouclier contre les attaques des envieux. Et outre qu'il n'est nullement agréable d'être cru cause de la mort de qui que ce soit, c'est qu'il y a si peu de personnes qui rendent justice, qu'un malheur que toute l'adresse & l'expérience la plus consommée d'un Chirurgien dans la Pratique des Accouchemens, ne peut empêcher, lui fait plus de tort que cent & cent faits, tous plus heureux les uns que les autres, ne peuvent lui faire d'honneur. Heureux celui qui peut éviter ces accidens, dont la guérison dépend uniquement du Tout-Puissant, & non de l'Accoucheur : vérité dont les gens un peu sensés conviendront, quand ils sçauront que si après l'accouchement & l'extraction de l'arrière-faix, la matrice ne se contracte pas à l'instant, la femme est en état de perdre tout son sang, par la quantité de vaisseaux qui restent ouverts après que l'arrière-faix est détaché, soit de lui-même, ou par le secours que la Sage-Femme ou le Chirurgien lui peuvent donner ; & que ce sang ne s'arrête qu'autant que ces vaisseaux se ferment : ce qui n'arrive qu'à proportion que cette contraction se fait de la manière que je l'ai dit ailleurs, & que cette Observation me porte à répéter.

OBSERVATION LIX.

Je fus prié de me rendre à Coutances le 20
Mai 1721 , pour accoucher Madame la Comteffe de . . . . dont les eaux percerent en allant
à la felle. Cette Dame naturellement inquiette
ayant entendu dire que quand un pareil accident
arrivoit, l'accouchement en étoit pour l'ordinaire plus difficile., fe crut dans un fi grand danger, qu'il n'y eut que la confiance qu'elle avoit
en moi qui la pût raffurer. M'étant heureufement trouvé auprès d'elle , & dans une chambre
voifine de celle où l'accident venoit d'arriver,
je me préfentai tout à propos pour la tirer de
l'embarras où cette évacuation prématurée l'a-
voit jettée, en l'affurant que c'étoit une chofe
de très-peu de conféquence , & & que fi les
douleurs dont elle fe plaignoit venoient à augmenter, l'accouchement feroit bien-tôt terminé.
Je m'affurai enfuite en la touchant de la fituation de l'enfant; mais n'ayant pû m'en éclaircir
dans ce premier effai, je remis au tems à en
décider; après quoi les douleurs étant dimi-
nuées , je confeillai à la Dame de ne pas fe priver
de fes petits divertiffemens ordinaires , & de
voir compagnie , afin de détourner ailleurs la
trop grande attention qu'elle donnoit au petit accident qui lui étoit arrivé. Elle me crut , & en
ufa à fon ordinaire jufqu'au foir du troifiéme
jour que fes eaux s'étoient écoulées, qui fut le
tems où de legeres douleurs fe firent fentir de
nouveau ; & étant augmentées à un point qu'elles
me parurent décifives, je la touchai une feconde
fois pour m'affurer de la fituation de l'enfant,
que je ne trouvai pas encore affez avancé pour

m'en éclaircir suffisamment, à moins que d'ufer
de quelque violence, dont je me difpenfai , parce
que je ne voyois rien qui m'obligeât à le faire
fi promptement. Ce retardement fut dignement
récompenfé par la tête de l'enfant que je trouvai enfuite bien fituée , quoiqu'elle fût encore
fort éloignée ; mais qui s'avança une demi-heure
après de maniere à faire d'autant mieux efpérer un
accouchement prochain, que les douleurs devin-
rentplus fréquentes & plus vives,mais qui produifirent un accident plus fâcheux , en ce que faifant
avancer la tête au paffage,elle comprimoit les parties qui fe rencontroient entr'elle & les os pubis.
Je memis en devoir dans l'intervalle des douleurs,
de promener mon doigt autour de cette tête ,
dont je n'avois encore pû toucher que la furface. Je trouvai qu'elle étoit appuyée fur le coude
du bras gauche de cet enfant qui étoit replié ,
& qu'elle étoit accompagnée du cordon qui la
devançoit à chaque douleur. Quand je me fus
apperçu de ce changement, fans faire paroître
aucune furprife , je prévins la malade par des
difcours généraux fur la néceffité d'accoucher une
femme en travail en bien des occafions , & qu'un
tel accouchement étoit fouvent plus prompt &
plus heureux que celui qu'on attend du feul fecours de la nature , fon enfant n'étant pas encore
fi avancé que je ne puffe abréger fon travail avec
beaucoup plus de facilité que je ne pourrois le
faire , fi je lui donnois le tems de s'avancer davantage.

La Dame qui comprit où j'en voulois venir,
me dit qu'elle n'étoit pas furprife de mon difcours ; mais puifque c'étoit une néceffité de
mourir, qu'elle me demandoit le tems de mettre
ordre à fes affaires & à fa confcience, & qu'a-
près je ferois ce que je trouverois à propos.
Elle

Elle me demanda s'il y avoit longtems à souffrir, & si une heure y suffiroit ; je l'assurai que l'accouchement seroit fini en un demi-quart d'heure. Je disposai cependant les choses nécessaires, puis je fis coucher la malade dans la situation ordinaire, & la fis tenir par des personnes adroites. J'allai ensuite chercher les pieds de l'enfant, que j'attirai au-dehors ; je le baptisai, & le débarrassai du cordon qui, outre qu'il sortoit, comme je l'ai dit, lui faisoit encore deux circuits autour du col, & terminai ainsi l'accouchement. Je délivrai après cela la mere d'un fort gros arriere-faix : le tout ne dura qu'approchant un *miserere*. La mere & l'enfant qui étoit une fille, se portant bien, j'eus soin de les faire accommoder ; & je puis dire que de toutes ses couches précédentes, quoique naturelles, elle ne s'étoit pas si bien portée que de celle-ci. Comme je ne quittai cette Dame qu'après que le lait fut entiérement passé, j'en puis parler avec certitude.

RÉFLEXION.

Si l'on pouvoit faire quelque fond, & s'assurer sur les apparences les plus flateuses d'un heureux accouchement, ç'auroit dû être de celui-ci. La Dame que j'avois accouchée de six autres accouchemens toujours très-heureux & naturels, & la tête de l'enfant qui se présentoit au passage d'une manière à ne pas douter qu'il ne finît aussi heureusement que les précédens, fut pour moi une surprise des plus étranges, lorsque je m'apperçus de ce changement inopiné, non par la crainte de la réussite, mais par rapport à l'esprit inquiet de la Dame, que je ne pouvois guérir de la peur. Je voulus, avant que de me mettre en devoir de l'accoucher, que la Sage-Femme qui n'étoit pas mal-adroite, fût assurée par elle-même de la situation extraordinaire de cet enfant, & des parties qui s'opposoient à sa sortie ;

Tome I.

Q

qui reconnut, comme moi, que la tête étoit fort proche; mais que le coude se présentant au passage, & le cordon de l'ombilic le devançant, il n'y avoit pas d'apparence que les suites d'un accouchement de cette nature pussent être heureuses, si la mère n'étoit promptement secourue. La tête située comme elle étoit, auroit pû venir dans la suite, supposé que la Dame eut eu des douleurs fortes & fréquentes; mais l'enfant étoit dans un danger évident de sa vie, puisqu'il seroit certainement mort au passage, dès que sa tête l'auroit exactement occupée; le cordon y étant déja placé, qui étoit une raison plus que suffisante d'avancer l'accouchement, quand le bras n'auroit point été de la partie, qui seul en auroit imposé la nécessité, puisqu'il faisoit élever la tête d'une manière à ne se pouvoir absolument placer au passage, & en risque quand elle y auroit été placée de la manière que M. Mauriceau l'enseigne, & que je n'ai jamais tentée par les raisons que j'ai dites ailleurs, d'y rester plutôt que de passer en avant, par l'obstacle, que l'enfant y auroit toujours formé, quelque précaution que j'eusse pu prendre à le repousser. Ces raisons me déterminérent à finir l'accouchement pour sauver la vie à l'enfant, qui par ce secours fut tiré de ce danger évident, & la mère de son inquiétude, en moins de tems qu'il n'en faut pour réciter le *miserere.*

J'eus soin de baptiser l'enfant, ce que je ne manque jamais de faire, quelques heureuses dispositions que je trouve à finir l'accouchement. Je baptise toujours l'enfant sur la première partie que je puis attirer au dehors, pour me tirer d'une inquiétude fondée sur la perte éternelle d'une ame, qui est une chose d'une conséquence si terrible, qu'on ne doit jamais la risquer, quand l'adresse de l'Accoucheur peut lui fournir les moyens d'y réussir, comme je le fis en cette occasion & en quantité d'autres, & toujours sur une partie qui soit hors du ventre de la mère, au lieu que le baptême qui se fait avec une seringue peut être inutile, & la preuve en est trop récente pour ne la pas alléguer ici, afin de faire voir que je n'avance rien que je ne puisse justifier par des faits incontestables.

OBSERVATION LX.

Le dernier jour de Mai 1721 , un Gentil-homme qui demeure à quatre lieues de cette Ville , me vint chercher de grand matin & en très-grande diligence , pour aller voir Madame son époufe qui étoit en travail depuis trois jours fans accoucher , quoiqu'il y eût un Chirurgien auprès d'elle affez entendu , & que la tête de l'enfant fût affez avancée pour efpérer d'un moment à l'autre un accouchement qui néanmoins ne finiffoit point. Ce Monfieur ne m'ayant pas trouvé , fut avertir un de mes Confrères , fort habile Accoucheur , qui s'y tranfporta à l'inftant, & qui trouva la Dame en l'état que ce Gentil-homme lui avoit dit , à laquelle il ne pouvoit propofer d'autre remède que la patience , en attendant des douleurs plus fortes & plus fréquen-tes que celles qu'elle avoit , pour finir l'accou-chement ; ce qui pouvoit arriver plutôt ou plus tard. Le Chirurgien qui étoit auprès de cette Dame dès le commencement du travail , con-noiffant le danger auquel l'enfant étoit depuis long-tems expofé , la mere laiffant fans ceffe écou-ler des eaux , que ce Chirurgien , quoiqu'expé-rimenté , prenoit pour celles qui précédent l'ac-couchement , ce Chirurgien , dis-je , ne perdit pas l'occafion de baptifer l'enfant au moyen d'une feringue , dont le fecond Chirurgien Accou-cheur lui fçut bon gré , quand il fe fût affuré par lui-même , en touchant la tête de l'enfant , combien elle étoit encore éloignée , après quoi ils demeurerent tranquilles jufqu'au foir , que les douleurs étant devenues plus fortes & plus fréquentes, les eaux fe préparerent au-dedans des membranes qui percerent & l'enfant fuivit ; preuve très-conftante que l'eau avoit été lancée au moyen de cette feringue fur les membranes qui n'étoient par conféquent point ouvertes, & que cet enfant n'étoit point baptifé.

RÉFLEXION.

J'ai honte de faire un tel récit, mais la conféquence du fait m'y oblige ; la vie éternelle d'un innocent perdue pour jamais par l'ignorance de Chirurgiens qui fans avoir ni régles, ni principes des accouchemens, ni expériences pour les mettre en pratique, fe donnent impunément pour Accoucheurs, eft une chofe fi indigne du nom Chrétien, que je ne puis rien penfer au-deffus ; fans néanmoins que je prétende blâmer ceux qui bien que plus éclairés, ne laiffent pas d'être faillibles.

J'ai feulement rapporté cette Obfervation pour foutenir ce que j'ai dit dans ce Traité général, du peu de fond que l'on peut faire fur la validité d'un bâtéme adminiftré au moyen d'une feringue, & de la facilité qu'il y a à le faire fûrement fur une partie bien découverte, étant un article des plus importans dans tout ce qui concerne les accouchemens. C'eft pourquoi j'exhorte les Chirurgiens qui embraffent cette partie de leur Art, de ne jamais rifquer la vie éternelle d'un enfant, en commettant fon falut à l'ufage d'un feringue, dont cette Obfervation prouve l'invalidité, mais de le baptifer toujours fur une partie qui foit palpable, hors du ventre de la mère. Je les exhorte encore à s'appliquer de tout leur pouvoir à inventer quelque chofe de nouveau, propre à perfectionner cette partie de la Chirurgie, comme j'ai tâché de le faire. Et comme je reconnois que le Seigneur a béni mes travaux d'une manière à m'engager indifpenfablement à lui en rendre de continuelles actions de graces, je n'oublierai rien pour m'acquitter de ce devoir pendant le peu de tems qui me refte à vivre, le fuppliant très-humblement de me faire fentir les effets de fa plus grande miféricorde dans le féjour de fes élus, pour récompenfe de mes pénibles travaux.

OBSERVATION LXI.

Le dix-fept Mars de l'année 1707. Madame la Marquife de *** âgée d'environ 38 ans, qui avoit la poitrine naturellement très-mauvaife, & qui étoit fujette à fouffrir de temps-en-temps quelques accès d'afthme, étant devenuë groffe la quatriéme année de fon mariage, & ayant été fouvent attaquée d'un afthme pendant fa groffeffe, elle en eut, fur tout dans le dernier mois, un accès fi violent, qu'il l'auroit fans doute fuffoquée, fi je n'euffe été à portée de la faigner deux fois en dix heures de temps, au moyen de quoi la refpiration reprit fa premiere liberté ; parce que la poitrine fut dégagée, & les poulmons vuidés de ce qu'il y avoit de fang trop abondant.

Comme cette Dame avoit une entiere confiance en moi, & qu'elle comptoit de m'avoir quinze ou vingt jours auprès d'elle, avant que d'accoucher, & qu'elle fe trouva par malheur en travail plûtôt qu'elle ne le penfoit, l'on fit partir couriers fur courriers, dès qu'elle fe trouva mal ; mais quelque diligence qu'ils puffent faire, comme il y avoit dix lieues de chemin, je ne pus arriver dans la chambre de la Dame, que dans le temps que l'enfant venoit au monde. Je m'approchai du Chirurgien qui l'accouchoit, que je trouvai fi préoccupé, qu'il ne s'appercevoit pas que l'enfant avoit plufieurs tours du cordon au col, fans une femme qui l'en avertit. Je lui dis de le débarraffer, & voyant que ce cordon étoit très-foible, je lui recommandai d'aller doucement, pour avoir le délivre fans le rompre ; mais s'étant trop précipité, & l'ayant tiré avec trop de violence, il fe leva brufquement, & me dit que le cordon étoit rompu. Comme cette ma niere d'agir étoit m'abandonner la place, j'examinai ſi l'arriere-faix trop gros, quoique détaché, ne ſeroit point reſté à l'entrée du vagin, d'où le cordon n'avoit pû le tirer ſans ſe rompre, comme il arrive quelquefois ; mais ne l'y ayant pas trouvé, j'introduiſis ma main au-dedans de la matrice, de la circonférence de laquelle je le détachai, & l'attirai bien entier avec ſes membranes, après quoi la Dame ne ſouffrit plus aucune douleur. Elle eut beſoin, & ſe ſervit du pot de chambre ſans aucune difficulté, avant qu'on la couchât dans ſon lit, & paſſa la journée & la nuit dans une grande tranquillité. Le matin je pris congé pour m'en revenir chez moi ; je fus ſurpris de voir un exprès le lendemain de grand matin, pour m'avertir de retourner voir cette Dame, comptant bien que la fiévre de lait étoit la cauſe de mon retour ; je la trouvai eu arrivant très-inquiéte, & qui n'avoit pas repoſé la nuit, à cauſe d'une douleur qui lui occupoit la ſurface extérieure de l'os des iſles, & l'aine du côté droit, avec quelque ſorte de difficulté d'uriner. Je fis à l'inſtant deux ſachets avec les feuilles de Camomille & Melilot, & la graine de Lin, que je mis bouillir dans une grande caſſerolle pendant une demie-heure, après quoi j'en appliquai, un qui embraſſoit toute la partie douloureuſe, un moment après la malade urina ſans peine, & la douleur fut ſi bien calmée, qu'elle dormit pendant deux heures & demie ; les vuidanges alloient très-bien, elle n'avoit aucunes tranchées, point de tenſion, ni de dureté au ventre. M. Von, Docteur en Médecine, qui y fut appellé, & qui y arriva le ſoir, ne trouva non plus que moi autre choſe à faire à cette Dame, ſinon un petit lavement le lendemain, fait de la décoction, dans laquelle ces ſachets avoient bouilli, avec un peu de miel commun ; ce lavement fit tout l'effet que nous en pouvions attendre : le jour suivant, qui étoit le sixiéme jour d'après l'accouchement, cette Dame ressentit quelques vapeurs ; mais comme la chose lui étoit ordinaire, lorsque ses menstrues couloient, rien ne nous parut surprenant, & la fiévre étoit très-médiocre, néanmoins avec ces legers accidens, sur les dix heures du soir, dans le temps que nous étions sans aucune inquiétude, la respiration devint fréquente & difficile, la poitrine s'embarassa, & cette malade mourut en deux heures, sans avoir souffert rien davantage ; ce fut le sujet d'une surprise étrange pour le Médecin & pour moi, sans que nous eussions à nous reprocher d'avoir rien omis pour empêcher cette catastrophe.

RÉFLEXION.

Comme la mort n'a jamais de tort, & que l'on en attribue pour l'ordinaire la faute au Médecin ou au Chirurgien, l'on chercha tous les moyens les plus mauvais pour rejetter la cause de celle de cette Dame sur celui qui l'avoir accouchée, dont je l'excusai comme je le devois pour rendre justice à la vérité ; n'ayant pas vu qu'il eut rien fait qui pût porter aucun préjudice à la malade, alléguant de mon mieux sa mauvaise poitrine susceptible d'un nouveau retour tel que l'accident qu'elle avoit plusieurs fois ressenti pendant la durée de sa grossesse, qui se trouvant de plus attaquée de la fiévre & occupée du lait, l'avoit fait inopinément succomber. Ce fut dans la vérité ce que nous jugeâmes être la vraie & unique cause de sa mort, ne l'ayant pu attribuer à aucune autre, ni trouver de reméde pour l'empêcher.

Étant dans une Ville où cette défunte Dame étoit très-considérée, quelques Dames en plaignant son malheureux sort, me dirent que c'étoit un grand malheur qu'elle ne m'eût pas auprès d'elle, & que le Chirurgien qui l'avoit accouchée, lui avoit arraché la vessie & la matrice, je les assurai, que si elle avoit souffert cet accident, j'en étois la propre cause, puisque je l'avois dé-

livrée ; un aveu si sincère fut le sujet d'une étrange surprise à ces Dames qui parurent fachées de m'en avoir
parlé , ce dont je les relevai avec tant d'honnêteté &
de si justes raisons , qu'elles furent dans la suite ravies
d'avoir eu avec moi cette explication.

Une Dame avoit la vessie & la matrice arrachées dans
son accouchement , disoit - on ; cependant elle s'étoit
servie du pot-de-chambre incessamment après être accouchée sans douleurs , & se portoit autant bien qu'on le
pouvoit souhaiter les deux premiers jours : elle n'avoit
point eu le reste du tems le ventre dur , tendu , ni
douloureux. Néanmoins le fait étoit regardé comme très-
véritable sur le récit qu'en avoit fait la Femme-de-
Chambre qui étoit présente , lorsque je délivrai cette
Dame : mais n'ayant jamais vu accoucher de femme , elle
fut détrompée en voyant l'arrière-faix que je tirai , qu'elle
prit d'abord & confondit pour les parties qu'elle disoit
avoir été arrachées , au tems de l'accouchement : fausse
relation sur laquelle on fondoit ce jugement téméraire ,
sans faire réflexion que , si l'une ou l'autre de ces parties
pouvoit être arrachée , (ce qui ne s'est jamais vu ni entendu) & qu'elles l'eussent été effectivement , la malade
n'auroit pu survivre un moment à un accident de cette
nature ; ce qui prouve bien qu'en fait de Médecine l'on
condamne à tort & à travers sans raisonner sur la possibilité ou l'impossibilité du fait dont on décide , par le pen-
chant que l'on a , à rendre le Médecin ou le Chirurgien
coupable de la mort des malades , & d'excuser leur mauvaise constitution , & la violence du mal qui en sont
les causes les plus ordinaires.

OBSERVATION LXII.

Une jeune Demoiselle attaquée de vapeurs ,
qui étoient souvent suivies d'oppressions & de
suffocations , & qui de plus étoit atteinte d'une
tumeur schirreuse dans l'hypocondre droit , avec
une rétention d'urine , qui la prenoit de temps
en temps, s'etant mariée, & étant devenue grosse,
se porta assez bien dans les quatre & cinq premiers
mois de sa grossesse ; mais après ce temps-là ,

plus elle avançoit vers son terme, & plus elle ressentoit les accidens dont elle avoit été tourmentée étant fille ; & comme l'oppression ne manquoit pas de suivre les vapeurs & les suffocations, je lui conseillai des lavemens de deux jours l'un, & une saignée. Le succès de ces remedes fut si heureux, que les vapeurs & les suffocations cesserent pour un temps, & que la respiration reprit sa premiere liberté ; mais ce temps ne fut pas bien long ; car tous ces accidens revinrent en foule, & plus violens qu'auparavant : ce qui me fit prendre jour avec la Dame pour lui faire une seconde saignée, & j'en voulois faire une troisiéme dans le même dessein. Un matin après avoir dormi jusques après dix heures, elle se sentit à son réveil la poitrine extrêmement dégagée, sans aucune oppression : ce qui m'empêcha de la saigner ; & comme je restai dans la chambre de cette Dame pendant qu'elle se leva, elle fut aussi surprise que moi de voir que ses pieds, ses jambes, & ses cuisses étoient si tendues & tellement enflées, qu'elle ne pouvoit qu'à peine mettre des bas à botter, & des mulles d'hommes, sans pouvoir ni marcher ni se soutenir. Ses vapeurs & ses suffocations devinrent plus violentes qu'auparavant ; & quand ces vapeurs cesserent, elle fut attaquée des douleurs pour accoucher. Son travail fut long & pénible, à la fin duquel je l'accouchai d'un enfant mort. Je la délivrai avec assez de facilité, & elle se porta autant bien ensuite que je le pouvois souhaiter pendant les cinq premiers jours, après lesquels le lait, qui contre l'ordinaire n'avoit encore produit aucun effet (ce qui me faisoit croire qu'il n'en viendroit point) commença de paroître, la fiévre s'y joignit, avec tous les mêmes accidens qu'elle avoit eut étant fille, & sur la fin de sa

groſſeſſe ; mais qui augmenterent à un tel point
que je déſeſpérai d'autant plus de ſa vie , que la
fiévre , qui n'étoit que lente & legere en ce
temps-là , devint double tierce continue , à laquelle outre ſa rétention d'urine , ſe joignit un
cours de ventre des plus violens ; la nature ne
pouvant ſoutenir une maladie ſi longue , & étant
accompagnée de tant de fâcheux ſimptomes , fut
enfin forcée de ſuccomber , & cette Dame mourut
après avoir ſoutenu ce grand orage pendant ſix ſemaines , & avoir épuiſé tous les remedes que l'on
put inventer pour la tirer de cette maladie com-
pliquée de tant d'autres fâcheux ſimptômes.

RÉFLEXION.

Cinq jours s'étant écoulés ſans que cette malade
ſentît aucun mal , & ſans qu'elle ſouffrît aucun de ces
accidens que peut cauſer l'accouchement , m'en faiſoient
d'autant mieux eſpérer que ſes jambes étoient revenues
en leur premier état , comme il arrive ordinairement
aux femmes , qui ont non-ſeulement les jambes , mais
auſſi pluſieurs parties du corps enflées , ſur la fin de leur
groſſeſſe , auxquelles ces enflures ſe diſſipent , auſſi-tôt
qu'elles ſont accouchées ; mais c'étoit un ſi mauvais
ſujet , & un corps ſi cacochime , que j'éprouvai
mieux ſur cette Dame que ſur aucune autre , que l'Art
ne peut rien où la nature manque.

Il n'y eut accident fâcheux , qui puiſſe accompagner
une couche , que cette Dame ne reſſentît , comme
vapeurs , ſuffocations , fiévre continue & intermittente , douleurs & tenſion au ventre , rétention d'urine ,
flux de ventre , fleurs blanches en quantité , tous accidens qui ſe rapportoient à la dureté qui ſe faiſoit ſentir
en l'hypocondre droit , qui étoit un ſchirre confirmé au
foie , qui ne faiſant par conſéquent plus ſes fonctions ,
& l'humeur bilieuſe ne ſe ſéparant pas , c'étoit une
néceſſité qu'elle refluat dans la maſſe du ſang & par
toute l'habitude du corps , qui donnoit occaſion à tous
les accidens dont cette malade étoit tourmentée.

Il n'eſt pas difficile de comprendre que les remédes doivent être ſans effet quand on eſt aſſuré

qu'un organe comme le foie eſt un viſcère, dont l'action ſoit abſolument néceſſaire à la vie de l'animal, il n'eſt pas moins vrai que la privation de cette action lui doit être funeſte.

OBSERVATION LXIII.

Le 19 Octobre de l'année 1711, j'accouchai la femme d'un Greffier de cette Ville pour la cinquiéme fois. Le ſuccès de ſes quatre accouchemens précédens avoit été très-heureux. Il n'en fut pas de même du dernier, dont je prétends parler, qui étoit de deux enfans, qui ſe ſuivirent de près, & qui avoient un arriere-faix qui leur étoit commun. Cette Accouchée ſe porta très-bien pendant les ſix premiers jours de ſes couches. Un Médecin de ſes amis vint la voir, & cauſa avec elle environ une heure. Elle ſe trouva le ſoir en ſueur, & ſa Garde eut grand ſoin de la maintenir dans cet état, qu'elle ſoutint ſans aucune peine l'eſpace de deux heures, après quoi elle fut changée de linge, & eſſuyée fort à propos, ſe portant encore aſſez bien, à un peu d'inquiétude près, qui augmenta de maniere après cette ſueur, que l'on fut obligé de m'envoyer chercher. Je fus ſurpris de trouver cette malade non ſeulement très-inquiéte, mais avec un pouls tres-petit, fort enfoncé & inégal : elle me dit qu'elle ſe trouvoit agitée de quelques petits mouvemens & d'inquiétudes ; mais qu'elle s'appercevoit fort bien que ce n'étoit rien, qu'elle étoit toutefois bien aiſe de me voir. Je fis ce que je pûs pour mettre le calme & la tranquillité dans ſon eſprit ; mais je m'apperçûs que le mal augmentoit tellement & ſi promptement, que j'envoyai chercher tous les ſecours les plus préſens, & que je crûs les plus éficaces, & entr'autres, celui du Médecin qui l'avoit vûe & entretenue l'après-midi dans une si belle apparence d'un prompt & heureux rétablissement ; ce qui ne servit pourtant qu'à augmenter sa surprise, & toute la diligence & les soins que nous pûmes apporter pour son secours, furent inutiles, d'autant que cette malade perdit la parole presqu'aussi-tôt, & la connoissance avec la vie en moins d'une heure, sans que nous pussions pénétrer M. le Médecin ni moi, quelle en pouvoit être la cause.

RÉFLEXION.

Cet accouchement ayant été des plus heureux, & les vuidanges ayant fait tout ce que l'on en pouvoit attendre, sans même que l'accouchée eut souffert que de très-légéres tranchées, son ventre mou & sans douleur, point de cours de ventre, point de vomissement, le lait passé & sans fiévre, & six jours d'écoulés, que reste-t-il à souhaiter à une femme qui se conduisoit avec autant de précaution que de sagesse, sinon d'être encore quelques jours en repos pour la revoir dans un entier rétablissement ? lorsqu'au contraire la fin de ce sixième jour fit naître une sueur, qui étoit dans ses precédentes couches le sceau de sa guérison, pour ainsi dire, qui dans ce dernier accouchement fut un signe si funeste, qu'au lieu d'une parfaite santé qui étoit la fin des précédens, la mort succéda à celle-ci, sans qu'aucuns simptômes m'en ayent pû faire connoitre la cause : ce qui me fait dire après quelques autres expériences aussi tristes que celles de ces trois accouchemens auxquels j'ai été appellé, & après lesquels des femmes, quoique très-bien accouchées, n'en sont pas moins mortes, que dans la plûpart des faits de Médecine & de Chirurgie, Hippocrate a eu raison de dire que le jugement est diffici par rapport aux événemens,

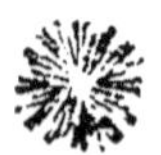

CHAPITRE II.

De plusieurs femmes d'un bon tempérament qui se sont bien portées pendant leur grossesse, & dont l'accouchement a été court & heureux, qui sont néanmoins mortes après être accouchées, sans aucune autre cause que la contagion de l'air.

DE tous les Auteurs qui ont traité des Accouchemens, je ne sçai pas qu'il y en ait aucun qui ait remarqué que dans de certaines saisons il étoit mort quantité de femmes après être heureusement accouchées, quoiqu'elles fussent d'un bon tempérament, qu'elles se fussent bien portées pendant le temps de leurs grossesses, & qu'elles eussent eu un accouchement heureux, sans autre cause que les mauvaises influences qui régnoient dans l'air. M. Peu parle dans son Traité des Accouchemens, d'un rhume, qui dans un certain temps fit mourir quantité de femmes à Paris. Il en mourut beaucoup d'une autre maladie en l'année 1678, qui fut la premiere année que je travaillai à l'Hôtel-Dieu ; mais ce qui vient de se passer dans notre Province de Normandie, principalement à Roüen & à Caën dans le commencement de l'année 1713, à l'endroit des femmes qui se portant bien, après être heureusement accouchées, étoient néanmoins après trois, quatre, & même jusqu'à sept & huit jours, attaquées d'une légére fiévre, qui augmentoit en peu de temps , à laquelle fe joignoit le cours de ventre , la fuppreffion des vuidanges , avec le ventre dur, tendu & douloureux , & enfin le délire , à quoi le régime & les remedes étoient d'un fi foible fecours , que prefque toutes en mouroient, fans que cette maladie attaquât d'autres femmes , s'étant fixée , pour ainfi dire , fur celles qui étoient nouvellement accouchées.

Je fus prié dans ce temps-là d'aller accoucher une Dame à Caën ; mais comme l'air s'étoit purifié , en forte qu'il n'en mourut que deux de toutes celles qui accoucherent pendant quinze jours que j'y reftai , cela me fit efpérer que cette Dame s'en tireroit heureufement , auffi-bien que de fon accoucherment , quoiqu'elle fût d'une groffeur furprenante ; mais comme la quantité d'eaux , ou plufieurs enfans y pouvoient donner occafion , je n'en eus pas la moindre inquiétude ; comme il eft aifé de le remarquer dans l'Obfervation qui fuit.

OBSERVATION LXIV.

Le 28 Mai de l'année 1713 , j'accouchai une Dame de à Caën , dont le travail commença à fe déclarer le matin par de legéres douleurs , qui perféverent de la forte jufqu'à neuf heures du foir ; après quoi elles augmentérent affez pour m'affurer de la fituation de l'enfant , dont je trouvai la tête ; mais qui avançoit fi peu , à caufe que les douleurs , quoique très-fortes , étoient fi éloignées , que le travail en fut prolongé de deux grandes heures , après quoi les eaux percerent , & s'écoulerent en grande quantité. L'enfant , qui étoit très-foible , fuivit affez tôt après. Je le plaçai , quand il fut venu , comme il le devoit être , jufqu'à ce que j'euffe délivré la mere;

mais m'étant apperçû que le cordon quittoit l'arriere-faix dans fa racine, fans attendre qu'il fûc entiérement féparé, je coulai ma main au dedans de la matrice, avec laquelle je détachai une portion de l'arriere-faix qui y étoit encore attachée, & le tirai tout entier en un inftant : je mis un carreau fur les genoux de la Garde, & l'enfant deſſus, auquel après avoir fait la ligature de l'ombilic, je donnai tous les fecours qui conviennent en cette occafion, pour rappeller un enfant de la foibleſſe où celui-ci étoit, en lui faifant appliquer fur le bas ventre des compreſſes trempées dans le vin tiéde, auſſi-bien que fur la tête, & fur la poitrine ; lui faifant prendre quelque peu de vin & de fucre, fi bien qu'après qu'il eut été une heure dans ce dangereux étaт, il commença de crier peu d'abord ; mais bien-tôt après avec beaucoup de violence, & perfévéra de la forte jufqu'au matin qu'il fe tût, fans que pendant tout ce temps il eut voulu rien prendre, pas même le mammelon de fa Nourrice ; ce qui le rendit fi foible, que l'on crut une feconde fois qu'il ne fe tireroit pas d'affaire. Il refta huit jours en cet état, ne prenant que quelques goutes de vin, & quelques cuillerées de bouillon, que je lui faifois donner alternativement, & de temps-en-temps, après quoi il s'avifa de prendre le mammelon, & s'eſt depuis fort bien porté ; ce qui fait voir qu'il faut continuer fes foins en ces occafions, & n'abandonner pas un enfant quelque foible & moribond qu'il paroiſſe.

RÉFLEXION.

Cet accouchement rapporté tel qu'il a été exécuté & dans la conduite duquel l'on peut remarquer que la raifon, l'expérience, & la délicateſſe de l'Art fe foutiennent également bien, paroîtroit devoir m'avoir mis à couvert de la censure, il m'est cependant revenu de plusieurs endroits, que j'étois accusé d'avoir laissé couler le sang de cet enfant en si grande quantité avant que de faire la ligature du cordon de l'ombilic, qu'il en fut réduit à cette extrême foiblesse, & sur ce faux préjugé j'ai été regardé comme l'auteur de sa mort, quoiqu'il soit vivant, & qu'il se porte très-bien ; ayant pris le sang qui coula après le détachement & l'extraction de l'arrière-faix, quoiqu'en petite quantité, pour être sorti du cordon, sans songer qu'un Accoucheur qui sçait son métier ne quitte point un cordon, quand il s'apperçoit qu'il a de l'inclination à se détacher de l'arrière-faix, comme faisoit celui dont il s'agit, puisque c'est un guide assuré qui le conduit où la nécessité l'appelle, pour finir comme je fis cette accouchement, & je liai le cordon à l'instant même que je l'eus placé sur les genoux de sa garde, sans qu'il en sortît une seule goute de sang après cette ligature ; mais ce qui détruit encore d'avantage cette calomnie, sont les cris que cet enfant fit toute la nuit sans cesser un moment, qui n'étoit pas une marque qu'il eut été affoibli par une perte de sang, qui l'eût laissé si languissant, qu'à peine eût-il pu soupirer ; ce fut l'indigne récompense que j'eus d'avoir accouché & délivré la mère si à propos, & de l'attention que je donnai à l'enfant, pour le tirer de l'extrême foiblesse où le mauvais tempérament de sa mère extrêmement chargée de sérosités, l'avoit jetté, & les avoir enfin préservés du précipice où tant d'autres dans ce tems-là ou à peu près étoient tombées ; mais ce qui me console c'est que la mère & l'enfant se portent bien.

Je remarquerai à cet accouchement, ainsi que j'ai faits à plusieurs autres de la même espèce, que les enfans qui se trouvent avec une si grande quantité d'eaux, quoique plutôt gros ou médiocres que petits, sont pour l'ordinaire très-foibles, & viennent quelquefois morts ; que les cordons sont gros, mais foibles & faciles à se rompre, ou à se séparer dans leur racine, les arrière-faix gros & aisés à se détacher des parties de la matrice, sans pourtant que je prétende persuader que la grosseur & le peu de consistence de ces parties viennent de ce qu'elles sont plus abreuvées de sérosités, parce qu'il y en a en plus grande quantité, qu'à celle où il ne s'en trouve qu'une juste proportion, puisque les unes & les autres ne séjournent pas moins dans ces sérosités en plus ou

moindre

moindre quantité ; mais que les enfans , ainſi que le cordon & l'arrière-faix de celles qui en ont une quantité ſi exceſſive , ſont nourris & entretenus d'un ſang trop aqueux , qui loin de fournir à l'enfant un bon ſuc & une nourriture ferme & ſolide , ne peut donner à tout ſon corps qu'un conſiſtance molle , & le rend tout œdémateux , auſſi-bien que l'arrière-faix & le cordon , d'où il arrive qu'un enfant auſſi mal conſtitué , ayant le principe de vie très-mal établi , il ne peut ſoutenir ſans mourir les peines qu'il a à ſouffrir au tems de l'accouchement , ainſi qu'il arrive pour l'ordinaire.

Voilà , ſelon mon ſentiment , la cauſe la plus vraiſemblable de la foibleſſe & de la mort des enfans , dont les mères ont une quantité exceſſive d'eaux contenues dans la matrice avec l'enfant pendant la groſſeſſe.

J'aurois laiſſé cette fauſſe accuſation qui me fut faite ſans la relever , la faute que l'on m'imputa étant ſi groſſière , que non-ſeulement une Sage-Femme , mais une Garde ne ſeroit pas capable d'y tomber ; j'aurois , dis-je abſolument gardé le ſilence ſur cette fauſſeté toute viſible , ſi je ne m'étois crus obligé de détromper ceux qui croient cet enfant mort , quoiqu'il ſoit vivant , me mettant peu en peine de faire connoître l'injuſtice de ceux qui firent courir le faux-bruit de ſa mort , leur mauvaiſe volonté étant ſi notoire , qu'il ne peut leur en reſter autre choſe dans la ſuite , que la honte & la confuſion d'une calomnie ſi mal inventée.

Cette Obſervation m'a donné lieu d'en faire ſuivre une autre qui pourra me dédommager d'une allégation ſi peu fondée.

OBSERVATION LXV.

Le premier Juin de l'année 1713 , l'on vint à deux heures après minuit chez la Dame dont j'ai parlé dans la précédente Obſervation , pour me prier d'aller ſecourir la femme d'un Marchand de la même Ville , dont l'enfant préſentoit le bras. Je trouvai la malade dans ſon lit qui avoit perdu beaucoup de ſang , dont le bras de ſon enfant étoit ſorti juſqu'au-deſſus du coude. Je demandai à la Sage-Femme qui étoit auprès

Tome I. R

d'elle, s'il y avoit long-temps que les choses étoient en cet état, elle me dit qu'il y avoit environ deux heures, & que dans un autre temps elle auroit fait cet accouchement ; mais que la quantité de femmes qui lui étoient mortes de celles qu'elle avoit accouchées depuis deux mois, l'avoit tellement rebutée, qu'elle n'avoit osé entreprendre celui-ci, ni demander de Chirurgien, par le triste spectacle qu'elle venoit de voir, ayant appellé le plus habile quelques jours auparavant pour en terminer un pareil à celui dont il s'agissoit, où il avoit été plus de deux heures avant que d'avoir pû tirer l'enfant quoi qu'en quatre morceaux. Je lui dis qu'elle auroit pû me faire appeller deux heures plûtôt, & que j'aurois sans doute sauvé la vie à celui-ci, que je trouvois très-certainement mort. Je fis lever la malade, lui accommodai son lit, & la fis tenir, comme il convient. Je coulai ensuite ma main le long du bras de cet enfant, jusqu'au dedans de la matrice, où en voulant chercher les pieds, je trouvai une considérable portion de l'arriere-faix détachée, que j'évitai, en le rangeant à côté ; je joignis les deux pieds, & les attirai hors du passage ; puis le corps & la tête, en si peu de temps, que l'accouchement fut fini en moins qu'il n'en faut à réciter un *Pater* & un *Ave*, pour me servir des mêmes termes de la Sage-Femme, & m'exprimer comme elle fit ; je couchai la malade dans son lit, elle eut aussi-bien que la Dame le bonheur de se sauver de ce péril, dont l'un étoit cette espèce de contagion, & l'autre cet accouchement difficile pour ceux qui ne sont pas au fait, mais qui auroit été encore plus facile pour moi, si la Sage-Femme m'eut appellé dès le moment que les eaux furent percées, & qu'elle vit que cet accouchement étoit au-dessus de sa portée.

RÉFLEXION.

Le fang qui étoit répandu dans le lit , la portion confi-dérable de l'arrière-faix que je trouvai détachée , l'enfant mort, & plus de deux heures écoulées depuis que les eaux étoient percées , & que le bras de l'enfant fe préfen-toit , étoient autant de circonftances qui prouvent bien que la Sage - Femme avoit travaillé de fon mieux , & qu'elle ne m'appella que quand elle connut que la cho-fe étoit au - deffus de fon pouvoir. Elle fut agréable-ment furprife , quand elle vit que je lui mis l'enfant en-tre les mains en fi peu de tems , fans peine & fans embarras , ni du côté de la malade , ni de la part des affiftans placés à propos , ni de mon côté, à la diffé-rence du Chirurgien qui fut deux heures pour tirer un enfant par pièces , ignorance dont je n'en aurois cru aucun capable , fi je ne l'avois vu arriver en ma pré-fence , quelque-tems après , fans que je puiffe dire fi c'étoit le même , en ce qu'il eut l'enfant entier.

OBSERVATION LXVI.

Le 12 Novembre de l'année 1713 , comme j'arrivois à Caën pour accoucher une Dame, je fus prié en defcendant de cheval , de voir une autre Dame fa voifine , qui étoit en travail , il y avoit bien quatre heures, dont l'enfant étoit mal placé, & pour laquelle j'avois été demandé plufieurs fois avant que je fuffe arrivé : je m'y fis conduire à l'inftant ; j'entendis en entrant dans la cour , & en montant l'efcalier , des cris effroyables ; & ayant été introduit dans la chambre , je trouvai (fans que je le fçuffe) un Chirurgien de la Ville en befogne , avec fa vefte & fon jufte-au-corps , fans que les manches en fuffent retrouffées , qui étoit fitué à côté de la malade , un genou en terre , & l'autre pied écarté , fe fervant d'une de fes mains feulement, avec laquelle il exerçoit des violences outrées , pour tirer un enfant qui étoit forti jufqu'aux aiffelles , & fon autre main appuyée fur le bord du lit, qui étoit à côté , & proche le petit lit fur lequel étoit la malade. J'y reftai environ un quart-d'heure , & jufqu'à ce qu'il eût fini , pendant lequel temps les cheveux me dreffoient à la tête , & je frémiffois d'horreur de voir exercer une telle cruauté. Je lui offris par trois fois mon fecours , fans qu'il le voulût accepter. L'enfant jetta encore quelques foupirs, à ce que l'on me dit, n'ayant pas eu la fermeté d'y être davantage , pour voir comment il s'y prendroit pour la délivrer. Je croyois qu'après avoir vû fouffrir de telles violences , cette Dame ne pafferoit pas la nuit, & encore plus quand je fçus qu'il y avoit une heure & demie qu'il avoit commencé quand j'arrivai , & néanmoins elle vécut trois jours.

RÉFLEXION.

Les mânes de cette Dame ne crieront-elles pas vengeance contre un homme auffi indigne du nom d'Accoucheur qu'eft celui dont je parle ? s'eft-il jamais vû témérité égale à celle de ce malheureux opérateur , d'entreprendre d'accoucher une femme de confidération , fans fçavoir feulement la fituer à propos , & fans donner la liberté qu'il convient à fon bras en ôtant fa vefte , & fans avoir perfonne pour lui aider à tenir la malade , & ne fe fervant que d'une main, dans un tems qu'un Accoucheur fe ferviroit de quatre fort utilement s'il les avoit ; enfin pour comble de fon ignorance outrée , fe placer à côté de la malade , au lieu d'être vis-à-vis d'elle , feule place d'élection & de néceffité où il convient que le Chirurgien foit pour accoucher une femme qui doit alors être au moins tenue par deux femmes pour lui écarter les jambes & lui tenir la talons auprès des feffes , & le refte , qui font les premiers principes qu'un Accoucheur doit fçavoir ? Ce qui prouve bien que cet homme n'avoit vu aucun accouchement , ni lû un feul Auteur, foit Accoucheur ou Sage-Femme , qui en ait traité , pour en ufer de la forte, fans quoi je n'aurois pu me perfuader qu'un homme eut eu la hardieffe d'entreprendre une chofe fi fort au-deffus de fes connoiffances : ce qui fait bien voir combien un bon Accoucheur eft à défirer, & combien il eft rare d'en trouver, puifqu'une ville auffi peuplée & auffi confidérable par quantité de perfonnes de Condition qui l'habitent, en manque abfolument, & combien les Magiftrat qui la gouvernent, devroient avoir d'attention à lui en procurer un bon par rapport à fon utilité, puifqu'aucune femme n'eft hors d'état d'avoir befoin de fon miniftere.

CHAPITRE III.

Ce que le Chirurgien doit fçavoir pour aider fûrement la femme, & éviter ce qui peut lui nuire dans l'Accouchement naturel.

QUoique l'accouchement naturel foit celui qui arrive le plus fouvent, & qui fe termine avec le plus de facilité, il ne mérite pas moins l'attention du Chirurgien, puifqu'il eft conftant qu'il meurt plus de femmes dans la fuite d'un tel accouchement, foit par quelques précautions négligées ou autrement, qu'après les plus difficiles & les plus laborieux.

Le tems de la groffeffe étant donc accompli, la femme groffe a par-conféquent atteint fon terme pour accoucher, & l'enfant doit fe trouver la tête en bas, s'il eft vrai que cette culbute fe foit faite, comme l'on prétend, par un ordre établi de la nature, auffi-bien que les douleurs dont la nonchalanche dans les actions, la difficulté de marcher, & les inquiétudes que la mere fouffre à la région des lombes, font les fuites néceſſaires ; & à meſure que la tête de l'enfant s'avance, non-ſeulement ces accidens augmentent, mais il s'y en joint ſans ceſſe de nouveaux (*d*), comme ſont la néceſſité d'uriner ſou-

(*d*) Lorſque l'orifice de la matrice demeure toujours étroitement fermé, dit M. *Smellie*, p. 196, on peut établir pour certain que la femme n'eſt point en travail, quelques violentes que puiſſent etre ſes douleurs : ces ſortes de circonſtances demandent cependant de l'attention, & ſi ſon mal vient d'un tiraillement forcé de la matrice par cauſe de pléthore ou par la plénitude des vaiſſeaux des parties circonvoiſines, il faut ordonner une ſaignée de ſix ou huit onces, ſoit du bras ou du pied, & la faire réitérer, ſi le cas l'exige. Quand les douleurs ſont occaſionnées par quelque dévoiement ou diarrhée, il faut tout de ſuite employer les narcotiques pour en arrêter le cours.

On diſtingue les douleurs de colique d'avec les vraies douleurs du travail, en ce que les premières ſe font ſentir principalement dans le ventre, qu'elles ne ſe paſſent point, & qu'elles ne reviennent point par intervalles diſtincts. Ces ſortes de douleurs ſont le plus ſouvent occaſionnées par un amas d'excrémens retenus trop long-tems dans le *colon*, ou par des matières propres à occaſionner une raréfaction ou une expenſion d'air dans les inteſtins qui les irrite, les tiraille & les diſtend outre meſure. Pour détruire de pa-

reils accidens il faut ordonner à la malade des lavemens appéritifs, afin de débarraſſer les inteſtins des matières nuiſibles, dont ils ſont farcis, & lorſqu'on en a procuré l'évacuation, on peut recourir à l'uſage des narcotiques, afin de calmer les douleurs, ſoit qu'on les faſſe injecter par l'anus, ſoit qu'on les donne à prendre par la bouche, ou qu'on les applique extérieurement en forme d'épithème ou d'embrocation.

Il peut arriver quelquefois que l'orifice interne ſoit un peu dilaté, & que malgré cette circonſtance il ſoit encore difficile de bien juger ſi la femme eſt véritablement en travail. On pourra cependant s'en aſſurer par les réflexions ſuivantes : il faut examiner ſi la femme eſt arrivée au terme de ſa groſſeſſe, ſi elle a évacué par le vagin une eſpèce de *mucus* glaireux, ſi les douleurs ſont bornées dans la région du bas-ventre, ſi elles ne s'étendent point dans les lombes ni dans les aînes, ſi les douleurs ſont légéres & ſi elles continuent ſans aucune intermiſſion ni augmentation ; enfin ſi elles ont de longs intervalles & ſi elles reviennent ſous une force ſuffiſante pour abaiſſer les eaux & les membranes ou la tête de l'enfant, & les porter par ce moyen à forcer

vent, l'écoulement des glaires, très-utiles pour faciliter l'accouchement ; ces glaires viennent

l'orifice interne de la matrice. Si cet orifice est épais & dur, au lieu d'être mol, mince & relâché, on peut dire en toute sûreté que le travail n'est point encore commencé. On remédiera à ces fausses allarmes suivant les indications des fausses douleurs & des coliques ; d'un autre côté si le pouls est fréquent & fort, & que la malade se plaigne de point de côté, de douleurs aigues dans le dos ou à la tête, il sera encore à propos d'en venir à la saignée.

Je fus appellé pour voir une femme grosse de son premier enfant vers le milieu du neuvième mois de sa grossesse, dit le même Auteur, *tom. 2, pag. 270*, elle se plaignoit pour lors de douleurs à la tête & au dos, d'où je compris qu'elle étoit constipée, & qu'elle pouvoit avoir un tenême qu'elle prenoit pour les douleurs du travail. Je lui trouvai le poulx agité, l'orifice interne de la matrice assez mal ; mais n'étant point encore ouvert, cette circonstance me fit juger que le travail n'étoit point encore commencé. En conséquence je lui fis tirer environ huit onces de sang & donner un lavement. Par ce moyen les douleurs se calmérent. Quinze jours après on m'appella une seconde fois : pour lors le travail étoit commencé, l'orifice interne étoit extrêmement mince & dilaté de la grandeur d'un petit écu ;

les membranes & les eaux étoient poussées à chaque douleur, mais la tête de l'enfant restoit toujours engagée au-dessus des os pubis ; depuis trois ou quatre jours la malade avoit de legeres douleurs avec de long intervalles ; mais pour lors elles étoient devenues plus fréquentes, elles revenoient de deux heures en deux heures, & quand on m'appella, elles étoient devenues plus fortes, & encore plus fréquentes. Comme la malade étoit encore constipée, j'ordonnai un lavement émollient qui procura la décharge des matières endurcies, après quoi le travail avança, lentement à la vérité, mais d'une manière assez avantageuse, d'autant que les membranes dilaterent peu à peu l'orifice de la matrice. Je ne jugeai point à propos de contraindre cette femme à garder aucune position particulière ; au contraire, je lui laissai la liberté de se promener & d'essuyer ses douleurs ou assise ou couchée dans son lit. Lorsque les membranes eurent ouvert l'orifice interne, qu'elles furent descendues en forme de boule jusqu'à la partie inferieure du vagin, elles cédérent aux efforts d'une douleur & se percérent, la femme étant alors appuyée sur le dos d'une chaise. L'ouverture des membranes procura l'issue d'une grande quantité d'eaux, à la faveur desquelles la tête de

quelquefois mêlées de petits filamens sanguins
& un peu rouges, que plusieurs regardent comme

l'enfant se précipita jusqu'au fond du bassin. Cette femme étoit d'un tempérament fort & avoit les parties extérieures encore dans leur état naturel, de sorte que je ne jugeai point à propos qu'elle se mît au lit avant que la tête fût descendue plus bas, & qu'elle eût insensiblement disposé l'orifice externe à s'ouvrir. Enfin lorsque les parties extérieures furent assez étendues & que tout parut disposé à un prompt accouchement, on fit mettre la malade sur un lit fait exprès où elle se coucha sur le côté gauche, à chaque douleur la tête avançoit de plus en plus, & d'autant mieux encore que le reste des eaux qui descendoient à mesure, lubrifioit les parties & les disposoit à prêter d'avantage. Je sentis pour lors très-distinctement l'oreille de l'enfant du côté du pubis, le derrière de la tête contre la partie inférieure de l'*Ischium*, du côté gauche, où je reconnus la suture lambdoïde qui traversoit l'extrémité de la sagittale & la fontanelle du côté opposé, mais plus haut dans le bassin ; ce que je reconnus également par la rencontre de la suture sagittale avec la coronale. A mesure que la tête baissa, l'occiput se tourna intérieurement vers le dessous des os pubis. Les parties basses de la femme s'allongérent postérieurement en forme de grosse tumeur, l'orifice externe

se dilata de plus en plus, le périnée s'allongea de trois travers de doigt & le fondement de deux. Le sommet de la tête remonta par dégré vers la partie supérieure des lévres, le front étant pour lors en arrière contre la partie inférieure de l'*os sacrum* & du *coccix*. La tête étant descendue encore d'avantage, je sentis le derrière du col au-dessous de l'os pubis ; pour lors voyant le périrée allongé de quatre ou cinq travers de doigts, fort tendu & fort mince, j'appliquai ma main dessus pendant toutes les douleurs suivantes, afin d'empêcher qu'il ne se déchirât, & délivrer la tête doucement en lui faisant faire un demi tour en haut, par dessous les os pubis. La même douleur qui fit sortir la tête, fit tout de suite sortir les épaules que je dégageai avec la plus grande facilité, en plaçant pour cet effet mes doigts sous les aisselles. Lorsque l'enfant fut au monde, je le tins sous les couvertures jusqu'à ce qu'il commençât à respirer & à crier ; alors je liai & coupai le cordon ; je lui mis un petit bonnet chaud sur la tête & l'enveloppai dans un lange, puis je le confiai aux soins des assistans. Le *placenta* se trouva ensuite expulsé par dégrés jusques dans le vagin, d'où je le dégageai en le tirant doucement par son bord inférieur & par le cordon. L'enfant étoit un très-gros garçon,

un préfage qui annonce la venue d'un garçon ; cela n'a cependant pour caufe que la tête de l'en-

fort & vigoureux ; & la mère fe rétablit très-bien.

J'ai entré dans un détail particulier du progrès de cet accouchement, ajoûte l'Auteur , afin de mieux faire entendre aux jeunes Praticiens la méthode ordinaire qu'ils ont à fuivre dans les accouchemens naturels, d'autant plus qu'il s'eft rencontré dans cette Obfervation toutes les circonftances où fe trouvent pour l'ordinaire les femmes en bonne fanté , lorfqu'elles viennent à accoucher de leur premier enfant. Les légéres douleurs qui fe font fentir de tems à autres pendant les derniers jours qui précédent le travail , font d'un grand fecours pour dilater doucement & infenfiblement l'orifice de la matrice. De forte que , quand les douleurs deviennent plus aiguës , le travail avance bien plus vite. L'orifice interne varie dans différentes femmes eu égard à fon épaiffeur & à fa tenfion ; il lui faut par conféquent plus ou moins de tems; à fe dilater en raifon de ces différences. Sur cinquante femmes on en rencontre quarante neuf dont les membranes fe rompent d'elles-mêmes , lorfque l'orifice interne eft affez dilaté pour les laiffer avancer jufqu'au milieu ou vers la partie inférieure du vagin. Quand les membranes font rompues , il arrive fouvent que les douleurs tombent pendant plus ou moins de tems ,

après quoi elles redeviennent plus fortes ; pour lors elles chaffent davantage la tête de l'enfant , & le front fe tourne infenfiblement de l'*if-chium* vers la cavité de l'*os facrum*. Il arrive enfuite que le vertex ouvre l'orifice externe , ce qui s'opére en toute fûreté par la fucceffion des douleurs. En effet il eft rare que l'on ait véritablement befoin de lubrifier les parties ou de recourir à tout autre moyen pour les dilater. Lofqu'il eft queftion d'un accouchement naturel , l'Accoucheur n'a prefque rien autre chofe à faire qu'à encourager la malade & à prévenir les déchirures do la fourchette , lorfque la tête vient à traverfer l'orifice externe. Avec la patience , la nature toute feule acheve l'ouvrage. C'eft donc bien mal-à-propos qu'on fatigue une femme en la mettant en travail trop tôt ; au contraire on doit attendre patiemment que les douleurs contribuent d'elles-mêmes à fa délivrance, & pour lors il arrive le plus fouvent,qu'il n'eft befoin que de recevoir l'enfant.

Quand la matrice céde à l'impulfion du fœtus, il furvient des dégoûts, des naufées , des vomiffemns , des laffitudes univerfelles , des foibleffes , & cela à caufe de la compreffion des nerfs qui fe diftribuent dans la fubftance de la matrice ; l'impreffion douloureufe qui fe fait fur eux, fe communi-

fant, qui venant à s'avancer pour se placer au passage, dilate & écarte les parties, au moyen de quoi quelques petites veines se trouvent ouvertes & laissent échapper quelques gouttes de sang, qui fournissent également cette derniere teinture, quand c'est une fille ou un garçon ; j'ai même vu ce sang sortir dans une quantité assez considérable pour faire craindre le danger qu'une perte de sang peut causer.

Ces inquiétudes aux lombes venant à se changer en douleurs, qui répondent dans tout le bas ventre, & qui se terminent aux parties basses, augmentent d'autant plus que la tête l'enfant s'avance, & les autres accidens à proportion. Il s'y joint de plus l'envie d'aller à la selle & d'uriner sans le pouvoir faire, à cause de la compression que la tête de l'enfant cause tant à l'anus qu'au col de la vessie.

Les vomissemens y surviennent aussi par la sympathie qui est entre l'estomac & la matrice,

que aux parties avec lesquelles elles ont rapport par le moyen de la *huitieme paire* & de *l'intercostal*. Plus la résistance de la matrice sera grande, plus l'action sur les nefs sera forte, & plus l'estomac souffrira de secousses qui produiront des vomissemens, des douleurs de reins & un abbattement universel : si la matrice oppose moins de résistance, il ne surviendra que des nausées, des maux de cœur & des foiblesses.

L'endroit de la matrice le plus fort, est celui d'où naissent les fibres longitudinales, c'est-à-dire, le centre qui est son fond ; ces fibres longitudinales sont entrelassées de vaisseaux de toute espèce avec les forces circulaires ; ces dernieres résistent davantage vers le fond, parce que dans cet endroit elles sont plus courtes. Les fibres qui composent la tissure des parties latérales de la matrice comme plus étendues devroient être plus foibles ; mais elles sont soutenues, quand elles se contractent, par les muscles de l'épigastre & par les fibres du fond de la matrice, ce qui fait qu'elles l'emportent sur celles qui viennent se replier pour former le col & l'orifice qui n'ont aucun soutien.

telle-ci ne pouvant souffrir sans que l'autre ne s'en ressente. Or cette sympathie ne se communique pas seulement à l'estomac, mais à toutes les parties membraneuses du corps, ce qui ne se manifeste que trop par les frissons qui annoncent les douleurs prochaines, dont la matrice est le siége principal.

Les impatiences, les cris redoublés, la difficulté de garder une même situation, un regard inquiet, & la volonté inégale, sont autant de signes que l'accouchement s'avance.

Les choses étant en cet état, le Chirurgien doit toucher (*e*) la femme avec son doigt trempé

(*e*) Le *toucher* est le moyen le plus sûr pour juger de la vérité ou de la fausseté des douleurs ; c'est-pourquoi il n'en faut rien négliger pour ne pas se tromper dans cette opération. Il faut qu'un Accoucheur & une Sage-Femme sache parfaitement toucher les femmes grosses, dit Deventer ; *toucher* n'est rien autre chose que d'introduire dans le vagin de la femme les deux premiers doigts de l'une ou de l'autre main, après les avoir frotés de graisse, de beure ou d'huile, de sorte qu'en touchant l'orifice de la matrice, on puisse connoître sa figure, pour découvrir par ce moyen ce qu'on ne pourroit connoître certainement par un autre.

Je ne me sers jamais, ajoute Deventer, des termes d'*orifice intérieur* & *extérieur*. Je ne connois dans la matrice qu'un seul orifice, & par le terme de *matrice*, je n'entends que ce corps *pyriforme* où la semence est reçue, & dans

lequel le fœtus se conserve jusqu'à l'accouchement. Ce que les Auteurs appellent *orifice externe* de la matrice, & qui n'est, selon eux-mêmes, que l'orifice du *vagin*, je l'appelle *orifice du vagin*. Ainsi il n'y aura point d'équivoque.

Par le *toucher* on se propose de s'assurer si une femme est grosse, de sçavoir où elle en est de sa grossesse, d'examiner si elle n'est point en danger de perdre son fruit, ou d'essuyer une fausse-couche, si le tems de l'accouchement est proche ou éloigné, si l'enfant est bien ou mal situé, ce qu'il faut faire pour le soulagement de la mère & de l'enfant, s'il faudra avancer l'accouchement.

En suivant l'ordre naturel le tems de l'accouchement ne vient jamais que quand la grandeur & la force du fœtus sont suffisantes ; ce qui arrive ordinairement au neuvième mois, quelquefois au septième, & quelquefois dans l'espace intermédiaire, sui-

dans l'huile ; s'il trouve pendant la douleur les membranes trop tendues par les eaux qu'elles

vant les forces de l'enfant. Cependant ce n'est pour l'ordinaire qu'au neuvième mois qu'il en a suffisamment.

Nous avons déja fait remarquer que l'orifice interne de la matrice change de figure, à mesure que la femme approche du terme. Mais on ne s'apperçoit pas d'un changement bien considérable, si ce n'est dans les derniers tems de la grossesse, qu'il devient quelquefois plus large & plus mol. Pendant les quatre premiers mois, dit *M. Smellie, tom. 1, p. 188.* On peut sentir le col de la matrice suspendu dans le vagin, en insinuant son doigt à côté de l'orifice externe ; mais on ne peut s'appercevoir de la dilatation de la matrice, ni sentir la partie superieure de son col qu'au cinquième mois & quelquefois au sixième mois, encore faut-il alors abaisser la matrice par une forte compression sur le bas-ventre.

On peut quelquefois sentir la dilatation du fond de la matrice, en introduisant le doigt dans le *rectum* ; plutôt qu'on ne pourroit l'appercevoir en l'introduisant dans le vagin. Mais lorsqu'on introduit le doigt dans le *rectum*, il glisse tout du long de la partie postérieure de la matrice, presque jusqu'à la partie supérieure de son fond, qu'on fait applati postérieurement & faisant saillie sur les côtés, lorsque la femme n'est point

grosse ; mais lorsqu'il y a un enfant, il s'y fait sentir comme une espèce de grosse tumeur arrondie.

Vers le cinquième ou le sixième mois la partie supérieure de la matrice est si distendue, qu'elle s'élève de trois ou quatre pouces audessus de l'os pubis ou jusqu'a l'espace mitoyen entre les os pubis & le nombril, de manière qu'on l'apperçoit fort souvent, particulièrement dans les femmes maigres, en appuyant avec la main sur le bas-ventre ; & si l'on introduit en même tems le doigt index de l'autre main dans le vagin, le col semblera raccourci, particulièrement par sa partie antérieure & sur ces côtés & l'on en connoîtra sensiblement le poids. Mais si c'est après avoir bien mangé, on pourra être trompé par la compression de l'estomac, parce que le poids & la compression font le même effet. Au reste ces signes sont beaucoup plus sensibles vers les derniers mois de la grossesse.

Depuis le cinquième mois jusqu'au neuvième le col de la matrice se racourcit de plus en plus, la dilatation de la matrice se manifeste aussi dans les mêmes proportions. Au septième mois, son fond s'élève jusqu'au nombril ; au huitième il gagne jusqu'à l'espace qui est entre le nombril & la fossette du cœur. Enfin dans le neuvième, il

renferment, il faut qu'il attende que la douleur ait cessé, parce qu'alors le reflux de ces eaux

monte jufqu'à la foffette du cœur , excepté dans celles qui ont le ventre faillant ; mais tous ces dégrés peuvent varier dans différentes femmes.

Il fuit de ce que nous venons de dire que plus ces difpofitions de la matrice font fenfibles, & plus le tems de l'accouchement eft proche. Dans quelques femmes après les deux ou trois premiers mois, l'orifice de la matrice commence à s'ouvrir , dit *Deventer* , jufques - là même que l'ouverture eft de la grandeur d'un écu d'or , ou même plus ; d'où il arrive que l'on fent diftinctement le mouvement de l'enfant. Il arrive même à quelques femmes d'avoir l'orifice fi ouvert , que les fecondes ou les troifièmes douleurs fuffifent pour l'accouchement : dans ces cas une Sage - Femme expérimentée peut aifément deviner par l'attouchement fi le tems de l'accouchement eft proche , ou combien il y a encore à attendre ; mais cette connoiffance exacte ne s'acquiert que par un long exercice.

Comme les femmes n'accouchent pas toutes auffi heureufement , on ne trouve pas dans l'orifice de la matrice de toutes les femmes les mêmes difpofitions ; cela arrive ordinairement dans celles dont le fœtus eft mal placé , furtout aux femmes robuftes ou qui accouchent pour la première fois dans un âge avancé : elles

ont l'orifice de l'utérus fermé jufqu'à la fin, & ce n'eft qu'à force de douleur qu'il s'ouvre ; c'eft pour quoi il ne faut pas s'étonner fi elles accouchent avec tant de peine & de douleurs.

Il eft cependant certain que dans ces femmes l'orifice de l'utérus , quoiqu'il refte long-tems fermé , n'eft pas à la fin de la groffeffe auffi pointu & auffi épais qu'au commencement.

Il arrive quelquefois , même à des femmes qui accouchent heureufement , que l'orifice de la matrice eft épais au toucher, mais c'eft par accident, lorfqu'une chute d'humeurs fur cette partie rend fon tiffu mollaffe ou fpongieux.

L'orifice de l'utérus dans une femme âgée, robufte , accoutumée au travail & qui n'a jamais été groffe , a des difpofitions différentes que n'a l'orifice d'une femme jeune & délicate.

Une Sage-Femme ne peut avoir trop de lumière fur la difpofition de l'orifice de la matrice. *M. Mauriceau , l. I. chap. 7 , pag. 96* , rapporte qu'une femme groffe de fix mois ou environ , ayant reffenti de grandes douleurs à peu près femblables à celles de l'accouchement , fe donna de grands mouvemens par le confeil de fa Sage-Femme. Elle prit des lavemens âcres , qui heureufement ne produifirent pas l'effet qu'on en efpéroit ; laffe de fouffrir inutilement

donne la liberté de s'affurer de la partie que l'enfant préfente ; fi c'eft la tête, il faut qu'il

depuis deux jours, elle appella M. Mauriceau, qui l'ayant touchée, trouva l'orifice de la matrice dilaté à y mettre le bout du petit doigt ; mais ne voyant d'autres accidens que fes douleurs, il la fit mettre au lit qu'elle garda huit jours, les douleurs fe diffipérent & la matrice fe referma pour ne s'ouvrir qu'au terme.

Mais y a-t-il un tems propre pour toucher une femme groffe, eft-ce avant, pendant ou après les douleurs? Il eft néceffaire de le faire avant l'accès des douleurs, dit *Deventer*, *p. 88*, parce que la membrane qui contient les eaux, eft alors plus lâche, & qu'ainfi on peu plus aifément reconnoître la fituation de l'enfant. Mais il ne faut pas retirer la main auffi-tôt ; il faut au contraire attendre l'accès, pour fentir diftinctement fi l'enfant continue à fe préfenter à l'orifice pour voir la forme que prennent les eaux, fi elles fe refferrent en long, ou fi elles s'applaniffent & s'étendent en large. Pour examiner la force des douleurs, & enfin faire toutes les remarques néceffaires, ou du moins pour s'inftruire de tout ce qu'on peut connoître par le *toucher*. Il faut encore toucher la femme après les douleurs, pour voir fi elles ont mal avancé l'accouchement, d'où je conclus qu'il faut toucher les femmes avant, pendant & après les douleurs. Mais on

doit prendre garde de rompre la membrane en la touchant durement, fur-tout fi les douleurs expulfives l'ont confidérablement étendue.

Il y a néanmoins des mefures à garder pour cette opération : lorfqu'une femme n'a que des douleurs médiocres & qui ne durent que depuis peu de tems, les parties font encore feches & l'orifice eft encore trop en deffous & trop tourné vers le *rectum*. On ne peut donc pas alors toucher la femme fans lui caufer beaucoup de douleurs, & l'on ne procure aucun avantage pour la femme, puifqu'on n'en peut tirer aucune lumière. Le contraire arrive lorfque le tems & les douleurs ont entamé le travail. Tout eft mieux préparé, les parties font humectées & relâchées, l'orifice eft abaiffé & plus en devant, il fe préfente au doigt & on le touche fans effort. En un mot tant que les douleurs ne font pas vives & de quelque durée, il n'y a que l'écoulement du fang, ou l'écoulement des eaux caufé par la rupture des membranes, qui mettent le Chirurgien dans la néceffité de toucher promptement la malade, afin de reconnoître l'état de la matrice, & fi le premier flot n'auroit pas entrainé à l'orifice le cordon ou quelque partie de l'enfant. Il y a encore une autre précaution à prendre, qui regarde la fituation de la femme qu'on doit toucher. Les

examine fi elle eft fituée comme elle le doit être, c'eft-à-dire la face en bas ou vers le dos de fa

.uns la touchent debout, appuyée fur quelque chofe ; d'autres la font afleoir fur le bord d'un lit ou d'une chaife longue, d'autres aiment mieux la fituation horizontale, c'eft-à-dire couchée fur un lit, mettant un oreiller fous la tête & la couvrant depuis la poitrine jufqu'au bout des pieds. Alors le Chirurgien étant affis fur une chaife & ayant fait approcher les talons des feffes & écarter les genoux, pafle fa main pardeffous les cuiffes, fépare les grandes lèvres, & introduit le doigt indicateur enduit de pommade ou d'huile dans le vagin, le plongeant un peu du côté du *rectum*, parce que l'orifice de la matrice eft ordinairement tourné de ce côté-là fur la fin de la groffeffe, & lorfque le travail n'eft pas avancé. Cette fituation paroît d'autant plus favorable, qu'on peut la garder longtems : car à la première douleur le Chirurgien n'eft point éclairé fur ce qu'il veut connoître, il faut qu'il en attende une feconde, une troifième & quelquefois plus.

Si l'on ne fent point l'orifice ni hors le tems de la douleur ni pendant la douleur, c'eft une marque que la femme n'eft point en travail. Quelquefois on fent les parois de la matrice s'éloigner de l'enfant, ou les eaux fe loger entre les parois de la matrice & le corps du fœtus, alors on peut préfumer que les douleurs font

vraies & que leur continuation procurera bientôt l'ouverture de l'orifice qui avec les douleurs eft la vraie marque du travail.

Si en touchant la femme, l'orifice fe préfente d'abord à l'extrêmité du doigt, fi les parties que le doigt, traverfe ou qu'il touche, font fouples & humectées ; fi les corps enfermés dans la cavité de la matrice commencent à s'infinuer dans fon orifice pendant la douleur, fi ce même orifice prête & cède facilement à leur impulfion, on peut affurer que non-feulement la femme eft en travail, mais même qu'elle fera bientôt accouchée, fur-tout quand les douleurs font vives & rapprochées les unes des autres, & quand les eaux enfermées dans les membranes les étendent confidérablement & les font fortir de l'orifice. C'eft par une fuite de douleurs excitées par les contractions répétées de la matrice que s'opère l'accouchement naturel, dit M. Puzos, *pag. 107*, cette action de la matrice qui fe contracte, preffe les corps contenus dans fa cavité, & les détermine à fe porter vers fon orifice qui a moins de réfiftance. Les corps par les efforts qu'ils font, forcent l'orifice de s'ouvrir & de fe dilater infenfiblement, jufqu'à ce qu'ils puiffent s'y infinuer & fe faire jour au dehors. Tout le tems qui s'écoule depuis les premières douleurs, juf-

mere, qui est la situation qu'elle doit avoir pour terminer heureusement ce que de si beaux commencemens font espérer.

Etant donc convaincu autant qu'on le peut être que la tête se présente la premiere, & que la face est placée en dessous, il doit ordonner que l'on fasse un petit lit auprès du feu en hyver, ou ailleurs en été, suivant le besoin, ou selon la disposition du lieu où l'on se trouve; mais songer qu'en tout tems la femme en travail étant sujette à des frissons, on doit lui chauffer des linges; ce qui fait la nécessité d'avoir du feu à portée de les chauffer commodément, en quelque saison que ce soit, & quelque chaleur qu'il fasse : ce petit lit doit être fait en sorte que la malade étant couchée, ait la tête un peu élevée, depuis les épaules jusqu'au siége, qu'il soit égal, mais qu'il y ait un *dégagement sous le siége, c'est-à-dire une fosse ou chûte* depuis ce lieu-là jusqu'au bas du lit, afin que rien ne fasse d'obstacle à la sortie de l'enfant ; un linge en double sous le siége pour recevoir l'enfant, & tout autre chose qui peut venir, comme glaires, urine, eaux ou matiere fécale. Une petite nappe doublée en quatre sous les reins, les genoux élevés & éloignés, avec deux personnes pour tenir les deux bouts de la nappe, afin d'élever la malade dans le besoin, avec chacune une main, & de l'autre tenir les genoux écartés, & les talons le plus près des fesses qu'il est possible, appuyés contre les pieds du petit lit, ou contre quelqu'autre

qu'à ce que la mere soit entiérement délivrée, est celui du travail. Il est plus ou moins long suivant la nature & la force des douleurs, selon qu'elles sont plus ou moins rapprochées les unes des autres, & selon que l'orifice de la matrice & les autres parties qui doivent se dilater pour laisser sortir l'enfant, font plus ou moins de résistance.

corps

corps folide, mis exprès ; faire en forte que la malade en cette fituation tienne avec fes mains quelque chofe qui lui réfifte, & que quelqu'un foit au chevet du petit lit pour appuyer les mains fur fes deux épaules en cas de befoin, afin qu'elle ne puiffe pas fe remonter trop haut dans la violence & le redoublement des douleurs, & au tems de la fortie de l'enfant, ce qui pourroit faire de la peine au Chirurgien.

Il faut auffi avoir foin de mettre une nappe fur les genoux de la malade pour la couvrir juf-qu'aux pieds, tant pour ne la pas expofer à l'air, que pour garder les regles de la bienféance.

Il eft encore à propos d'engager la malade à s'aider dans fes douleurs, en pouffant comme fi elle avoit des envies d'aller à la felle ; & en cas que l'effet s'enfuive, comme il arrive fou-vent, changer au plûtôt le linge pour éviter la peine que pareille faleté lui peut faire. Si le travail dure affez long-tems pour que la malade foit fatiguée de cette fituation contrainte, mais abfolument néceffaire en cette occafion, pour faciliter la fortie de l'enfant, elle peut en toute liberté allonger fes jambes entre les douleurs, afin de fe délaffer, reprenant fa premiere fitua-tion à leur retour.

Il faut de plus avoir foin de ne laiffer parler perfonne bas ni à l'oreille, car rien n'inquiéte tant la malade, qui croit toujours que c'eft d'elle que l'on parle, & que c'eft fon arrêt de mort que l'on prononce.

Il faut que le Chirurgien fe précautionne d'eau nette, d'un fil ciré & de cifeaux, avec de la liqueur fpiritueufe, s'il eft poffible, de quelque nature qu'elle foit, afin d'en donner de petites cuillerées à la malade, pour rappeller fes forces abattues, fans oublier le bouillon, la rotie au vin, ou enfin ce que l'on pourra avoir, felon la commodité & l'état de la perfonne.

La malade étant en cette fituation, le Chirurgien fe placera commodément auprès d'elle pour être tout prêt, après que les membranes feront ouvertes & les eaux écoulées, à aider la femme dans la fortie de l'enfant, prenant la douleur à propos, afin qu'il ne foit que peu ou point arrêté au paffage ; examiner s'il n'a pas un ou plufieurs tours du cordon qui environnent le col, ou quelqu'autre partie du corps, afin de l'en débaraffer. Quand l'enfant eft forti, il faut le mettre entre les jambes de fa mere, jufqu'à ce qu'elle foit délivrée, puis la laiffer un peu repofer ; après lui avoir fait prendre un bouillon, lier le cordon de l'ombilic à l'enfant à un travers de doigt du ventre, & le couper à une pareille diftance au-de-là de la ligature, puis le faire emmailloter : après quoi l'on mettra une ferviette molette & bien chaude, pliée en plufieurs doubles, fur le fein de l'accouchée, la chemife courte & ouverte par devant, la chemifette par deffus, le tout bien chaud ; des alaifes ou une nape en double autour d'elle, qui l'enveloppera depuis la ceinture jufqu'aux pieds, un linge en cinq ou fix doubles pour la boucher, avec une coëffure commode, puis la mettre dans fon lit, le tout bien chaudement, tirer les rideaux, & laiffer la malade en repos. C'eft ainfi que l'on doit aider la femme dans l'accouchement naturel, & l'on doit être perfuadé que l'obfervation de toutes ces circonftances eft fi néceffaire que la moindre étant négligée, expofe les femmes en travail aux peines & aux inquiétudes qui ont donné lieu aux Obfervations qui fuivent.

OBSERVATION LXVII.

Une femme de cette Ville étant en travail, m'envoya prier le troisième de Juillet de l'année 1687, de venir la voir. Je la trouvai effectivement dans cet état, & que tout alloit autant bien qu'on le pouvoit souhaiter : l'enfant étoit bien placé, s'avançoit à chaque douleur, faisoit par conséquent dilater l'orifice intérieur de la matrice, & donnoit occasion à l'ouverture de quelque petit vaisseau, ce qui donnoit aux glaires qui sortoient une légere teinture de sang, & cette teinture augmentoit à mesure que la tête avançoit par l'ouverture plus considérable du vaisseau d'où ce sang sortoit, de maniere qu'il venoit comme une petite saignée, laquelle diminuoit au moment que la tête rétrogradoit, ce qui me faisoit espérer que l'accouchement qui alloit finir, selon toutes ces marques, termineroit ce léger accident ; mais deux femmes qui en parurent étonnées, se parlant à l'oreille, jetterent un tel trouble dans l'esprit de cette pauvre malade, qu'elle fut prise dans le moment d'un frisson, & que les douleurs cesserent depuis onze heures du matin jusqu'à près de six heures du soir. Je m'étois épuisé dans ce long intervalle à lui dire tout ce que je pus pour lui persuader que son accident n'étoit qu'une bagatelle, puisqu'elle voyoit bien qu'il cessoit avec les douleurs, & qu'il lui étoit commun avec quantité de femmes. Les douleurs revinrent enfin, & le sang recommença à couler de plus en plus, à mesure qu'elles augmentoient, sans qu'elle se voulût aider en aucune façon, ni seconder ses douleurs par aucun effort, dans la crainte qu'elle avoit d'augmenter le cours de ce fang; mais l'enfant étant vigoureux, y joignit lui-même fes efforts, & ainfi finit cet accouchement, où j'ofe dire que la confiance que la malade avoit en moi, lui fut d'un grand fecours, l'ayant tirée en quelque façon de l'inquiétude où l'avoit jettée le difcours que ces deux femmes s'étoient tenu à l'oreille, parce qu'elle croyoit leur avoir entendu dire qu'elle alloit mourir de cette perte de fang.

RÉFLEXION.

Il eft facile de juger que la tête de l'enfant dilatoit extraordinairement l'orifice intérieur de la matrice, & donnoit occafion à l'ouverture d'un ou de plufieurs petits vaiffeaux qui fourniffoient ce fang, puifqu'il augmentoit à proportion que la tête de l'enfant avançoit, & qu'il ceffoit auffi-tôt qu'elle rétrogradoit; ce qui arrivoit à la fin de chaque douleur, la matrice étant alors moins dilatée, l'ouverture des vaiffeaux fe trouvoit bouchée, & par-conféquent le cours du fang arrêté, durant l'affaiffement de cette partie.

Si ce fang fut venu du fond de la matrice, il fe feroit au contraire arrêté à mefure que la tête fe feroit avancée, en lui fermant le paffage, & auroit coulé avec plus d'impétuofité, lorfqu'elle fe feroit retirée, par la liberté qu'il auroit eu à fortir; d'où il eft aifé de conclure que l'accouchement étoit la guérifon de cet accident, qui ne fut de conféquence, que par rapport à la peur que l'indifcrétion de ces deux femmes caufa à la malade.

L'on voit par cet exemple, auquel j'en pourrois joindre plufieurs autres, de quel importance il eft de ne laiffer jamais parler perfonne bas ni à l'oreille auprès d'une femme qui eft en travail, quoique ce ne foit fouvent que des bagatelles & des chofes indifférentes qui font l'entretien de ces perfonnes. Une femme en cet état ingénieufe à fe tourmenter, juge toujours mal de ce que l'on dit par rapport à elle, & croit que c'eft fa condamnation que l'on prononce; ainfi il eft bon que le Chirurgien foit toujours prêt à propofer quelque chofe d'agréable à une femme en travail, & que l'on parle à haute voix afin de la tranquillifer:

mais quelque précaution qu'il prenne, il n'est pas toujours en son pouvoir de tenir des langues babillardes, ni même d'empêcher toutes les inquiétudes qu'une femme en cet état peut avoir, faute de les lui déclarer, comme il m'est arrivé dans l'occasion suivante.

OBSERVATION LXVIII.

Le 28 Juillet de l'année 1697, Madame la Marquise de . . . auprès de qui j'étois, à près de trente lieues de cette Ville, fut attaquée le matin à son réveil de douleurs les plus violentes : m'étant rendu dans sa chambre, & ayant trouvé son enfant bien placé, les eaux formées, & les membranes prêtes à s'ouvrir à la premiere douleur, je crus qu'elle ne feroit pas long-tems sans accoucher, non-seulement par ces marques presque assurées, mais aussi par ses plaintes redoublées, par ses mouvemens violens, & par ses impatiences & ses agitatons presque continuelles, ce que l'expérience fait mieux connoître qu'on ne le peut décrire : mais cet état changea presque aussi-tôt que je l'eus mise sur le petit lit, par la crainte qu'elle eut que mes yeux ne se joiguissent à mes mains en l'accouchant ; erreur dont elle ne pût être tirée, faute de s'en éclaircir, jusqu'à ce que sa Demoiselle, en qui elle avoit beaucoup de confiance, fût auprès d'elle, à qui elle déclara le sujet de son inquiétude ; mais l'ayant assurée que quand elle eût été sans mules, il auroit été impossible de voir ses pieds : revenue de son erreur, les douleurs revinrent, & se firent bien-tôt sentir autant & plus violentes qu'auparavant, & la Dame accoucha en assez peu de tems, sans que les plus vives douleurs l'empêchassent de demander à sa Demoiselle si elle étoit bien couverte.

RÉFLEXION.

Cet accouchement auroit pu devenir fâcheux par sa longueur, si la Dame n'avoit pas eu auprès d'elle une personne de confiance pour lui déclarer sa peine, qui néanmoins étoit sans fondement ; puisque j'avois pris les précautions qu'elle souhaitoit, & auxquelles je ne manque jamais, pour les raisons que j'ai déclarées, regardant cette précaution comme une régle indispensable.

Mais ce n'est point assez que de ne point parler bas ni à l'oreille, & d'avoir soin qu'aucune partie d'une femme en travail, ne soit exposée à la vue, il la faut délivrer des personnes qui peuvent lui être désagréables, leur présence n'étant pas un moindre obstacle à l'accouchement que la négligence des précautions précédentes ; en voici la preuve.

OBSERVATION LXIX.

Etant allé le 2 Octobre de l'année 1698, à douze lieues de cette Ville pour accoucher une Dame ; le travail commença assez bien pour espérer qu'il finiroit bien-tôt ; mais une Dame de ses voisines, & apparemment sa bonne amie, étant venue pour lui faire visite, & la trouvant malade, entra sans autre façon dans sa chambre, pour l'aider de ses services ; mais en cette occasion les services de cette bonne amie furent mal reçus de la Dame malade, sans qu'elle osât s'en expliquer, ni à moi ni aux autres assistans, ce qui fit que les douleurs cesserent depuis le soir jusqu'après minuit, sans en ressentir aucune, ce qui me fit conseiller à cette bonne amie de s'aller coucher, aux conditions que j'aurois soin de la faire éveiller, si le bonheur vouloit que les choses vinssent à changer ; ce qui arriva un moment après que la Dame fut couchée. Mais la malade, loin de permettre qu'on allât l'éveiller, parut fort mécontente qu'elle fût venue fans être demandée : je l'accouchai en peu de tems au retour de fes douleurs, d'un gros garçon, & la délivrai enfuite, & tout alla le mieux du monde, tant pour la mere que pour l'enfant.

RÉFLEXION.

Cet accouchement auroit fans doute été beaucoup plus long, fi cette Dame n'avoit pas pris le parti que je lui infpirai, plus par hazard que dans l'intention de faire plaifir à la malade, n'ayant garde de penfer qu'une amie qui venoit de fi bonne volonté, fecourir fa bonne amie, pût lui faire de la peine ; ce qui me fait pour l'ordinaire demander aux femmes où je vais, quelles perfonnes elles veulent pour les aider, dans la crainte d'un pareil accident.

Comme tout doit également contribuer à l'accouchement, il faut parler de toutes les précautions qu'un Chirurgien eft obligé de prendre, par rapport à lui & qu'il ait encore celle de faire entendre raifon à fes malades fur les cris perçans que certaines femmes font, comme très-nuifibles & propres à prolonger un accouchement. En voici un exempble.

OBSERVATION LXX.

Le 3 Décembre de l'année 1691, une pauvre femme à la charité de la Ville, dont le mal étoit preffant, m'envoya prier de l'aller accoucher. Je trouvai en arrivant qu'elle m'avoit déclaré jufte : l'enfant étoit bien placé, fort avancé, & les membranes contenoient les eaux prêtes à s'ouvrir, ce qui arriva à la premiere douleur ; mais la femme au lieu de pouffer en bas & feconder la douleur, s'abandonna à des cris fi violens, qu'ils paroiffoient plûtôt des hurlemens d'un animal féroce, que des fons d'une voix humaine, en retenant fa refpiration ; de maniere que la tête de l'enfant qui étoit au couronnement, & qui ne demandoit qu'à sortir, demeuroit comme clouée au passage. Je ménageai cette malade entre deux ou trois douleurs, en voulant lui faire entendre raison ; mais ce fut inutilement ; ce qui me fit prendre un parti contraire, & lui parler d'un ton de voix fort haut, avec un air de colere, la menaçant de l'abandonner si elle ne vouloit m'obéir, en faisant valoir ses douleurs, & en modérant ses cris. Elle donna à la crainte ce qu'elle avoit refusé à la douceur, & poussa en bas avec la même force qu'elle avoit crié : l'enfant à la premiere douleur, ménagée de la sorte, sortit comme une anguille entre les mains, sans que j'eusse le tems de lui donner le moindre secours. Je délivrai aussi-tôt la mere, & tout réussit parfaitement bien.

RÉFLEXION.

Rien ne retarde tant un accouchement que ces cris perdus, qui causent ensuite à la malade une raucité, à ne pouvoir plus parler, & une chaleur de poitrine très-incommode, avec une grande douleur de tête ; joint à cela que l'enfant reste souvent pendant tous ces cris au lieu où la douleur le trouve, ou n'avance qu'avec une grande longueur de tems ; au lieu qu'il passe souvent comme une anguille qui glisse dans la main, & ce d'autant plus vite que l'on veut serrer l'enfant plus fortement au premier effort que la femme fait en fermant la bouche, poussant en bas, comme je l'ai donné pour régle générale, & que je prends soin toujours de le faire exécuter, autant qu'il m'est possible, pour empêcher la multiplication des douleurs & avancer l'accouchement, parce que le plus prompt est toujours le plus favorable ; témoin cette femme, qui après avoir blâmé mon ton menaçant, fut fort contente de l'effet qu'il avoit produit, quand je voulus lui faire remarquer que son manque d'attention à exécuter ce que je lui conseillois, avoir prolongé son mal ; celle qui suit ne fut pas plus raisonnable.

OBSERVATION LXXI.

Le 7 Février 1689 , une Couturiere de cette Ville , dont les travaux étoient pour l'ordinaire fort prompts , & elle très-patiente , s'avifa dans ce dernier accouchement , où je trouvai les eaux écoulées & l'enfant prêt à venir à la premiere douleur , de s'abandonner à un cri fi haut & fi long , qu'elle le poufla jufqu'à extinction de voix. J'eus beau lui remontrer que fes clameurs inutiles prolongeroient fon travail , & qu'au lieu de continuer de crier comme elle faifoit , elle n'avoit qu'à faire valoir fa douleur , qui étoit fans relâche , fermer la bouche , & pouffer en bas , qu'elle alloit être délivrée auffi promptement que dans fes accouchemens précédens. Elle ne fe rendit à mes raifons que quand elle ne put plus crier , & n'accoucha qu'un gros quart-d'heure plus tard qu'elle auroit dû faire , felon la fituation où étoit fon enfant , & felon la fréquence de fes douleurs ; au lieu que fon accouchement fe fit très-promptement dès qu'elle voulut s'aider & fe taire.

RÉFLEXION.

Quand je voulus reprocher à cette femme qui avoit toujours été très-raifonnable , la foibleffe qu'elle avoit eue , elle me dit pour excufe , que ce dernier accouchement lui avoit paru plus terrible que tous les autres , & j'en convins avec elle , ne voulant pas aller contre le proverbe , qui dit , que les derniers maux font toujours les pires ; mais s'il y a des Accoucheurs qui permettent aux femmes en travail , de crier autant qu'elles veulent , je fuis à mon égard perfuadé qu'il leur eft beaucoup plus avantageux de faire valoir leurs douleurs & de fe taire , comme les Obfervations fuivantes le font affez connoître.

Quand j'ai dit qu'une situation telle que tous les Auteurs la demandent pour un heureux accouchement, étoit celle où il falloit mettre la femme, ce n'a été qu'autant que cette situation seroit possible; car il faut souvent que les régles générales cédent aux particulières, par rapport à quantité d'indispositions dont le corps peut être affligé, & il faut pour lors prendre celle qui convient le mieux, & s'accommoder au tems, aux lieux & à la nécessité, comme je l'ai fait en quantté d'occasions, dont les deux qui suivent serviront d'exemples.

OBSERVATION LXXII.

La femme d'un faiseur de Cercles de la Paroisse de Tamerville, située à une lieue d'ici, paralitique depuis plusieurs années, de la ceinture en bas, sans se pouvoir non plus plier qu'un bâton; étant devenue grosse en cet état, me fit prier par quelques-uns de mes amis, & des personnes de confidération, de vouloir bien venir l'accoucher, lorsqu'elle seroit en travail; ce que je lui promis. Etant malade, elle m'envoya avertir. Je me rendis à l'instant auprès d'elle; je la trouvai dans les vraies douleurs de l'accouchement, les eaux préparées, l'enfant bien placé & fort avancé, mais sans pouvoir lui donner une situation convenable, non seulement parce que ses extrémités inférieures étoient inflexibles, mais aussi par l'impossibilité qu'il y avoit d'éloigner ses cuisses l'une de l'autre, pour faciliter la sortie de l'enfant; ce qui me fit aviser de garnir la planche du bord du lit, qui étoit un peu plus haute que le lit même, ce qui mettoit la malade, qui étoit par le travers du lit, dans une situation déclive, depuis l'os sacrum, qui étoit appuyé sur cette planche, jusqu'à la tête, & le reste du corps, c'est-à-dire depuis l'os sacrum jusqu'aux pieds, qui étoient hors du lit, plus

élevés de beaucoup, avec deux femmes affez
fortes pour tenir fes deux jambes, qui étoient
fort roides. Les chofes étant en cet état, j'aidai
la mere & l'enfant par-deffous, je veux dire
par derriere, y ayant trouvé beaucoup plus de
lieu pour la fortie de l'enfant que par-devant ou
par-deffus, parce que quelques roides & inflexibles que fuffent fes cuiffes & fes jambes,
il reftoit toujours quelque forte de convexité
vers l'articulation du femur avec l'ifchion, &
que le contraire fe trouvoit au dedans des cuiffes & de l'hypogaftre. Nonobftant ces difficultés
qui paroiffoient infurmontables, les chofes étant
conduites de cette maniere, l'accouchement finit
en affez peu de tems; la petiteffe de l'enfant y
contribua beaucoup, l'arriere - faix fuivit fans
peine; en forte que je la recouchai heureufement, & la laiffai aux foins de plufieurs bonnes
& charitables perfonnes.

RÉFLEXION.

C'eft avec bien de la raifon que nos Anciens ont dit
qu'il faut que le Chirurgien foit inventif, & qu'il ré-
duife en acte ce que fon génie peut lui fournir felon les
occurrences : l'importance de ce précepte fe remarque
affez dans cette Obfervation ; la fituation de cette femme dans fon travail, fut toute oppofée à celle qu'on
doit lui donner ordinairement, puifqu'elle avoit la tête
& la poitrine en bas, le fiége & les jambes en haut,
qui n'étoient que peu ou point écartées, & qui étoient
élevées au-deffus de ma tête ; il femble que cette bizarre fituation, & la foibleffe où la femme étoit réduite, par une longue maladie, devoit mettre un grand
obftacle à fon accouchement, qui néanmoins fut fort
heureux, & qui fe termina en affez peu de tems, parce
que de fortes douleurs & fort fréquentes fe joignirent
au fecours que je lui donnai, outre que l'enfant étoit
fort petit, mais qui malgré les longues infirmités] de
la mere, fe trouvoit à fon terme, & bien vivant.

OBSERVATION LXXIII.

Une pauvre femme perdue d'écrouelles en presque toutes les parties de son corps, mais particulieremeut aux aînes & à toutes les jointures des parties inférieures, qui n'avoit pour tout bien que la liberté de demander à la porte de l'Eglise, devint grosse en cet état : comme je l'avois accouchée avant qu'elle eût eu le malheur de tomber dans ces infirmités, elle me pria de lui continuer la même charité, ce que je lui promis volontiers.

Le tems du travail étant venu, elle m'envoya chercher le 4 Décembre de l'année 1701 : ses douleurs, de lentes qu'elles étoient, devinrent en peu de tems assez fortes pour chercher les moyens de lui donner la situation qu'elle pourroit supporter, ne l'ayant pas contrainte à en garder aucune qu'après que les eaux furent écoulées, & l'enfant au couronnement : comme la flexion des cuisses s'étoit conservée, nonobstant les ulceres des aînes, & qu'elle n'avoit perdu que celle des genoux, les cuisses & les jambes étant roides comme des bâtons, je la fis coucher sur le petit lit fait à l'ordinaire, & je donnai à deux femmes fortes le soin de lui tenir chacune une de ses jambes toutes droites & en haut, dont la cuisse avec le siége faisoit une figure d'angle mousse, qui dégageoit presque autant le passage que si elle avoit eu les talons auprès des fesses, & laissoit par ce moyen la liberté à l'enfant de sortir ; ce qui arriva bien-tôt après que je fus venu : c'étoit une grosse fille. Je délivrai en suite la mere, à laquelle il ne manqua rien pendant ses couches, par les soins des Dames charitables.

RÉFLEXION.

Ce feroit inutilement que l'on demanderoit pour-quoi & comment bien des chofes fe peuvent faire, il faut s'en rapporter à la Providence, & fe foumettre à fes ordres : voir journellement tant de femmes qui jouif-fent d'une fanté parfaite & auxquelles il ne manque rien, avoir des accouchemens fi fâcheux, lorfque des pauvres infirmes, fans fecours ni moyens, accouchent avec tant de bonheur, c'eft ce que l'on ne peut com-prendre. Je ne rapporte pas auffi ces Obfervations pour fervir de régle, quoiqu'il ne foit pas impoffible qu'il ne s'en trouve de pareilles dans la fuite ; mais feule-ment pour faire voir que la pauvreté, la mifére & la maladie fe laiffent vaincre à la fragilité humaine, auffi-bien que la fainteté, la force & la fageffe.

Le vomiffement, qui fouvent fe joint au travail & qui l'accompagne, eft, comme je l'ai déja marqué, un figne de l'accouchement prochain. J'en vais donner un exemple.

OBSERVATION LXXIV.

Le 5 Juin de l'année 1694, je fus prié d'ac-coucher une Marchande de cette Ville, qui étoit fort inquiete de ce qu'elle vomiffoit à toutes fes douleurs. Je lui fis entendre que cet accident qui l'inquiétoit, étoit une marque d'un accouche-ment prochain : en effet les douleurs étoient vi-ves & redoublées, les eaux préparées & l'enfant fort avancé & bien fitué, de forte que je l'accou-chai à la premiere douleur.

RÉFLEXION.

La quantité d'accouchemens que j'ai faits, où le vo-miffement s'eft rencontré avec toutes les autres mar-ques d'une prochaine délivrance, doivent fuppofer que c'eft un préfage affuré d'un accouchement prochain ; mais en cette occafion, comme en toute autre, il ne se faut jamais faire de régles générales ; les plus belles apparences peuvent changer, sans qu'il soit presque possible d'en pénétrer la cause. Trop d'occasions m'ont confirmé cette vérité, & m'ont persuadé qu'on ne doit jamais faire là-dessus de réponses positives.

CHAPITRE IV.

De plusieurs Accouchemens particuliers.

IL y a quantité d'accouchemens où il faut qu'un Chirurgien travaille de tête sans se rebuter, & qu'il se serve de toutes ses réflexions pour approfondir l'état où une femme & un enfant se trouvent, avant que d'en porter un jugement certain. Les Observations suivantes ne prouveront que trop ce que j'avance, pour douter de cette nécessité, & l'on y verra des enfans abandonnés à la corruption & à la pourriture dans le ventre de leurs meres, après y avoir perdu la vie ; & qui auroient sans doute trouvé leur perte, par le manque de connoissance du Chirurgien & de la Sage-Femme, si elles n'eussent pas eu d'autre secours, les ayant assurées qu'elles n'étoient point grosses.

On verra encore que par une ignorance aussi grossiere, mais opposée à la précédente, une femme qui se croyant grosse & malade pour accoucher, mais d'un accouchement avancé, envoya querir sa Sage-Femme, qui trouvoit un enfant, quoiqu'il n'y en eut point, & qui par une ignorance la plus inconcevable, prenoit l'orifice intérieur de la matrice (tumefié & grossi pas les violences qu'elle avoit faites) pour la tête de cet enfant prétendu, qu'elle auroit sans doute

arraché, pour finir son ouvrage, si je ne fusse
venu à propos pour secourir cette malade.

L'on en verra une autre grosse, & jugée telle
par la Sage-Femme, mais sans assurer que ce
fût d'un enfant, parce qu'elle ne le trouvoit
point, quoiqu'elle introduisît son doigt sans
peine de toute sa longueur dans la matrice,
dont l'orifice intérieur se trouvoit assez dilaté
pour cet effet : elle avoit trop senti les deux premiers jours du travail les mouvemens d'un enfant, pour douter que c'en fût un ; mais ces
mouvemens ayant discontinué par sa mort, le
troisieme jour, qui fut l'effet de la longueur de
ce travail, manque d'être secourue, cette Sage-
Femme se trouvoit dans un doute, dont je fus
seul capable de la tirer.

L'on verra enfin une femme abandonnée par
une Sage-Femme & un Chirurgien, à tous les
remedes qui peuvent rappeller la nature déréglée
dans les fonctions ordinaires, comme la seule
cause de ses indispositions, persuadés qu'ils
étoient, tant l'un que l'autre, que la grossesse n'y
avoit aucune part.

OBSERVATION LXXV.

Le 18 Mai 1587, la femme d'un Maréchal
de cette Ville, qui avoit eu plusieurs enfans,
étant devenue grosse, sentit son enfant fort &
vigoureux, depuis quatre mois & demi jusqu'à
son terme : se trouvant malade pour accoucher,
elle envoya chercher la Sage-Femme. Les douleurs devinrent très-violentes & redoublées, les
membranes s'ouvrirent, & les eaux s'écoulerent
en grande quantité : la Sage-Femme toucha la
malade sans trouver l'enfant ; les douleurs dis-
continuerent comme il arrive assez souvent après

l'écoulement des eaux, mais cette femme n'en reſſentit aucune le reſte du jour, non plus que la nuit, ni les deux jours ſuivans. Ce fut en vain que la Sage-Femme toucha & retourna pluſieurs fois cette malade, parce qu'au lieu que l'accouchement ſe rendit plus palpable par l'approche de l'enfant, l'orifice intérieur de la matrice ſe reſſerra, en ſorte que la Sage-Femme aſſura à la malade qu'elle s'étoit trompée, & qu'elle n'étoit point enceinte : comme elle étoit d'une taille groſſe, lourde, & bien chargée d'embonpoint, elle entra d'autant mieux dans la penſée que cette Sage-Femme lui ſuggéroit, qu'elle y fut fortifiée par un Maître Chirurgien qu'elle envoya chercher, qui lui fit entendre qu'une humeur âcre & étrangere, dont la matrice s'étoit remplie, l'irritoit par ſon ſéjour, & étoit la cauſe des mouvemens qu'elle avoit reſſentis, & qui lui perſuadoient qu'elle étoit groſſe : la choſe paroît s'expliquer aſſez, lui dit-il, par la quantité d'eaux que vous avez rendues, qui étoient la matiere d'une vraie hydropiſie de cette partie, & la cauſe de ces mouvemens, puiſqu'après leur évacuation elle ſe trouvoit exempte de tous ces accidens : après quoi le Chirurgien & la Sage-Femme la quitterent.

Cette femme me fit prier de l'aller voir le matin du troiſieme jour, après que ſes eaux furent écoulées : après m'avoir fait un rapport aſſez fidéle de ce qui s'étoit paſſé à ſon égard, depuis le commencement de ſon mal juſqu'alors, je lui demandai ſi avant cette groſſeſſe prétendue ſuppoſée, elle étoit bien réglée, & ſi ſes ordinaires couloient en quantité, ſi elles n'avoient point paru depuis qu'elle s'étoit crue groſſe, ſi elle avoit reſſenti les accidens communs à quantité de femmes dans le commencement de leur groſſeſſe,

comme

comme dégoût, perte d'appétit, naufée, vomiffement, &c. qui font moindres aux unes qu'aux
autres ; fi au tems accoutumé, c'eft - à - dire à
quatre mois & demi ou environ, elle avoit fenti
remuer fon enfant ; fi les mouvemens avoient
continué jufqu'au tems qu'elle comptoit d'accoucher ; fi après que fes eaux furent écoulées, &
que les douleurs eurent ceffé, elle n'avoit plus
rien fenti ; & enfin fi depuis qu'elle n'avoit plus
rien fenti, c'eft-à-dire des mouvemens comme
d'un enfant vivant, elle ne fentoit point une lourde maffe dans le bas ventre, ou comme une
très-groffe boule, qui tomboit du côté qu'elle fe
couchoit. Elle répondit très-jufte à toutes mes
queftions, & particulierement à la derniere ; ce
qui m'obligea de la faire placer fur le dos, les
talons repliés auprès des feffes : en forte que je
trouvai cette groffeur comme elle venoit de me le
dire, avec beaucoup de duretés au travers des
parties contenantes, communes & propres. Je
la fis tourner fur un côté & puis fur l'autre ; je
trouvai dans toutes les fituations que cette lourde
maffe tomboit par fon propre poids, du côté
fur lequel la malade fe couchoit : la matrice pro-
duifit après l'accouchement un effet à peu près
femblable, mais beaucoup moins gros que n'é-
toit celui-ci, ce qui acheva de me déterminer à
dire à la malade que fon rapport, joint à ce que
je voyois, ne me permettoit pas de douter qu'elle
ne fût certainement groffe, & que j'allois l'accoucher le plus promptement & avec le moins
de douleur qu'il me feroit poffible ; à quoi je
me difpofai fur l'heure.

Après avoir mis la malade dans une fituation
convenable, je trouvai l'orifice intérieur de la matrice exactement fermé, mais fi facile à dilater
que j'y introduifis un doigt, puis deux, trois,

Tome I. T

quatre, & enfin le pouce, enfuite la main &
le bras affez avant pour aller chercher les pieds
d'un très-gros enfant, que je trouvai préfentant le
dos. Cette fituation étoit une des plus mauvaifes
dans lefquelles l'enfant fe puiffe préfenter pour
accoucher naturellement; mais en récompenfe
facile pour l'Accoucheur. Je n'y eus auffi nulle
peine. J'attirai les deux pieds au-paffage, &
comme l'épiderme quittoit, à caufe de la pourriture que l'enfant avoit contractée depuis le tems
qu'il étoit mort, je fus obligé de prendre une
ferviette pour l'envelopper, & pour achever de
le tirer; ce que je fis très-aifément par le fecours
de cette ferviette & l'heureufe difpofition des
parties de la femme, qui en permirent la fortie
fans peine, quoiqu'elles euffent dû, fuivant ce
qu'en difent les plus célebres Auteurs, s'être
refferrées & rendues incapables de la dilatation
néceffaire, depuis trois jours que les eaux étoient
écoulées, fans que le paffage eût été occupé de
rien. De ceci comme de tout le refte, point de
regle fi générale qu'elle foit fans exception; l'arriere-faix fuivit avec la même facilité, & la
femme fe feroit bien relevée dès le lendemain,
tant elle fut peu malade de cet accouchement.

RÉFLEXION.

Il eft auffi aifé de voir que la fituation extraordinaire
de cet enfant caufa la méprife de la Sage-Femme, que
de juger de fon extrême ignorance ; ne falloit-il pas
qu'elle eut perdu la raifon, pour ne pas remonter plus
loin, chercher les fignes certains que cette femme étoit
groffe d'enfant, au lieu de l'être d'eau, comme elle en
fit convenir le Maître Chirurgien, qui pour un homme
auffi éclairé qu'il étoit, ne devoit point s'en tenir à
l'infidéle rapport de cette Sage-Femme, mais s'en affurer par lui-même, & examiner la chofe plus régulièrement qu'il ne fit, puifque fans un troifième fe-

tours, la femme n'auroit jamais pû s'en fauver, à moins que par un bonheur extraordinaire il ne fe fût fait un abfcès à la matrice, & en la partie hypogaftrique, & qu'après fon ouverture, toutes les parties folides de cet enfant ne fuffent forties, comme il eft arrivé à plufieurs femmes en pareille occafion, rapportées, non-feulement dans Rouffet, mais dans les Journaux des Sçavans de Paris & de Trévoux.

Quand je dis que cet enfant étoit mal fitué pour l'accouchement naturel, mais facile pour l'Accoucheur ; c'eft que le vagin n'étoit occupé d'aucune partie qui empêchât l'introduction de la main, ce qui faifoit que l'on pouvoit trouver les pieds de l'enfant, avec plus de facilité qu'en aucune autre fituation.

S'il eft fort furprenant qu'une Sage-Femme ne puiffe pas connoître qu'une femme foit groffe, lorfqu'elle l'eft d'un fi gros enfant, il ne l'eft pas moins qu'une autre Sage-Femme en veuille trouver un, lorfqu'il n'y en a point.

OBSERVATION LXXVI.

Le 28 Novembre de l'année 1698, un Gentilhomme de cette Ville me vint prier, fur les dix heures du foir, d'aller fauver la vie à Madame fa fœur, qui étoit groffe de quatre à cinq mois, & qui avoit depuis le matin une perte de fang des plus violentes, à quatre lieues d'ici, dans un très-mauvais chemin, au travers d'une forêt, dans un tems fort pluvieux, & une nuit fort obfcure ; c'étoient les peines qu'il me falloit effuyer pour aller où la néceffité me demandoit. J'y allai en toute diligence, & y arrivai entre une & deux heures après minuit ; j'y trouvai la prétendue moribonde avec un médiocre écoulement de fang, & la Sage-Femme fort occupée auprès d'elle ; je lui demandai où elle en étoit, & en quel état étoient les chofes. Elle me dit fans balancer que la perte de fang continuoit, que l'enfant n'étoit pas encore au couronnement, mais feulement fur les os , & qu'il lui paroiffoit être de cette longueur là , en me la marquant de la main gauche fur la moitié de fon avant bras droit. Je crus qu'elle étoit de ces Sages-Femmes hardies, qui après avoir connu la grandeur du péril , & la néceffité de l'accouchement, l'avoit voulu tenter ; & que pour cet effet elle avoit introduit fa main dans la matrice de cette Dame ; mais qu'y ayant trouvé plus de difficulté qu'elle n'avoit penfé , elle avoit été obligée de l'abandonner , jufqu'à ce que je fuffe venu , car autrement qui l'auroit pû faire parler de la forte ? J'y fus trompé, elle n'étoit ni affez intelligente , ni affez hardie.

Je touchai cette prétendue femme groffe , & je trouvai que le fang couloit comme il a coutume de faire dans un flux menftruel bien conditionné , & que l'orifice intérieur de la matrice étoit beaucoup plus gros qu'il ne devoit être naturellement , par les continuelles irritations que cette Sage-Femme y avoit caufées en y touchant fans ceffe depuis plus de vingt-quatre heures , & cet orifice étoit la prétendue tête de cet enfant, qui faifoit croire à cette Sage-Femme qu'il étoit de la longueur de la moitié de fon avant-bras.

Je fis ôter tout l'appareil de ce prétendu travail, & coucher la Dame dans fon lit bien fait & bien chaud , où elle accoucha encore pendant deux ou trois jours de fon flux menftruel , lui confeillant de fe tenir en repos pour fe rétablir des peines que la Sage-Femme lui avoit fait fouffrir pendant qu'elle fut auprès d'elle , & avant que je fuffe arrivé.

RÉFLEXION.

Cette Dame après avoir souffert pendant quelques mois un retardement assez considérable, qui donna occasion à des accidens que l'on jugeoit être l'effet d'une grossesse, & la nature s'étant ensuite remise dans ses régles, par un écoulement de menstrues un peu plus considérable qu'à l'ordinaire, mais qui se remit incessamment dans son état naturel, donna occasion à une des plus grandes bévues que l'on puisse faire, & & il est sûr que si je n'étois pas venu, la Sage-Femme se seroit à la fin impatientée, & auroit arraché la matrice à cette Dame, en tout ou en partie, dans la fausse croyance que c'étoit un enfant.

Le peu de réflexion de ces deux Sages-Femmes les fit décider aussi hardiment sur une idée fausse, que celle qui suit avoit peu de sujet de douter d'un fait réel & effectif.

OBSERVATION LXXVII.

L'on me vint chercher à minuit pour aller à la Terre de Marandé, près de cette Ville, voir la femme d'un Laboureur qui étoit en travail depuis deux jours. La Sage-Femme m'assura que l'enfant étoit fort & vigoureux quand elle étoit venue il y avoit trois jours; mais que depuis que les eaux étoient écoulées, ces mouvemens avoient discontinué peu à peu, & qu'il y avoit plus de quinze heures qu'il n'en avoit fait aucun; que même elle ne pouvoit se persuader que ce fût un enfant, parce qu'elle ne trouvoit rien quand elle touchoit la femme, quoique l'orifice intérieur fût disposé d'une maniere à ne faire aucun obstacle pour s'en assurer. Je situai la femme commodément, & j'introduisis mon doigt aussi avant que je le pus faire, sans trouver le fond d'un canal que la Sage-Femme prenoit pour la matrice même, & qui véritablement me parut du premier abord extraordinaire ; mais sans retirer mon doigt je le promenai d'un côté & de l'autre avec tant de facilité, que je m'assurai dès ce premier essai que l'enfant étoit mort, & qu'il présentoit la face, & que l'ouverture de sa bouche s'appliquoit si juste à l'entrée de l'orifice intérieur de la matrice, qu'il sembloit que ce n'étoit qu'un même canal, au moyen duquel cette Sage-Femme se trouvoit si embarassée, à quoi la petitesse de l'enfant contribuoit beaucoup. Je repoussai cette petite tête, passai ma main à côté, allai chercher les pieds, & finis l'accouchement en un moment ; l'enfant ne paroissoit pas avoir plus de sept mois. Je délivrai la mere ensuite d'un petit arriere-faix, dont la foiblesse du cordon m'obligea de lui prêter du secours, en le détachant en partie, avant que d'avoir pû le tirer ; avec cette précaution il vint tout entier, & la mere se porta bien ensuite.

RÉFLEXION.

Dans la situation où étoit cet enfant, jointe à sa grande foiblesse, par rapport à son petit corps, quoique la Sage-Femme l'eut trouvé fort vigoureux dans le commencement du travail, il n'y avoit que l'accouchement seul qui pût lui sauver la vie, aussi-bien qu'à sa mère ; la preuve en est sensible, puisqu'il ne put s'ouvrir un passage, dont les parties étoient si disposées à en permettre l'issue, que très-surement elles ne se seroient pas moins aisément dilatées le premier jour, que le troisiéme que j'y fus appellé ; ce qui fait voir la nécessité qu'il y a de s'assurer le plutôt qu'il est possible, de la situation d'un enfant, afin de prendre des mesures justes, pour finir l'accouchement, par le moyen de l'Art, quand il est impossible à la nature de le terminer.

Comme celui-ci présentoit la face la première, sans être engagé dans le vagin, c'étoit une nécessité de finir l'accouchement, dès que le travail se fut déclaré, puis-

qu'un Chirurgien & une Sage-Femme, se doivent faire
une régle générale, d'accoucher incessamment la femme
dont l'enfant se présente en cette situation, à moins
que des raisons plus fortes ne leur imposent la nécessité d'agir autrement, par la crainte d'un plus grand
mal.

OBSERVATION LXXVIII.

La femme d'un Eperonnier de cette Ville, qui
avoit eu plusieurs enfans, & qui se croyoit grosse
de cinq à six mois, ressentit des douleurs si violentes & si égales à celles qui précedent l'accouchement, qu'elle fut obligée d'envoyer chercher la Sage-Femme, qui après l'avoir touchée
& examinée, autant que sa capacité lui put permettre d'en juger, avoua ingénument qu'elle n'y
connoissoit rien, pourquoi elle fit prier le Chirurgien de la malade de la venir voir, lequel
après de sérieuses réflexions, & avoir plusieurs
fois touché cette femme, avoir examiné son ventre, étant couchée & levée, l'assura qu'elle n'é-
toit pas grosse, lui ordonna quelques lavemens
carminatifs & anodins, pour évacuer des vents,
qui selon lui, gonfloient les intestins, & causoient les mouvemens qui aidoient à la tromper ;
après l'usage desquels elle se sentit très-soulagée
pendant trois semaines, après quoi elle fut atteinte des mêmes douleurs. Inutilement auroit-
elle fait revenir la Sage-Femme ; elle s'en tint
à l'avis du Chirurgien, qui l'examina encore avec
plus d'attention que la premiere fois, & demeura
aussi de plus en plus persuadé qu'elle n'étoit point
grosse, & l'en assura encore plus fortement ;
mais que quelque humeur âcre & grossiere causoit
les douleurs qu'elle souffroit, que les vents gonfloient son ventre, & donnoient occasion aux petits mouvemens qu'elle ressentoit, joint à la sup-

preſſion de ſes menſtrues, ce qui lui fit ordonner des lavemens comme auparavant : à la vérité l'effet n'en fut pas ſi avantageux, en ce que les douleurs continuerent, nonobſtant leur uſage ; ce qui le mit dans la néceſſité de conſeiller d'autres remedes pour calmer cet accident, & engager la nature à ſe rétablir dans ſes regles ordinaires ; mais leur uſage étant ſans effet, cette malade me fit prier de venir la voir. Je la trouvai avec de légeres douleurs, paroiſſant fort peu groſſe, quoiqu'elle comptât être à ſept mois de ſon terme. Je la fis coucher ſur le dos, les deux genoux élevés, & les talons auprès des feſſes. Je trouvai ſon ventre plus dur, plus élevé & plus grand entre les os pubis & le nombril, que du nombril au cartilage xiphoïde, mais aſſez grand dans ſon étendue pour juger que cette femme étoit certainement groſſe, & j'achevai de m'en aſſurer par l'introduction de mon doigt dans le vagin, la femme étant dans une ſituation comme pour aller à la ſelle, au moyen duquel je trouvai l'orifice intérieur de la matrice clos, ſerré, & preſqu'à l'uni du corps de cet organe, qui ne faiſoit qu'une eſpece de globe bien plein & bien gros ; ce qui me fit en aſſurer la malade, qui m'engagea à vouloir bien avoir ſoin d'elle pendant le reſte de la durée de cette extraordinaire groſſeſſe, à quoi ayant conſenti, je l'empêchai de ſe purger davantage, mais de continuer l'uſage des lavemens de petit lait ſeulement, dans lequel elle feroit bouillir une pincée d'anis vert, quand ſes douleurs ſe feroient reſſentir, & rien de plus ; & même quand ſes douleurs feroient ſupportables, qu'elle demeurât tranquille ſans rien faire ; par ce moyen je la conduiſis juſqu'à ſon terme, & l'accouchai d'une groſſe fille qui ſe portoit fort bien, & la mere dans la ſuite, quoi-

qu'elle eut paru fort groſſe juſqu'à ſon accouchement.

RÉFLEXION.

C'eſt bien à propos que je conſeille de ne décider
jamais ſur des choſes incertaines, ni de propoſer aucuns remédes qui puiſſent être préjudiciables à une
groſſeſſe, qu'après une longue & ſérieuſe réflexion. Les
potions données à contre-tems, tant purgatives qu'apéritives, ou hyſtériques, pour faire revenir les ordinaires à cette femme, auroient pu produire de mauvais
effets, dont je la garantis, en lui conſeillant quelques
petits lavemens pour tous remédes, la patience & le
repos. Si le Chirurgien s'en fût tenu aux ſeuls lavemens, voyant que leur uſage étoit avantageux, tout
au plus à quelques légers purgatifs, ſans accabler cette
femme de remédes, dans un tems où l'on n'en doit
faire que dans une néceſſité urgente ; il auroit fait ſagement, en attendant l'événement des accidens dont
cette femme étoit attaquée, dans le tems où ils devoient arriver.

CHAPITRE V.

De l'Accouchement à terme.

POUR qu'un accouchement ſoit naturel, il
faut qu'il ſoit à terme, & pour être à terme,
tous les Auteurs conviennent que c'eſt une nécef-
ſité que la femme ſoit groſſe de neuf (*f*) mois
complets avant que d'accoucher.

(*f*) Quand le fœtus eſt
parvenu à un certain point
de perfection, il cherche à
ſe délivrer de ſa priſon ; la
manière la plus naturelle eſt
qu'il ſe préſente la tête en
bas ; les autres ſituations
rendent l'accouchement difficile, laborieux & quel-
quefois impoſſible. Le neu-

Ce nombre de mois eſt ſi néceſſaire, ſelon ces
Auteurs, que M. M. le plus éclairé de tous ceux

viéme mois de la groſſeſſe
eſt ordinairement le terme
où ſe fait cette ſortie. On
demande ſi la nature a fixé
un tems pour accoucher. Les
Médecins & les Juriſconſultes agitent cette queſtion,
& l'examinent avec beaucoup
de ſoin. Les Juriſconſultes
veulent être aſſurés d'un tems
fixe pour la naiſſance des
enfans, dit *Nicolas Venette*,
tom. *I*, pag. *180*, art. *4*,
afin de partager juſtement
un patrimoine, & de n'en
pas faire héritier un enfant
qui ne ſeroit pas légitime.
Et comme les Juriſconſultes
ne jugent que ſur le ſentiment des Médecins, je veux
ici rapporter en peu de mots
ce que la plûpart en penſent;
mais avant que de dire quelque choſe d'aſſuré ſur cela,
il eſt à propos de répondre
d'abord à quelques difficultés
qui ſe préſentent.

Quelques Médecins ont
fait des livres exprès, dans
leſquels ils prétendent prouver qu'il n'y a point de
tems déterminé pour la naiſſance des hommes, & que
la nature étant la maîtreſſe
d'elle-même, avance ou retarde le tems des couches, quand
il lui plaît. En effet, ceux
qui ſont dans ce ſentiment,
ne manquent ni de raiſons
ni d'autorité pour faire valoir leur opinion : ils diſent
que les tempéramens des
hommes étant preſque infi-
nis, les enfans qui ont le
plus de chaleur, ſont plus
formés dans le ſein de leur
mère, & naiſſent plutôt,

ainſi il y en a qui vien-
nent au monde à ſix mois,
comme fit *Livia*, femme
d'*Auguſte*, ſuivant le ſentiment des Médecins de ce
tems-là ; & d'autres enfans
qui ayant moins de vigueur
ne peuvent naître qu'avec
plus de tems, témoin *Ruf-
fus* que *Veſtilia* mit au monde à onze mois ; & l'enfant
dont une femme de ſoixante
ans accoucha, lequel de-
meura quinze mois dans le
ſein de ſa mère, ſi nous en
croyons *Maſſe*.

Ils diſent encore qu'une
femme qui a la matrice petite & étroite & qui d'ailleurs a fort peu de nourriture pour donner à ſon enfant, ne ſçauroit s'empêcher
d'accoucher à ſix ou ſept
mois, au lieu qu'une grande femme & bien nourrie
portera ſon enfant juſqu'à
dix ou douze mois. Ils
ajoutent que la femme par-
ticipant des animaux qui ont
beaucoup de petits d'une ſeule portée, & de la nature de
ceux qui n'en ont qu'un,
elle ne doit pas avoir un
tems fixe pour accoucher.
Que l'homme n'ayant point
de tems déterminé pour ca-
reſſer ſa femme, la nature
n'en a point auſſi de fixe
pour le faire naître ; qu'il
n'en eſt point de même des
autres animaux qui ont leur
tems reglé pour produire
leurs petits, de ſorte que
l'on ne verra pas en hiver
une linotte pondre & cou-
ver ſes œufs. Qu'au reſte
l'autorité d'Hippocrate dé-

qui avoient écrit jusqu'à lui, prétend qu'un jour de plus ou de moins cause toujours quelque chose d'extraordinaire dans l'accouchement, comme il le fait remarquer par plusieurs Observations qu'il a rapportées sur ce sujet, pour en prouver la vérité.

Cet Auteur, pour soutenir ce qu'il avance à l'égard du tems préfix de la grossesse de la femme, rapporte celle des femelles de plusieurs animaux,

cide cette question qui a été suivie des Jurisconsultes ; sçavoir que les enfans peuvent naître depuis le septième jusqu'au onzième mois.

Mais si nous voulions examiner de près tous ces raisonnemens, nous pourrions dire que, bien que les femmes & les enfans aient des complexions bien différentes, il y a lieu néanmoins d'être persuadé qu'une vieille *Espagnole* & qu'une jeune *Laponoise* accouchent naturellement l'une & l'autre au bout de neuf mois accomplis ; que l'on ne doit point établir un sentiment sur ce que les femmes nous disent du nombre des mois de leur grossesse ; que la grandeur de la matrice devroit plutôt avancer ses productions que les retarder ; qu'une femme qui a peu de sang devroit accoucher plus tard, ayant besoin de plus de tems pour perfectionner ce qu'elle porte dans ses entrailles ; & qu'enfin on ne doit pas regarder les défauts d'une partie, ni les erreurs de la nature, pour établir un principe universel.

Nous pourrions encore dire que les femmes ont un tems aussi fixe pour accoucher qu'ont les autres animaux pour faire leurs petits, & qu'il ne faut pas confondre, par un sophisme évident, le tems auquel nous caressons les femmes & auquel elles conçoivent, avec le tems que la nature garde comme inviolable pour la naissance des enfans.

D'ailleurs, si la nature garde une loi fixe dans les corps des bêtes, lorsqu'elles sont pleines, & que cette même nature ne manque pas presque d'un jour à les irriter, pour mettre bas, quand le fruit a reçu tout l'accomplissement qui lui est nécessaire, on ne peut douter que l'homme qui est le plus parfait de tous les animaux, ne soit réglé par les mêmes loix ; en effet l'expérience nous montre que la plûpart des enfans naissent depuis les dix derniers jours du neuvième mois jusqu'au dix premiers du dixième, c'est à dire dans l'espace de vingt jours, & qu'ils vivent presque tous ; & que ceux qui naissent à sept ou huit mois, sont toujours imparfaits ou valétudinaires, & que de vingt il n'en vit pas trois.

qui ne font pas moins juftes, & regarde la chofe comme une loi établie de la nature, fans qu'elle s'y puiffe méprendre d'un feul jour : heureux qu'il n'ait pas entré dans l'efprit de ce prétendu Aftrologue, qu'il cite dans ces mêmes Obfervations, qui ajouta au jour de l'accouchement de fa femme l'heure & les minutes. Je ne dis pas que la chofe foit impoffible, puifque j'ai des expériences qui le juftifient, mais je dis que c'eft une chofe bien rare.

OBSERVATION LXXIX.

Le 7 Janvier de l'année 1692, j'accouchai une femme qui s'étoit mariée le 7 d'Octobre ; elle fut groffe dès la même nuit, & elle accoucha à la même heure du même jour de la femaine, qui fe trouva par hazard le même que celui du mois, & dans le même moment, fans qu'il y eut le moindre intervalle de plus ou du moins.

Comme j'étois auprès d'une Dame pour l'accoucher, à fept lieues de cette Ville, je fus prié le 3 Janvier de l'année 1706 d'en aller accoucher une autre dans la même Paroiffe, qui eut le même fort que la précédente, à la différence que le jour de la femaine ne fe trouva pas le même que celui auquel elle s'étoit mariée.

RÉFLEXION.

Voilà feulement deux accouchemens entre plufieurs mille que j'ai faits, fur lefquels je puis compter jufte pour le terme de neuf mois ; mais je ne donne pas ces deux Obfervations pour prouver fûrement que tous les accouchemens fe doivent faire fi précifément au terme de neuf mois, tout au contraire rien n'eft plus rare que d'en voir quelqu'un arriver jufte à un jour ou deux près, les conféquences qui fuivroient une telle régle

feroient trop difficiles à foutenir à quantité de femmes,
qui n'ayant rien en fi grande recommandation, ni de
plus cher que leur honneur, que l'on n'a pas lieu de
foupçonner, quoiqu'il fe trouve dans le calcul de la
groffeffe quelques jours, ou quelques femaines ou même quelques mois de plus ou de moins, feroient trop
expofées à la médifance. Une honnête femme a affez à
fouffrir de l'inquiétude que lui peut caufer un accouchement retardé, ou avancé, fans que fon honneur foit
expofé aux infultes de la calomnie, faute aux Accoucheurs de n'avoir pas examiné avec affez d'attention
une chofe fi utile à la tranquillité du fexe.

Quand je dis qu'il faut pour qu'un accouchement foit dit naturel, que l'enfant foit à terme,
& que ce terme eft pour l'ordinaire la fin du
neuviéme mois de la groffeffe, je n'entends pas
compter neuf mois jour pour jour, mais feulement environ la fin de ce neuvième mois,
n'ayant jamais remarqué que quelques jours de
plus ou de moins foient d'aucune conféquence au
terme de la groffeffe; je fuis même bien éloigné de regarder ce terme comme une regle générale pour tous les accouchemens, puifque j'appelle l'enfant être à terme depuis le commencement du feptième mois jufqu'au dix, douze,
& même au treizième; ce tems avancé ou retardé n'eft felon moi d'aucune conféquence, quand
cela n'arrive par aucune caufe violente, mais
parce que la nature eft obligée de fe décharger
d'un fardeau qui l'oppreffe, & que l'enfant prend
plus ou moins de nourriture au ventre de fa mere,
dans la penfée que quand ce retardement arrive,
ce n'eft qu'à caufe que l'enfant eft trop petit ou
trop foible, ce qui fait que la mere ne fe fent
point incommodée, ni la matrice irritée; car
quelque foible & petit que foit l'enfant, dès
qu'il irrite par trop la matrice, c'eft une néceffité qu'il en forte, parce que cette irritation

donne occasion aux douleurs, d'où s'enfuit l'accouchement , aussi-bien à sept (*g*) & à huit mois,
qu'à dix ou à douze.

Cela supposé, j'appelle un enfant né à terme ,
quand il est en état de se conserver la vie, & de
prendre le téton de sa nourrice , en quelque tems
que la mere accouche, ce qui peut arriver dès le
septième mois, sans que je regarde cet accouchement avancé comme un accident fâcheux ,
non plus que celui qui tarde d'un ou de plusieurs
mois , étant persuadé que l'enfant ne reste si

(*g*) Quoique le terme de neuf mois soit le plus or-dinaire , il s'est trouvé des accouchemens prématurés & tardifs dont les fœtus ont été viables. *Montanus* a con-nu un enfant né à cinq mois, qui est parvenu à un âge mur. *Cardan* rapporte q'e la fem-me d'un marchand de vin lui avoit montré sa fille qui étoit venue à cinq mois & demi. *Valesius* a connu une fille de douze ans, qui étoit née à cinq mois : *Spigelius* a connu un courier âgé alors de quarante ans, qui étoit venu au monde au commen-cement du sixième mois ; il en montroit de bonnes attes-tations qu'il portoit toujours avec lui ; sa mère lui avoit raconté qu'il étoit si petit & si foible qu'elle avoit été obligée de le mettre dans du coton , jusqu'à ce que ces os eussent acquis assez de consistance pour le mettre dans des langes.

On lit dans *le Mercure* 1762 Juin , page 130, l'ex-trait d'une dissertation de M. *Hoin* , sur la vitalité des en-fans , où il est prouvé qu'un enfant est viable avant le septième mois de la gros-sesse de sa mère. L'histoire de l'avorton de Marseillan raconté par Brouzet , dit-il, en fournit une nouvelle preuve : cet enfant né en 1748 , sa mère étant dans le cinquième mois de sa grossesse, a vécu à la ma-nière des fœtus pendant les quatre premiers mois après sa naissance ; c'est-à-di-re , sans crier, sans tetter, sans faire aucune excrétion apparente & sans aucun au-tre mouvement que celui d'avaler quelques gouttes de lait tiéde. Après ces quatre mois , ou neuf mois après sa conception , il est sorti tout à coup de cette espèce de léthargie, a crié, tetté , remué ses membres , & a cru au point de devenir à seize mois plus fort que ne le sont ordinairement les en-fants de cet âge. *Thébésius* dit à peu près les mêmes choses d'un enfant de sept mois , qui ne cria qu'au neuvième, quoiqu'il eut res-piré dès le moment de sa naissance ; mais celui-ci étoit encore foible à l'âge de 25 ans.

long-tems, que parce qu'il n'a pas pris dans le commencement de la groffeffe affez de nourriture pour fon entiere formation, & que par cette raifon il ne s'eft pas trouvé affez de force pour venir au monde, que lorfque la mere en a accouché en quelque tems que ce foit, comme les Obfervations que j'ai faites fur cette matière, le le juftifient fuffifamment.

OBSERVATION LXXX.

La femme d'un Intéreffé aux Fermes du Roi, étant venue de Paris en ce Pays, pour paffer quelque tems avec fon mari qui y demeuroit, devint groffe prefqu'auffi-tôt qu'elle fut arrivée. Etant éloignée de Paris & dans le fond d'une Province, elle ne put vaincre les inquiétudes où elle étoit de n'y être pas heureufement accouchée, ce qui lui fit prendre le partie de s'en retourner à Paris dans une chaife, qui paroiffoit une voiture affez commode : elle n'eut pas cependant fait une demi-lieue qu'elle fe fentit baignée de fang ; ce qui l'obligea de revenir dans une chaife à porteurs : le repos fut le remede à cet accident, qui ne dura que fort peu, & la Dame s'en trouvant bien rétablie, & jouiffant d'une bonne fanté en apparence, prit une feconde fois le parti de s'en aller par une voiture plus douce que la premiere ; mais la perte de fang revint encore plus violente, & après avoir fait moins de chemin que la premiere fois, elle fut obligée de s'arrêter, fe trouvant attaquée de douleurs fi violentes, qu'elle m'envoya prier le 5 Janvier de l'année 1684 de la venir voir ; elle me dit être fur la fin du feptième mois de fa groffeffe ; je l'affurai que fes douleurs étoient pour accoucher, & je n'eus que le temps d'accommoder un petit lit & le reste de l'équipage le plutôt que je pus : les eaux qui étoient préparées, s'écouloient, & l'enfant qui étoit bien placé, vint aussi-tôt, & après l'avoir délivrée, tout se termina fort heureusement.

RÉFLEXION.

Cette Dame n'étant grosse que de sept mois, l'enfant étoit si petit, que les linges & les langes qui servent pour l'ordinaire aux autres enfans, lui furent inutiles ; mais quelque petit qu'il fût, il prit très-bien le mammelon de sa nourrice ; & après avoir été un peu langoureux pendant les deux premiers mois, il prit ensuite tant de vigueur & de force, qu'en deux autres mois il égala les plus forts & les plus grands enfans de son âge, & s'est parfaitement bien porté, aussi-bien que celui dont je vais parler.

OBSERVATION LXXXI.

Le 4 d'Août de l'année 1703, une Dame éloignée de quatre lieues de cette Ville, m'envoya prier de la venir voir, se trouvant fort mal d'une colique, comme il n'y avoit que huit mois qu'elle étoit accouchée, & qu'elle n'étoit grosse que de sept ; elle ne crût pas être malade pour accoucher. Je pris les drogues que je crûs nécessaires pour cette prétendue colique, & m'en allai la trouver sans perdre de temps. Je ne fus pas surpris en arrivant de trouver cette Dame, au lieu des douleurs d'une colique, dans celles d'un accouchement prochain. Je la mis sur le petit lit, je trouvai l'enfant bien situé & fort avancé, les eaux qui commençoient à se former, qui s'écoulerent à la deuxième ou troisième douleur, & l'enfant les suivit. Il étoit petit, mais assés vigoureux : aussi-tôt que la mere fut délivrée & couchée dans son lit, je fis présenter à

l'enfant

l'enfant le mammelon d'une nourrice , qui se
trouva là par hazard, il le prit, & téta à merveille, & s'est bien fait nourrir dans la suite.

RÉFLEXION.

Ces deux Observations font parfaitement bien concevoir que, quand les femmes accouchent à sept mois
sans accident qui puissent y avoir donné occasion, les
enfans quoique fort petits, peuvent vivre; ainsi ce seroit
inutilement que je rapporterois d'autres Observations
pour le justifier, quoi que j'en pusse rapporter un plus
grand nombre, dont j'ai dans mon païs des témoins irré-
prochables : malgré ce qu'en a dit Mr M. dans plusieurs
des siennes.

OBSERVATION LXXXII.

Le 4 d'Août, j'accouchai une Marchande de
cette Ville, qui n'étoit grosse que de sept mois
& demi, supposé qu'elle le fût devenue dès la
première nuit qu'elle coucha avec son mari
après être relevée de ses couches ; son enfant,
qui étoit une fille, étoit plus forte que ceux dont
je viens de parler, quoique fort petite, mais qui
se fit fort bien nourrir, & qui fut à six mois
aussi grande qu'aucune de son âge.

OBSERVATION LXXXIII.

Madame de . . . . étant allée faire un voyage
de plusieurs mois, & n'ayant pas couché avec
M. son époux depuis son dernier accouchement,
devint grosse à son retour, & accoucha à huit
mois jour pour jour d'un gros garçon, qui s'est
fait nourrir à merveille. Cette Dame ne comptant nullement qu'elle fût malade pour accoucher, attendit si tard à m'envoyer chercher, que
je n'arrivai qu'un quart-d'heure avant qu'elle accouchât.

OBSERVATION LXXXIV.

Madame la Comtesse de . . . . . se plaignoit d'une colique fâcheuse, sans soupçonner que l'accouchement en fût la cause, parce qu'il n'y avoit que huit mois que M. son époux étoit de retour de Paris ; l'on m'envoya chercher en relais & en grande diligence, tant le mal étoit pressant ; quoiqu'il y ait cinq grandes lieues de cette ville, j'arrivai encore une demi-heure avant qu'elle accouchât.

Ce fut une surprise extrême quand j'annonçai cette nouvelle ; je mis tout le monde en besogne pour avoir les choses nécessaires tout au plutôt, tant pour la mère que pour l'enfant, rien n'étant préparé pour recevoir une belle petite Demoiselle, qui se portoit fort bien, & qui se fit nourrir à merveille. Je fis ces deux accouchemens dans le mois de Mars de l'année 1695.

OBSERVATION LXXXV.

Le 13 de Mai de l'année 1696, j'allai accoucher Madame la Comtesse de . . . . . qui ne me demanda qu'après que les eaux furent écoulées, ne comptant pas d'être en travail, quoiqu'elle fût violemment tourmentée des plus fortes douleurs, parce qu'il s'en manquoit quatorze jours que les neuf mois ne fussent accomplis, depuis le retour d'un long voyage qu'avoit fait Monsieur son époux ; j'eus à peine le tems de préparer le petit lit, & les autres choses les plus nécessaires pour son accouchement, tant il fut prompt. C'étoit un gros garçon, qui se portoit fort bien, & qui s'est très-bien fait nourrir.

RÉFLEXION.

Me voici tombé dans la controverse de Messieurs Peu & Mauriceau, ces deux Accoucheurs de réputation, lesquels aussi d'accord dans leurs sentimens sur la pratique des Accouchemens, que les François & les Espagnols le sont en leur maximes & coutumes, parlent fort différemment sur ces accouchemens qui arrivent avant le tems de neuf mois de la grossesse. M. Mauriceau veut que les enfans nés à sept mois soient tous des avortons incapables de vivre ; ce qu'il rapporte dans ses Observations CCCXLIV , CCCXLV , & en plusieurs autres ; mais qu'à huit mois ils ont assez de force pour pouvoir vivre , & qu'il en meurt rarement , Observation CLXXX & quantité de pareilles.

M Peu tout au contraire dit , page 95 , que les enfans qui naissent à sept mois sont forts , robustes , vigoureux , qu'ils ont de l'embon-point , & qu'ils vivent tous comme s'ils étoient à terme , & qu'à huit mois il n'en échape aucun: le blanc & le noir ne sont pas plus différens.

Quoique ces Accoucheurs si expérimentés fondent leurs raisonnemens sur l'Astrologie, les Mathématiques & la Philosophie , & bien que je n'aye que ma pratique pour soutenir ce que j'avance , contre leur sentiment , je ne laisse pas d'en soutenir la vérité avec autant de force , dans les précédentes Observations , que si je possédois à fond ces hautes & sublimes sciences.

Et en effet ces six Observations choisies entre une infinité d'autres sur un pareil fait , ne sont que trop suffisantes pour faire voir que ces Messieurs ne sont pas infaillibles , malgré leur haute réputation & leur pratique consommée , puisque je prouve par la même expérience que les enfans peuvent vivre à sept & à huit mois ; mais mieux à huit qu'à sept , ceux-ci étant encore si petits & si foibles qu'ils sont tous plus en dangers de mort que l'on n'a lieu d'espérer pour leur vie ; m'en étant mort beaucoup plus de ceux qui sont nés à ce terme peu avancé , qu'il n'en est échappé : au lieu que ceux , dont j'ai accouché les mères à huit mois , se sont trouvés si forts , qu'ils se sont presque tous élevés La raison insinue suffisamment qu'un enfant est d'autant plus en état de vivre , qu'il approche plus au terme de neuf mois. Rapportant même la cause de l'accouchement avancé de ceux-ci, à la force de leurs mouvemens, qui excitent de si violentes irritations à la matrice, qu'ils l'obligent de se disposer à l'accouchement. Ce qui me confirme dans cette pensée, est que j'ai presque toujours trouvé ces accouchemens fort prompts & très-heureux, au contraire de la plus grande partie de ceux que j'ai faits au terme de sept mois, qui se sont souvent trouvés longs & pénibles, & les enfans très-petits & très-foibles.

M. Mauriceau ne convient pas, comme d'une chose très-assurée, du tems plus ou moins avancé dont beaucoup de femmes déclarent être grosses, se pouvant facilement tromper au compte qu'elles font, depuis que leurs ordinaires se sont supprimées ; mais il cite comme un fait assuré celui d'une femme accouchée à huit mois par rapport à l'absence de son mari, ce qu'il rapporte dans l'Observation CCXXV.

C'est sur ce principe que j'ai fait mes Observations, & même encore plus régulières, puisque plusieurs sont la suite du retour au lit après un accouchement : qui peut donc mieux justifier que bien que le terme de neuf mois doive être celui de l'accouchement naturel, ceux de sept, sept & demi ; de huit, & de huit & demi ne doivent pas moins être censés tels : puisqu'à tous ces âges les enfans vivent ; mais seulement que leur vie est d'autant plus assurée que la mère est plus avancée dans sa grossesse, c'est-à-dire, qu'elle approche plus de la fin du neuvième mois.

Comme j'ai justifié par mes Observations que le terme de neuf mois n'est pas infaillible pour l'accouchement naturel, parce que ce terme peut très-souvent s'avancer, il ne sera pas moins à propos de faire voir par d'autres Observations que la foiblesse de l'enfant ou d'autres causes de cette nature, peuvent aussi-bien le retarder (*g*) : Car

---

(*g*) On a plusieurs Observations de l'accouchement tardif. *Cardan* assure que son père étoit venu à quatorze mois. *Harvée*, au rapport de *Verduc*, *usag. des part. tom. 1, pag. 60*, dit avoir vû une femme qui au bout de seize mois, après avoir senti remuer son enfant du-

qu'y a-t-il de plus naturel que de penfer qu'un enfant foible, & qui n'aura pas pris autant de nourriture & d'accroiffement en neuf mois, qu'un autre en aura pu prendre en fept ou huit, demeure encore au lieu qui lui eft deftiné, pour finir & accomplir ce qui eft fi heureufement commencé, & ce lieu étant le ventre de fa mère, où il doit prendre la nourriture, la force & la vigueur qui lui convient; pourquoi en fortiroit-il avant que d'être parvenu au dégré de perfection qui lui eft néceffaire, comme il arrive aux fruits qui font aux arbres; car n'en voit-on pas qui ont atteint leur parfaite maturité avant le tems ordinaire, & qu'il en refte quelques-uns au même arbre long-tems après que les autres ont été cueillis, parce que ces derniers fruits n'ont pas fi-tôt atteint leur parfaite maturité.

Cet exemple fort naturel juftifieroit affez ce fait conftant; mais comme les faits, qui ont un vrai rapport à la chofe même, ont encore plus de poids; il eft jufte que j'en propofe de plus fenfibles, pour en ôter tout le doute.

---

rant plus de dix mois, ne laiffa pas d'accoucher heureufement : on lit dans le *Mercure de France 1717, Novembre p. 218*, l'hiftoire d'une femme groffe depuis quatorze mois, qui peut encore fervir de preuve. Comme elle ne fe fentoit pas difpofée pour accoucher, elles fit faire plufieurs confultations de Médecins & de Chirurgiens, qui n'étoient point d'accord fur fon état. Les uns affuroient que cette groffeffe ne venoit que d'un corps étranger qui n'avoit pas pris place dans la matrice; les autres que c'étoit un monftre, ou une molle. Enfin un des Chirurgiens la toucha & déclara que c'étoit une maffe de chair déplacée, qu'il étoit impoffible de pouvoir tirer du ventre de la mère, fans faire l'opération céfarienne, & l'expofer à perdre la vie. Les chofes en cet état obligérent le mari d'avoir recours à une Sage-Femme, qui protefta que l'enfant étoit dans la matrice & qu'elle fauveroit la mère & l'enfant : ce qui arriva heureufement le 24 Novembre, c'étoit un garçon qui a eu vie contre toute efpérance.

OBSERVATION LXXXVI.

Une Dame éloignée de quinze lieues de cette ville, me pria de me rendre auprès d'elle, le douze de Juin de l'année 1699, comptant d'accoucher depuis le dix-huit jusqu'au vingt, son mari étant revenu d'un long voyage le dix-huitième Septembre; & étant tombé malade le 21, trois jours après son arrivée; mais malgré ce comte si juste en apparence, elle n'accoucha que le trente, qui étoit dix jours de plus que les neuf mois.

OBSERVATION LXXXVII.

J'ai accouché une Dame le 18 Novembre de l'année 1702, dont le mari étoit parti le 25 Janvier, pour un voyage, où il fut près de quatre mois. Elle auroit dû pour être juste à son terme, accoucher le vingt-cinq d'Octobre; d'où il s'enfuit qu'elle accoucha vingt-trois jours plus que les neuf mois, supposé qu'elle ne fût grosse que du dernier jour du départ de son mari; mais au contraire elle étoit si assurée de l'être de plus long-tems, qu'elle me fit venir auprès d'elle dès le commencement du mois d'Octobre, ayant souffert les petits accidens que cause la grossesse avant le départ de son mari.

OBSERVATION LXXXVIII.

La femme d'un faiseur d'arçons de cette ville, que j'avois accouchée plusieurs fois, sans s'être trompée une seule fur le tems à peu près qu'elle devoit accoucher, étant grosse en dernier lieu, me pria de lui vouloir bien rendre encore le même fervice, lorfqu'elle feroit à fon terme. Je lui demandai en quel tems elle comptoit d'accoucher ; elle m'affura que ce feroit fur la fin du Carême, & nous n'étions qu'à Noël de l'année 1688. Elle n'accoucha cependant que la veille de de Saint Jean, trois grands mois après.

La femme d'un Drapier que j'avois auffi accouchée, me fit la même priére vers le tems de la Saint Jean, bien-tôt après que cette autre fut accouchée, m'affurant qu'elle étoit groffe de cinq mois ; elle n'accoucha pourtant que dans le mois de Janvier de l'année fuivante ; m'ayant toutes les deux affuré & affirmé d'avoir été groffes une année entière, & même d'avantage, tant par les marques ordinaires, que pour avoir fenti leurs enfans forts & vigoureux comme elles avoient coutume de les fentir les autres fois à quatre mois & demi.

RÉFLEXION.

Après ces Obfervations auffi fidelles qu'elles font exactes & de notoriété publique, quelle difficulté y aura-t-il de croire que l'accouchement peut fe retarder ou s'avancer, rien n'étant plus facile que de rendre raifon de ces différens tems? Les raifons en font fi naturelles, qu'il faut en être abfolument dépourvû pour en douter, puifque rien n'eft de plus vrai qu'une femme ne peut accoucher par un effet déterminé de fa volonté, mais feulement lorfque l'enfant vient à irriter la matrice par fon poids, ou par fes mouvemens, & que l'un ou l'autre peut arriver dès le feptième & le huitième mois ; mais par la même raifon il peut auffi aller jufqu'à dix, onze, douze, & même jufqu'à treize mois par un pur effet de l'infenfibilité de cette partie, ou par la légereté, la foibleffe, ou le défaut de mouvement de l'enfant.

Ces raifons peu goûtées ou plutôt ignorées par la plus grande partie des hommes, dont quelques-unes des femmes ont eu le malheur d'accoucher avant le terme de neuf mois ou quelque tems après, n'ont pas laiſſé de s'inquiéter au poſſible, mais chez qui un retour heu-reux a rétabli le calme qu'une nature dérangée avoit preſque détruit.

OBSERVATION LXXXIX.

La femme d'un homme vivant de ſon bien, éloignée de trois lieues de cette ville, accoucha heureuſement à ſept mois de ſon mariage, d'un garçon, qui ſe fit bien nourrir.

Le mari fut tourmenté de l'inquiétude la plus violente pendant tout le tems des couches de cette jeune femme, qui ne ſe porta pas mieux pour avoir accouché ſi-tôt; mais ſa ſanté s'étant rétablie, & étant jeune & jolie, le mari mal-gré les violentes réſolutions qu'il avoit conçues, oublia le paſſé & renouvella ſes approches. Cette femme devint groſſe à l'inſtant, & accoucha une ſeconde fois à ſept mois d'un ſecond garçon : ce fut une vraie conſolation pour tous les deux; & afin de ne rien laiſſer en doute de cette hiſ-toire, c'eſt que les filles de cette Dame ac-couchent de même à ſept mois; ces deux gar-çons ont été tous deux Gardes-du-Corps de S. A. R. Monſeigneur le Duc d'Orléans.

OBSERVATION XC.

Une Dame de Paroiſſe de quatre lieues de cette ville, accoucha à ſept mois juſte du jour qu'elle avoit été mariée, quoique M. ſon mari l'eut épouſée à la ſortie du Couvent : l'imagination de l'époux n'en eut pas moins à ſouffrir; mais ayant caché ſon reſſentiment, il ne laiſſa pas de l'approcher auſſi-tôt qu'elle fut relevée de ſes couches. Elle devint auſſi-tôt groſſe, & accoucha une ſeconde fois à ſept mois. Elle fut ſurpriſe, croyant son mari mécontent de sa fécondité, de s'entendre au contraire féliciter sur ce second accouchement prématuré, & lui dire qu'il n'avoit jamais eu la foiblesse de la condamner de son premier ; mais aussi qu'il n'avoit pas eu la force de l'absoudre, dont il lui en faisoit de très-humbles excuses : ces deux enfans nés à sept mois, se sont si bien élevés, qu'un a été tué à Ramilly, & l'autre à la bataille de Malplaquet.

OBSERVATION XCI.

Madame la Marquise de . . . . revenant d'une de ses terres de haute Normandie en ce païs, passa chez Madame de . . . . . . sa cousine, qui étoit grosse, & si bien à terme, qu'ayant cru accoucher la nuit précédente, elle envoya querir sa Sage-Femme, qui ne bougea plus d'auprès d'elle. Madame la Marquise tomba malade chez cette parente, où elle fut six semaines, après lequel tems ayant en partie recouvré sa santé, elle partit de chez sa parente, qu'elle laissa grosse comme elle l'avoit trouvée, & qui n'accoucha qu'au commencement de Février d'un garçon, beaucoup plus gros que ceux dont elle étoit accouchée auparavant au terme ordinaire.

Cette Dame prétend ne s'être pas trompée, & avoir été grosse treize mois entiers. Elle avoit souffert tous les accidens que lui causoient ses précédentes grossesses pendant tout le mois de Janvier, & avoit senti son enfant à la moitié du mois de Mai comme dans ses précédentes grossesses, comptant d'accoucher à la fin de Septembre, quoiqu'elle ne soit accouchée qu'au commencement de l'année suivante.

Après ces faits incontestables, M. Mauriceau a-t-il eu raison de dire que les enfans de sept mois ne font que des avortons, dont aucun ne peut vivre ? Mais fes expériences font mieux fondées, quand il dit que les enfans qui paffent le terme de neuf mois, font plus forts, plus robuftes, & plus gros que ceux qui viennent précifément à ce terme ; je l'ai remarqué, auffi-bien que lui, en plufieurs occafions.

CHAPITRE VI.

Quelque partie que l'enfant préfente, quand il vient bien, l'accouchement doit être toujours appellé naturel.

LES Auteurs prétendent qu'il n'y a d'accouchement naturel, que celui où l'enfant préfente la tête la première ; mais ils s'éloignent de la définition de l'accouchement naturel, qui doit être celui où l'enfant vient avec le feul fecours (*h*) de la nature, fans que l'Art y foit

(*h*) Quand le fœtus a acquis fa perfection, il eft la première caufe irritante de l'accouchement ; car dans les autres animaux, il rompt fon œuf par fon propre effort & éclôt ; cela fe voit quelquefois dans les quadrupédes, toujours dans les oifeaux, dans les vipéres & dans les infectes. On a trouvé des fœtus vivans qui étoient fortis après la mort de leur mère. Cette irritation fe communique à la matrice proportionnellement aux inquiétudes de l'enfant, à fa péfanteur, à fa force. Cela paroît vraifemblable à beaucoup de gens, dit M. *Mauriceau, tom. 1, p. 203.* Mais fi ceux qui pratiquent les accouchemens, y font bien attention, ils connoîtront qu'il n'y a que la matrice, aidée de la compreffion des mufeles du bas-ventre & du diaphragme ; qui faffe l'expulfion de l'enfant, lorfqu'étant irritée par fa groffeur & fa péfanteur, elle ne peut s'étendre d'avan-

que peu ou point utile. Pour moi je dis que, quelque partie que l'enfant préfente la première,

tage pour le contenir. Cette opinion, ajoute M. Puzos, qui fuit la même idée, donneroit toujours matière à contestation, fi l'on ne faifoit connoître comment cette opération fe détermine & par quels moyens elle s'exécute.

Dans la defcription de la matrice, continue M. Puzos, j'ai répété ce qu'on a toujours dit qu'elle avoit dans fon état naturel, la figure d'une bouteille renverfée, que dans la groffeffe elle perdoit peu à peu cette reffemblance en s'étendant; & que fur la fin elle devenoit toute ronde, parce que fon col étoit effacé, que fes deux orifices n'en faifoient plus qu'un, lequel de fente qu'il étoit auparavant, devenoit un trou, ou un petit cercle rond, de forte que le tout enfemble repréfentoit la figure d'un balon. La matrice n'a pris cette forme que pour fournir autant de place qu'il en faut à un enfant, dont le volume augmente à chaque inftant; mais cette facilité de la matrice à s'étendre a des bornes, & quand elle eft parvenue à un certain dégré, elle ne peut plus prêter, faute d'étoffe; elle créveroit même infailliblement par quelque endroit, lorfqu'elle eft parvenue à fon dernier dégré d'extenfion, fi la nature toujours fage n'avoit fait une ouverture à fa partie la plus déclive. La figure de la matrice dans les

derniers tems de la groffeffe & fon étendue prodigieufe; changent infenfiblement la forme de cette ouverture circulaire; qui forme un vuide incapable de foutenir l'enfant: il s'affaiffe donc & par-conféquent il étend moins la matrice dans fon fond.

La matrice un peu foulagée, parce qu'elle eft moins étendue, fe contracte à proportion du terrein qu'elle a gagné: elle chaffe les membranes, les eaux & l'enfant du côté de l'orifice qui eft l'endroit de toute la matrice qui réfifte le moins; ce qui occafionne les premieres douleurs; & comme la matrice tend toujours à fa contraction, fitôt qu'un peu d'efpace en elle lui permet de fe refferrer, le vuide qui continue de fe former vers fon fond, par la dilatation de l'orifice, fournit de nouveaux moyens aux fibres charnues du fond & des parties laterales, d'agir fur les corps qu'ils renferment pour les chaffer du côté qui réfifte le moins. Cette fuite de contractions qui ne pourroient durer long-tems, fi les fibres charnues n'entroient dans une efpéce de repos néceffaire à toutes les parties qui agiffent, occafionne les douleurs périodiques marquées par des plaintes entremélées de tranquillité. Mais le repos que prennent les parties, bien loin de leur faire perdre le fruit de tant de travaux, en leur faifant

quand il vient fans le fecours du Chirurgien ni de la Sage-Femme, l'accouchement doit être appellé naturel, foit que l'enfant préfente les pieds, les bras, le cul ou la tête, comme les Obfervations fuivantes en font foi.

abandonner le terrein qu'elles ont gagné, leur donne au contraire de nouvelles forces, pour agir plus violemment fur ce qui fait encore de la réfiftance, & pour augmenter les douleurs; auffi commence-t-on alors à fentir bien diftinctement les membranes tendues par les eaux qui fe préfentent à l'orifice, comme une hernie à travers les anneaux, & la douleur finie, il eft très-facile de connoître en quelle fituation fe préfente l'enfant. Si l'orifice fait beaucoup de réfiftance dans le commencement du travail, on le voit fur la fin obéir avec une facilité qui ne furprendra point, quand on fçaura qu'il fe trouve attaqué de toutes parts. D'un côté le poids des eaux & de l'enfant qui l'ont pénétré, a fait étendre fon cercle à proportion de leur volume; de l'autre, les efforts de la matrice qui a dans fon fond gagné tout le terrein que fon orifice a perdue, venant à le frapper continuellement doivent alors faire faire plus de chemin à l'enfant dans une demie heure qu'il n'en auroit fait auparavant en deux heures; cette méchanique s'accorde à merveille avec les Obfervations des Gens de l'Art: ils ont toujours remarqué qu'il faut plus de tems & de douleurs pour dilater l'orifice de la largeur d'environ un écu, qu'il n'en faut de ce point d'extenfion pour arriver jufqu'au couronnement qui fait quatre fois autant d'ouverture; & c'eft ce qui a trompé tant de fois des gens qui faute d'expérience ou occupés d'autres affaires s'imaginent avoir le tems d'aller ailleurs, par le peu d'avancement des chofes; mais à leur retour ils ont trouvé la befogne faite fans eux. Sur la fin le travail va plus vite, les douleurs font auffi plus fortes, & c'eft alors que les femmes font dans une chaleur extrême, qui marque bien l'effervefcence du fang; elles ont des friffonnemens & des tremblemens fans avoir froid, par l'irrégularité du cours des efprits dans les nerfs; & elles vomiffent tout ce qu'elles prennent par les fecouffes que cette même irrégularité des efprits communique aux reins & à l'eftomac. Les douleurs des cuiffes & des jambes s'expliquent auffi très-aifément par la tenfion & le tiraillement des ligamens de la matrice qui viennnent s'y diftribuer.

OBSERVATION XCII.

Le 17 Février de l'année 1686, une Dame de cette ville, d'un tempérament foible & délicat, m'envoya prier de me rendre chez elle ; elle me dit en arrivant qu'elle étoit malade pour accoucher, mais que ce n'étoit pas comme les accouchemens précédens. Sans savoir quelle raison elle avoit de me tenir ce langage, je la touchai pour m'en instruire, je trouvai que les eaux étoient préparées, & les membranes prêtes à s'ouvrir, & quelques parties en confusion assez avancées. Sans m'arrêter à examiner si c'étoit les pieds ou les bras, je fis au plutôt faire le petit lit pour y mettre la malade ; mais quelque diligence que l'on y pût apporter, les membranes s'ouvrirent avant que le lit fût accommodé, & les pieds se présentérent au passage. Je n'aidai que foiblement à recevoir l'enfant, n'y ayant donné aucun tems, tant l'accouchement fut prompt. Je délivrai la mère, qui se porta fort bien, ainsi que l'enfant, qui étoit un garçon.

RÉFLEXION.

Voilà ce qui s'appelle à bon droit un accouchement naturel, n'y ayant eu qu'un peu de précaution à prendre, supposé qu'il y eût quelque chose d'extraordinaire qui pouvoit être de retourner la face de l'enfant en bas, quand elle se trouve en haut, dégager les bras, quand ils font quelque empêchement, & au cas qu'ils ne viennent pas volontiers ; & que la tête réfiste quelque peu au passage, il faut porter sa main applatie par-dessous le menton & lui mettre le doigt du milieu dans la bouche, songer à ne faire de violence que le moins qu'il est possible, en tirant doucement par cet endroit, pendant que l'on tire le corps avec l'autre ; en usant de cette manière, l'accouchement se termine en peu de tems.

C'eft cette fituation (quoi qu'elle foit appellée par les Auteurs contre nature) que l'on doit d'autant plus fouhaiter, qu'elle eft l'unique qui affure dans le moment la fin de l'ouvrage, celle par laquelle l'on termine toutes les autres, & où l'on ne voit jamais l'enfant arrêté ni enclavé au paffage, pour peu que l'on ufe de prévoyance, & que l'on fuive les principes qui font établis pour y réuffir. Ce que je dis eft fi vrai, & cette fituation a tant d'avantage au-deffus de toutes les autres, qu'il périra dix enfans dans les accouchemens où ils préfenteront la tête, contre un qui fera de la peine, lorfqu'ils fe préfenteront par les pieds; celle qui fuit eft plus rare, mais elle n'en eft pas moins poffible, lorfqu'elle eft pofée fous ces mêmes conditions.

OBSERVATION XCIII.

Le 24 de Novembre de l'année 1703, comme j'étois à Cherbourg pour voir un Officier qui étoit bleffé; l'on vint à minuit me prier d'aller voir la femme d'un Corroyeur, qui étoit malade pour accoucher, & dont l'enfant préfentoit la main; j'y allai très-promptement. Je trouvai la main de l'enfant qui fortoit du vagin, comme on me l'avoit dit, & la tête à côté, prête de paroître au couronnement, avec des douleurs piquantes, qui redoubloient fans relâche; j'encourageai la femme autant que je pus, par l'efpérance d'un prompt accouchement. Je travaillai à dégager la tête avec mes deux doigts du côté oppofé à celui où le bras fe préfentoit, fans toucher en aucune façon de ce côté-là, parce que ce bras y aidoit plus que je n'aurois pù faire; je continuai ce même fecours jufqu'à ce que la tête fut affez avancée au paffage, pour lui aider dans fa fortie, à quoi je donnai toute mon attention, fans me fervir du bras en aucune manière, que je laiffois fortir à fa volonté, ne le tirant qu'autant qu'il étoit néceffaire pour empêcher qu'il ne se repliât dans le vagin ; parce que si j'en avois usé autrement , je n'aurois pas manqué de faire biaiser la tête ; & qu'au lieu de venir directement comme elle fit , elle se seroit présentée par le côté , & auroit par-conséquent rendu l'accouchement , (de naturel qu'il étoit , puisqu'il venoit sans presque de secours,) tout-à-fait contre nature , & l'enfant n'auroit pour lors pu venir que par l'aide que j'aurois été obligé de lui donner , & même en danger de perdre la vie.

RÉFLEXION.

Quoiqu'il soit chagrinant de voir venir un enfant dans cette situation , cet accouchement ne doit pas moins être mis au nombre des accouchemens naturels , puisque je ne rendis qu'un foible secours à la mère & à l'enfant. Comme la tête étoit placée directement au passage ; qu'il n'y avoit que le bras qui l'accompagnoit , sans y faire d'autre obstacle que d'en grossir un peu le volume , & que les douleurs venoient à souhait pour finir cet accouchement, en aussi peu de tems qu'il le fut , rien ne peut empêcher qu'il ne soit mis au nombre des accouchemens naturels , aussi-bien que celui qui suit.

OBSERVATION XCIV.

Le 28 Mars de l'année 1687 , la femme d'un faiseur de paniers , très-jeune , & grosse de son premier enfant , se sentant vivement pressée , m'envoya chercher comme je dînois ; je quittai tout , & me rendis incessamment auprès d'elle. Je trouvai les eaux écoulés , & que l'enfant qui présentoit le siége , étoit trop avancé pour prétendre le retourner , & trop peu pour lui pouvoir aider , à quoi je réussis néanmoins bien-tôt après qu'il se trouva plus avancé à la faveur des douleurs qui redoubloient fans relâche. Je lui gliffai un doigt de chacune de mes mains dans les plis des cuiffes vers les aînes ; & au moyen de ce foible fecours, j'accouchai cette jeune femme en très-peu de tems. Je la délivrai enfuite ; elle fe feroit bien portée, fi fon fein n'avoit pas abfcédé par le peu de foin qu'elle prit d'elle, & cet accident lui caufa bien plus de mal que fa couche.

RÉFLEXION.

Ne doit-on pas appeller naturel un accouchement auffi prompt que celui-ci, dont l'enfant & la mère fe tirérent fi aifément d'affaire, encore que l'enfant ne foit pas venu la tête la première, n'eft-il pas plus à propos que la fin de l'ouvrage terminé heureufement donne le nom à l'accouchement, que la partie que l'enfant préfente, vû que fi c'étoit la partie qui fût en droit de lui donner le nom de naturel, ce devroit être celui où l'enfant préfente les pieds, par les raifons que je rapporte dans l'Obfervation précédente.

L'accouchement de deux enfans, qui eft de la nature des précédens, n'eft pas moins naturel, que celui où la femme n'accouche que d'un feul, il faut feulement que le Chirurgien faffe attention qu'il y en a qui n'ont qu'un arriere-faix ; mais auffi qu'il y en a qui en ont deux, comme je le fais voir dans les deux accouchemens qui fuivent.

OBSERVATION CXV.

Le 14 Juin de l'année 1685, j'accouchai la femme d'un Charpentier de cette ville d'une fille paffablement groffe, qui vint la tête la première ; comme je me mis en devoir de délivrer la mère, je trouvai de la réfiftance à l'arrière-faix, ce qui m'obligea de couler ma main le long du cordon pour en connoître la caufe, que j'apperçus bien-tôt par de nouvelles membranes, qui occupoient le fond du vagin, avec des eaux

préparées

préparées qui s'écoulèrent dans le moment , &
une seconde fille , dont la tête s'avança au paſſage , & en ſortit à la première douleur. Après
quoi je liai les deux cordons chacun avec deux
ligatures , entre leſquels je coupai ces cordons ,
afin de me débarraſſer de ces deux enfans , que
je donnai à tenir à deux femmes pour en avoir
ſoin. Je délivrai enſuite la mère , tenant ces deux
cordons de mes deux mains , que je faiſois agir
ſucceſſivement juſqu'à l'extraction de cet arrière-
faix , qui étoit fort gros , & commun à ces
deux enfans.

OBSERVATION XCVI.

Le 19 Janvier de l'année 1687 , j'accouchai
la femme d'un Procureur de cette ville d'un gros
garçon , dont l'arrière-faix ſuivit de lui-même ;
de ſecondes eaux qui percérent dans le moment ,
accompagnées d'une douleur vive & piquante ,
me firent retourner à la malade , avant même
que j'euſſe le tems de réfléchir à ce qui ſe paſ-
ſoit , par rapport à la groſſeur de l'enfant & de
l'arrière-faix , que je croyois unique : dans la
crainte que ce ne fût une perte de ſang , erreur
dont je me tirai dans l'inſtant , par la tête d'un
ſecond enfant , que je trouvai au paſſage , & qui
ne tarda à venir que juſqu'à la première douleur , qui ſurvint à l'inſtant ; c'étoit une fille ,
qui avoit auſſi ſon arrière-faix , dont je délivrai
la mère , qui ſe porta bien , & ſes deux enfans
pareillement.

RÉFLEXION.

Voilà deux accouchemens , quoique ſemblables dans
le commencement , aſſez différens dans la ſuite , & où

la conduite que l'on y doit garder ne différe de l'accouchement où il n'y a qu'un enfant feul, finon qu'à trouver de la réfiftance au délivre ; il faut s'affurer de ce qui en peut être la caufe, afin d'y apporter le reméde qui eft d'aller doucement, & fans rien précipiter, attendre la venue du fécond enfant, fur-tout quand les apparences & l'effet fe trouvent telles qu'en ces deux Obfervations. En ufant ainfi, tout finira heureufement.

Je ne parle ici que fuccintement de ces deux accouchemens, parce que dans la fuite je m'étendrai plus au long fur cette matière dans un autre Chapitre, n'ayant préfentement d'autre idée que de faire voir qu'un accouchement de deux enfans n'eft pas plus à craindre que celui d'un feul, & de lever la difficulté qu'un accouchement de cette nature peut faire à un nouvel Accoucheur, qui fe le repréfente beaucoup plus difficile qu'il ne l'eft en effet, comme il m'eft arrivée à moi-même, avant que j'euffe beaucoup pratiqué.

CHAPITRE VII.

De l'extraction de l'arrière-faix, de la ligature du cordon de l'ombilic.

LORSQUE l'enfant eft venu au monde (*i*), il faut le coucher fur le côté entre les jambes de fa mère, enforte qu'il ait la refpi-

---

(*i*) Il y a des Accoucheurs qui veulent que l'on délivre la femme, auffi-tôt que l'enfant eft forti ; c'eft le fentiment & la pratique de Mauriceau. La raifon qui le détermine à faire promptement l'extraction de l'arrière-faix, eft parfaitement bonne, dit le Commentateur de *Deventer*, p. 161. Le reffort de la Matrice eft fi fort, qu'elle fe referme, à mefure que la réfiftance qu'elle trouvoit dans les corps qu'elle contenoit, diminue. On ne fe peut donc trop preffer de délivrer la femme dans l'incertitude où l'on eft de le pouvoir faire commodément un quart-d'heure après. Commencer

ration libre , & qu'il ne puisse rien entrer dans la bouche. Il faut ensuite que l'Opérateur en-

donc , comme le veut M. *Clément*, par la ligature du cordon, c'est perdre un tems qui peut être employé beaucoup plus utilement.

La raison qui détermine M. Clément, ne peut-être regardée que comme une chimère. Il dit que l'enfant perd autant de sang, qu'il en sort par les artères ombilicales. Cela est vrai ; mais il en gagne autant qu'il lui en est rapporté par la veine : ainsi point de danger de ce côté-là ; cet échange même doit lui être avantageux ; puisque le sang raporté par la veine est vivifié , pour ainsi dire , par le liquide qui y vient des artères de la matrice.

Le milieu que prend Dionis, ne me paroît pas plus judicieux , dit le même Auteur. Il commence par faire la ligature , si l'arrière-faix est adhérent, & commence par l'extraction, s'il ne l'est pas, Mais comme il ne sçait qu'après un certain tems , si l'arrière - faix est adhérent ou non ; & le tems nécessaire pour le connoître n'étant pas déterminé , le cordon se refroidit, la circulation s'y ralentit & l'enfant reçoit des semences de maladies , qui ne peuvent manquer de se déclarer tôt ou tard.

Le plus sûr est donc , selon moi , de faire l'extraction de l'arrière-faix, le plutôt qu'il est possible , c'est le moyen le plus court pour prévenir tous les inconvéniens.

Mais M. *Puzos* n'approuvé pas cette opinion. Je ne sçaurois passer , dit-il , à un aussi grand Praticien que l'a été *Mauriceau*, le précepte absolu qu'il donne tom. 1 , pag. 248 , de délivrer la femme, aussi-tôt que l'enfant est sorti , dans la crainte que la matrice ne se referme , & que le tems de nouer le cordon & de mettre l'enfant en sûreté, ne devienne par sa longueur un obstacle au passage du placenta. Il est vrai qu'aussi - tôt que l'enfant est passé ; la matrice se contracte , en se repliant sur elle-même ; mais la méchanique de l'accouchement, la structure de la partie , & l'usage de porter la main dans ce viscère pour les cas de nécessité , nous ont appris que sa contraction commencée dans le fond , comme étant le centre des fibres charnues , & de la force de ce viscère , que la contraction , dis-je, du fond chasse nécessairement vers l'orifice le corps contenu dans la cavité , & que la présence de ce corps & la sortie continuelle du sang , doive le tenir dilaté. Nous sçavons encore que le ressort de la matrice doit être extrémement affoibli par l'excessive dilatation qu'elle a souffert dans l'accouchement. D'ailleurs c'est une méchanique reconnue que plus le fond de la matrice se dilate , plus l'orifice se resserre ; & c'est ce qu'on voit arriver dans la grossesse ; qu'au-contrai-

gage deux tours du cordon au-tour des deux doigts de fa main gauche, & au-deſſus le plus près de la partie qu'il lui eſt poſſible, y joindre les deux doigts & le pouce de la main droite, pour tirer doucement, enſuite par de légéres ſecouſſes de côté & d'autre. Si ce ſecours ne ſuffit pas, & que l'arrière-faix y réſiſte, il faut y ajouter celui de faire ſouffler l'accouchée dans ſa main, la faire épreindre comme pour aller à la ſelle, & enfin lui mettre ſon doigt dans la bouche, comme ſi elle vouloit ſe faire vomir, & continuer à tirer ſans violence, afin de tâcher de délivrer l'accouchée, ſans que le cordon ſe rompe, & que l'arrière-faix vienne tout entier;

re, plus le fond ſe reſſerre, plus l'orifice eſt obligé de ſe dilater, comme on l'obſerve dans le travail; parce que chacune de ces parties fait une action contraire, pour tendre néanmoins au bien d'une même opération. Or, tant qu'il reſte quelque corps renfermé dans la matrice d'un volume tel que le placenta d'un enfant à terme, l'orifice eſt la partie la plus lente à ſe reſſerrer. Il eſt donc poſſible d'y paſſer la main une heure, & plus après la ſortie de l'enfant, & l'on doit conſéquemment attendre une partie de ce tems l'expulſion naturelle du placenta, ſi aucun accident n'oblige d'en précipiter la ſortie.

Condamnant dans Mauriceau la méthode de délivrer trop promptement, continue M. Puzos, je ne devrois pas être plus indulgent à l'égard de M. Clément, malgré le reſpect & la reconnoiſſance dont je ſuis

pénétré pour cet habile Praticien, que j'ai eu l'honneur d'avoir pour maître. Il s'y prenoit de la même façon que Mauriceau; mais par un motif bien différent. Il s'étoit accoutumé à délivrer ſur le champ, en laiſſant l'enfant dans le lit de la mère, par la ſage précaution de ne le point abandonner, qu'il ne l'eut fait voir ſain & ſauf aux perſonnes intéreſſées. Comme il avoit eu l'honneur d'accoucher, étant jeune, la première Dauphine de France, ſous le régne de Louis XIV, & d'avoir été appellé au ſecours de la Reine, & qu'on eſt obligé dans ces ſortes d'accouchemens d'éclat, de montrer aux Princes du Sang, & aux Ambaſſadeurs le nouveau né, nud & de leur faire voir ſon ſexe; il s'étoit fait une loix de délivrer d'abord, de prendre enſuite l'enfant pour le montrer aux aſſiſtans & de le remettre entre les mains de la garde.

lorfqu'il s'y trouvera de plus grandes difficultés, l'on aura recours au Chapitre qui traite de cette matière à fond, au Livre de l'accouchement contre nature.

L'arrière-faix étant venu avec le fecours ordinaire, & la femme étant ainfi délivrée, il faut mettre l'enfant & l'arrière-faix dans un linge propre entre les mains de la Garde, fur les genoux de laquelle il y aura un carreau mollet, fi cela fe peut, alors le Chirurgien prendra un fil ciré d'une moyenne groffeur, avec lequel il liera (*k*) ce cordon à un travers de doigt du

(κ) Auffi-tôt que l'enfant eft au monde, on fait la ligature du cordon ombilical. Quelques Praticiens propofent de lier & de couper le cordon avant que le placenta foit forti ; ils confeillent de faire une première ligature contre le ventre de l'enfant, pour prévenir, difent-ils, les hernies ombilicales ; d'en faire enfuite une autre à deux pouces de diftance de la première & de couper le cordon entre les deux ligatures ; ils croient que cette feconde ligature prévient une hémorrhagie, qui feroit dangereufe à la femme, fi le placenta étoit encore adhérent à la matrice. Mais toutes ces précautions font mal fondées, dit M. *Smellie*, pag. 238, la méthode fuivante me paroit la meilleure, & en même tems la plus aifée : fi les douleurs n'ont pas affez de force pour expulfer le placenta immédiatement après l'enfant, & qu'il ne furvienne aucune hémorrhagie qui engage à en précipiter l'extraction, on peut accorder un moment de repos à la femme, dont le fœtus profite auffi pour fe rétablir. Si l'air ne paffe pas tout de fuite dans les poumons, & fi la circulation continue encore de l'enfant au placenta, il faut différer de lier & de couper le cordon, effayer toutes fortes de remédes pour provoquer la refpiration, & quelquefois même lui exciter de la douleur. Lorfque la circulation eft languiffante, la refpiration commence à peine, & ne fe fait que par de longs intervalles, & lorfqu'elle eft tout à fait interceptée dans le cordon, fi l'enfant eft encore en vie, il n'en revient pas aifément. Tout ce qui peut animer la circulation, excite la refpiration, & à mefure que celle-ci augmente, la circulation devient plus forte. Pour les exciter, il faut tenir chaudement l'enfant, le remuer, l'agiter, lui frotter la tête, les tempes & la poitrine avec quelque liqueur fpiritueufe, lui mettre

ventre de l'enfant, en forte que ce lien ne foit ni trop ferré, ni trop lâche : car fi le fil étoit

dans la bouche & fous le nez de l'ail, de l'oignon ou de la moutarde. On a quelquefois rendu la vie à des enfans, en leur fouflant dans la bouche avec une canule d'argent, afin d'introduire par ce moyen de l'air dans les poumons & de les dilater.

Lorfque le placenta eft forti de lui-même immédiatement, ou peu de tems après l'enfant, foit par la continuation des douleurs du travail, foit que l'Opérateur en ait fait l'extraction pour donner à la matrice la liberté de fe contracter, afin d'arrêter les pertes de fang, lorfqu'elles fon trop confidérables ; en ce cas, lorfque l'enfant n'a point encore refpiré & que l'on fent la pulfation dans les vaiffeaux, quelques-uns ordonnent de plonger dans un baffin de vin ou d'eau chaude, le *placenta* & autant qu'il eft poffible du cordon ombilical, afin de ranimer la circulation de l'un à l'autre ; d'autres confeillent de placer le placenta fur le ventre de l'enfant, avec des couvertures bien chaudes ; mais de tous ces expédiens, le meilleur & le plus fûr eft de le mettre dans l'eau chaude.

Cependant fi le *placenta* étoit encore retenu dans la matrice, & qu'on n'eut point de perte de fang dangereufe à craindre, l'enfant ne peut être mieux placé pour maintenir une chaleur uniforme, pendant que l'Accoucheur fait de fon côté tout fon

poffible pour faire revivre l'enfant.

Mais fi l'enfant eft vigoureux & qu'il crie avec beaucoup de force, on peut faire la ligature du cordon. On doit avoir eu la précaution de fe munir d'une ou de deux ligatures faites de cinq ou fix brins de fil cirés enfemble, en forme de petit ruban d'environ fept à huit pouces de longueur & noués par les deux bouts. On en prend une dont on lie le cordon environ à deux travers de doigt du ventre de l'enfant ; on fait d'abord un tour, fi le cordon ombilical eft petit, & l'on fait enfuite deux nœuds pour l'affurer ; mais fi le cordon eft épais, après ce premier tour il faut en faire deux autres, qu'on affure auffi par un double nœud ; enfuite on coupe le cordon avec de bons cifeaux à un doigt de diftance de la ligature vers le placenta ; après cette opération on lave l'enfant, on enveloppe d'un morceau de linge le bout reftant du cordon, on le replie fur le ventre, & on applique par deffus une compreffe quarrée ; que l'on y tient ferme en emmaillotant l'enfant.

Cette portion du cordon fe defféche bientôt, elle prend d'abord une couleur livide, elle noircit enfuite, & vers le cinquième jour elle tombe dans fa racine auprès du ventre ; enfin dans quelque partie, ou à quelque diftance du ventre qu'on

trop ferré, il couperoit le cordon trop tôt, & il feroit en danger de donner du fang ; & s'il étoit

en a fait la ligature, la portion reftante tombe toujours au même endroit, de forte qu'il eft a préfumer que les hernies ombilicales ne dépendent pas toujours de la manière de lier le cordon ; mais plutôt de ce qu'on n'aura pas bien affujetti la comprefle, & de ce que l'on n'aura pas ferré le lien, pendant quelque tems encore après la féparation de la portion defféchée du cordon, particulièrement lorfque les enfans crient beaucoup.

Il faut toujours ferrer la ligature du cordon tellement qu'elle bouche exactement l'ouverture des vaiffeaux ; ainfi lorfqu'il continue à laiffer couler le fang, il faut appliquer une feconde ligature au-deffous de la première, de peur qu'en négligeant cette précaution, l'enfant ne meure d'hémorrhagie. Cependant fi l'on coupe ou fi l'on déchire le cordon à 7 ou 8 pouces de diftance du ventre, & qu'on l'expofe au froid, fans y faire aucune ligature, les arteres fe contractent & fe refferrent d'elles mêmes fi étroitement, qu'il ne fort que très-peu ou point du tout de fang ; il arrive même quelquefois qu'après avoir lié & coupé le cordon à trois travers de doigt du ventre de l'enfant, de manière qu'on y intercepte le cours du fang pendant une heure ou deux, il n'en fortiroit plus de fang, quand même la ligature fe lâcheroit, alors que l'on

chaufferoit le cordon & le ventre de l'enfant, & qu'on les tremperoit dans de l'eau chaude.

On s'imagine peut-être que c'eft un tems perdu que celui qu'on employe à faire les ligatures, à couper le cordon & à mettre l'enfant en mains fûres, avant que de travailler à l'extraction du placenta ; mais on fe trompe, dit M. Puzos, p. 148, ce délai facilite l'extraction de l'arrière-faix ; pendant qu'on eft occupé à faire les ligatures, la matrice fe refferre peu à peu & fon refferrement ou fa contraction tend à décoler le placenta, s'il ne l'eft pas ; & fi il l'eft, à le chaffer du côté de l'orifice, & à le mettre à l'aide de quelques tranchées & de quelques efforts involontaires de la mère, à la portée d'être fenti avec le doigt introduit dans le vagin. Ce progrès qui s'eft fait, fans que l'art s'en foit mêlé, laiffe peu de befogne à faire à la perfonne chargée de tirer le placenta : on eft tout étonné qu'en s'armant du cordon pour le faire venir, on le trouve prêt à fortir au moindre effort, quelquefois même il eft chaffé pendant cet intervalle par une ou plufieurs tranchées, avant qu'on fe foit occupé de fon extraction. Voila l'avantage qu'on retire du délai que je préférerai toujours à la précipitation, parce qu'elle peut caufer la rupture du cordon, fi le pla-

trop lâche, le fang ne s'arrêteroit pas, de forte que l'un ou l'autre défaut mettroit l'enfant en danger de mourir, fi il ne mouroit pas avant que de s'en appercevoir.

Après que le cordon fera lié, il faut le couper à un bon travers de doigt au-deffus de la ligature. Si le cordon étoit trop gros ou trop petit, & que l'on craignit que la ligature ne le coupât trop-tôt, il n'y auroit qu'à faire cette ligature médiocrement ferrée, & en faire une autre un bon pouce au-deffus auffi forte que l'on voudroit, & couper le cordon au-deffous de cette feconde ligature; c'eft une précaution, qui loin d'être blamable, peut bien avoir fon mérite.

Pour voir fi ce cordon eft affez ferré, il n'y a qu'à effuyer le bout avec un linge, après l'avoir coupé, & examiner s'il n'en fort rien, s'il en fort quelque chofe, c'eft une marque alors qu'il n'eft pas affez ferré.

Cette ligature étant faite, il faut avoir du vin chaud avec lequel on lavera tout le corps de l'enfant, mais particulièrement fon vifage & fa tête; il faut après cela le vifiter exactement, pour voir s'il n'y a rien d'extraordinaire, comme fix doigts aux mains, ou aux pieds, fi l'anus ou la verge n'eft point fermée; car il faut y re-

centa n'eft pas encore décolé; & la perte de fang, s'il ne l'eft qu'en partie, quelquefois même le renverfement de la matrice, fi le cordon eft auffi fort, que l'adhérence du placenta eft confidérable.

Le petit délai que je propofe avant l'extraction du placenta n'eft pas feulement avantageux à la mère, il l'eft encore à l'enfant. Si l'enfant eft foible en le tirant de la fange, il fe trouve fous la couverture, on lui donne les fecours dont il a befoin, on l'echauffe, on l'anime extérieurement avec le vin chaud, on lui en fait avaler, fi cela eft néceffaire. J'ajoute que l'Accoucheur profite de ce délai pour fe débatraffer d'un enfant qui le gênoit dans les circonftances d'un délivre adhérent, d'une perte, des mouvemens involontaires de la mère, & d'une néceffité de porter la main pour décoler le placenta.

médier fur le champ, comme on le verra dans la troifième Partie de cet ouvrage.

Je viens de dire que la ligature du cordon ombilical ne doit pas être ni trop près, ni trop éloignée du ventre de l'enfant, ni trop lâche, ni trop ferrée ; parce que felon le fentiment des Auteurs, cette ligature étant faite trop près du ventre, peut caufer de l'inflammation ; en étant trop éloignée, elle peut produire une hernie ; étant trop lâche, elle peut laiffer échapper le fang ; & étant trop ferrée, elle peut couper le cordon trop tôt, ce qui cauferoit une perte de fang qui donneroit la mort à l'enfant : auffi s'eft-il trouvé des Sages - Femmes & des Chirurgiens qui par ignorance ou par terreur panique ont fait des fautes notables, mais dont quelques - unes n'étoient pourtant pas fi dangereufes que les Auteurs nous l'ont voulu perfuader.

OBSERVATION XCVII.

L'enfant d'un de mes amis d'une ville confidérable, ayant eu le cordon de l'ombilic lié trop près du ventre, & d'un fil trop délié & trop ferré, joint à la délicateffe du cordon qui étoit très-petit, tomba le lendemain à l'uni du ventre, qui par ce moyen laiffoit échapper un peu de fang, ce qui donna l'allarme dans la maifon. L'on envoie auffi-tôt chercher le Chirurgien du logis, qui plus allarmé que perfonne, en appella plufieurs autres pour conférer enfemble fur un accident qui leur parut auffi étrange, qu'il leur étoit nouveau, non par rapport à la légére perte du fang qui couloit actuellement ; mais dans la crainte d'une plus confidérable, dont la mort de l'enfant devoit felon eux s'en fuivre infailliblement, ce qui leur fit abandonner ce beau précepte de la Chirurgie, qu'en fait de reméde il faut aller du plus simple au plus compofé, pour fuivre cette autre maxime, qu'à mal extrême il faut une extrême reméde : fur quoi il réfolurent de prendre avec le bec de corbin affez des tégumens & de ce qu'il pouvoit y avoir de la racine de ce cordon, afin de le pouvoir ferrer felon que la néceffité le requéroit, avec un fil ciré & affez gros, noué à double nœud pour le ferrer dans la fuite encore davantage ; & au moyen de cette ligature ils s'affurerent parfaitement bien de la perte de fang, mais ils tuérent l'enfant, cette ligature ayant caufé une douleur fi violente au ventre, que l'inflammation furvint, à laquelle fuccéda la gangrenne, & enfin la mort.

RÉFLEXION.

Ces Maîtres Chirurgiens fe trouvérent déconcertés à la vue de ce prétendu grand mal, qui confiftoit plutôt dans un défaut d'expérience que dans un danger effectif, qu'ils crurent pourtant bien évident, pour fe déterminer à une pareille opération. Il y a à la vérité des précautions utiles que l'on ne doit jamais négliger ; mais des précautions pareilles à celle-ci font infiniment plus à craindre que le mal même, puifque le fang ne venoit que foiblement, & que c'étoit plutôt un fuintement qu'une perte d'aucune conféquence, qui auroit fans doute été arrêté par les moindres remédes, comme je l'ai fait en une occafion plns dangereufe en apparence, & pour laquelle cette opération, fi elle eut été praticable, auroit été plus néceffaire.

OBSERVATION XCXVIII.

Le 28 Novembre 1699, un pauvre manœuvre de mes voifins, dont la femme étoit en travail, vint me chercher à deux heures après minuit avec beaucoup d'empreffement, pour l'aller accoucher. J'y allai à demi habillai ; mais quelque diligence que je pus faire , je n'arrivai qu'après la sortie de l'enfant qui étoit tombé sur le plancher , parce la femme étoit alors debout ; l'arrière-faix étoit resté dans la matrice , & le cordon de l'ombilic rompu , ou plutôt arraché jusques dans le ventre de l'enfant , de manière qu'il n'étoit pas resté la moindre extrêmité d'aucun des vaisseaux , pas même aucun vestige , d'où il ne sortoit aucune goute de sang : je couchai la mère sur son lit , après quoi je lui détachai un très-petit arrière-faix des parois de la matrice , qui étoit fort adhérent , & le tirai dehors , le cordon qui étoit trop foible & très-petit , ne m'ayant été d'aucun secours. J'appliquai ensuite un petit tampon de charpie séche , qui remplissoit le lieu ou la place du cordon de l'enfant , un emplâtre de poix noire par-dessus , une compresse , & un petit bandage contentif d'un linge plié en quatre , auquel je ne touchai point d'avantage. L'emplâtre tomba dans la suite , & la place du cordon se trouva·parfaitement cicatrisée.

RÉFLEXION.

On ne pouvoit se dispenser de mettre un peu de charpie séche au lieu où le cordon fut arraché , avec un emplâtre de poix noire qui est adhérent par-dessus & un petit bandage : le surplus étoit inutile , puisqu'il ne paroissoit aucune goutte de sang. Pour ce qui est du bandage , la précaution en auroit été utile , parce qu'il se pouvoit faire que tant que l'enfant étant revenu de sa foiblesse,& les esprits dans un plus grand mouvement qu'auparavant , il survint une perte de sang assez considérable pour lui causer la mort ; on ne s'en seroit apperçu qu'après que toutes les hardes qui servent à emmaillotter les enfans, en eussent été imbibées : ce qui fut la raison qui m'engagea à en user de la sorte , d'autant plus que cette précaution ne causoit aucune douleur à l'enfant, au lieu que le reméde employé par ces Chirurgiens, fit périr celui qui en fut la victime.

OBSERVATION XCIX.

Le 18 Janvier de l'année 1705, je fus appellé pour voir une petite fille de trois jours, à laquelle le cordon de l'ombilic venoit de tomber, & dont il avoit suintée assez de sang pour imbiber une petite compresse plié en quatre, qui causoit une allarme d'autant plus grande, que l'âge de la mère ne laissoit guère espérer d'autres enfans. Après que j'eus examiné la maladie, je rassurai ceux qui s'y intéressoient, & rétablis le calme dans la maison par la promesse d'une prompte guérison, qui fut suivie de l'effet, puisqu'elle ne consistoit que dans l'application d'un petit plumaceau de charpie séche, avec un emplâtre de diapalme par-dessus, & un petit bandage, jusqu'à ce que l'endroit d'où le cordon étoit tombé trop tôt, fut cicatrisé, ce qui arriva sept ou huit jours après.

REFLEXION.

Voilà la manière dont j'ai traité & guéri ces deux enfans dans ces apparens dangers, où il ne s'en trouva pourtant aucun, quoique la chose fut fort délicate, mais beaucoup plus au premier qu'au dernier; car celui-ci indiquoit presque de lui-même ce qu'il falloit faire pour sa guérison, au lieu que l'autre donnoit plus à penser, en faisant réflexion que des artères & une veine non-seulement coupées & mal ou point liées, exposoient l'enfant à un péril évident, par la perte subite de tout son sang; & il est surprenant que les vaisseaux étant arrachés jusques dans leur racine, cet accident ne soit point arrivé.

LIVRE SECOND.

De l'Accouchement non naturel.

LEs Auteurs qui ont écrit des Accouchemens n'en ont fait que de deux fortes, les *naturels* & ceux qui font *contre nature*; mais comme un accouchement long & difficile differe beaucoup de celui qui eft *naturel*, qui néanmoins ne peut être appellé *contre nature*, puifque l'enfant vient au monde fans le fecours de la main du Chirurgien; on ne peut donc mieux le diftinguer des autres, qu'en l'appellant *Accouchement non naturel.*

Cet accouchement eft l'écueil contre lequel la fcience & l'expérience des plus habiles Chirurgiens échouent; car dans un accouchement naturel l'enfant vient aifément fans que le Chirurgien y foit que peu ou point néceffaire; & celui qui eft contre nature fe termine fouvent en un inftant, lorfqu'il eft exécuté par une main adroite & expérimentée: mais pour celui dont je parle, c'eft en vain que le Chirurgien poffede fes plus beaux talens, le plus fur eft de ne rien faire, de s'en remettre à la Providence, & de laiffer le tout à la prudence & à la difcrétion de la nature, qui, par des reffources que nous ne pouvons le plus fouvent comprendre, opere des miracles dans le tems que l'on en efpere le moins; & après trois, quatre, cinq, fix, & même jufqu'à fept jours de travail, une femme accouche, elle & fon enfant fe portant bien, quoique l'Accoucheur lui-même

crût un moment auparavant que tout étoit défefpéré.

C'eft dans un accouchement de cette nature
qu'il faut que le Chirurgien cherche tous les
moyens de fecourir la femme malade, par une
nourriture propre, par un grand repos, par une
grande tranquillité de corps & d'efprit, & par
une fituation commode, afin de conferver fes
forces, & de faciliter la fortie de l'enfant autant qu'il lui eft poffible, fans fatiguer la mere;
parce que, quand après plufieurs jours d'un mal
& de douleurs foibles & éloignées, l'accouchement vient à fe déclarer, comme il arrive pour
l'ordinaire dans *l'accouchement non naturel*, un
Accoucheur qui fçait fa profeffion a toujours affez de tems pour prendre fes mefures, & pour
fecourir de fon mieux la mere & l'enfant.

Mais comme les obfervations qu'un Chirurgien
fait fur ces accouchemens, font l'unique moyen
d'en donner une idée certaine, & la maniere de
les terminer heureufement, c'eft ce qui m'a particulierement engagé à en rapporter de toutes
fortes, après avoir fait connoître les caufes qui
peuvent y donner occafion.

CHAPITRE PREMIER.

Des caufes de l'Accouchement non naturel.

LEs caufes de l'accouchement non naturel ne
peuvent venir que de trois chofes : fçavoir,
du côté de la mere, du celui de l'enfant, ou de
l'une & de l'autre en même-tems.

Du côté de la mere, en ce qu'elle eft trop

jeune ou trop âgée, ou enfin trop foible, foit à l'occafion de quelque maladie, comme fievre continue, intermittente ou autre, ou de quelque accident, comme perte de fang, dyfenterie, &c.

Du côté de l'enfant, qui peut être exceffivement gros, pour avoir pris par trop de nourriture au fein de fa mere ; ou trop foible pour n'en avoir pas reçu autant qu'il auroit fallu pour fon accroiffement, foit à l'occafion de quelque obftruction qui s'étoit faite aux vaiffeaux du cordon, qui intercepte le cours du fang ; ou que la mere, par quelque accident affez commun aux femmes groffes, n'ait pas pris affez de nourriture pour faire autant de fang qu'il étoit nécefffaire pour l'accroiffement de l'enfant ; ou enfin parce qu'il eft mort au fein de fa mere, ce qui n'arrive que trop fouvent : la mere & l'enfant peuvent en même tems caufer *l'accouchement non naturel*, lorfqu'ils font tous deux fi foibles qu'ils ne peuvent fe donner aucun fecours l'un à l'autre, ce qui rend l'accouchement lent, long & difficile, & par conféquent *non naturel*.

Le défaut d'une fituation convenable à la mere, pendant le travail, peut auffi être un obftacle à l'accouchement, ce qui fait que le Chirurgien doit en éprouver plufieurs, afin de trouver celle qui convient.

M. Rulleau & quelques autres Auteurs prétendent que le coccix ou l'os de la queue, en fe recourbant trop en dedans, eft un fâcheux obftacle à la fortie de l'enfant, parce qu'en s'approchant de l'os pubis, il retrecit beaucoup le paffage, & rend par ce mauvais effet l'accouchement très-difficile.

M. M. dit en plufieurs de fes Obfervations, que les premiers accouchemens font pour l'ordinaire plus longs que les autres, parce qu'il pré-

tend que le premier fait le paffage à ceux qui
viennent enfuite.

Toutes ces caufes, quoiqu'apparemment fondées fur le bon fens, la raifon & l'expérience, ne
font pas infaillibles ; tout au contraire, un Accoucheur employé voit journellement quantité de
femmes de toutes fortes d'états, foibles, jeunes
& vieilles, accoucher avec tout le bonheur poffible, quoique d'enfans foibles, moribonds, &
même quelquefois morts, lorfque quantité d'autres femmes de toutes fortes d'âge, de tempérament, des plus fortes & vigoureufes, ont des
accouchemens longs, difficiles, & même laborieux, quoiqu'elles ayent heureufement accouchées plufieurs fois.

Cette continuelle expérience me perfuade qu'il
n'y a aucune regle générale & abfolument certaine dans tous ces accouchemens, & qu'un Accoucheur doit toujours être entre la crainte &
l'efpérance, jufqu'à l'accompliffement de fon ouvrage, vû que le plus heureux accouchement en
apparence, peut devenir long & difficile, & que
le plus fâcheux peut fe terminer dans le tems qu'il
y penfe le moins ; ce qui prouve bien que nous
nous trompons, quand nous difons que la foibleffe, l'âge avancé, comme les femmes trop jeunes, auffi-bien que celles qui ont eu plufieurs
enfans, ou qui ont un âge compétant, qui font
d'ailleurs fortes & vigoureufes, ne doivent point
être regardées comme les caufes effentielles de
l'*accouchement naturel*, non plus que celles du *non
naturel*, puifque c'eft une néceffité d'avouer que
c'eft par un ordre fupérieur que les chofes arrivent ainfi, fans que nous les puiffions pénétrer
ni comprendre, quelque attention que nous faf-
fions.

Ce feroit en cet accouchement que le *pourquoi*
de

de M. Peu (a) feroit plus juftement appliqué, qu'au fujet d'une queftion frivole. Mais loin de demander compte à la Providence de ces faits fi furprenans, il faut fans murmure & fans impatience obéir à fes ordres divins, & donner felon l'étendue bornée de nos connoiffances, tous les fecours poffibles, aux femmes qui ont des accouchemens de cette nature, comme je l'ai fait en toute occafion, & que je le rapporte dans les Obfervations fuivantes, où je me fuis attaché, autant que j'ai pu, à faire voir qu'il n'y a point de regles fur lefquelles un Accoucheur doive s'affurer de l'événement bon ou mauvais de fes opérations, ces prétendues regles pouvant toutes également le tromper ; mais qu'au contraire il doit toujours fe tenir fur fes gardes, & être prêt à remédier à toutes fortes d'accidens.

OBSERVATION C.

La femme d'un Maître Tailleur de cette Ville, âgée de treize ans, étant groffe & malade pour accoucher, m'envoya prier de venir la voir. Je trouvai que les douleurs commençoient à fe faire vivement fentir, que les eaux étoient préparées, & l'enfant bien placé, je l'accouchai & la délivrai en moins d'une heure d'un travail affez médiocre ;

(a) M. *Peu*, p. 202 de *la Pratique des Accouchemens*, répond à une queftion qu'il fuppofe qu'on lui fait ; fçavoir pourquoi les enfans, dès qu'ils font fortis de l'utérus, portent plutôt les mains à leur face qu'ailleurs, & pourquoi ils les ferment plus volontiers, qu'ils ne les ouvrent. M. Peu fatisfait à cette queftion en difant que cette action dans eux n'eft pas volontaire ni raifonnée, puifque la raifon n'y guide la volonté qu'à mefure que la matière fe développe, & que les organes acquièrent leur perfection. C'eft plutôt par une habitude des mufcles, qui leur refte de la fituation où l'enfant a été durant la groffeffe dans le fein de fa mère, &c.

elle & fon enfant fe portant bien , nonobftant fa grande jeuneffe , cette femme étant moins haute de prefque toute la tête au tems de ce premier accouchement, qu'elle ne l'étoit à vingt - deux ans, que je l'ai accouchée d'un troifieme.

OBSERVATION CI.

La femme d'un Potier d'Etain de cette Ville , âgée de quatorze ans & un jour , s'étant fort bien portée dans fa groffeffe , fa mere jugeant qu'elle étoit malade par de certains geftes extraordinaires qu'elle faifoit fans fe plaindre, m'envoya prier de l'aller voir le 12 Avril de l'année 1691. Je doutai moins de la violence de fes douleurs, par ces mouvemens, que je n'aurois fait à beaucoup d'autres par les plus grands cris : ce qui m'engagea à vouloir m'affurer de la fituation de l'enfant. Elle étoit fi jeune qu'elle me demandoit pardon, quand j'allois la toucher, afin de m'en inftruire ; elle faifoit les mêmes contorfions & figures que fait une petite fille pour fe défendre du fouet. Je l'accouchai en moins de deux heures de travail, & la délivrai enfuite ; l'enfant, qui étoit un garçon fe portant très-bien & la mere auffi , que j'ai accouchée fept fois depuis ce tems-là , & qui n'avoit encore que vingt-cinq ans.

L'exemple de la jeune femme rapportée dans l'Obfervation précédente, joint à celle-ci, font plus que fuffifans pour prouver que la jeuneffe de la mere ne doit point être regardée comme un obftacle à l'heureux accouchement.

RÉFLEXION.

La jeuneffe de ces deux femmes paroiffoit encore

plus en leurs perfonnes & en leurs manières qu'à leur âge, étant encore des enfans à jouer avec des poupées ; & à s'occuper à d'autres badinages auffi puériles, qui néanmoins ont eu des accouchemens auffi prompts & auffi heureux que l'on puiffe fouhaiter. Ce bonheur des accouchemens ne confiftant pas à finir dès la première douleur ; de crainte que la nature n'étant pas fi-tôt difpofée à la fortie de l'enfant, il ne fe faffe des dilacérations terribles, dont les femmes font en danger de fe fentir long-tems. Mais au contraire la tête de l'enfant étant pouffée à chaque douleur qui la fait avancer peu à peu, & venant à rétrograder enfuite lorfque la douleur ceffe, comme il arrive pour l'ordinaire dans les heureux accouchemens, rend par ce moyen le paffage fufceptible de la dilatation néceffaire pour permettre la fortie de l'enfant, fans qu'il fe faffe de dilacération, dont la nature ne puiffe d'elle-même procurer le rétabliffement, & remettre les parties qui ont fouffert quelque violence, à peu près dans leur premier état.

Ainfi l'on peut appeller un accouchement prompt & heureux, quand il ne dure qu'une ou deux heures.

OBSERVATION CII.

Une Demoifelle de la Paroiffe Darneville, qui demeuroit à trois lieues d'ici, ayant vêcu dans une heureufe tranquillité jufqu'à l'âge de quarante-huit ans, fans avoir voulu entendre au mariage, s'y étoit enfin engagée, efpérant qu'à cet âge avancé elle n'auroit point d'enfans, d'autant que les marques de jeuneffe commençoient à s'effacer chez elle, le tems n'en étant plus réglé, ce qui donnoit occafion à un fond de mauvaife fanté, dont elle efpéroit que le mariage la délivreroit ; mais au contraire, fes indifpofitions ne firent qu'augmenter ; fes pieds & fes jambes devinrent enflées, enfuite le ventre ; les dégoûts, les naufées & les vomiffemens s'y joignirent ; il n'y eut point de remedes que les Médecins ne fissent pour lui procurer quelque soulagement; mais ils furent fort inutiles, le mal au contraire ne faisoit qu'empirer. L'augmentation de son ventre, & l'amaigrissement de son corps, ne laisserent plus douter d'une hydropisie formée, jusqu'à ce qu'enfin des mouvemens violens & souvent redoublés d'un enfant fissent connoître aux Médecins ce qu'ils n'avoient pû croire de l'état de cette femme dans un âge si avancé. Enfin l'accouchement prochain s'étant ensuite déclaré par des douleurs, je fus mandé pour y mettre la derniere main, & je l'accouchai en fort peu de tems d'un garçon; je la délivrai ensuite, & la mere & l'enfant se porterent très-bien.

RÉFLEXION.

Les Médecins ne peuvent jamais prendre trop de précautions, lorsqu'ils sont obligés d'ordonner des remédes à une femme nouvellement mariée, pour quelqu'incommodité qu'elle puisse souffrir, notamment quand elles ont du rapport à celles que cause la grossesse, comme il arriva à cette Dame, quoique son âge avancé parut les mettre hors de tout soupçon. Il ne lui en arriva par bonheur aucun inconvénient, & elle n'en accoucha pas moins heureusement, nonobstant son âge & l'état valétudinaire où elle se trouva pendant tout le tems de sa grossesse.

OBSERVATION CIII.

Une fille de la Paroisse de Sepville, âgée de cinquante & un an, s'avisa de se marier, n'y ayant jamais voulu entendre avant ce tems-là, par la seule crainte d'avoir des enfans, & dans l'espérance de gouter les plaisirs du mariage sans en ressentir les peines : cependant elle devint grosse sans y faire la moindre attention, rapportant toutes ses incommodités à son âge avancé, qui avoit fait cesser l'écoulement de ses ordinaires, jusqu'à ce que les mouvemens de son enfant fussent assez violens pour ne la laisser plus douter de la réalité de sa grossesse. Comme des personnes que je considérois beaucoup l'avoient en une particuliere recommandation, & que la chose leur paroissoit extraordinaire & délicate, ils me prierent, quand elle seroit malade, de vouloir bien m'y rendre au plutôt. Je leur promis de le faire, & y allai effectivement au premier avis que j'en eus. Je la trouvai accouchée quand j'arrivai, quelque diligence que j'eusse faite, & son accouchement fut très-heureux.

R É F L E X I O N.

Si l'âge avancé causoit quelque difficulté à l'accouchement, cette vieille fille nouvellement mariée auroit sans doute attendu que j'eusse été arrivé, n'y ayant pas plus de quatre à cinq heures qu'elle avoit commencé à ressentir les premières attentes des douleurs, qui firent que l'on dépêcha un homme pour me venir avertir & je la trouvai accouchée, quelque diligence que j'eusse faite, son travail n'ayant pas duré deux heures entières.

O B S E R V A T I O N CIV.

Le 12 Mai de l'année 1688, l'on me vint querir pour aller accoucher la femme d'un Charpentier de la Paroisse de Saint Germain. Je trouvai cette femme en travail, n'ayant d'autre accident extraordinaire que l'âge de cinquante ans ; les douleurs étoient vives & redoublées, & les membranes qui contenoient les eaux prêtes à s'ouvrir ; l'enfant au surplus étoit bien placé, tous signes qui me persuaderent que la suite en seroit heureuse, ce qui arriva en effet après une demi heure ou environ; les eaux percerent prefqu'auffi-tôt que je fus arrivé, en forte qu'après que je me fus bien affuré de la fituation de l'enfant, dont la tête étoit au couronnement, je ne touchai plus la femme que cette tête ne fut affez avancée pour la prendre avec mes deux mains audeffous des oreilles, & aider à fa fortie pendant la durée de cette douleur, de crainte que l'enfant ne reftât pris par le col, & d'être forcé d'attendre le retour d'une autre douleur pour finir comme je fis l'accouchement, au moyen de celle-ci, dont je me fervis à propos.

Je trouvai plus de difficulté à tirer le délivre, parce qu'il étoit fort petit, très-defféché, & fi étroitement uni & attaché aux parois de la matrice, que j'eus befoin d'une grande patience pour en venir à bout, ce qui m'obligea de lier le cordon, & d'ôter l'enfant, pour avoir plus de liberté: ce cordon, quoique petit, fe trouva affez fort pour foutenir le tiraillement & les fecouffes que je fus obligé de lui donner pendant un affez long-tems, fans être obligé d'introduire ma main dans la matrice pour l'aller détacher, le tout s'étant terminé fort heureufement avec un peu de patience.

RÉFLEXION.

Les Anciens qui ont écrit des accouchemens, ont prétendu que les bains, les étuves, les embrocations, les onctions, fomentations d'herbes, de femences, & de racines émollientes, les huiles & les graiffes employées pendant le tems & fur la fin de la groffeffe, produifoient un merveilleux effet pour procurer la dilatation néceffaire aux parties baffes, & pour faciliter la fortie de l'enfant, & par ce moyen les préferver des grandes dilacérations que la fortie d'un gros enfant doit faire appréhender.

Je n'ai pas manqué dans les commencemens que je

me fuis appliqué aux accouchemens , de fuivre une maxime établie fur une fi foible théorie ; mais détrompé
par plufieurs expériences , & perfuadé en quantité d'occafions de l'inutilité de cette précaution , & plus particulièrement dans celle-ci , je l'ai abfolument abandonnée : car où devoit-elle avoir plus d'effet , qu'à cette
vieille femme nouvellement mariée , qui vu fon âge
avancé , devoit avoir les parties membraneufes dures ,
folides & incapables de la dilatation néceffaire au paffage de l'enfant , fans un fecours extérieur , qui néanmoins eft accouchée fi heureufement fans cela.

Ce n'eft pas la feule remarque que j'ai faite en cet
accouchement , il m'a encore perfuadé de l'avantage
qu'une femme reçoit de la laiffer accoucher feule , fans
le prétendu fecours que plufieurs Chirurgiens & quantité de Sage-Femmes veulent faire entendre qu'ils donnent aux femmes en travail , en portant toujours leurs
mains aux parties baffes , & en faifant fans ceffe agir
leurs doigts trempés dans l'huile au-tour de la tête de
l'enfant , prétendant par là contribuer beaucoup à la
dilatation de ces parties , & à faciliter la fortie de l'enfant.

Je ne condamne pas abfolument certe pratique ; il
y a même des occafions où il eft néceffaire d'en ufer
de la forte , mais feulement dans la néceffité (*b*) ; car

(*b*) On obfervera de ne toucher la malade que le moins qu'on pourra , dit M. *Peu* , *Traité des Accouche-mens* , *pag. 145.* C'eft à quoi beaucoup de Sage-Femmes manquent. Outre beaucoup d'autres inconvéniens que peuvent caufer ces attouchemens fréquens fans néceffité , ils font aifément changer de fituation à la tê-te de l'enfant ; car étant fort peu avancée & même en-fermée dans fes eaux , elle céde & fe retourne fans pei-ne au mouvement que les doigts lui donnent ainfi de droite ligne qu'étoit la fi-tuation & en état de fuivre naturellement à la fortie des eaux , elle prend une fitua-tion oblique , qui fait pré-fenter au fœtus l'oreille , le front , la joue , la face , la nucque , &c. Par-là un tra-vail de naturel qu'il étoit , devient contre nature ; fou-vent une femme y fouffre long tems avant que d'ac-coucher , y court rifque de la vie d'elle & de fon en-fant , que l'on eft enfuite dans la néceffité ou même quelquefois dans l'impuif-fance de tirer par force.

Il ne faut donc toucher une femme que le moins que vous pourrez ; feulement pour examiner l'état des cho-fes , & pour en remarquer le progrès felon lequel en.

autrement, loin de faciliter la sortie de l'enfant par ces attouchemens continuels, l'on cause à ces parties membraneuses, qui sont d'un sentiment très-délicat, une inflammation, dont s'ensuit un gonflement qui rend leur dilatation très-difficile, & qui cause par une suite nécessaire un déchirement, lorsque l'enfant poussé par les extrêmes douleurs vient à force le passager ; ainsi le Chirurgien ni la Sage-Femme ne doivent selon moi toucher la femme en travail qu'autant qu'il est nécessaire absolument pour aider l'enfant à forcer le passage.

L'on voit encore dans cette Observation que le délivre ne vint qu'avec bien du tems, & que sa résistance m'obligea à me débarrasser de l'enfant, après quoi je fis deux ligatures au cordon, en deux endroits différens ; la première à un pouce près du ventre de l'enfant, & la seconde à quatre doigts au-delà de la première, puis je coupai le cordon entre ces deux ligatures : ce qui me donna la liberté d'agir à mon aise, en tirant ce cordon par secousses, d'un côté & d'autre, en faisant souffler la malade dans sa main, & mettre enfin son doigt aussi avant dans sa gorge qu'il étoit nécessaire pour l'exciter à vomir, ou du moins à en avoir l'envie, & de tems à autre je la faisois élever par les deux femmes qui tenoient la nappe qu'elle avoit passée sous ses reins, jusques à ce que ce petit arrière-faix très-detâché le fut entièrement détaché ; ce qui arriva après bien du tems, de l'attention, & de la peine.

J'ai toujours remarqué que ces arrière-faix qui ont si peu d'épaisseur, & qui paroissent plus membraneux que charnus, sont pour l'ordinaire beaucoup plus adhérens ; que ceux-là étant entièrement détachés, viennent d'eux-mêmes & fort aisément ; au lieu que l'on est quelquefois obligé de prendre ceux-ci à l'entrée de la matrice pour aider à leur sortie, parce que leur extrême grosseur y cause une difficulté qu'on ne peut lever que par ce moyen qui est très-facile, le cordon se rompant même souvent en cet endroit, ce qui empêche de le tirer sans ce secours.

prend ses mesures ou pour la disposer à ne point s'impatienter, ou pour la con-

soler dans l'espérance d'un prompt soulagement.

Les anciens Accoucheurs ne se seroient pas donné
tant de peine pour tirer cet arrière faix, ils auroient
attaché le cordon à la cuisse de la femme accouchée,
& auroient laissé à la nature le soin de s'en défaire
comme elle auroit pû, ce qui a causé dans ces tems-
là la mort à beaucoup de femmes, mais à présent que
la pratique des accouchemens est arrivé à un plus haut
dégré de perfection, qu'y a-t il à craindre ? (supposé
que le cordon se fût rompu dans l'occasion dont je
parle, qui étoit le plus grand mal qui en pût arriver)
j'en aurois été quitte pour détacher l'arrière-faix des
parois de la matrice & l'attirer déhors, comme je l'ai
fait, & que je l'ai rapporté dans d'autres Observations.

Quoique la chose me soit très-facile, j'ai toujours
beaucoup mieux aimé tirer l'arrière-faix avec le cordon,
que d'en venir à cet extrême moyen. Je suis assuré que
tout en va mieux, que l'on risque moins à le rompre,
qu'il doit venir plus entier, & que la matrice en souffre moins ; mais il faut s'armer de patience lorsqu'on
délivre une accouchée d'un arrière-faix si fort adhérent, & se garder bien de ne pas tirer le cordon trop
fortement, de peur qu'en voulant attirer l'arrière-faix
l'on n'attirât aussi la matrice, qui souffriroit un renversement ou une perversion, dont s'ensuivroit la mort
de la malade, à moins d'un prompt secours, comme
je le ferai voir en son lieu.

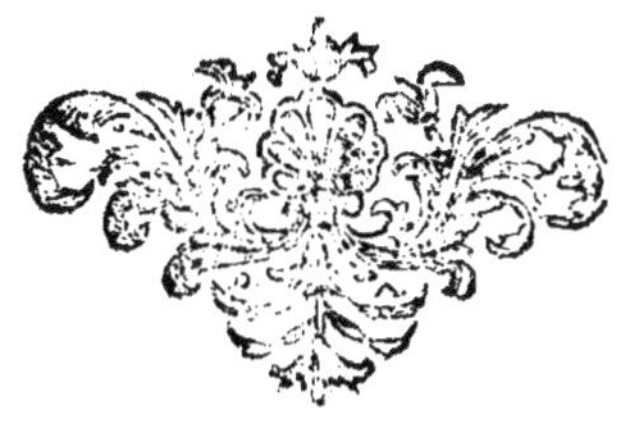

CHAPITRE II.

Un Chirurgien ne doit jamais affurer qu'un accouchement fera heureux, quoiqu'il foit accompagné des marques & des plus belles apparences que l'on puiffe avoir, pour en juger de la forte, parce que l'évènement ne laiffe pas d'en être fort douteux.

QUOIQUE la nature femble ne chercher d'elle-même que les moyens de fe foulager, en fe déchargeant de ce qui lui eft incommode ; elle rencontre néanmoins des obftacles fi oppofés à fes bons deffeins, qu'au lieu de lui laiffer fuivre fon cours ordinaire, ils la traverfent en tant de manieres, qu'elle eft fouvent prête à fuccomber fous le poids dont ils l'accablent ; & quoique ces oppofitions ne foient que trop communes, fans qu'il foit néceffaire d'en citer des exemples, je ne laifferai pas de rapporter dans ce Chapitre quelques faits propres pour juftifier ce que j'avance, & pour faire voir l'impoffibilité qu'il y a de décider jufte de l'iffuë d'un accouchement prochain ; car bien qu'il foit dans fon commencement accompagné des meilleurs fignes, il peut cependant devenir très-long, très-difficile, & même laborieux & contre nature.

Le grand nombre d'expériences qui s'offrent journellement à un Accoucheur employé, ne le perfuade que trop de cette vérité ; mais comme c'eft lui qui eft pour l'ordinnaire facrifié aux caprices d'une nature foible, languiſſante, ingrate ou pareſſeuſe, c'eſt une néceſſité de le juſtifier ſur cet article, & de faire voir que c'eſt elle qui a toute la part dans les accouchemens de cette eſpéce ; ce qui ſe trouvera prouvé par ceux qui ſuivent.

Le trois Novembre de l'année 1712, une Dame de cette Ville malade pour accoucher, envoya me donner avis de ſon état. Je me rendis dans le moment auprès d'elle. Je la trouvai ſouffrant les plus vives douleurs, & qui redoubloient ſans ceſſe ; les membrannes percées, & les eaux qui s'écouloient peu à peu, au temps des douleurs, ſans être venues ſubitement & fréquemment, comme elles font pour l'ordinaire, l'orifice intérieur de la matrice étoit aſſez dilaté, & la tête de l'enfant commençoit à ſe placer au paſſage. Ces violentes & fréquentes douleurs, jointes aux autres circonſtances, paroiſſoient devoir terminer l'accouchement en très-peu de temps, elles diminuerent de telle ſorte, que la femme n'en ſentit aucune deux heures après, que je fus arrivé. Je reſtai juſques bien avant dans la nuit, & voyant que j'y étois inutile, je pris le parti de m'aller repoſer durant quelque peu de temps.

Une heure après, l'on me vint chercher pour une autre Dame voiſine de la malade, que je trouvai dans des douleurs auſſi preſſantes, accompagnées des mêmes accidens que la premiere, mais qui ayant ceſſé de la même maniere, je ne reſtai qu'environ deux heures auprès d'elle, après quoi j'allai de nouveau prendre du repos. Ces deux Dames furent ſans ceſſe tourmentées de ces ſortes de douleurs, tantôt fortes & tantôt legeres, ſans que ni l'une ni l'autre accouchât juſqu'au matin du ſeptiéme jour, que j'accouchai celle pour laquelle j'avois été premierement ap pellé, après quatre jours d'un travail très-long ; les douleurs qui s'étoient ainsi ralenties, n'ayant pas redoublé plus d'un quart-d'heure pour finir l'accouchement : c'étoit un garçon, fort & vigoureux. Je délivrai la mere, qui se porta fort bien peu de temps après, nonobstant ce long travail, plus ennuyeux que pénible, à l'exception du sommeil, dont les femmes qui souffroient ces travaux, ne font pas un grand usage, étant sans cesse réveillées par les douleurs, bien qu'elles soient légeres.

OBSERVATION CV.

L'autre Dame, au lieu de se tirer d'affaire comme celle-ci, n'accoucha que vingt-huit jours ensuite, quelque heureuse disposition que j'eusse trouvée aux parties, & quelque bien situé que fût l'enfant, quand je touchai la premiere fois ; c'étoit aussi un garçon, mais très-petit & très-foible, quoiqu'elle crût l'avoir porté dix mois. Je la délivrai d'un gros arriere-faix, qui ne vint qu'avec beaucoup de temps & de peine. La mere essuya de grandes souffrances pendant ses couches ; mais elle s'en tira heureusement ; après un mois de temps, elle se porta très bien.

RÉFLEXION.

A en juger selon les apparences, ces deux accouchemens paroissoient devoir finir en très-peu de tems, l'orifice intérieur dilaté, les membranes ouvertes, les eaux écoulées, l'enfant bien situé, & les douleurs fortes & redoublées, étoient des marques qui faisoient espérer qu'ils approchoient non - seulement de leur fin, mais qu'ils seroient également heureux. Cependant le plus prompt des deux ne se termina que le quatrième jour, & l'autre vingt-huit jours ensuite, après un travail d'un jour & demi, sans un moment de relâche, tant les douleurs étoient violentes & se sui-

voient de près ; mais qui malgré cette confidérable différence de tems furent tous deux également favorables aux mères & aux enfans : ce qui fait bien voir
qu'il ne faut pas faire un fond affuré fur les marques
les plus plaufibles d'un accouchement prochain, ni même fe perfuader qu'il fe terminera heureufement, dans
la crainte d'être trompé par un changement, dont fouvent l'Accoucheur ne peut pénétrer la caufe, ni y apporter d'autre reméde que la patience, quelque pratique qu'il ait dans l'Art des Accouchemens, comme on
le peut obferver dans celui qui fuit.

OBSERVATION CVI.

Le 4 Décembre, la femme d'un Greffier de
cette Ville, groffe de fon premier enfant, qui
croyoit être fur la fin de fon neuviéme mois, eut
un rêve dans lequel elle crut voir un fpectre hideux & effroyable, qui vouloit coucher avec elle,
dont elle fut réveillée dans un tel faififfement,
& une fi grande peur, qu'elle fut dans le moment
fuprife d'un friffon, les douleurs de l'accouchement furvinrent fi fortes & fi fréquentes, que l'on
m'envoya chercher en diligence. Je trouvai les eaux
percées, & l'enfant dont la tête étoit au paffage,
& affez avancée, pour efpérer avec ces violentes
douleurs que l'accouchement alloit bien-tôt finir.
J'y fus trompé ; car au lieu que des douleurs,
quelque fortes qu'elles fuffent, auroient dû encore
augmenter, pour finir promptement l'accouchement, ou du moins continuer pour le terminer
un peu plus tard, elles cefferent peu à peu ; en
forte que, quand il fut jour, elle en fût entiérement exempte.

Comme la même chofe m'étoit arrivée nombre
de fois, je pris la liberté d'aller vaquer à des affaires plus preffantes, & donnai à cette jeune
femme celle de repofer, s'y trouvant alors plus favorablement difpofée qu'elle n'avoit fait durant

toute la nuit. J'entrai plufieurs fois chez elle pendant la journée, & je la trouvai toujours dans une grande tranquillité, qui fut pourtant un peu troublée le foir, par quelques legeres douleurs ; mais ayant connu que ce n'étoit rien de décifif, j'allai moi-même profiter du repos que celui de la malade me procuroit, avec ordre de me venir avertir, en cas qu'il y eût quelque changement ; & n'en ayant rien appris pendant la nuit, j'allai dès le matin m'informer de fon état, & comme on me dit qu'elle dormoit, je n'y retournai que fur les trois à quatre heures après midi. Elle eut en ce temps-là quelques legeres douleurs, lefquelles étant devenuës un peu plus fortes, me donnerent occafion de m'inftruire de l'état où étoit l'enfant, & s'il n'y avoit point de changement. Je fus furpris de rapporter ma main baignée d'une liqueur rouffâtre, comme une laveure de chairs, avec une odeur infuportable. Le pouls de cette femme qui avoit toûjours paru très-bon, étoit comme perdu, tant il étoit foible & languiffant, & elle changea fi fort en moins d'une heure, qu'au lieu d'un ton de voix plein de vigueur, elle ne faifoit que balbutier. Les douleurs ayant encore augmentées, j'envoyai chercher fon Confeffeur, & en attendant je la fis coucher fort à fon aife, & en même-temps commodément pour l'accoucher, étant tenue par des femmes, & fon lit bien garni ; la tête de l'enfant étoit fi molle, que je n'eus aucune peine à la faire avancer, vû le peu de chemin qu'elle avoit à faire, & je trouvai le moyen d'en dégager le menton, & de tirer l'enfant en un moment ; il étoit fi corrompu & pourri, que l'on me laiffa feul avec la malade, que je délivrai d'un arriere-faix d'une puanteur infuportable. Après lui avoir donné un peu de vin, elle parut reprendre des forces ; ce qui n'empêcha que

Je ne la fisse confesser. Il lui survint des vomissemens qui l'empêcherent de recevoir le saint Sacrement, & elle mourut deux heures après être
accouchée, sans s'être plainte d'avoir souffert un
moment de mal.

RÉFLEXION.

Cette jeune femme ne se rassura point du tout, &
ne revint en aucune façon de l'inquiétude que son rêve
lui avoit causé : ce qui fit que je ne fus point étonné
que la mort de cet enfant fut la suite funeste de l'extrême peur dont elle avoit été frappée, ni du violent
frisson dont elle fut suivie, par l'ébranlement qu'il
causa au genre nerveux : ce qui concentra les esprits,
les extrémités, & les parties extérieures en étant en
quelque façon dépourvues, il lui arriva la même chose
qui survient dans un fort accès de fiévre qui est précédé
d'un violent frisson ; l'enfant en sentit lui-même à l'instant les mauvais effets, qu'il fit connoître par les
grands mouvemens qu'il se donna, ils occasionnérent
les douleurs violentes que souffrit la malade à l'ouverture des membranes, & à l'écoulement des eaux,
tous accidens que l'on ne peut imputer, qu'à la grande
peur à laquelle son rêve avoit donné occasion, & dont
la mort de l'enfant fut l'effet, ainsi que celle de la mère
dans la suite.
De moindres frayeurs que celle dont cette jeune femme fut frappée, sont bien capables de causer la mort
à l'enfant, plusieurs exemples que je rapporte en d'autres endroits, le justifient. Cette considération m'auroit
fait douter de la vie de l'enfant, si cette femme ne
m'eut pas continuellement assuré qu'elle le sentoit remuer ; ce qui me fit rapporter le sentiment de ces prétendus mouvemens à la fermentation que pouvoient
causer ces humeurs corrompues à un tel dégré, conformément à la raison que Mr M. en donne, dont l'expérience justifie la vérité.
Si j'avois été prévenu de ce qui se passoit ; comme
l'enfant étoit encore très-certainement vivant quand
j'arrivai auprès de cette femme, j'aurois risqué l'accouchement, avant que cette peur eut détruit le prin-

cipe de vie de cet enfant ; mais comme l'on ne peut prévoir ni s'assurer que la mort de l'enfant doive arriver en si peu de tems, quelque versé que l'on soit dans les accouchemens, je n'eus pas la moindre idée de m'y déterminer ; quand je vis la malade réduite dans ce triste état, je fus fort surpris par rapport à la tranquillité où elle avoit été pendant les deux jours & la nuit qui succédérent à ses douleurs, & après que ses eaux furent écoulées ; ce fut le sujet de cette corruption, qui sans doute ne seroit pas arrivée, si l'enfant eut été toujours dans ses eaux & enveloppé de ses membranes, puisqu'il n'y a que la communication de l'air au-dedans de la matrice, qui produit ce mauvais effet ; je ne doute pas que cette pourriture, n'ait corrompu le sang & les humeurs de cette personne, dont s'ensuivit la mort & dont j'espérois pourtant la tirer, tant son accouchement fut aisé, & tant elle fut bien délivrée, quoique d'un arrière-faix très-corrompu.

OBSERVATION CVII.

Le 24 Novembre de l'année 1712, je fus prié d'aller voir la femme d'un pauvre Aveugle à la Ferme de Cu - de - Fer, à trois quarts de lieuë de cette Ville, qui étoit en travail depuis trois jours ; mais les douleurs avoient considérablement augmenté, & les eaux s'étoient écoulées avant que je fusse arrivé, & l'enfant, au rapport de la Sage-Femme, s'étoit fort avancé au passage, & avoit donné des marques de vie par des mouvemens sensibles, tout cela ensemble me fit espérer un heureux accouchement. Je restai trois à quatre heures auprès de cette malade, où voyant que les choses alloient de bien en mieux, & qu'il n'y avoit que le temps qui lui pût apporter les secours qui lui étoient nécessaires, & de plus la Sage-Femme m'assurant sans cesse avoir fait un nombre infini d'accouchemens pareils à celui-ci : ces raisons, qui me parurent assez plausibles, me déterminerent à lui en laisser la direction, & à m'en

retourner

retourner chez moi. Je fus furpris d'apprendre le
lendemain après midi que les chofes étoient dans
le plus trifte état du monde, l'enfant étant refté
au même lieu que je l'avois laiffé, & la femme
à l'extrémité de fa vie, & que l'on me prioit
avec inftance d'avoir la charité de retourner pour
la voir : quoique ce fût en apparence fort inutilement ; pour fatisfaire à la derniere priere de cette
pauvre femme, j'y confentis volontiers. Mais
comme j'étois très-fatigué d'une pareille befogne,
que j'avois faite pendant la nuit, où j'avois beaucoup fouffert, je priai M. des Rofiers, mon Con-
frere, de m'y accompagner, pour m'aider en cas
de befoin, fuppofé que mes feules forces n'y puffent
fuffire. Je trouvai que la longueur & la violence
de ce travail avoit réduit cette femme à l'extrémité, fon pouls étoit petit & foible au poffible, avec une forte oppreffion, une extinction
de voix, & le ventre élevé jufqu'au menton ;
elle n'avoit point fenti fon enfant depuis le jour
précédent, la portion du cuir chevelu qui fe préfentoit, étoit tuméfiée de la groffeur du poing,
& elle s'y étoit très-deffechée. J'examinai le tout
avec attention, & le fis examiner à mon Con-
frere ; nous convinmes que l'enfant ayant refté fi
long-tems fans mouvement, & la femme étant prête
à mourir, fi elle n'avoit un prompt fecours, il
falloit en venir à l'accouchement ; ce à quoi je
me déterminai dans le moment. Mais comme je
trouvai la matrice fi refferrée, qu'elle paroiffoit
comme appliquée & unie à l'enfant, avec toutes
fes parties deffechées, depuis le long-temps que
les eaux étoient écoulées ; la tête engagée au paffage, & que l'éminence que formoit le panicule
chevelu continuoit fon progrès jufqu'à l'extrémité
du vagin, & bouchoit le canal de l'urine, de telle
forte, qu'il ne s'en étoit écoulé aucune goutte de-

puis plus de trente heures ; ce qui m'empêchoit de
glisser ma main à côté, pour aller chercher les
pieds de l'enfant ; je fus obligé de faire une ouverture au crane avec mes ciseaux, que je plon-
geai dedans, dont ensuite j'ouvris les branches ,
afin d'augmenter l'ouverture ; ce que je fis encore
d'autant plus que nous avions jugé l'enfant mort :
après quoi j'introduisis mes doigts dans cette ouverture, que je tournai vers l'occiput en forme de
crochet, avec lesquels j'attirai tant soit peu la tête
au passage, une douleur survint à propos , & la
malade, à quelque extrémité qu'elle fût réduite, la
fit si bien valoir, qu'avec le foible secours que je
lui donnai, je tirai l'enfant d'un seul coup. Il avoit
encore assez de vie pour recevoir la grace du
saint Baptème , en cas qu'il ne fût pas baptisé ,
car il avoit déja été ondoyé au ventre de sa mere,
dès que la Sage-Femme l'avoit connu en péril. Je
délivrai la mere d'un arriére-faix, dont le cordon , quoique gros, étoit si foible, qu'il se rompit par plusieurs fois, & jusque dans sa racine :
ce qui m'obligea de l'aller détacher des parties de
la matrice. Il sortit une si grande quantité d'urine
après l'enfant, que non seulement le ventre, mais
aussi la poitrine se trouverent dégagez ; en sorte
qu'en moins d'une heure le poulx se reveilla, la
respiration se trouva plus aisée , & la malade parut si bien reprendre un nouveau courage , qu'un
mois ensuite elle fut parfaitément rétablie.

RÉFLEXION.

Cette femme souffrit pendant quatre jours un travail
des plus laborieux, accompagné d'accidens si mena-
çans, que nous doutions très-fort, mon Confrère &
moi, qu'elle eût assez de force pour soutenir l'accouchement , quelque légére violence que je pusse lui faire
pour le terminer, & l'enfant dont la tête étoit tumé

fiée au possible & desséchée au passage, sans qu'il eût
donné aucune marque de vie depuis trente heures, &
que nous jugions mon Confrère & moi certainement
mort ; la vie de cet enfant fut pour moi une de ces
choses qui surprennent au possible ; mais la droiture de
l'intention doit lever le scrupule, qu'un tel accident &
aussi imprévu fait naître d'abord, ce qui fit que je fus
très-réservé dans celui qui suit.

OBSERVATION CVIII.

Le 17 Décembre de l'année 1712, je fus prié
d'accoucher la femme d'un Meûnier de cette Vi-
le de son premier enfant ; je la trouvai avec les
plus pressantes & fréquentes douleurs, la tête de
l'enfant très-avancée, & les membranes, qui contenoient les eaux en quantité, prêtes à s'ouvrir,
comme il arriva après deux ou trois douleurs ; les
eaux étant écoulées, il ne revint que des douleurs
très-legeres & très-éloignées : comme il étoit dix
heures du soir, je m'allai coucher. Ces legeres
douleurs continuerent les deux jours & les nuits
d'après, sans que l'accouchement parût s'avancer
en aucune maniere, jusqu'au soir du quatriéme
jour, que les douleurs étant devenues plus fortes
& plus fréquentes, parurent propres à terminer
l'accouchement, joint à ce que la tête de l'enfant
s'avança jusqu'à l'extrémité du passage ; mais les
douleurs s'étant encore une fois ralenties, elle y
demeura encore près de vingt-quatre heures, sans
que l'enfant donnât pendant tout ce temps, la
moindre marque de vie. La mere ayant sans cesse pris du bouillon, de la rôtie au vin, & d'autres
alimens fortifians, soutint la longueur de ce fâcheux travail, sans avoir souffert aucune foiblesse,
quoique fatiguée au possible, & n'ayant pas dormi l'espace d'une heure depuis qu'elle avoit commencé d'être malade. Deux ou trois douleurs étant

enfin furvenues , dans le temps que j'en attendois
le moins , je l'accouchai d'un enfant fi foible,
qu'il fut plus d'une demie-heure comme mort ;
mais après l'avoir bien lavé de vin chaud , & l'a-
voit bien chauffé , la force & la vigueur commen-
cerent à lui revenir , & il fe porta bien nonobftant
une éminence qu'il avoit à la tête , qui étoit
prefqu'auffi groffe que la tête même , cette tumeur s'abfceda , & je l'en guéris ; en forte qu'il
s'eft depuis fort bien porté. Je délivrai la mere
avec beaucoup de facilité, qui n'eut aucunes tranchées & qui fe recompenfa par un long fommeil
du mal qu'elle avoit fouffert pendant cinq jours &
autant de nuits.

RÉFLEXION.

Du nombre infini d'accouchemens que j'ai faits, il
ne s'en eft trouvé que très-peu qui m'ayent donné tant
d'inquiétude que celui-ci , l'enfant dans la fituation ,
où il étoit fans avoir donné la moindre marque de
vie pendant un fi long-tems, me convioit à donner les
mêmes fecours à cette femme , que j'avois donnés à la
précédente , & je m'y ferois peut-être déterminé , fi je
n'avois pas eu une expérience auffi trifte & auffi récente devant les yeux. Car autant cette femme me
faifoit bien efpérer , par rapport à fon grand courage ,
autant l'autre me faifoit craindre une mort prochaine,
par fon épuifement & fa grande foibleffe , qui me fit
voir la néceffité , ou de laiffer périr la mère & l'enfant , felon le paffage de Saint Ambroife , ou d'en fauver l'un au dépend de l'autre , comme il arrive dans
cet accouchement , quoique fans deffein prémédité ,
qui eut pourtant fon principal effet , puifque cet accouchement affura la vie éternelle à l'enfant , qui ne
pouvoit être que douteufe , & mit la mère en état de
vivre , qui feroit fans doute très-certainement morte
peu de tems après.

OBSERVATION CIX.

Le 22 de Décembre de l'année 1712, une jeune femme grande & forte que j'avois accouchée six fois, & entr'autres d'un enfant qui venoit le bras devant, que je retournai pour l'accoucher par les pieds, étant grosse à terme, & malade pour accoucher, envoya m'en donner avis. Je la trouvai avec des douleurs lentes & entrecoupées; mais qui augmenterent considérablement peu de temps après que je fus arrivé : ce qui me fit juger qu'elle alloit accoucher aussi promptement qu'elle avoit fait les autres fois ; mais ses douleurs s'étant ralenties, je m'en retournai chez moi, & n'en appris rien que le lendemain à l'occasion de quelques douleurs qui s'étoient fait sentir plus vivement sans qu'elles parussent vouloir encore rien décider, ce qui dura huit jours entiers, les douleurs étant tantôt plus & tantôt moins fortes; mais après ce long & pénible délai, elles redoublerent tellement, que les eaux percerent, & que l'enfant suivit. Je la délivrai en même-temps ; elle se porta assez bien les six premiers jours, malgré cet ennuyeux travail ; mais soit qu'on n'en ait pas pris assez de soin, ou autrement, elle fut surprise d'un frisson violent, qui fut suivi d'une très-grosse fiévre, accompagnée de délire, cours de ventre, vomissement ; son ventre devint tendu, dur & douloureux, sans néanmoins que les vuidanges cessassent de couler copieusement, ce fut le seul rayon d'espérance qui resta dans un assemblage de tant de maux, qui mettoient cette femme dans un extrême danger, elle s'en tira pourtant heureusement.

RÉFLEXION.

Rien ne me furprit d'avantage , que de voir cette femme qui avoit joüi d'une affez bonne fanté , pendant toute fa groffeffe & qui avoit accouché fix fois fort heureufement , & en très-peu de tems , être huit jours en travail dans ce dernier accouchement ; car à quelle caufe peut-on rapporter cette longueur ? La force ne lui manquoit pas , & le paffage fuivant Mr M. devoit être affez fait , fuppofé ce qui n'eft pas vrai , que plufieurs accouchemens rendent la voie plus aifée. Elle fe portoit toutefois fi bien après ce long & fatiguant travail , que je la regardois le fixième jour , comme tirée d'affaire (quoiqu'elle n'eut pas dormi , un feul moment depuis qu'il avoit commencé , il y avoit quatorze jours) , lorfqu'elle fut fubitement prife d'un friffon des plus violens auquel fuccéda une groffe fiévre , fes forces abbattues , de fortes tranchées , un flux avec le ventre dur , tendu & douloureux. Je travaillai d'abord à appaifer les tranchées par des lavemens dont la décoction étoit faite de fon lavé, de bouillon blanc , de fleurs de camomille & de melilot , & de femence de lin , avec partie égale de bouillon , dont je ne faifois remplir la feringue qu'à demi , que la malade recevoit quatre fois par jour. Et on lui appliquoit fur le ventre une ferviette doublée & trempée dans le lait doux auffi chaud qu'elle le pouvoit fouffrir , & on la changeoit de tems en tems ; elle prenoit pour fa boiffon , une tifane faite avec la racine de guimauve , la rapure de corne de cerf & d'yvoire , & quelque dofe de coings confits , & le foir deux cueillerées de firop de capillaire avec une once d'huile d'amande douce , & quatre cuillerées de vin d'Efpagne ou autre ; de bon bouillon , une petite foupe , & un peu de bouillie de froment pour fa nourriture ordinaire , cette manière de vivre & ces remédes ainfi adminiftrés réuffirent fi bien , qu'en quatre à cinq heures , l'acrimonie de l'humeur qui irritoit les inteftins & lui caufoit les violentes douleurs dont elle fe plaignoit , & qui l'obligeoient à les vuider fans ceffe , fut adoucie , & évacuée , en forte que ces douleurs difcontinuerent & le ventre revint en fon premier état ; après quoi le flux s'arrêta ,

& la malade commença à dormir ; l'appétit lui revint, aussi-bien que les forces, de manière qu'un mois après cet accouchement, & les accidens fâcheux qui le sui-virent, cette malade se releva se portant bien. Ce qu'il y eut de consolant & qui soutint toujours mon espé-rance, c'est que les vuidanges ne s'arrêterent pas, ce qui étoit une marque que la nature se soutenoit, & ne cher-choit qu'à se soulager.

Le spécifique pour calmer ces accidens en toute autre occasion, est le laudanum ; mais il faut bien se garder de s'en servir à une femme en couche, ni d'aucuns narcotiques, soit sirop de pavot blanc ou autre sembla-ble, parce que ces remédes ne manquent pas de sup-primer les vuidanges & de causer la mort ; comme je l'ai vu arriver à une Dame qui mourut quatre jours après avoir pris un julep avec le sirop de pavot blanc & l'huile d'amandes douces, pour adoucir ses tran-chées & arrêter un violent cours de ventre, ce qu'il fit effectivement, aussi bien que les vuidanges, qui ré-sisterent à tous les remédes que l'on mit en pratique pour en procurer le retour ; aussi-bien qu'une autre Dame à qui un pareil accident arriva, pour avoir par la même raison pris un grain de laudanum dont s'ensuivit une hydropisie, qui la fit mourir quelques mois ensuite, après avoir pris toutes sortes de remédes sans aucun succès.

OBSERVATION CX.

Une femme aussi jeune, grande & bienfaite qu'étoit celle qui fait le sujet de l'Observation précédente, s'étant aussi-bien portée qu'elle avoit fait les quatre premiers mois de sa grossesse, dé-clina pendant les cinq derniers, de ce bon état en un tout-à-fait valétudinaire, pendant lesquels elle essuya tous les plus fâcheux accidens dont une femme peut être affligée sur les fins d'une grossesse, qui commencerent à se faire sentir par un dégoût général & absolu de tout ce qu'elle avoit coutume de désirer pour aliment, avec un feu si dévorant qu'elle disoit sentir une chaleur qui sortoit de sa gorge, dont sa langue & ses

lèvres étoient toutes rôties, fuivie d'une fuppreffion d'urine prefque entiere, d'un cours de
ventre des plus incommodes, non-feulement par
la fréquence des felles, mais auffi à caufe des
douleurs qu'elle reffentoit en les rendant, aux-
qu'elles fe joignirent celles des hémorrhoïdes.
Je fis tous les remedes que je crûs propres pour
calmer ces accidens, dans l'intention de conduire cette malade à fon terme, à quoi je réuffis fi
bien, que le 12 Février de l'année 1713, l'on
me vint querir à trois heures du matin pour l'accoucher. Je trouvai fon enfant bien fitué, dont je
l'accouchai en moins d'une heure de travail; je
la délivrai de même, & elle fe porta fi bien enfuite qu'elle comptoit le huitieme jour de fe relever dans peu, lorfqu'elle fut fubitement attaquée d'un violent friffon, auquel la fievre fuccéda, avec un petit flux de ventre, une perte
totale d'apétit, & de plus un ventre tendu &
douloureux; mais heureufement fans fuppreffion des vuidanges, qui étoit la feule marque qui
me faifoit efpérer que la nature ne s'oubliant
pas, elle feroit quelque effort pour tirer la malade
de ce dangéreux pas. Pour comble d'inquiétude,
il furvint des mouvemens convulfifs, qui s'em-
parerent tellement de toutes les parties de fon
corps, que la tête même n'en fut pas exempte:
la malade fe tira pourtant de cet extrême danger, ayant été fecourue à propos, par le régime
& les autres remedes qui lui furent prefcrits &
adminiftrés avec beaucoup de foin & d'exactitude.

RÉFLEXION.

Cette groffeffe étoit la neuvième de cette femme,
quoiqu'elle fut fort jeune, dont les fix premières avoient
été auffi heureufes depuis le commencement jufqu'à la

fin , que les trois dernières furent fâcheufes & difficiles fur la fin feulement ; au lieu que la plus grande
partie des femmes fouffrent plufieurs accidens dans le
commencement de leurs groffeffes , qui difparoiffent à
mefure qu'elles approchent de leur terme ; celles de
cette femme alloient de mal en plus mal, ce qui fit que ,
pour prévenir ce que j'avois déja vû arriver dans les
précédentes , je la faignai dans le trois & quatrième
mois , parce qu'avant que d'être groffe , elle avoit
fouffert de tems-en-tems de très-grandes pertes de fang ,
ce qui n'empêcha pas fon dégoût général pour tous
les alimens, non plus que la chaleur demefurée qu'elle
reffentoit dans l'expiration ; ce qui me fit réitérer la
faignée une troifième fois , & voyant que le cidre auffi-
bien que le vin & l'eau, pour peu qu'elle en ufât pour
fa boiffon ordinaire, augmentoit cette chaleur , je lui
fis ufer d'eau toute claire & bien fraîche , dont elle
fe trouva mieux que d'aucune autre liqueur , & pour
cette efpèce de fuppreffion d'urine prefque entière , je
lui fis une ptifane avec une racine de guimauve , du
chiendent, une once des quatre femences froides , con-
caffées , & deux gros de fel vegétal dans deux pintes
d'eau mefure de Paris, dont je lui faifois prendre trois
verres chaque jour , ajoutant dans celui du foir une
once de firop de nenuphar. Cette ptifanne apéritive ,
anodine & rafraîchiffante réuffit fi bien , que la malade
dormit , urina abondamment , & fon cours de ventre
ceffa entièrement ; mais par malheur ne s'étant pu garantir du rhume qui étoit un mal univerfel , (accident
auquel la faifon moins fâcheufe par rapport au grand
froid qu'il faifoit, qu'aux longues pluyes, donnoit occafion) & ce rhume accompagné d'une toux continuelle
& violente , d'une fiévre lente , du dégoût , & des
douleurs d'hémorrhoides , qui étoient entretenues par
l'irritation des fortes fecouffes que cette toux lui caufoit , continua avec tous fes fymptômes plufieurs
jours encore après qu'elle fut accouchée.

Quand je parle de cette fuppreffion d'urine prefqu'entière , c'eft que cette femme pendant les derniers mois
de fa groffeffe , n'en rendoit qu'en très-petite quantité ,
avec de grandes cuiffons & des épreintes fouvent réitérées ; cette urine étoit d'une mauvaife qualité, loin d'être
claire , elle paroiffoit comme de la chaux détrempée ,
tantôt blanche & tantôt rouffe , elle fournissoit un fédi-

ment confidérable , & s'attachoit au pot-de-chambre.
Tous ces accidens furent calmés au moyen de cette
ptifane, foit que les particules âtres ou acides de l'urine fe fuffent trouvées liées & embarraffées par les parties mucilagineufes de la racine de guimauve, ou par
les parties huileufes que les femences froides contiennent , & que cette ardeur ou chaleur d'urine fe fût
adoucie par le firop de nenuphar , & qu'enfin le fel
végétal eût déterminé l'urine à fe précipiter plus abondamment, ou qu'il eût facilité la féparation qui fe fait
dans les petites glandes des reins.

OBSERVATION CXI.

Il faut fçavoir que je fais une groffe différence
entre cette fuppreffion d'urine prefque totale , &
une rétention : la rétention fe fait connoître par
les accidens qui lui font propres, comme envie
d'uriner fouvent fans le pouvoir faire, ainfi que
la caufe qui la produit ; mais cette fuppreffion
prefque totale confiftoit en ce que la malade en
avoit rarement envie , & qu'elle fatisfaifoit cette
envie dans le moment ; accident qui devient d'une
bien plus dangéreufe conféquence , lorfque cette
envie d'uriner ceffe abfolument, comme je l'ai vu
arriver à une jeune fille de dix-fept ans , pour
qui je fus appellé avec un Médecin. Il y avoit dix
jours que cette jeune fille n'avoit rendu aucune
goutte d'urine , & qu'elle n'étoit follicitée d'aucune envie d'en rendre. Ce Médecin me la fit
fonder, dans l'efpérance qu'il en fortiroit , quoique je lui fiffe voir que la région hypogaftrique ,
où la veffie eft contenue, loin d'être tendue, étoit
très-molle , affaiffée , en forte que la malade n'y
reffentoit aucune douleur ; le pouls très-petit ,
foible & embaraffé , qui étoit une preuve que la
nature regorgeoit d'humeurs , par le mêlange de la
limphe , dont il ne fe faifoit point de féparation ,
& qui , felon les apparences , avoit détruit les

principes du sang, & par conséquent ceux de la vie, ne doutant pas que cette jeune fille ne la perdît en peu de tems, comme il arriva le lendemain, malgré tous les remedes que ce Médecin lui pût faire prendre, pour engager la nature à faire sa fonction, aussi-bien que la sonde, que j'introduisis sans qu'il sortît une seule goute d'urine, tant il est vrai qu'il ne s'en faisoit aucune séparation.

OBSERVATION CXII.

J'ai vû une Bourgeoise de cette Ville, âgée d'environ soixante ans, attaquée d'un pareil accident, ensuite d'une fâcheuse & longue maladie; mais d'une maniere différente, en ce qu'elle n'en mourut point. Elle fut dix-sept jours sans rendre une seule goutte d'urine, ni sans en avoir aucune envie. Comme c'étoit une femme à laquelle je m'intéressois très-fort, je la fis voir à tous les Médecins du Pays, ainsi qu'à mes Confreres. J'exécutai ponctuellement tous les remedes qu'ils me conseillerent, tant intérieurs qu'extérieurs, avec tout ce que je pus m'imaginer, sans aucune réussite; & comme la chose leur étoit plus nouvelle qu'à moi, ils exigerent que je me servisse de la sonde, quoique la raison s'y opposât de même qu'à la précédente; je le fis néanmoins, mais avec aussi peu de succès, n'étant pas sorti une seule goute d'urine. Je laissai ensuite la liberté à toutes les commeres d'y faire tous leurs remedes, qui n'eurent pas d'autre effet, ce qui me fit prendre le parti de ne lui en plus faire. Cette malade perdit la connoissance, & étant réduite à la derniere foiblesse, l'on s'apperçut le matin du dix-huitieme jour qu'elle se frottoit avec quelque sorte de violence, & qu'elle rendoit en même-tems du sang en quantité par les parties basses,

qui, d'une louable confiſtance qu'il paroiſſoit être
d'abord, devint féreux dans la ſuite, & puis l'u-
rine toute claire. Cet écoulement de ſang auquel
ſuccéda celui d'urine, dura environ trois heures
ſans s'arrêter, après quoi les choſes revinrent en
leur premier état, & la malade ſe guérit en aſſez peu de tems.

Mais comme je m'écarte inſenſiblement de mon
ſujet, je laiſſe aux Sçavans à développer cette difficulté, ou la cauſe de cette totale ſuppreſſion d'urine,
qui paroît n'avoir été que dans le dérangement des
parties qui compoſent le ſang, ou dans les glandes qui ſervent à ſéparer cette liqueur, ou enfin
dans les canaux où cette liqueur devoit paſſer.

Pour finir la réflexion que j'ai faite ſur les accidens qui ont ſuivi cet accouchement, comme
je viens de faire ſur ceux qui l'ont précédé ; cette
accouchée, après s'être portée de mieux en mieux
juſqu'au huitieme jour d'après ſes couches, ſe
ſentit ſubitement attaquée d'un violent friſſon,
auquel ſuccéda une groſſe fievre, qui fut ſuivie
d'une ſueur copieuſe & univerſelle. Cette malade
ni ſa garde ne furent pourtant pas ſurpriſes de
ce nouvel accident, le regardant au contraire
comme un bienfait de la nature pour ſe décharger du reſte des immondices de ſa couche, comme il avoit coutume de lui arriver dans ſes précédentes, ce qui engageoit cette garde à en prendre un grand ſoin pendant vingt-quatre heures
que duroit cette ſueur, qui finiſſoit avec la fievre & le reſte, en ſorte que cette femme ſe trouvoit dans une grande tranquillité, & ſe portoit
bien après que cette ſueur étoit ceſſée.

C'eſt une choſe aſſez ordinaire que de voir arriver un friſſon ſuivi d'une groſſe fievre, qui ſe
termine par une ſueur, à quantité de femmes en
couche, aux unes plutôt & aux autres plus tard,

qui leur est d'un merveilleux secours ; mais qui néanmoins ne réussit pas à cette accouchée aussi favorablement qu'elle avoit fait dans ses précédentes couches, puisqu'au lieu de la laisser tranquille, le flux de ventre s'y joignit, & cette partie lui devint dure, tendue & douloureuse ; mais comme elle continuoit de se purger abondamment, la tension & la douleur du ventre céda à une serviette pliée en plusieurs doubles, trempée dans le lait doux, & continuellement appliquée dessus, aussi chaude que la malade la pouvoit soutenir sans peine, & le flux de ventre fut calmé par les petits lavemens anodins souvent réitérés d'une simple décoction de bouillon blanc, de son lavé, & de pelures de camomille avec moitié bouillon, dont on faisoit recevoir à la malade une demie seringue plusieurs fois chaque jour.

Mais la fievre ayant persévéré, & s'y étant joints des mouvemens convulsifs, qui, quoique légers dans le commencement, devinrent si universels & si violens, que toutes les parties du corps s'en trouverent également affligées. Comme cet accident fut un fait nouveau pour moi, je me crus obligé d'appeller ce que je pus de Médecins, avec deux de mes Confreres, & nous convinmes que cet accident ne pouvoit être causé que par une humeur acide & piquante qui se répandoit sur les parties nerveuses ; que cela supposé, c'étoit une nécessité de se servir de remedes, qui, par une qualité opposée, eussent la force d'absorber ces acides ; que nous trouverions ce secours dans l'usage des yeux d'écrevisses, & dans les confections d'hyacinte & d'alkermes, propres à lier & embarasser, par le moyen des alkalis qu'ils contiennent, les parties acides qui se répandoient sur les membranes, sur les muscles, tendons, & généralement sur toutes les parties nerveuses, qui caufoient les continuels trémouffemens dont cette malade étoit agitée à l'excès ; nous y joignîmes la thériaque, afin de pouffer par la tranfpiration ; & enfin nous nous fervîmes des purgatifs, auffi-tôt que les vuidanges furent ceffées, & qu'elles nous eurent permis de les mettre en ufage, afin que tous ces remedes agiffant fucceffivement, puffent, en détruifant cette caufe maligne, rétablir le fang & les humeurs dans leur premier état, tant en détruifant les levains qui régnoient dans les premieres voies, & en déterminant la nature à s'en décharger par en bas, qu'en obligeant les mauvais levains contenus dans le fang, & qui irritoient les membranes, à fe diffiper par l'infenfible tranfpiration. Ce procédé remplit fi parfaitement toutes nos vûes, que cette malade, étant débaraffée de tous ces levains étrangers, fe trouva guérie en fix femaines de cette cruelle maladie.

OBSERVATION CXIII.

Le 5 Décembre 1712, la femme d'un Avocat de cette Ville, qui eft des plus petites de taille, & qui avoit été très-incommodée pendant tout le tems de fa groffeffe, étant devenue malade pour accoucher, m'envoya avertir à trois heures du matin qu'elle fouffroit quelques légeres douleurs. Je me rendis auprès d'elle ; ces légeres & courtes douleurs perfévererent encore pendant une demie-heure, auxquelles deux fortes douleurs fuccéderent, dans lefquelles elle accoucha ; je la délivrai ; fon enfant & elle fe porterent parfaitement bien.

OBSERVATION CXVI.

Le 19 Décembre de l'année 1712, la femme d'un Cordonnier, d'une taille des plus petites, & qui avoit été fort valétudinaire pendant tout le tems de sa grossesse, celui de son accouchement étant venu, m'envoya avertir de son état. Je la trouvai avec de légeres douleurs entrecoupées. Je voulus m'assurer de la situation de l'enfant, dont la tête me parut fort proche, mais dont les eaux n'étoient pas encore formées ; deux douleurs suivirent un peu fortes, dans lesquelles les eaux se formerent, percerent les membranes, & l'enfant suivit sans difficulté. Je fus obligé de détacher l'arriere-faix de la circonférance de la matrice, ne l'ayant pû tirer par le moyen du cordon, tant il étoit adhérent au fond de la matrice. L'enfant & la mere se porterent bien ensuite.

RÉFLEXION.

La raison ne persuaderoit-elle pas que des femmes si petites, & aussi foibles que devoient l'être celles-ci, ayant été valétudinaires pendant tout le tems de leur grossesse, devroient avoir de rudes travaux ; & qu'au contraire celles qui sont fortes & vigoureuses par le secours qu'elles se peuvent donner en cet état, devroient accoucher avec beaucoup plus de facilité ?

S'il y avoit quelque fond à faire sur les accouchemens, & quelque chose de certain à espérer ou à craindre, ce seroit en se fondant sur les différentes dispositions du corps, & sur les différentes marques d'une forte ou foible complexion ; mais comme il n'y a rien de plus incertain que la suite des accouchemens, un Accoucheur expérimenté ne doit jamais parler décisivement de peur d'être trompé, mais laisser la chose entre la crainte & l'espérance.

Si en moins de deux mois je donne autant de preuves

de ce que j'avance, par les Observations de ce seul
Chapitre, par combien d'autres ne serois-je pas en état
de soutenir cette vérité, si, à l'exemple de Mr M. je
faisois un Journal de mes accouchemens depuis trente
années que j'en ai la pratique, qui quelque longue
qu'elle soit, ne laisse pas souvent de me bien confirmer sur le peu de fond que l'on doit faire sur les plus
heureuses marques d'un accouchement prochain, aussi-
bien que sur la suite des couches, à l'occasion des femmes qui ont eu les travaux les plus favorables?

OBSERVATION CXV.

Le 24 Novembre 1712, la femme d'un Marchand de cette Ville, étant grosse & à terme,
m'envoya donner avis à huit heures du soir, qu'elle
souffroit des douleurs assez fortes pour me prier
de venir la voir. Je me rendis aussi-tôt auprès
d'elle, où je trouvai une garde entendue, & une
Dame d'un rare mérite, très-charitable, & bonne amie de la malade. Les douleurs me parurent
assez fortes pour m'assurer de la situation de l'enfant, dont je trouvai la tête, l'orifice intérieur
de la matrice dilaté de la grandeur d'un écu, &
les eaux qui paroissoient commencer à se former.
Les douleurs qui ne cesserent d'augmenter encore
pendant une demie-heure, me persuaderent que
cet accouchement approchoit de sa fin ; ce qui
seroit sans doute arrivé si elles n'eussent pas diminué comme elles firent, de maniere que la malade
n'en sentoit aucune à minuit, & qu'elle se trouva
dans une si grande tranquillité qu'elle s'endormit:
ce que voyant, je pris le parti d'en aller faire
autant, & laissai la Dame auprès de cette malade avec sa garde, qui n'en partit que deux
heures après moi. Je l'allai voir le matin, & la
trouvai comme si elle n'avoit rien souffert; mais
le soir elle envoya me chercher en diligence : je
crus, à en juger par la fréquence des douleurs &

par

par leur violence, que l'accouchement alloit finir. La tête de l'enfant étant prête à s'engager
au paſſage, l'orifice intérieur de la matrice étant
très-dilaté. & les membranes étant prêtes à s'ouvrir, je doutois ſi peu du ſuccès, que je l'aſſurai à cette Dame & à la garde, auſſi-bien qu'à
la malade; ce qui feroit ſans doute arrivé ſi les
douleurs euſſent continué; mais s'étant peu à peu
ralenties, puis ayant entierement ceſſé comme
le jour précédent, elles me permirent de m'en retourner comme j'avois déja fait, & la Dame ſe
retira auſſi quelques heures après.

Cette malade fut attaquée le matin ſuivant
d'une douleur à la jambe gauche, des plus violentes, qu'elle reſſentoit depuis la malleole externe juſqu'au genou, ſe plaignant comme ſi on
lui eut écorché ces parties, & dans d'autres momens comme ſi on les lui eut rompues avec une
barre. Comme j'ai accouché pluſieurs femmes
qui ſouffroient de pareilles douleurs au tems de
leur accouchement, j'examinai ſi l'accouchement
n'y avoit point de part; mais m'étant aſſuré que
non, je fis à l'inſtant chauffer de l'eau de vie,
dont je lui frottai l'endroit douloureux, & je l'enveloppai enſuite d'une ſerviette fort chaude; la
malade s'endormit, & ne ſentit aucune douleur
à ſon réveil; elle fut trente-cinq jours fort tranquille, après lequel tems les douleurs recommencerent, & furent aſſez vives pour me faire revenir, ainſi que cette Dame ſa bonne amie. Quoique
les douleurs furent fortes & redoublées, aſſuré
que j'étois de la ſituation de l'enfant, je ne me
preſſai pas de la toucher, juſqu'au tems que
je crus les douleurs aſſez fortes pour la devoir
mettre ſur le petit lit, & que je fus perſuadé que
l'accouchement alloit finir. Je trouvai dans le
retour de ces douleurs les membranes ſi tendues,

Tome I. A a

que je fus forcé d'en attendre la fin ; & pour
lors, au lieu de trouver la tête de l'enfant comme je l'avois trouvée précédemment, je ne trouvai rien, quoique je fiffe couler mes doigts le
plus avant qu'il me fut poffible, dans l'intervalle
d'une douleur à l'autre, & ces douleurs étant devenues affez fortes pour faire ouvrir les membranes & écouler les eaux, j'introduifis alors avec
affez de facilité, non feulement mes doigts, mais
ma main entiere jufqu'au poignet, avant que
de trouver la premiere partie de l'enfant, qui
fut un pied & une main, & enfuite l'autre pied,
mais d'un enfant fi fort & fi vigoureux que je fus
obligé de me fervir de mes deux mains pour attirer les deux pieds, une feule ne les pouvant
fixer tous deux, parce que l'un s'échappoit quand
je tenois l'autre, tant cet enfant le retiroit avec
force. Après les avoir joints de la forte, & enveloppés d'une ferviette pour les tirer en meilleure prife, je fus obligé de faire jufqu'aux plus
grands efforts pour tirer les hanches, que je n'attirai dehors qu'avec de très-grandes peines, tant
cet enfant étoit gros ; ayant après cela une meilleure prife au-deffus du fiege que je ne l'avois
eue aux jambes, je crus avoir bien-tôt fini ; mais
au contraire, mes plus grands efforts devenoient
inutiles. Je ne doutois pas que les bras ne contribuaffent beaucoup à me rendre la fin de cet
accouchement fi difficile ; mais le paffage étoit fi
occupé & fi rempli par le corps de l'enfant, qu'il
m'étoit impoffible de couler ma main jufqu'où j'aurois dû la porter pour les débaraffer. Quelques douleurs étant heureufement venues à propos, qui furent vivement foutenues des efforts de la malade,
& que je fecondai de mon mieux, firent avancer
le corps de maniere que je trouvai le moyen de
glifler ma main par deffous la poitrine, où j'en

trouvai une de l'enfant, & l'autre qu'il avoit par deſſus ſa tête, ce qui m'obligea de pouſſer la mienne juſqu'au coude de cet enfant, que je repliai avec toute la douceur poſſible, pour enſuite lui prendre la main & allonger le bras le long du corps comme j'avois fait l'autre, & les attirer juſques hors de la matrice, afin de les prendre avec le corps, pour attirer le tout en même tems. Mais quelque précaution que je priſſe, j'entendis un petit craquement qui me fit connoître que le bras étoit rompu ; je le dis à l'inſtant à cette Dame & à la garde ; mais la crainte que la tête d'un ſi gros enfant ne me fit encore plus de peine que le reſte du corps, m'empêcha de faire beaucoup d'attention à cet accident, & me fit prendre des meſures ſi juſtes, & engager la malade à s'évertuer ſi bien, que la tête de l'enfant ſuivit immédiatement ſes épaules, ſans être reſtée un ſeul moment au paſſage, ce qui me conſola du malheur qui me venoit d'arriver. Au reſte l'enfant ſe portoit parfaitement bien. La foibleſſe du cordon, quoiqu'il fut des plus gros, & l'adhérence de l'arriere-faix, ne me firent pas moins de peine à délivrer la femme, que la mauvaiſe ſituation & la groſſeur de l'enfant m'en avoient donné à l'accoucher ; elle ſe porta bien dans ſes couches, & ſe releva quinze jours après, jouiſſant d'une parfaite ſanté. Je penſai deux fois le bras de cet enfant qui étoit rompu en ſa partie moyenne, avec deux compreſſes, deux petits cartons & une bande. Il fut parfaitement guéri en trois ſemaines.

RÉFLEXION.

Cette Obſervation n'eſt-elle pas ſuffiſante pour prouver que la prétendue culbute que les enfans doivent faire dans le ventre de leurs mères au terme de sept mois, est une pure fiction & une vraie chimère, aussi-bien que la prétendue situation fixe qu'ils y doivent observer? car quand j'aurois trouvé la tête de cet enfant au passage au tems de son accouchement, de la même manière que je l'avois fait cinq semaines auparavant, je n'aurois pas été plus persuadé que l'enfant eut été pendant ce long intervalle dans cette situation, puisque la mère que je voyois assez souvent, me disoit qu'elle se croyoit avoir deux enfans, tant elle se trouvoit grosse & tourmentée de tous les différens mouvemens qu'il faisoit, croyant sans cesse sentir leurs têtes des deux côtés de son ventre ; car quoique je fusse très-assuré d'avoir touché la tête plusieurs fois, au travers des membranes qui contenoient les eaux , la matrice étant assez dilatée pour n'y former aucun obstacle, & qu'il eut sur la fin présenté le moignon de l'épaule ou le cul; l'on auroit pu m'accuser de m'être trompé ; mais ce furent les pieds ; culbute toute contraire & opposée à celle que l'enfant doit faire selon les Auteurs ; puisqu'à huit mois ou environ cette culbute sembloit avoir été faite, & qu'à neuf il n'en étoit rien ; & si le ventre de cette femme eut été transparent, j'ose bien assurer que l'on auroit vu que tous les mouvemens qu'elle ressentoit avec ces prétendues têtes des deux côtés de son ventre, qui lui faisoit craindre d'être grosse de deux enfans, étoient de continuels changemens de situation que cet enfant prenoit, ainsi qu'ils font tous sans qu'ils en gardent aucune qui soit bien fixe jusqu'au tems de l'accouchement que la tête se présente pour l'ordinaire au passage, ce qui arrive par une conduite de la nature toute singulière, ainsi qu'une infinité d'autres choses dont on ne peut bien pénétrer la cause.

Les anciens Auteurs donnoient une intelligence à l'enfant par laquelle ils lui faisoient rompre les membranes qui contiennent les eaux, lorsqu'elles étoient en état de sortir, par les mouvemens qu'ils lui faisoient faire pour lors, sans réfléchir que si cela arrivoit de la sorte, les membranes s'ouvriroient toujours dans le fond de la matrice, quand l'enfant auroit présenté la tête, & jamais à l'entrée de l'orifice intérieur, à moins qu'il ne fut venu les pieds les premiers, quoiqu'il fut aussi facile de connoitre dans ce tems-là, que dans ce-

lui-ci, que la matrice faisant des mouvemens de contraction & de précipitation au tems des douleurs, c'est
une nécessité que les membranes qui contiennent ces
eaux, suivent ce mouvement, qui font peu à peu dilater l'orifice intérieur de la matrice, ensorte que ces
eaux n'étant plus soutenues dans cet endroit comme
elles le font dans toute la circonférence intérieure du
corps de cet organe, & qu'elles font d'elles - mêmes
très foibles, joint à la substance liquide des eaux qu'elles contiennent, qui ne cherchent qu'à s'échapper par
l'endroit où elles trouvent le moins de résistance, cela
fait par nécessité avancer la portion de ces membranes,
qui se trouve vis-à-vis de la dilatation de cet orifice
intérieur ; & ces eaux étant poussées avec violence à
chaque douleur, le remplissent jusqu'à un tel point,
que cet espace n'en pouvant contenir davantage, elles
font obligées de se rompre & de s'ouvrir, en quelque
situation que soit l'enfant, sans qu'il soit nécessaire de
chercher le secours des pieds ni des mains, pour produire cet effet, comme il est aisé de le justifier par cet
accouchement où je ne trouvai aucune partie, jusqu'à
ce que les membranes fussent ouvertes, & les eaux
écoulées, qui néanmoins étoient les pieds que cet enfant présentoit, mais qui en étoient si éloignés, qu'ils
n'avoient pu contribuer en rien à cette ouverture.

La délicatesse de la plus grande partie de ces membranes fait assez voir qu'il faut peu de chose pour les
faire ouvrir, par la quantité de femmes ausquelles elles
s'ouvrent prématurément, sans qu'elles sentent la moindre douleur, ni qu'elles s'apperçoivent que leur enfant fasse aucun mouvement extraordinaire, mais seulement par un effet de la nature, & par la proximité
de l'accouchement qui est cause que les membranes ne
peuvent s'étendre d'avantage pour contenir ni plus
d'eaux ni un enfant d'un plus gros volume.

Nonobstant toutes les heureuses dispositions à mettre
une femme en travail, je me gardai bien de le faire,
parce qu'en fait d'accouchement, il ne faut jamais rien
précipiter, quand les choses sont dans l'état où elles
étoient ici, vu que l'art ne doit être de la partie, que
lorsqu'une situation extraordinaire l'exige, ou bien lorsque l'on est bien persuadé que la nature épuisée ne peut
pas remplir son intention qui ne s'accomplit que dans
le tems nécessaire.

Ce seroit encore une belle occasion d'expliquer une difficulté qui se présente , si je mettois (comme un Auteur moderne dit l'avoir trouvé) cet enfant à califourchon sur son bras, comme celui qui se promene à cheval sur un bâton ; car rien n'est plus vrai que le bras de cet enfant étoit situé de la sorte entre ses jambes ; mais aussi-tôt que j'eus attiré les pieds, ce fut une nécessité que, de la figure courbée en arc où son corps étoit, il se redressât, & qu'en se redressant comme il convenoit, à mesure que j'attirois les pieds , le bras se tirât d'entre les jambes, & qu'il suivît le mouvement du corps , sans qu'il causât aucune difficulté à cet accouchement (par la facilité que j'eus à le tirer , au contraire de l'autre que j'eus le malheur de rompre) ni que telle chose en puisse faire aucune , par la raison que j'allégue, & de la manière que je l'explique.

La fracture qui se fit au bras de cet enfant , étoit la seconde fois que ce malheur m'étoit arrivé ; ce qu'il y a de consolant , c'est qu'autant que cette fracture est facile à faire , autant l'est-elle à guérir , parce qu'outre le petit bandage qu'on y fait , l'enfant est emmailloté le bras étendu & en repos au long de son corps, qui est une situation non-seulement favorable , mais la plus avantageuse que l'on peut donner en pareil accident , & comme c'est du bandage , de la situation , & de la jeunesse du sujet , que dépend la prompte guérison des fractures , il est facile de juger que celle d'un enfant en cet état se fait sûrement & en très-peu de tems , celle-ci l'ayant été en moins de trois semaines.

Je fus d'autant plus content de voir cet accouchement fini de la sorte & que l'enfant en fut quitte pour une fracture au bras , que je craignois qu'il ne perdît la vie , tant il étoit gros, & que j'eus de peine à le tirer dehors, jusqu'à cette partie , qui me faisoit le plus de peur , & qui me fit le moins de peine , quoique le passage, selon Mr M. dut être assez fait ; puisque c'étoit le quatrième dont j'accouchois cette femme , & que ce dernier étoit le moins mal placé , & que les trois précédens eussent tous été environ de la même grosseur.

Si les violentes douleurs que cette femme sentit à la jambe eussent été en la partie intérieure de la cuisse, j'en aurois attribué la cause à quelque humeur âcre & piquante qui se seroit jetté sur le ligament rond, ou à

que'que inflammation qui auroit pu y être communi-
quée, par rapport à l'état où étoit la matrice ; mais au
lieu où ces douleurs se faisoient sentir, je ne pus les attribuer qu'à un épanchement de ces mêmes humeurs
sur la membrane commune, ou la membrane propre
des muscles, dont je procurai la transpiration, au moyen
des parties spiritueuses & pénétrantes de l'eau-de-vie,
après que j'eus ouvert les pores de la peau, par la
forte friction que je fis à la partie malade, & par les
serviettes chaudes, dont je l'enveloppai si bien, que
la malade s'endormit, & qu'après cela elle ne sentit
plus aucune douleur. J'eus toutefois la précaution d'examiner si les douleurs de l'accouchement n'étoient point
de la partie, comme je l'ai vu arriver en quelques occasions ; mais m'étant assuré du contraire, je travaillai
autrement que je n'eusse fait, mon intention étant alors
fort différente.

Je parle dans cette Observation d'une Dame non-
seulement d'esprit, de mérite & charitable au possible,
mais entendue aux accouchemens & à la Médecine,
comme un autre Cléopatre, qui étoit bonne amie, &
qui s'intéressoit pour cette malade, de manière qu'elle
s'étoit trouvée à tous ses accouchemens, qui ne fut
pas moins surprise que moi, quand je lui annonçai la
mauvaise situation de cet enfant, après lui avoir donné
pendant deux jours, & cinq semaines auparavant, les
plus belles espérances du monde, pour retomber ensuite dans les inquiétudes qu'elle avoit déja essuyées
par trois fois dans ses accouchemens précédens, qui
néanmoins avoient tous été heureusement terminés,
aussi-bien que le fut ce dernier ; puisque ces quatre enfans & la mère se portent bien.

Sur la fin du mois de Novembre il m'arriva un fait
assez particulier, pour lui trouver place en cet endroit,
qui bien qu'aussi rare qu'il est extraordinaire, n'en a
pas moins son mérite, puisqu'aucun Auteur que je sçache
n'en a parlé.

OBSERVATION CXVI.

Dans le mois de Décembre de l'année 1712,
une femme que j'avois accouchée de dix enfans,
sçavoir quatre filles & six garçons, étant grosse

de l'onzième, se trouva tourmentée des plus
cruels vomissemens, ce qui lui fit juger que c'étoit un garçon, ne souffrant pas pour l'ordinaire
le même accident quand c'étoit d'une fille ; ce
qui se trouva vrai dans la suite. Comme elle paroissoit fort plethorique, je jugeai à propos de
lui faire deux legeres saignées, afin de la désemplir, & lui conseillai de prendre quelques lavemens pour humecter & rafraîchir les intestins &
tout le bas ventre, en ce que la chaleur de ces
parties venant à les gonfler, pouvoit contribuer à
cet accident ; ce qui parut être de quelque secours
durant six semaines ou environ, après quoi ces
vomissemens furent beaucoup plus violens qu'auparavant ; ce qui me fit réitérer la saignée & les
lavemens. Je fus encore plus surpris après cela
de voir ces vomissemens devenir continuels & par
gorgées, sans presque aucune violence ; mais cette
malade ayant rendu généralement tout ce qu'elle
avoit pris pendant deux jours & deux mois, sans
qu'elle eut eu un seul moment de repos.

Un vomissement de cette nature me paroissant
tout-à-fait extraordinaire, m'obligea d'y donner
toute mon attention ; & comme heureusement
j'en avois vu de pareils à plusieurs personnes,
sans que la grossesse y eût part, dont je les avois
heureusement tirées, je demandai à cette femme
si elle vouloit bien consentir à me laisser faire ce
qui convenoit pour la mettre hors de ce dangereux état, à quoi elle avoit donné les mains. Je
la fis asseoir dans son lit, la tête & la poitrine
panchée vers ses genoux ; je coulai mes doigts peu
à peu sous le cartilage xyphoyde, au travers des
tégumens & des muscles, dont j'attirai la pointe
en dehors, qui étoit recourbée en dedans, en
sorte qu'elle irritoit le ventricule par une compression continuelle, & l'obligeoit à se vuider

fans cesse , ce qui ne se fit pas sans quelques douleurs , mais qui procura l'entiere guérison de la
malade , qui ne vomit plus pendant le reste de sa
grossesse , & qui accoucha heureusement dans son
tems.

R É F L E X I O N.

Il y a certaine maladie à l'occasion de laquelle , on
dit en langage vulgaire de ce pays , que ceux qui en
font atteint , ont l'estomac bas , & on la nomme en
d'autres la poitrine chûte ; & cette maladie consiste
dans un vomissement continuel , causé par le cartillage
xyphoïde , qui se trouve recourbé en dedans , lequel
par ce moyen irrite l'estomac & l'oblige à se vuider
dès qu'il est chargé de quelqu'aliment par le mouvement convulsif que lui cause cette irritation , en sorte
que ceux , qui en font affligés , ne peuvent garder aucuns
alimens , ce dont les Chirurgiens & Médecins se mo-
quent ; mais comme je trouvai à mon retour de l'Hôtel-
Dieu , que ma mère âgée de soixante & dix - sept ans
étoit très sujette à cette indisposition , qui lui causoit
de grands vomissemens , elle voulut que je lui fisse
cette réduction qu'elle se faisoit elle-même , & elle
vomit jusqu'à ce que je fus arrivé chez elle , & que je
lui eus redressé ce cartillage , que je trouvai recourbé
en dedans , ce qui fit cesser le vomissement à l'instant
& sans retour.

Persuadé que je fus de cette vérité par cette expérience , loin de m'en tenir à un faux jugement de
ceux qui s'en mocquent ; comme je n'ai jamais rien négligé de tout ce qui peut m'apprendre quelque chose
dans ma profession , j'ai connu que cette maladie étoit
réelle , quoique le terme dont on se sert pour la dé-
signer , soit impropre , ayant depuis ce tems-là guéri
plusieurs personnes de tout âge & de tout sexe , en
redressant ce cartillage & nommément cette femme ,
dont le vomissement étoit causé par cette courbure ,
puisqu'aussi-tôt elle fut guérie.

CHAPITRE III.

La foiblesse de la mère, celle de l'enfant, ni celle des deux en même-tems, ne rendent pas toujours l'accouchement plus difficile.

QUOIQUE les Auteurs regardent la foiblesse de la mere & celle de l'enfant comme une des principales causes de la longueur & de la difficulté de l'accouchement, mais encore plus celle de tous les deux ensemble, je ne vois pas que ce soit une chose sur laquelle un nouvel Accoucheur puisse beaucoup se fonder, tant il y a peu de regles générales & infaillibles en fait d'accouchemens. J'ai si souvent été témoin que toutes ces circonstances ont si peu causé de difficulté & de peine aux femmes, que je n'ai sçû quelquefois si je ne les aurois pas plutôt souhaité dans cet état que dans un excès d'embonpoint & de bonne santé, & j'ose dire que j'ai plus trouvé de longs & difficiles travaux à des femmes qui jouissoient d'une santé parfaite, qu'à des valétudinaires *(c)*, qui

---

(*c*) M. Smellie met la foiblesse de la femme au nombre des dangers qui peuvent survenir dans les couches. Il rapporte, tom. 2, pag, 346, qu'on l'avoit appellé pour une pauvre femme, jeune, mais si exténuée faute de nourriture, qu'en la voyant, on auroit dit qu'elle alloit expirer; elle lui dit que depuis trois jours elle n'avoit pris que de l'eau pour toute nourriture. Elle avoit senti quelques douleurs la nuit & le jour précédent. En la touchant il trouva l'orifice de la matrice entièrement ouvert, les membranes rompues & l'enfant présentant la tête. Mais les douleurs gardoient entre elles de si longs intervalles, & sa grande foiblesse

accouchent souvent avec beaucoup de facilité & en très-peu de tems, si ce n'est que celles qui accou-

paroissoit si pressante, qu'il envoya sur le champ chercher de la bière dans laquelle il fit mettre un peu de vin, de muscade & d'eau de genièvre, & à laquelle cette pauvre femme étoit accoutumée, ce qui lui fit préférer cette composition au meilleur cordial. Il lui dit de prendre de tems en tems cette nourriture, au moyen de laquelle ses esprits abattus se réparérent ; de sorte qu'elle fut en état de soutenir les douleurs du travail, quoique l'accouchement ait été long.

Le même Auteur parle d'une autre femme d'une complexion foible & d'un tempérament mélancholique ; c'étoient les suites d'une perte, dont elle avoit été attaquée dans un accouchement antérieur ; elle étoit devenue enceinte avant que d'avoir réparé ses forces ; elle avoit beaucoup de peine à se soutenir hors du lit, & son estomac étoit si affoibli qu'elle ne pouvoit prendre ni digérer qu'une très-petite quantité de nourriture : la Sage-Femme qui fit appeller M. Smellie, lui dit que les douleurs étoient si foibles, qu'elle ne croyoit pas que cette femme put accoucher sans secours ; que depuis quarante-huit heures elle n'avoit presque point dormi, & qu'il lui étoit survenu de fréquentes foiblesses. M. Smellie attendit pour la toucher l'instant d'une douleur, qui ne poussa

que très-imperceptiblement, les eaux & les membranes, au travers desquelles il sentit la tête : il attira en avant avec le doigt l'orifice de la matrice vers le pubis, & il le trouva beaucoup plus ouvert que la Sage-Femme ne le croyoit. Il sentit en même tems qu'il y avoit dans le *rectum* des matières endurcies. Il ordonna qu'on lui fit prendre fréquemment une petite tasse de bouillon & ensuite une autre dans lequel il fit dissoudre deux grains d'*opium*, afin qu'elle put le garder plus long-tems. Cependant il la fit tenir tranquillement dans son lit ; il lui prescrivit aussi une once d'eau de canelle spiritueuse pour en prendre de quatre en quatre heures. Avec ces précautions les foiblesses quittèrent la malade qui dormit cette nuit dans les intervalles des douleurs, qui devinrent plus fortes par dégré, & elle accoucha heureusement le lendemain matin.

Il parle encore d'une autre femme grosse, qui au terme de huit mois rejettoit tout ce qu'elle prenoit, soit solide, soit liquide ; ce qui l'avoit réduit dans une foiblesse extrême. J'ordonnai à la garde, dit M. Smellie, de donner à la malade cinq ou six lavemens par jour, faits avec une pinte de bouillon de bœuf & de mouton, de la lever par intervalle, de faire quelques tours dans sa chambre

chent étant attaquées de grandes maladies, font
expofées à de plus grands dangers pendant leurs
couches, que celles qui accouchent en fe portant
bien, parce que celles-ci font plus en état de foutenir les douleurs du travail & les fuites de leurs
couches, aufli-bien que les tranchées qui fe font
encore fentir à quelques-unes plufieurs jours après
qu'elles font accouchées, l'écoulement des vuidanges, la fievre du lait & le lait même, que celles
chez qui la nature épuifée par la longueur d'une
maladie violente, ne trouve plus de reffource pour
foutenir ces derniers maux & ces évacuations co-
pieufes, ce qui fait qu'elles y fuccombent quelquefois, & c'eft là de tous les accidens celui qui
eft le plus à craindre, puifque c'eft le terme & la
fin de tous les autres ; ce qu'elles ne peuvent quelquefois éviter dans les fâcheufes conjonctures où

& même de monter quel-
quefois en caroffe, autant
qu'elle en pourroit foutenir
la fatigue. Moyennant ce
régime la malade reprit un
peu fes forces, & avec un
peu d'eau de menthe & d'eau
anti-hyftérique, fon eftomac
fe rétablit, de forte qu'il
gardoit un peu de bouillon :
au terme de l'accouchement,
fon travail qui fut long,
a été très-heureux.

Les parties extérieures forment quelquefois par la réfiftance qu'elles oppofent au
paffage de l'enfant, un obftacle capable de retarder
l'accouchement. Cela s'ob-
ferve particulièrement dans
les femmes fortes & muf-
culeufes, dont les chairs font
fermes & compactes, fur-
tout fi elles font déja avancées en âge, lorfqu'elles accouchent pour la première

fois. J'ai vu plus d'une fois,
dit *M. Puzos*, *pag. 123.*
dans des femmes ainfi con-
ftituées, l'enfant être cinq
ou fix jours à faire fon paffage, tandis qu'il s'opère
fouvent en moins d'une demie heure dans des femmes
délicates, qui ont les fibres
charnues, moins fortes &
moins ferrées, & la texture
de la peau plus molle & plus
lâche. Mais le tems & la patience viennent à bout de
vaincre cet obftacle, qui
n'eft rien en comparaifon
de celui qui forme l'efpace
trop petit qui fe trouve quelquefois entre l'os facrum &
l'os pubis. Tous les efforts
de la mère font fouvent alors
impuiffans pour faire franchir ce détroit à l'enfant &
il y périt quelquefois malgré tous les fecours de l'art.

elles fe trouvent, mais qui heureufement font affez rares.

OBSERVATION CXVII.

La femme d'un Officier de cette Ville fut malade pendant tout le tems de fa groffeffe, & ne mangeoit pas en quinze jours ce qu'elle avoit coutume de manger en un repas dans fa bonne fanté, quoiqu'elle mangeât ordinairement très-peu ; elle devint fi foible qu'à peine pouvoit-elle aller du lit au feu : comme elle étoit très-eftimée pour fon mérite particulier, beaucoup de perfonnes inquietes de fon mauvais état, craignoient que dans le tems de l'accouchement elle ne fuccombât aux violentes douleurs du travail. L'heure en étant venue, elle m'envoya chercher le 17 Octobre de l'année 1687, à minuit & trois quart. J'entrai dans fa chambre, & elle étoit accouchée & délivrée d'un gros garçon à une heure & demie, c'eft-à-dire trois quarts-d'heure après que je fus venu.

OBSERVATION CXVIII.

La femme d'un Chapelier de cette Ville étant tombée dans le commencement de fa groffeffe dans toutes les plus fâcheufes incommodités qu'elle peut caufer, comme étoit un dégoût général & un vomiffement continuel, fut plus de quarante-trois jours fans aller à la felle, quoiqu'elle en eut quelquefois des envies ; ce qui l'obligea à me confulter plufieurs fois fur ce qu'elle avoit à faire, mais fort inutilement, n'ayant jamais voulu prendre aucun remede de tous ceux que je lui avois confeillés. Je ne fçaurois dire le peu de nourriture qu'elle prit pendant tout le tems de groffeffe, car fi fon rapport & celui de fa mere font véritables, elle ne mangea que deux prunes en cinq jours, encore les vomit-elle, & moins que deux livres de pain en neuf mois. L'extrême fioblesse où elle fut réduite devint au point de ne pouvoir plus se lever du lit, quoiqu'elle ne fut naturellement ni fainéante ni paresseuse, & qu'elle eut d'ailleurs beaucoup d'esprit & fut très-bonne ménagere. Je l'accouchai le 27 Avril de l'année 1691, d'une grosse fille, & la délivrai en moins d'une heure de travail. L'appétit lui revint ensuite, & tant elle que son enfant se porterent très-bien.

RÉFLEXION.

Il ne se peut rien ajouter à la foiblesse de ces deux femmes, dont les accouchemens furent si prompts & heureux. Je les voyois très-souvent pendant tout le si cours de leur grossesse. Je ne leur aurois pas fait de plaisir, si j'avois été moins politique à leur égard qu'à celui de tant d'autres. Je les consolois sans cesse, dans l'espérance d'un heureux accouchement, qui fut pourtant, tant à l'une qu'à l'autre plus favorable que je n'osois l'espérer; mais ce qui me surprit d'avantage, fut la grosseur de leurs enfans, vu le peu d'alimens qu'elles avoient pris pendant leurs grossesses, & la foiblesse où elles étoient réduites dans le tems de leur accouchement. Cependant elles se rétablirent en bien moins de tems que je ne l'aurois cru, & la cause étant ôtée, tous les accidens cessérent d'eux-mêmes.

OBSERVATION CXIX.

Le 13 Juillet de l'année 1697, j'accouchai la femme d'un Voiturier de cette Ville, en une heure & demie de travail, d'un enfant qui étoit si foible qu'il y avoit plusieurs jours qu'elle ne l'avoit senti, & je n'eus que le tems de le baptiser, avant que de délivrer la mere, étant mort bien-tôt après. Je la délivrai ensuite, & elle se porta bien.

Dans le mois de Juin de l'année 1700, j'accouchai la femme d'un Officier du Roi & celle d'un Officier de Judicature, toutes deux de cette Ville, chacune en moins de deux heures, & d'enfans morts, sans que je l'eusse pû prévoir avant l'accouchement, ni que les femmes se fussent apperçues d'y avoir donné la moindre occasion.

RÉFLEXION.

Si la foiblesse de l'enfant prolongeoit l'accouchement & le rendoit difficile, ce premier qui étoit foible à un tel excès, qu'il mourut un moment après que la mère en fut délivrée, & ces deux autres qui sont venus morts au monde, auroient dû causer des travaux longs & fâcheux, qui ont été néanmoins beaucoup plus courts & plus aisés, que lorsque ces mêmes femmes ont accouché d'enfans qui se portoient bien ; ce sont là des événemens qui paroissent très-surprenans, mais celui qui suit le paroîtra encore d'avantage.

OBSERVATION CXX.

La femme d'un Serrurier de cette Ville, que j'avois accouchée plusieurs fois, étant devenue très-infirme, se trouva grosse dans la suite, nonobstant toutes ses infirmités, auxquelles se joignit encore une palpitation de cœur des plus violentes. Son accouchement l'inquiétoit sans cesse, non-seulement par rapport à elle, mais aussi par la foiblesse où elle sentoit son enfant, dans la crainte de n'en pas sortir heureusement. Elle fut trompée. Se sentant malade, le 12 d'Août de l'année 1698, elle m'envoya appeller à dix heures du soir. Je la trouvai avec des douleurs assez fortes pour m'assurer de la situation de son enfant, qui étoit bien placé, & je l'accouchai en moins d'une heure d'une fille bien grande & bien maigre, qui mourut quelques jours ensuite, & la mere

manqua bien des fois d'en faire autant, & ne
se tira d'affaire qu'avec bien de la peine & du
tems.

RÉFLEXION.

La maladie de cette femme étoit un abrégé de toutes celles que l'on peut souffrir sans mourir, comme
fiévre, oppression, cours de ventre, rétention d'urine,
palpitation de cœur, sans compter les accidens ordinaires qui accompagnent la grossesse. Je n'aurois jamais
cru qu'elle eût pu se conduire jusqu'à son terme comme
elle fit, & y étant parvenue, qu'elle eût pu avoir la
force d'accoucher ; cependant tout le contraire arriva ;
& en si peu de tems, que j'en fus agréablement surpris.
Je ne fus pas étonné que l'enfant mourut bientôt après,
mais je le fus beaucoup de ce que la mère se tira d'affaire. On peut dire qu'elle n'en étoit redevable qu'à
son grand courage, qui la portoit à prendre tout ce
que je lui conseillois de bonne nourriture, comme con-
sommés, panade, rôtie au vin, & enfin tout ce que je
croyois propre à la tirer de l'état périlleux, où elle
fut réduite tant durant sa grossesse, que devant &
après ses couches, ne lui étant resté que la peau sur
le dos, encore n'étoit-elle pas entière.

CHAPITRE

CHAPITRE IV.

La longueur & la difficulté de l'accouchement ne viennent point de ce que la femme n'a pas encore eû d'enfans ; le premier ne fait point la voie pour les autres, ni le coccix ne cause point d'obstacle à l'accouchement.

LEs Observations que j'ai rapportées dans les Chapitres précédens, leveroient assez les difficultés dont je traite dans celui-ci sans en parler davantage, si je ne m'attachois pas autant que je le fais y approfondir cette matiere, & à ne rien laisser à souhaiter aux nouveaux accoucheurs, pour les mettre au fait de certaines circonstances, qui, n'étant pas suffisamment expliquées par ceux qui en ont écrit jusqu'à présent, sont plus capables de les embarasser que de leur donner les moyens de terminer heureusement les accouchemens où elles se trouvent impliquées.

C'est ce qui se peut remarquer en cet endroit où les plus célebres Accoucheurs veulent insinuer que la difficulté & la longueur d'un premier accouchement viennent de ce que le passage (*d*) n'est

---

(*d*) Tous les Accoucheurs ne sont pas d'accord sur cet article. Car le passage dans la premiere grossesse d'une jeune femme n'ayant pas encore été frayé, ou dans une femme déja avancée en âge opposent des parties peu flexibles, doit exposer la mere ou le fœtus à bien des accidens : M. Pazos, pag. 128 met de ce nombre le déchirement de l'espace qui sépare la vulve de l'anus. Ce déchi-

pas encore fait ; mais il eſt conſtant par les remarques que j'ai faites ſur toutes ſortes de femmes, depuis les plus jeunes juſqu'aux plus vieilles, qu'il arrive tout autrement.

La longueur & la difficulté des premiers accouchemens viennent pour l'ordinaire de ce que la plus

rement entraîne dans des incommodités inſupportables : car la femme dans la ſuite ne peut retenir ſes excrémens, quand ils ſont liquides ; elle n'a pas plus de pouvoir ſur les lavemens, & ſur les vents qui s'échappent involontairement. Les parties naturelles ont leur entrée béante, ſans reſſort & expoſées à recevoir les impreſſions de l'air extérieur. l'étendue du déchirement dépend de la vivacité de la dernière douleur & de la groſſeur de la tête de l'enfant dans un premier accouchement : les ſecours étrangers n'y ſont preſque pour rien, la nature fait tout dans ce dernier moment. Le paſſage eſt tellement ſerré ſur la tête de l'enfant dans la douleur, qu'il ne ſeroit pas poſſible d'y introduire un ſtylet, à plus forte raiſon les doigts pour diriger l'écartement. Ainſi l'enfant chaſſé par des agens auſquels il eſt forcé d'obéir, réagit & briſe les obſtacles qu'il rencontre.

Quant à l'âge, une femme trop jeune dont le corps n'a pas encore acquis toutes ſes dimenſions, peut fort bien pécher par un eſpace inſuffiſant pour le paſſage d'un enfant trop gros, & être expoſée à un déchire-

ment de ces parties violentées. Les femmes qui ſont avancées en âge, ſont encore plus ſujettes à cet accident, parce que leur peau ſéche & dure ſe déchire plutôt que de s'étendre. Ce déchirement va quelquefois juſqu'à l'anus, ſur-tout quand l'enfant a une tête monſtrueuſe, comme dans l'hydrocéphale, parce qu'on eſt obligé de porter la main ſeule, ou armée de quelque inſtrument dans la partie, pour détruire l'embarras qui s'y trouve ; ou lorſqu'un premier enfant qui ſe préſente en mauvaiſe ſituation, a beſoin d'être retourné. Ce paſſage qui n'a pas encore été frayé, oppoſe une réſiſtance très-forte : Si la tête s'y trouve arrêtée & priſe par le col, ſi l'on craint qu'en y reſtant trop longtems, l'enfant ne périſſe, on eſt dans la néceſſité de redoubler les efforts & de le tirer avec violence. La néceſſité d'agir avec promptitude devient contraire à ce qui ſe doit paſſer pour obtenir la dilatation graduée des parties naturelles : & les momens ſont ſi précieux, qu'on ne peut commettre au tems & aux efforts modérés l'extraction d'un enfant, dont le ſéjour au paſſage eſt ſi pernicieux.

grande partie des femmes font perfuadées dès les premieres douleurs qu'elles commencent à fentir, qu'elles font affez malades pour accoucher ; ce qui fait qu'elles ne manquent pas auffi-tôt de fe plaindre, de crier, & de fe débattre très-fort. J'en juge ainfi, parce qu'étant appellé à ces fortes de malades, quand je les touche pour m'affurer de la fituation de l'enfant, je le trouve fort éloigné, & les eaux ne paroiffent quelquefois que deux & trois jours après, même plus tard ; & lorfque ces douleurs fauffes, de courtes & lentes qu'elles étoient, deviennent vraies, fortes & fréquentes, l'accouchement s'enfuit ; mais au premier accouchement qu'elles ont enfuite, elles laiffent paffer toutes ces légeres douleurs fans fe plaindre, & ne demandent du fecours que dans le preffant befoin, ce qui fait appeller ce fecond accouchement prompt & heureux, qui auroit été de la nature du premier, & même peut-être plus long, fi la femme ne s'étoit pas armée d'une plus grande réfolution, & s'étoit abandonnée aux plaintes dès les premieres douleurs qu'elle avoit fenties, comme elle avoit fait la premiere fois.

Ce qui me perfuade que cette prétendue caufe de l'accouchement long & difficile eft mal fondée, c'eft que de fix femmes que j'accoucherai de leur premier enfant, il y en aura à peine une qui ait le malheur d'avoir un accouchement long, & qu'il eft même plus rare de voir périr une femme dans fon premier accouchement que dans un autre.

Il n'y a pas plus de raifon de dire que le *coccix* (e)

(e) *M. Deventer* penfe tout autrement, pag. 139, il n'eft pas poffible, dit-il d'écarter ou de refferrer les os du baffin. Il n'y a que le *Coccix* ou la pointe de l'os facrum qu'on puiffe reculer, s'il empêche le paffage de l'enfant, en avançant trop en dedans. Son *Commentateur*, pag. 150, rapporte plufieurs autorités qui confirment cette opinion. *Sennert, liv.* 4, *pract. part.*

qui se renverse par trop en dedans, doit être un obstacle à la sortie de l'enfant; il n'y a qu'à considérer sa figure, son usage & son articulation pour s'en détromper & être convaincu du contraire; ce que je justifierai par les Observations suivantes.

OBSERVATION CXXI.

En l'année 1684, la femme d'un Marchand de cette Ville, âgée de 28 ans, tomba bien-tôt après son mariage dans tous les accidens que cause la grossesse, qui sont le dégoût, la perte d'appétit, sans pouvoir même soutenir l'odeur de la soupe ni de la viande, & le vomissement continua, non-seulement dans le commencement de la grossesse, comme il arrive à quelques-unes, ou jusqu'à la moitié, mais jusqu'au moment même de l'accouchement, qui fut néanmoins si heureux, quoique ce fût son premier, que j'eus à peine le tems

2. *Sect. 6*, dit que le coccix, *non-seulement cause la difficulté de l'accouchement, quand ses ligamens sont trop roides, mais la mort de la mère & de l'enfant.* La dureté du coccix, dit Amand, p. 16. *contribue au retardement de la sortie du fœtus: car cet os se courbe en dehors dans l'enfantement, & c'est de-là d'où viennent les douleurs vives que les femmes ressentent à l'anus. Les jeunes au contraire ont cette partie encore cartilagineuse, & par-conséquent plus flexible.* M. Peu dit, que le reculement du coccix est ordinairement une des conditions sans lesquelles l'enfant ne sortiroit pas, p. 184.

Mauriceau en parlant à ce sujet, dit, Observ. 1, pag. 2. *Le plus grand empêchement dans ces sortes d'accouchemens, ne procéde pas des parties charnues externes; mais seulement des parties intérieures, & principalement de l'articulation du Coccix, qui ne céde pas aussi facilement, en se réfléchissant en arrière, pour le passage de l'enfant, aux femmes avancées en âge, qu'aux jeunes dans leur accouchement, comme aussi de l'orifice interne de la matrice, qui étant plus dur & plus coriace, ne se dilate pas pour lors si aisément qu'il faut dans un âge moins avancé.*

d'apprêter le petit lit , & que me mettant en devoir de m'affurer de la fituation de fon enfant,
les membranes que je trouvai fort avancées, s'ouvrirent , & l'enfant fuivit avec les eaux & avec
l'arriere-faix. C'étoit un fort gros garçon.

L'année fuivante elle eut une feconde groffeffe ,
dans laquelle elle n'eut ni dégoût ni vomiffement ,
mais au contraire le teint frais & vermeil , & fe
porta auffi-bien dans celle-ci qu'elle s'étoit mal
portée dans la précédente , & étant à fon terme ,
elle alla voir une de fes amies qui étoit malade
pour accoucher , mais avec des douleurs lentes
& éloignées , & fe trouva malade elle-même. Sa
maifon étant fort proche, elle me pria de l'accompagner jufques chez elle , & me prit fous le bras
pour cet effet, ce que je lui accordai d'autant
plus aifément, que la malade auprès de qui j'étois
n'étoit nullement preffée : j'eus peur qu'elle n'accouchât dans la rue, d'une douleur qu'elle y eut ,
fi forte & fi longue qu'elle continua jufqu'à fa
maifon, où j'eus à peine le tems de lever la courte-
pointe du lit , fur lequel je la jettai comme je
pus, les eaux étant déja écoulées, & l'enfant ayant
la tête bien avancée au paffage. J'achevai de l'accoucher , & je la délivrai avec la même facilité.
La mere & l'enfant fe porterent très-bien.

J'ai accouché cette femme huit fois depuis ce
tems-là ; mais tous ces accouchemens allerent
toujours de mal en pis , ne l'ayant accouchée du
dernier que plus de vingt - quatre heures après
que les eaux furent écoulées, fans que fes enfans
fuffent ni plus forts ni plus foibles.

RÉFLEXION.

Cette femme n'étoit ni jeune ni avancée en âge;
elle accoucha deux fois fort heureufement , le paffage

selon Mr M. devoit donc être fait, & les accouchemens qu'elle a eus depuis, auroient dû aller de mieux
en mieux, ou du moins être comme les précédens :
cependant tout le contraire est arrivé.

Ce n'est pas seulement pour soutenir qu'un pareil
accouchement ne fait point le passage des autres ; mais
aussi pour faire voir qu'il n'y a nul fond à faire sur
ces prétendues prophéties qui disent que la femme qui
est grosse d'un garçon, jouit d'une meilleure santé, &
accouche plus heureusement & en moins de tems, que
celle qui est grosse d'une fille : ce qui est bien détruit
par cette Observation.

OBSERVATION CXXII.

Une Dame de Cherbourg avoit eu dix enfans
à l'âge de vingt-huit ans, & tous ses accouchemens avoient été aussi heureux qu'on les eût pu
désirer. Elle se trouva malade pour accoucher de
l'onzième, & quoique l'enfant fût bien situé,
après trois jours de travail, pendant lesquels l'on
avoit toujours espéré sans voir rien avancer, l'on
se détermina à m'envoyer prier de la voir. Je
trouvai en arrivant une femme épuisée. Je commençai par lui faire prendre un grand bouillon,
en usant d'autorité, n'en ayant pu ou voulu prendre depuis un très-long-tems, après quoi les douleurs donnant quelque sorte de trève, je l'obligeai
à se coucher. Elle reposa un peu, ce qui lui fut
d'un grand secours. Je lui fis ensuite prendre de
la rôtie au vin sans la fatiguer; mais au contraire,
la retenant couchée jusqu'à ce que les douleurs
vinssent un peu fortes ; pour lors je la fis lever
& asseoir sur une femme forte, qui étoit assise
sur un fauteuil garni de carreaux, & je fis mettre à
ses côtés les femmes nécessaires à la soutenir,
comme je le dirai dans la suite. L'enfant commença à se déplacer, & poussa en avant. Cette situation me paroissant favorable, je forçai par raisons

la malade à y refter, jufqu'à ce que la tête de
l'enfant fût bien avancée, après quoi je la fis coucher fur le petit lit, parce que la grande foibleffe
où elle étoit depuis le long-tems qu'elle fouffroit,
ne me permettoit pas de la laiffer davantage en
cette fituation gênante : les douleurs continuerent
heureufement, & je l'accouchai d'un gros garçon
qui fe portoit fort bien : je la délivrai enfuite, &
la laiffai en bon état deux jours après que je la
quittai, & je l'ai encore accouchée une fois depuis, après un travail prefque femblable.

OBSERVATION CXXIII.

Une femme de Montebourg ayant eu douze
enfant fans fouffrir le moindre mal, puifqu'elle
alloit elle-même avertir la Sage-Femme, fe mettoit fur le petit lit qu'elle avoit fait, accouchoit
& fe délivroit fouvent fans aucun fecours ; &
même fi la Sage-Femme tardoit un peu à venir,
elle trouvoit l'enfant emmailloté, qui étoit le plus
grand fervice que l'accouchée exigeoit d'elle. S'é-
tant trouvée malade pour accoucher du treizième,
elle fut pendant cinq jours dans les plus violentes
douleurs, qui furent fuivies de foibleffes & de
perte de connoiffance, qui dura fi long-tems,
qu'après trois heures entieres l'on fe détermina à
me venir chercher. Je trouvai cette malade dans
une autre foibleffe encore plus confidérable que
la précédente, fon enfant étant bien placé, & fa
tête bien avancée : le long-tems qu'il avoit paffé
dans cet état, joint aux autres marques qui faifoient juger de fa mort, je ne délibérai qu'autant
de tems qu'il en fallut pour m'inftruire de ces chofes, & prendre le parti de l'accoucher ; ce que
j'allois exécuter, fi elle ne fût pas morte, comme
il arriva, en la faifant mettre fur un lit propre à
faire l'accouchement.   B iv

RÉFLEXION.

Ces deux Obſervations choiſies entre quantité d'autres de cette nature, font voir qu'un premier enfant
ne fait point le paſſage aux autres, dont la femme accouche dans la ſuite avec plus de facilité, comme les
Auteurs le diſent, puiſqu'elle eſt dans un auſſi grand
danger au dixième, au douzième & au quinzième,
qu'elle le peut être au premier, & que ce n'eſt pas
moins un effet du hazard, quand les femmes ont un ſecond accouchement plus heureux que le premier, que
lorſque le premier eſt plus heureux que tous les autres.
Il ſeroit même facile de ſoutenir le contraire par le
propre aveu de ces mêmes Auteurs, en raiſonnant ſur
leurs principes, puiſqu'ils diſent que la fourchette ſouffre un déchirement dans le premier accouchement : en
ſuppoſant ce déchirement, il faut auſſi ſuppoſer que la
réunion s'en fait par une cicatrice à laquelle une dureté
doit ſuccéder, qui la doit par conſéquent rendre moins
propre à ſe dilater, qu'elle n'étoit au premier accouchement, où rien de pareil ne devoit faire obſtacle.
Si l'on doute de cette vérité, que l'on liſe mes Obſervations pour en être convaincu, ſans que cela puiſſe
éclaircir pour quoi l'on trouve ſouvent tous les accouchemens d'une même perſonne très-différens, ni que
l'on puiſſe faire un fond aſſuré ſur le ſecond, ni ſur le
troiſième, non plus que ſur le premier, ni ſur tous les
autres.

Quoique je n'aye jamais trouvé d'occaſion de faire
aucune Obſervation ſur le prétendu empêchement que
doit cauſer l'os nommé coccix, je me contente de ce
que j'ai remarqué en traitant une jeune fille d'une maladie de cet os, qui vient aſſez à propos pour ſoutenir
ce que j'avance.

OBSERVATION CXXIV.

Une jeune fille tomba ſur un eſcalier, dont elle
compta pluſieurs marches avec ſon derriere. Elle
reſſentit à l'heure même une violente douleur au
coccix, ſans oſer s'en plaindre, dans la crainte

d'être obligée de montrer la partie malade. La violente contusion qui s'y fit, s'abscéda dans la suite, & l'excès du mal la força de venir au remede ; je lui ouvris cet abscès quand je jugeai que la suppuration en étoit faite : le premier & le second des os du coccix se détacherent & sortirent avec le pus, & le troisième suivit quelques jours après. Je détergeai, mondifiai & cicatrisai l'ulcère, & la fille n'en a jamais souffert la moindre incommodité.

R É F L E X I O N.

Est-il possible qu'il y ait des Auteurs qui ayent prétendu que les os ischion & pubis s'entrouvroient (*f*) pour

(*f*) M. de la Motte nie la possibilité de l'écartement des os du bassin, que plusieurs auteurs graves admettent : voyez les remarques de la page 5. M. *Smellie* tom. 2. p. 1. rapporte qu'en 1736, une femme âgée d'environ 35 ans, en travail de son premier enfant sentoit une violente douleur dans l'endroit de l'articulation de l'os *ilium* avec l'os *sacrum* du côté gauche ; dans le tems de ses plus fortes douleurs, il lui sembloit que ces os étoient violemment écartés les uns des autres. Elle n'avoit pas encore auprès d'elle la Sage-Femme qui l'accoucha ensuite, après un travail assez long, quoique naturel, & néanmoins la douleur qu'elle avoit sentie dans les os du bassin, subsistoit encore après son accouchement, & la tourmentoit plus que tous ses autres maux ; je fus appellé le cinquième jour, dit M. Smellie : je lui trouvai le poulx vite, plein & dur. Elle avoit la peau chaude & séche, ses lochies étoient arrêtées, sa respiration étoit gênée ; elle se plaignoit aussi d'une forte douleur dans une des mammelles qui étoit devenue un dure. Mais la peine qu'elle sentoit dans l'endroit du bassin l'empêchoit de prendre aucun repos. Je lui fis tirer sur le champ du bras, douze onces de sang, & lui fis donner un lavement émollient, qui procura une évacuation copieuse de matières très-dures. Cette évacuation calma un peu les douleurs qu'elle sentoit au dos & à la tête ; elle lui rendit aussi la respiration un peu plus libre ; mais comme ses premieres douleurs persistérent toujours dans les os du bassin, je fis appliquer sur les hanches des étoupes chau-

faciliter l'accouchement, les connoisseurs étant persuadés qu'ils ne seroient pas écartés par deux hommes,

des ; je lui fis tenir les pieds chaudement par le moyen des bouteilles pleines d'eau chaude, & lui ordonnai de boire beaucoup d'une dé-coction d'orge. Ces remédes la firent suer considérable-ment ; elle dormit bien la nuit suivante, & le lende-main la fiévre étoit tombée. Pour lors les écoulemens ordinaires reprirent leurs cours; la douleur & la dureté du sein diminuérent beaucoup, & les mammelles commen-cerent à former du lait, de manière que l'enfant, qui pré-cédemment avoit toujours fait des efforts inutiles, lorf-qu'on lui avoit présenté le sein de sa mére, y trouva à son aise de quoi satisfaire ses besoins : enfin il n'y avoit plus qu'une seule chose qui s'opposoit à son repos & à l'évacuation des sueurs, c'étoit cette première dou-leur toujours existante au bassin. Pour y remédier plus efficacement, j'ordonnai une embrocation du *baume tran-quille*, & le bol suivant.

℞ *Pillul. de Starkey. gr. viij. blanc. de baleine* 1 ℈. *syrop diacod. q. s.* faites un bol pour prendre le soir. Elle fut obligée de réitérer l'usage de ce bol tous les soirs & quelquefois plus souvent pour se procurer un peu de repos, & pour maintenir l'ouverture des po-res de la peau. Elle fut aussi obligée de recourir aux lavemens de trois jours en trois jours.

Avec toutes ces précautions

on fut dix jours sans pou-voir la tirer de son lit, & il s'en passa vingt tout entiers avant qu'elle pût se tenir à son aise sur une chaise. Pour peu qu'on vînt à lui remuer la jambe droite, elle se plai-gnoit d'un sentiment aussi vif entre l'os *sacrum* & *l'i-lium*, que si on lui avoit déchiré ces parties, & en appliquant la main sur la région de ces os, j'y ap-percevois un mouvement sensible. Cette femme ne put encore ni marcher ni se tenir debout de plus d'un mois, à moins qu'elle ne fût soutenue par les aissel-les du côté droit : enfin elle demeura dans cette triste si-tuation pendant cinq à six mois, après quoi elle prit les bains froids qui lui fu-rent si salutaires, qu'elle pouvoit ensuite marcher ap-puyée seulement sur une canne. Cette même femme a eu depuis plusieurs enfans, dont elle est accouchée heu-reusement ; mais pour l'or-dinaire ses travaux affec-toient toujours davantage cette partie, qui n'a jamais repris sa première force ni son ancienne fermeté.

M. *Smellie*, joint à cette Observation celle de M. Smoller qui confirme la sien-ne. Il s'agit d'une Dame d'environ vingt-sept ans, d'une complexion foible & fluette & d'un tissu assez lâ-che. Comme elle étoit au huitième mois de sa gros-sesse, elle se trouva incom-modée en marchant d'une

quand ils tireroient de toutes leurs forces ? Et peut-on croire ce que d'autres avancent que le coccix peut causer le même empêchement (*g*) lorsqu'il se recourbe

douleur accompagnée de craquement, vers les os *pubis*. On l'appella pour sçavoir ce qui pouvoit en être la cause, & en la cherchant il sentit un relâchement extraordinaire dans le ligament qui maintient ensemble les os pubis : ce relâchement étoit si considérable, que quand la malade étoit couchée sur un côté, le Médecin pouvoit aisément mouvoir ces os, de manière qu'ils paroissoient se croiser l'un par-dessus l'autre. L'allongement de ce ligament n'a cependant pas été d'un grand préjudice ; au contraire il devoit augmenter la capacité du bassin & faciliter le passage de l'enfant. Après l'accouchement les parties ont repris insensiblement leur *ton*, & en deux mois les *os pubis* étoient réunis.

(*g*) Comme la plûpart des succès des accouchemens dépendent de la conformation du bassin, il est essentiel de bien connoître cette partie, & les défauts qui peuvent faire quelqu'obstacle à la sortie du fœtus. Nous avons parlé au commencement de la première partie de cet ouvrage, du nombre, de la situation & de la structure naturelle des os qui composent le bassin. La connoissance de ces huit os sert à déterminer le lieu, ou le siége de la maladie de ces parties ; à distinguer d'où viennent les difficultés dans un travail long & pénible ; & les moyens qu'on peut employer pour les vaincre.

Le bord du bassin est composé postérieurement de la partie la plus large de l'*os sacrum*, dans l'endroit où cet os est articulé avec la dernière vertébre des lombes, latéralement de chaque côté par la partie inférieure des os des *iles*, & anterieurement par la branche supérieure de chaque os pubis. La circonférence inférieure du bassin est formée postérieurement par la partie inférieure de l'*os sacrum*, & par son Appendice qu'on appelle *coccix* ; latéralement de chaque côté, par la partie inférieur de l'os *ischium* & par un ligament large qui prend naissance à l'épine de cet os & va s'insérer aux parties latérales du coccix & à la partie inférieure de l'os sacrum : enfin antérieurement par la partie inférieure des os pubis, & par les deux apophyses de ces os qui descendant de chaque côté vont à la rencontre des apophyses correspondantes des os *ischium* pour former le trou ischiatique.

Quoique les dimensions respectives du bassin varient dans différentes femmes, il est cependant nécessaire de les connoître dans l'état le plus ordinaire : il est de la

par trop en dedans, parce qu'en ce cas il s'approche beaucoup de l'os pubis, & étrecit tellement le paſſage, qu'il rend la ſortie de l'enfant très difficile & même

dernière conſéquence de ſçavoir que l'eſpace du bord du baſſin meſuré diametralement d'un côté juſqu'à l'autre, eſt plus grand que l'eſpace meſuré depuis le pubis juſqu'à l'*os ſacrum* ; cette étendue eſt ordinairement de quatre pouces & un quart, & celle d'un côté à l'autre de cinq pouces & un quart ; mais la largeur de la partie inférieure du baſſin eſt en raiſon inverſe, quand le coccix eſt forcé en arrière par la tête de l'enfant, parce qu'alors l'étendue entre le coccix & la partie inférieure & poſtérieure du pubis eſt de cinq pouces & un quart, pendant que la partie inférieure & poſtérieure de l'un des *os iſchium* n'eſt éloignée que de quatre pouces & un quart.

La meſure ordinaire de la profondeur du baſſin priſe depuis la partie ſupérieure de l'os ſacrum dans l'endroit où il eſt articulé avec la dernière vertébre des lombes juſqu'à l'extrémité du coccix eſt d'environ cinq pouces en droite ligne ; mais quand le coccix eſt porté en arrière, la diſtance augmente d'un pouce.

La profondeur des côtés de ſon bord vers ſa partie antérieure, juſqu'aux parties inférieures des os iſchium, eſt de quatre pouces.

La profondeur de la partie ſupérieure des os pubis à l'inférieure des mêmes os dans l'endroit de leur ſymphyſe, eſt de deux pouces ; ainſi la partie poſtérieure du baſſin conſidérée par rapport à ſa profondeur eſt à ſa partie antérieure, comme *trois* eſt à *un* ; & à ſes côtés *trois à deux*.

L'intérieur du baſſin forme poſtérieurement une cavité & deſcend en droite ligne antérieurement, pendant que les os des iles ſe jettent en déhors à meſure qu'ils s'élèvent, & les vertébres des lombes en arrière pour former un angle obtus avec l'*os ſacrum*.

On comprendra encore mieux la néceſſité de connoître la diſpoſition de ces parties, en conſidérant la figure de la tête du fœtus qui doit franchir & traverſer le baſſin.

La tête meſurée d'une oreille à l'autre eſt ordinairement plus étroite d'un pouce, qu'elle ne l'eſt en la meſurant du front à la nuque. Ce n'eſt pas la fontanelle qui ſe préſente dans l'accouchement, dit M. Smellie, pag. 84, comme on ſe l'imaginoit anciennement ; c'eſt l'eſpace qui ſe trouve entre la fontanelle & l'endroit où la ſuture lambdoïde traverſe l'extrémité de la ſuture ſagittale . . . . Suppoſons que ce ſoit le vertex qui ſe préſente le premier au toucher ; dans la progreſſion de ſa deſcente : la fontanelle eſt ordinairement tournée plus en

impoſſible, *Voyez* Ruleau dans ſon opération Céſarienne. Il n'y a qu'à examiner la ſituation, la figure, l'articulation, & l'uſage des trois petits os qui le compo-

haut & vers un côté du baſſin; & lorſque le derrière de la tête eſt parvenu à l'*iſchium* du côté oppoſé on peut ſentir la ſuture *lambdoïde* dans l'endroit où elle traverſe la *ſuture ſagittale* : enfin à moins que le cuir ne ſoit fort gonflé, on peut diſtinguer l'occipital dans l'endroit de ſon articulation avec les pariétaux, par ſon angle ſupérieur, qui eſt plus obtus que les deux autres qui ſont aux deux côtés du crane. A meſure que la tête avance, le derrière de la tête s'élève inſenſiblement dans l'ouverture qu'il trouve au-deſſous du pubis, qui eſt deux pouces plus haut que l'*iſchium*; pendant ce même tems le devant de la tête tourne dans la cavité de l'os *ſacrum*.

Voici de quelle manière l'enfant ſort :

Lorſque la tête ſe préſente la première au bord du baſſin, le devant de la tête en occupe un côté, & le derrière l'autre; quelquefois encore elle ſe trouve placée diamétralement dans la cavité, ainſi la partie la plus large de la tête répond à la partie la plus large du baſſin; & ſa partie la plus étroite, d'une oreille à l'autre, s'applique à la partie étroite du baſſin entre le pubis & l'os *ſacrum*. A meſure que la tête eſt pouſſée en avant, le vertex deſcend

vers la partie inférieure de l'*iſchium*. Or comme le baſſin ſe rétrecit ſur ſes côtés, la partie la plus groſſe de la tête, ne peut pas avancer plus loin dans la même direction; mais l'*iſchium* étant beaucoup plus bas que le *pubis*, le derrière de la tête eſt pouſſé ſous ce dernier os, où il trouve moins de réſiſtance. Alors le devant de la tête ſe trouve dans la concavité de la partie inférieure de l'*os ſacrum*, & dans le même tems la partie étroite de la tête ſe range dans la partie étroite du baſſin. L'os pubis n'ayant que deux pouces d'épaiſſeur, le vertex & le derrière de la tête ſe dégage de deſſous lui, le devant de la tête porte le coccix en arrière, & la tête s'élevant en haut par dégrés, ſort en faiſant un demi-tour par-deſſous l'os *iſchium*, le plus grand diamétre de la tête ſe trouve alors entre le *pubis* & le *coccix*, qui étant preſſé en arrière, laiſſe en bas un eſpace plus large, & permet au-devant de la tête de ſe dégager auſſi de deſſous l'orifice externe, en faiſant un demi-tour.

On peut aiſément appercevoir par tout ce détail de quelle importance il eſt dans la pratique de ſe ſouvenir que le bord du baſſin a plus de diamétre d'un côté à l'autre, que de ſa partie antérieure à ſa partie poſté-

fent, pour être convaincu du contraire par la diftance qu'il y de l'os pubis au coccix, l'on verra qu'il en eft beaucoup plus éloigné que l'os facrum, & que quand

rieure; enfin que l'os *facrum* & le coccix forment dans leur defcente une concavité ample, au lieu que la defcente des os pubis eft perpendiculaire. Il n'eft pas moins important de bien fe rappeler la forme de la tête: toutes ces connoiffances font d'un grand fecours pour fe former une idée claire du mode de la progreffion de la tête dans les accouchemens laborieux, pour fçavoir dans quelle occafion il eft à propos de fe fervir des forceps; quand il faut délivrer le corps avant la tête, enfin les différens cas où il convient de changer de méthode, felon que la forme, de la tête, ou du baffin s'éloigne de la conftitution naturelle; car fa mauvaife conformation eft un des plus grands obftacles, & qui augmente les douleurs. Or il peut pécher par un excès de largeur, ou de petiteffe du baffin.

Quand le baffin eft trop large, il n'oppofe aucune réfiftance aux efforts que fait la main de l'Accoucheur pour tirer l'enfant; il eft même à craindre que les ligamens de la matrice ne fe rompent, ou que la matrice même ne foit entraînée au dehors avec l'enfant, fi l'Accoucheur n'a foin de faire retenir par un Aide la portion de matrice qui fe préfente, & s'il n'opère avec la lenteur que de-

mande fon prolongement ou fa chute.

Les baffins étroits foutiennent au contraire la matrice, pendant que les douleurs la baiffent. Ce qui fait que la tête de l'enfant & les eaux comprimées dilatent fon orifice par la preffion qu'elle font contre lui. Si le baffin eft affez rétreci dans quelques-unes de fes parties, pour que le trajet de l'enfant foit gêné ou empêché, il le tiendra long-tems arrêté, fur-tout fi les eaux fe font écoulées. Cependant les efforts, le tems, les attitudes favorables, l'allongement de la tête feront à la fin précipiter l'enfant dans le bas du baffin. J'ai remarqué dans les mêmes fujets, dit M. Puzos, qu'après avoir terminé de premiers accouchemens avec toutes les peines imaginables, & long-tems après les eaux écoulées, j'avois mieux réuffi dans les accouchemens fuivans, en laiffant entière la membrane des eaux, quoique fortie en dehors, fans la rompre, jufqu'à ce que la tête de l'enfant defcenue à la faveur des eaux confervées, fuivît prefque leur écoulement; enforte que j'avois par cette manœuvre un travail ordinaire, après en avoir eu un ou deux auparavant d'une extrême difficulté.

Le baffin peut fe trouver trop étroit dans une femme

même il ne feroit pas poffible à l'Accoucheur de renverfer cet os avec fon pouce, ce qui paroît pourtant très-facile à faire, en l'examinant fur un fquelete ou par

grande, bien faite, & qu'on ne peut foupçonner de vice de conformation, fi les os qui le compofent font trop gros & peu proportionnés à la ftructure du corps, ou fi l'*os facrum* fe porte trop en dedans. J'ai vu périr des femmes, continue M. Puzos, p. 4, qui paroiffoient être bien faites, quoiqu'intérieurement mal conformées, & fur lefquelles on avoit été obligé d'employer des moyens violens pour terminer leur accouchement. Au contraire j'ai accouché heureufement des femmes dont l'épine étoit contournée par fa partie inférieure, qui avoient une hanche plus élevée que l'autre, & en qui tout paroiffoit devoir donner des peines infurmontables ; il eft vrai que dans ces cas les enfans fe trouvoient heureufement d'une groffeur médiocre.

Enfin il y a des baffins, dont la cavité eft trop étroite même pour un enfant d'une groffeur moyenne : la face intérieure de la dernière vertébre des lombes & celle de l'os facrum font une faillie fi confidérable en devant que la tête de l'enfant eft arrêtée dans l'accouchemens, & ce n'eft qu'avec des peines infinies qu'on vient à bout de lui faire franchir ce détroit. L'accouchement même devient abfolument impoffible, s'il y a en même tems un vice de con-

formation dans les os pubis, c'eft-à-dire, fi la face intérieure de ces os fe trouve convexe, au lieu d'être concave. Car il arrive quelquefois que la diftance de la partie poftérieure du baffin à l'antérieure, n'eft pas de plus d'un pouce & demi. Dans ces cas, qui heureufement font rares, on eft obligé de recourir à des moyens extrêmes.

J'ai rencontré quelques cas de cette efpèce, dit M. Smellie, tome 2, page 9, & j'ai été appellé en particulier auprès de trois femmes chez lefquelles l'ouverture du baffin s'eft trouvée fi étroite, qu'il n'y avoit pas plus de deux pouces & demi de diftance entre la vertébre inférieure des lombes & les os pubis. J'ai accouché la première quatre fois, mais je n'ai jamais pu fauver qu'un de fes enfans qui étoit très-petit, encore eut-il une épaule luxée dans le travail.

La feconde a eu auffi plufieurs enfans ; un autre Accoucheur l'a délivrée trois fois, & trois autres fois j'ai été appellé pour lui rendre le même office ; mais on n'a pu fauver qu'un de fes enfans qui eft venu à huit mois de groffeffe & étoit très-petit. Ces deux femmes étoient d'une petite taille & avoient l'épine torfe.

La troifième étoit affez

l'ouverture d'un cadavre, il ne pourroit très-furement réfifter à l'impétueufe fortie d'un enfant, qui non-feulement déchire la fourchete, mais rompt, brife & écarte tout ce qui s'oppofe à fon paffage, particulièrement dans un accouchement prompt, où le Chirurgien doit donner toute fon attention à prévenir ce défordre, en foutenant ces parties contre la violence de ces efforts, & empêchant par ce moyen que de deux ouvertures, il ne s'en faffe qu'une feule.

Je dis plus, fi un enfant venoit brufquement, comme il arrive pour l'ordinaire, dans les accouchemens dont j'entens parler, & qu'il ne trouvât que le coccix pour obftacle à fa fortie, de la manière que cet os eft conftruit & compofé, s'il ne pouvoit pas le renverfer, ce dont je ne puis pourtant pas douter, l feroit plutôt une impreffion fur la face & fur le corps de cet enfant que de lui fermer le paffage; ce qui me fait dire que ce n'eft que manque de réflexion, que les Auteurs ont regardé cet os comme un grand obftacle à l'accouchement.

haute, mais elle avoit été rachitique dans fes deux ou trois premières années. Je l'ai accouchée trois fois, toujours avec beaucoup de peine, fans pouvoir fauver aucun de fes enfans. Mais depuis elle en a eu un qui eft venu en vie au terme de fept mois.

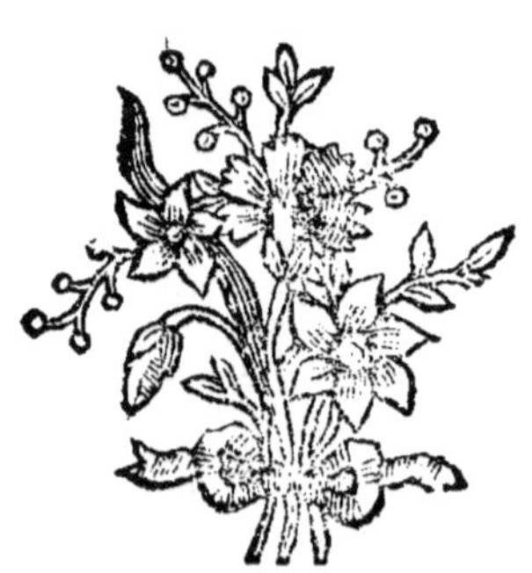

CHAPITRE

CHAPITRE V.

Des vraies causes qui rendent l'accouche-
ment long & difficile.

LA cause la plus essentielle de l'accouchement
long & difficile, est lorsque les vertebres inférieures des lombes, avec la partie supérieure de
l'os sacrum (*h*), ou même cet os tout entier, s'a-

(*h*) L'articulation qui unit la dernière vertébre des lombes à l'*os sacrum*, forme une avance qui contribue à soutenir la matrice & à prévenir sa chûte, lorsqu'elle est arrivée au terme de sa plus grande pésanteur. Si cet os porte trop en dedans, il rétrecit la cavité du bassin & rend l'accouchement difficile, & quelquefois impraticable ; mais quand la saillie n'est pas trop grande, loin d'être nuisible, elle sert à diriger l'enfant sur le devant & à le rejetter sur l'écartement formé par les branches de l'*os pubis* & de l'*ischion*. M. Smellie, tome 2, page 11, dit avoir trouvé quelquefois une ou deux des vertébres, qui entrent dans la composition de l'*os sacrum* déjettées en avant, de manière que la tête de l'enfant avoit beaucoup de peine à passer. Dans deux de ces circonstances, il a été obligé d'ouvrir les os du crâne, & d'autant que les extrémités de l'os

ischi m de chaque côté étoient à peine éloignées de trois pouces l'une de l'autre. Il dit encore avoir été appellé pour des femmes qui avoient quelque entorse à l'épine, & en avoir accouché huit mal conformées ; il y en eut six qui ont accouché naturellement, & avec assez de facilité ; les deux autres ont eu plus de peine, mais cette peine ne venoit que de la grosseur extraordinaire des enfans par proportion à la petitesse de la mère.

Une épine tournée vers les lombes déplacera l'os sacrum, les os des iles & le pubis, & rendra la cavité supérieure du bassin plus large d'un côté que de l'autre. J'ai vu une épine tournée, tenant à son bassin vicié par une hanche plus haute que l'autre, dit M. Puzos, p. 4, la cavité la plus large étoit insuffisante pour le passage d'un enfant ; cependant, quand ce dérangement de taille se rencontre dans une

vancent si fort en dedans, ou que les os pubis, au lieu de s'élever en devant, se trouvent applatis, de maniere à ne laisser qu'un très-petit espace entr'eux & l'os sacrum. J'ai tant de fois fréquenté ce détroit, & il m'a fait souffrir tant de peines, que j'en puis parler avec une vraie connoissance de cause. Lorsqu'une situation extraordinaire de l'enfant oblige l'accoucheur d'en aller chercher les pieds, c'est en cette occasion que l'on peut s'assurer que les femmes, quoique semblables à l'extérieur, sont bien différentes au dedans. C'est cet espace plus ou moins large, qui rend la sortie de l'enfant plus ou moins facile : & quand les premiers accouchemens ont été heureux, & que les autres ne se trouvent pas semblables, quoiqu'en apparence les enfans soient aussi gros les uns que les autres, c'est que la tête des précédens étoit ou moins grosse ou plus tendre pour s'ajuster à la grandeur du passage ; car il faut convenir que bien peu de chose de plus ou de moins fait un grand changement en ces occasions.

Quoique (*i*) de tous ceux qui ont écrit des ac-

jeune personne, il ne faut pas toujours regarder cet obstacle comme formidable dans l'accouchement. Néanmoins si l'on est consulté avant le mariage, il est mieux de ne le pas conseiller, parce que cette espèce de perversion est toujours contraire à l'accouchement, à moins que l'enfant ne soit extrêmement petit.

(*i*) Si l'on en croit la Motte, dit *le Commentateur de Deventer*, p. 148, il est le premier de nos Accoucheurs François qui ait parlé ouvertement du bassin applati, & de ses désavantages. Cet Auteur n'avoit point lû le Traité de Deventer. Il est difficile de concevoir comment il a fait attention à la trente-sixième Observation de Mauriceau dont il parle dans sa préface, sans voir que cet Accoucheur avoit parlé de ce défaut en termes exprès. *L'enfant*, dit-il, *restera toujours au même lieu, sans pouvoir avancer au passage, que cette femme extrêmement petite avoit tellement le bassin étroit & les os si serrés, qu'il me fut impossible d'y introduire la*

couchemens avant moi, il n'y en ait aucun qui se soit plaint que ces parties, par leur disposition, pouvoient apporter aucun obstacle à l'accouchement, la chose n'en est pas moins vraie. Je n'avance rien que je ne puisse prouver par un nombre infini d'expériences, si deux ou trois sur chaque article n'étoient pas suffisantes pour le justifier.

Ces nouveautés ne seront peut-être pas du goût de quelques Accoucheurs ; mais comme Améric Vespuce ne découvrit la quatriéme partie du monde qu'à force de naviger, & comme Harvée ne découvrit la circulation qu'après avoir travaillé long-tems à l'anatomie, je ne propose rien aussi sur la plus grande difficulté de l'accouchement, que ce qu'un nombre infini d'expériences m'ont persuadé, & ce que les conséquences que j'en ai tirées, m'ont rendu tout-à-fait palpable ; les observations suivantes en sont les preuves. De quelle conséquence seroient les parties extérieures de la vulve, à un accouchement prompt, si elles ne se pouvoient pas dilater assez pour permettre la sortie de l'enfant ? Quand il ne trouvera que cet obstacle à

main pour l'accoucher.... *Et l'ayant introduite, elle étoit si serrée, qu'il m'étois impossible d'en remuer seulement les doigts.*

M. de la Motte mériteroit peu de reproche à ce sujet, mais il n'en est pas de même de ce qu'il dit par rapport au coccix. Il ne le regarde en aucune manière comme un obstacle à la sortie de l'enfant. Ce n'est pas par la raison qui engage Mauriceau à conseiller *qu'on éléve, s'il est besoin, les fesses de la femme par un petit oreiller mis dessous, afin que le coccix ou croupion ait plus de liberté de se reculer en arrière* ; aussi la Motte parlant de la difficulté de l'accouchement par la grosseur de la tête de l'enfant, chap. 2, pag. 225, ne conseille pas d'écarter le coccix.

Il est vrai qu'aucun de ceux qui ont écrit avant notre Auteur, n'a conseillé comme il fait, de reculer le coccix avec la main ; il suffiroit de ce qu'il dit, pour juger de la possibilité & de la nécessité de cette opération.

vaincre, ne s'ouvrira-t-il pas une route à quelque prix que ce soit, même aux dépens de ces parties, quelque résistance qu'elles puissent y apporter. Et qui est l'Accoucheur qui peut dire avoir vû périr un enfant par le manque de dilatation de ces organes, dont le tissu est tout membraneux ? & qui est celui qui n'en a pas vû périr plusieurs, retenus dans le détroit dont je parle, sans pouvoir avancer, qu'après beaucoup de tems & de peine ? Ainsi cet ostacle vaincu, quelques douleurs de plus ou de moins finissent l'ouvrage, comme il est arrivé aux femmes qui font le sujet des Observations suivantes.

· OBSERVATION CXXV.

Une Dame éloignée de quatre lieues de Caën, & de vingt-deux de cette Ville, me fit prier de l'aller accoucher. Je lui promis, & j'y allai le 20 Avril de l'année 1699. Quelques jours après que je fus arrivé près d'elle, elle se trouva atteinte de légeres douleurs, accompagnées de la sortie de quelques glaires teintes de sang. Elle me consulta à son réveil sur cet accident. Je ne balançai pas à lui dire que c'étoient les avant-coureurs de l'accouchement, ce qui l'intrigua un peu, ayant choisi ce jour-là, qui étoit le Dimanche, pour faire ses dévotions. Je lui dis, pour la tirer d'inquiétude, qu'elle pouvoit exécuter sa bonne intention, en prenant des mesures assez justes pour n'être pas surprise, & que ses porteurs, que j'allois suivre, modérassent leur marche ; ce qui s'exécuta fort heureusement. La Dame entendit la Messe, fit ce qu'elle souhaitoit, & revint sans peine, mais toujours souffrant de légeres douleurs : je lui conseillai de ne les faire paroître que les moins qu'elle pourroit, jugeant par ces commencemens que le travail pourroit tirer en longueur. Le Lundi se passa de la sorte, sans que la malade pût reposer un seul moment : les douleurs suivirent de plus près, & furent plus fortes le Mardi. Le Mercredi elles augmenterent encore pendant tout le jour, sans rien faire espérer, tant elles étoient lentes & peu fréquentes. La Dame qui n'avoit pas reposé depuis le Vendredi, étoit dans un abattement terrible ; mais la confiance qu'elle avoit en moi diminuoit beaucoup son inquiétude, ne me voyant embarassé de rien, & lui laissant prendre toutes ses commodités sans la contraindre jusqu'au soir ; alors les douleurs ayant redoublé, & l'enfant, qui avoit pendant tout ce tems-là paru très-fort, s'étant avancé davantage, en sorte que sa tête qui avoit toujours été engagée sans avancer, & sans que je me fusse apperçu de l'écoulement des eaux, qui s'étoit fait dès le premier jour ; cette tête, dis-je, ayant commencé à s'ébranler, & poussant en avant à chaque douleur, j'assurai la Dame qu'en peu de tems elle alloit accoucher ; ce qui arriva une heure après que ces douleurs eurent commencé à redoubler : l'ayant accouchée d'un gros garçon, qui se portoit assez bien, je la délivrai ensuite avec un peu de tems & de peine, après quoi elle se dédommagea dès la nuit même du long-tems qu'elle avoit passé sans prendre aucun repos.

RÉFLEXION.

La longueur de cet accouchement commençoit à m'inquiéter par la crainte que cette malade, quoique jeune & forte, venant à s'affoiblir par les douleurs continuelles, par l'insomnie & par la répugnance qu'elle avoit à prendre des alimens, je ne fusse obligé d'en venir à l'accouchement. Toute l'espérance que j'avois, étoit que l'enfant quoiqu'engagé, mais peu

avancé au passage & toujours vigoureux , venant
unir ses forces à celles de sa mère , qui ne manqua
jamais de courage , l'accouchement seroit bien-tôt fini ;
comme il arriva fort à propos.

OBSERVATION CXXVI.

Cette Observation , qui est des plus extraordinaires , regarde la femme d'un Cordonnier de
cette Ville , grosse de son premier enfant ; elle
sentoit des douleurs dans tout le ventre & dans
les reins , qui répondoient aux parties basses ;
comme elle étoit sur la fin du neuviéme mois de
sa grossesse , elle m'envoya prier de venir la voir
la nuit du Lundi au Mardi 16 Mai de l'année
1698. Je la trouvai avec d'assez fortes douleurs,
mais peu fréquentes , l'enfant bien situé , & les
eaux qui commençoient à se former. Comme j'é-
tois son proche voisin , je m'en retournai chez
moi, ne voyant encore rien qui me dût faire demeurer auprès d'elle plus long-tems. Le matin je
la trouvai dans le même état que je l'avois laissée.
Je continuai de la voir de tems en tems pendant le
jour, & jusqu'au Vendredi au soir, que les douleurs avoient considérablement augmenté , la tête
de l'enfant s'étoit beaucoup avancée , aussi-bien
que les eaux , qui paroissoient si formées que les
membranes poussoient jusqu'au dehors ; ce qui
m'engagea à faire ce que je n'avois encore jamais
fait , de rompre les membranes pour les faire
écouler , prétendant par ce moyen avancer l'accouchement ; mais cela fut très-inutile , les douleurs resterent au même état qu'elles étoient avant
que j'eusse ouvert les membranes , & la femme
n'accoucha que la nuit du Dimanche au Lundi ,
d'un gros garçon , qui, à force d'avoir la tête
pressée au passage , l'avoit toute allongée , & les
tégumens du crâne étoient tellement bouffis qu'il

sembloit que c'étoit une tête double. Je délivrai
la mere au plutôt, qui se porta bien ensuite, &
je l'ai accouchée douze fois depuis, toujours d'accouchemens longs & difficiles.

RÉFLEXION.

Je me trouvai si fatigué après que j'eus terminé cet
accouchement, que je dormois tout debout. J'y passai
trois nuits entières & cinq jours. La femme fut malade pendant tout le tems que je marque, presque sans
relâche & sans avoir dormi une heure ; mais par bonheur le courage ne lui manqua point, au contraire,
elle prenoit sans cesse de quoi soutenir ses forces ; ce
qui fut la cause de son salut, sans quoi elle auroit succombé à ce long travail. Toute la ville étant imbue
de la longueur de cet accouchement, fut surprise voyant
porter l'enfant à l'Église, & encore plus de voir sa
mère dans la rue dix jours ensuite, jouissant d'une parfaite santé. Je la laissé pendant tout le tems du travail,
prendre ses commodités sans la contraindre en rien :
car autrement elle n'auroit pu résister seulement trois
jours à un travail de cette nature, qui ne finit qu'au
septième : ce qui fait voir que cet accouchement n'é-
toit retardé que par la mauvaise disposition des os sacrum & pubis, qui s'approchoient trop : ce qui est aussi
confirmé par la longueur du tems que l'enfant fut à forcer
ce détroit, malgré de si longues & de si fortes douleurs &
encore plus par la bouffissure & la contusion du cuir chevelu qui formoit à l'endroit par où la tête se présentoit, une
tumeur si considérable qu'elle paroissoit une tête double.

Si par un empressement à contre-tems j'avois, sous
l'ombre d'un prétendu secours, touché sans cesse cette
femme, au retour de toutes les douleurs, dans l'espérance d'aider à cet accouchement, & de faciliter
par ce moyen la sortie de l'enfant en prétendant dilater le passage, je n'aurois pas manqué de faire tomber toutes les parties en mortification, par la contusion & meurtrissure qu'un attouchement continuel y auroit causé pendant un si long-tems. Comme je suis
persuadé que ce prétendu secours est très-inutile & même pernicieux, je conseille aux Accoucheurs de s'en
bien garder, comme je le fais en pareil cas.

Cc iv.

Quoique je n'ouvre jamais les membranes dans l'espérance que l'enfant suivra les eaux, & que leur ouverture se faisant naturellement, elle terminera l'accouchement, sçachant par quantité d'expériences que leurs ouvertures prématurées, soit qu'elles se fassent d'elles-mêmes, ou par l'indiscrétion des Sages-Femmes, est ordinairement fatale, j'ouvris néanmoins celles-ci : la situation de l'enfant, les douleurs de la mère, & la manière dont elles étoient avancées, toutes ces raisons me persuaderent qu'il n'y avoit que la dureté des membranes qui retardoit cet accouchement ; ce qui m'engagea, après avoir bien temporisé, à les ouvrir comme je fis, dont je me repentis plus d'une fois pendant les trois jours que la femme fut encore avant que d'accoucher, m'imaginant que si les eaux y avoient toujours été, elles auroient par leur séjour pû ramollir & lubrifier ce passage, & faciliter la sortie de l'enfant ; ce qui m'a fait prendre la résolution de ne les ouvrir jamas, quand l'enfant est bien placé, à moins que sa tête ne soit assez avancée pour pouvoir aider à sa sortie, comme il arrive quelquefois, & comme en pareille occasion ces eaux ne font plus qu'une charge, c'est une nécessité de leur donner issue pour procurer la respiration de l'enfant qui s'en trouve enveloppé ; c'est ce que l'on appelle être né coëffé, & que l'on regarde comme le présage d'une félicité future pour l'enfant, présage qui ne peut être vrai que par le soin que l'on a eu de l'en débarrasser, parce qu'autrement il en auroit été étouffé : ce qui lui auroit fait perdre la vie, de manière que c'est un bonheur pour lui d'avoir été secouru dans une occasion si pressante.

OBSERVATION CXXVII.

Je fus demandé dans le mois d'Octobre de l'année 1701, pour aller accoucher une Dame à côté de Vire, à vingt-deux lieues de cette Ville : son travail s'étant déclaré par les plus beaux commencemens qu'on pût souhaiter, m'en faisoient espérer une fin prompte & heureuse. Les douleurs ne donnoient pas le tems de coëffer la malade , non plus que de dreffer le petit lit pour l'accoucher, tant elles étoient vives & fréquentes. Je croyois auffi-tôt que le lit fut ajufté , que je n'avois qu'à y coucher la Dame & recevoir l'enfant, d'autant plus que j'en trouvai la tête affez proche quand je la touchai pour m'affurer de fa fituation. Un vomiffement s'y joignit , qui me mit en état de ne plus douter du fuccès de mon ouvrage ; & pour me le confirmer abfolument , les eaux qui étoient formées s'écoulerent bien-tôt après , & la tête de l'enfant s'avança de maniere à croire qu'il alloit venir ; ce fut néanmoins ce qui n'arriva que trente-fix heures enfuite , & après le plus violent travail que j'aye jamais vu, tint par la nature des douleurs longues , violentes & redoublées , accompagnées de vomiffemens , & précédées de friffons, que par toutes les autres marques les plus affurées qu'une femme va inceffamment accoucher ; & je puis dire qu'il n'y eut que le grand courage & la force d'efprit de cette malade qui la tirerent d'affaire , n'ayant pendant prefque tout ce tems gardé ni vin , ni bouillon , ni enfin quoi que ce foit qui fût propre à foutenir fes forces , de maniere que le vomiffement que l'on auroit pu regarder d'abord comme un heureux préfage de l'accouchement , manqua d'être funefte à cette dame, par la longueur du travail, les violens efforts qu'elle faifoit pour vomir , & par l'infomnie dont elle fe trouvoit fi épuifée , que je commençois à me défonienter moi-même, parce que de fort & vigoureux qu'étoit l'enfant dans le commencement, il devint fi foible, qu'il y avoit plus de trois heures qu'il ne s'étoit fait fentir , quand il vint au monde , ce qui m'avoit obligé de le baptifer une heure auparavant fa fortie ; c'étoit un fort beau garçon , qui fe portoit bien , quoiqu'il eût la tête bien allongée & enflée comme le précédent, par l'étréciſſement du paſſage entre les os. Je délivrai la mere dans le moment, qui ſe porta bien enſuite. Son ſecond accouchement ne fut pas moins difficile, à la différence des autres, qui ont été très-heureux, parce que ſes enfans étoient moint gros.

RÉFLEXION.

Voici un accouchement qui ne paroît retardé que par l'étréciſſement du paſſage, cauſé par les os ſacrum & pubis qui s'approchoient trop, qui en faiſoient la difficulté ; ce ne fut que la bonté du tempérament, la force, la vigueur & le grand courage de cette Dame qui la tirérent d'affaire, tant le travail fut rude, long & laborieux. La tête de l'enfant s'étant tellement enclavée dans ce détroit, qu'elle me paroiſſoit toute applatie à meſure qu'elle avançoit.

C'eſt bien mal-à-propos que les Auteurs diſent que le moyen ſûr de juger ſi l'enfant eſt vivant, eſt de toucher ſur la fontaine de la tête pour ſentir le battement du cerveau, ou pour parler plus juſte, celui des artères, étant le lieu où l'on peut s'en appercevoir fort diſtinctement.

Car cet expédient eſt inutile dans un accouchement prompt : mais de quelle utilité ſeroit-il dans un accouchement pareil à celui que je viens de rapporter, lorſqu'il s'eſt fait une tumeur au-deſſus de cette fontaine de la tête, qui a quelquefois deux à trois pouces d'épaiſſeur, par le long ſéjour que la tête a fait au paſſage, qui eſt le tems où il faut juger de ſa vie, puiſque cette tumeur énorme, ôte tout moyen de s'appercevoir de ce battement d'artère ; ne vaudroit-il pas mieux dire que l'on ne peut juger de la vie de l'enfant, du moins par aucun ſigne qui ſoit univoque & certain, lorſqu'il eſt dans cet état ?

Ces mêmes Auteurs propoſent encore un ſecond moyen de juger de la vie de l'enfant, plus inutile que le premier, c'eſt d'aller chercher le cordon de l'ombilic, le toucher & remarquer s'il y a du battement, car s'il n'y en a point, diſent-ils, c'eſt un ſigne aſſuré que l'enfant eſt mort. Mais là où la moindre ſonde ne peut paffer, comment y introduire la main pour lever ce doute ? Cette propofition a lieu, lorfque l'enfant eft mal placé, & qu'il faut que le Chirurgien aille en chercher les pieds pour finir l'accouchement, ou quand le cordon de l'ombilic fort avant l'enfant ; mais jamais dans un cas pareil à celui-ci.

Ce fut cette incertitude qui me fit baptifer cet enfant au fein de fa mère, mais fous condition, en difant ces paroles, *Si tu es vivant, je te Baptife, &c.* C'eft une précaution que nous devons prendre dans un pareil danger, parce qu'on doit préférer un doute agréable, à une vérité fâcheufe.

Il eft bien difficile de foutenir fi long-tems les inquiétudes que caufent de femblables travaux, avec un vifage toujours égal, c'eft néanmoins ce qu'un Chirurgien doit faire, car s'il a la foibleffe de s'ouvrir au plus fort efprit de la compagnie, une malade qui donne fon attention à tout ce qui fe paffe, & que la crainte du péril inquiéte, venant à juger par le changement que produira une telle nouvelle fur le vifage de celui ou de celle à qui le Chirurgien aura eu l'imprudence de s'en ouvrir, lui fera connoître fon mauvais état, le trouble s'emparera de fon efprit, & fera d'un mal douteux une perte affurée.

Ce qui me fait dire que ce n'eft pas affez qu'un Chirurgien fe précautionne contre tout ce qui peut faire de l'inquiétude à la malade à l'égard d'autrui ; mais qu'il faut encore qu'il fache fe compofer lui-même, de manière que la malade ne puiffe conjecturer qu'avantageufement de fes paroles & de fon maintient, fur-tout en ces occafions, dont l'événement n'eft pas fûr.

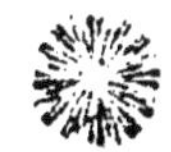

CHAPITRE VI.

Se garder de prendre les fauſſes douleurs pour un accouchement non naturel.

TOUTES les douleurs (*k*) qu'une femme groſſe qui approche de ſon terme, reſſent dans le ventre & dans les reins, & qui répon-

---

(*k*) Pour bien connoître les douleurs de l'accouchement, bien diſtinguer les vraies d'avec les fauſſes, il faut ſçavoir comment s'exécutent les mouvemens de la matrice, comment elle ſe dilate & comment elle ſe contracte. Cette connoiſſance conduit non ſeulement a bien décider ſur le tems de l'accouchement, mais encore aux moyens de ſe rendre le maître de ſes deux fonctions de dilatation & de contraction, ſelon le beſoin, c'eſt à dire, de les diminuer ou de les augmenter au gré de l'Accoucheur.

On ſçait qu'à meſure que l'embryon groſſit, la matrice céde & lui fait place. Pluſieurs expériences phyſiques prouvent cet effet; telle eſt l'eau ou l'air pouſſés dans une veſſie qui levent un poids conſidérable, l'air enfermé dans une bouteille & raréfié par la chaleur, &c. Mais ce triomphe n'eſt pas toujours complet; l'action de l'embryon ſur les parois de la matrice révolte ſouvent

ſa ſenſibilité : il en réſulte des nauſées, des vomiſſemens, des douleurs de reins, des indigeſtions. Ces accidens finiſſent ordinairement, quand le fœtus occupant plus de place, a fait étendre davantage la matrice, & l'a rendue plus foible.

Mais quand elle n'eſt plus attaquée dans tous les points, que le poids du fœtus l'entraîne vers quelque côté, elle reprend force, & fait tous les efforts pour ſe débarraſſer de ſon fardeau. Et c'eſt au centre que cela ſe paſſe; car à ce fond ſe réuniſſent les fibres longitudinales : les fibres circulaires de cette partie réſiſtent auſſi davantage, parce que là elles ſont plus courtes, & leur gonflement doit rapprocher plus intimément les parois : celles des parties latérales de la matrice n'ont pas tant de force, mais elles ſont aidées dans leurs contractions par les muſcles de l'épigaſtre; celles du col de l'orifice ſont foibles.

dent mêmes aux parties baſſes, ne ſont pas toujours des douleurs qui annoncent l'accouchement,

Ainſi, quand il y aura quelque corps dans la matrice, qui l'irrite, les fibres longitudinales & circulaires du fond s'accourciront par une eſpèce de gonflement que la douleur excite, & le corps preſſé ira vers la partie qui fera moins de réſiſtance.

Mais les douleurs que reſſent une femme groſſe, ne ſont pas toujours des douleurs pour accoucher. Les jeunes femmes s'imaginent aiſément dans la première groſſeſſe, lorſqu'elles ſont attaquées de douleurs de reins & de tranchées, que ce ſont les douleurs du travail; mais par le toucher on connoît ſi elles ſont vraies, en ſentant que l'orifice de la matrice ſe dilate & s'ouvre, & qu'il eſt encore plus ouvert après les douleurs : ce qui n'arrive pas dans les fauſſes douleurs qui en augmentant reſſerrent davantage l'orifice de la matrice. Une Sage-Femme ignorante pourroit ſe tromper, voyant beaucoup de reſſemblance entre les douleurs que ſent la femme & celles du travail; ſentant d'ailleurs que l'orifice de la matrice eſt ouvert & relâché, elle ne manquera pas d'aſſurer que ce ſont des douleurs du travail; & voyant que l'orifice ne ſe dilate pas davantage, & que les douleurs n'augmentent pas, elle a recours aux remédes, oblige la femme à ſe donner différens mouvemens, la met dans diffé-rentes ſituations, & la tourmente ſi fort qu'elle s'affoiblit, perd ſes forces & eſt expoſée à avorter.

Les femmes qui approchent du terme de l'accouchement, reſſentent ſouvent des envies d'aller à la ſelle, quelquefois des douleurs de colique, qui leur font croire qu'elles vont accoucher. C'eſt par le toucher qu'on peut s'en éclaircir : on lit dans les Auteurs que, quand une femme n'eſt pas groſſe, l'orifice de la matrice eſt pointu, épais & ferme, & qu'après les deux ou trois premiers mois il devient plus plat, plus mol & plus mince : ils ajoutent que le même orifice s'ouvrent & ſe dilate ſenſiblement dans les derniers tems de la groſſeſſe. On ne peut ſe refuſer à la vérité de ces Obſervations en général, dit M. Puzos, p, 61. mais il n'eſt pas rare de voir des femmes accoucher promtement, quoique l'orifice de la matrice paroiſſe & ſoit réellement épais au toucher. Il eſt encore moins rare d'en voir qui ont l'orifice de la matrice ouvert & plat pendant quinze jours ou trois ſemaines avant l'accouchement; quelquefois cette ouverture égale preſque la largeur d'une pièce de vingt - quatre ſols. Dans quelques femmes au contraire, dans celles, par exemple, qui accouchent pour la première fois dans un âge avancé, & dans les femmes robuſtes, ce n'eſt

quand même à force d'introduire le doigt en avant, l'on trouveroit la tête de l'enfant, notamment si ces douleurs ne sont pas accompagnées de glaires, & que les eaux ne s'y forment point ; il faut alors bien se garder de mettre une femme

souvent qu'à la fin du travail que l'orifice de la matrice se dilate : il faut dire la même chose dans les cas d'obliquité de la matrice, où l'orifice ne prend aucune bonne situation, ne s'ouvre & ne devient plus mince qu'à force de douleurs. Il suit de toutes ses variétés qui s'observent assez fréquemment en pratique, qu'on ne peut asseoir de jugement solide d'un accouchement prochain ou éloigné, sur des signes aussi incertains que le sont ceux dont les Auteurs font mention. Cependant la main d'un Accoucheur habile distingue plus facilement ce qui est dans la régle générale d'avec ce qui n'est que dans l'exception.

Mais un signe qui ne trompe point & qui annonce avec certitude un enfantement prochain, c'est quand l'introduction des deux premiers doigts dans le vagin fait sentir une tumeur, qui reste plus ou moins selon la partie que présente l'enfant qui fait des efforts pour sortir : dès qu'on sent cette tumeur, on peut assurer que les douleurs dont la femme se plaint, sont celles du travail qui précéde l'accouchement.

Par le même moyen on connoîtra que l'accouchement sera facile & heureux,

si la matrice est bien placée, si son orifice répond au milieu de l'espace du bassin & s'il est disposé à se dilater facilement, s'il n'y a pas d'obstacle du côté de la situation du fœtus, & de la conformation du bassin.

On ne doit pas gêner une femme pour la situation qu'elle doit tenir, quand le travail n'est pas encore bien avancé. Elle peut rester debout, assise ou couchée, ou se promener ; on peut profiter de cet intervalle de tems pour prendre des moyens propres à abbréger le travail & à faire réussir l'accouchement ; on peut, par exemple, ordonner un lavement, si le *rectum* est rempli de grosses matières ; une saignée, si la femme est pléthorique.

La saignée accélére aussi le travail, quand la foiblesse des douleurs vient de la pléthore ; puisqu'elle relâche les fibres trop tendues de la matrice ; on peut y joindre les boissons délayantes & rafraîchissantes. Mais quand la foiblesse des douleurs vient d'épuisemens qui enlèvent l'action & la force expulsive de l'utérus ; pour y remédier, on fera coucher la femme, on relèvera ses forces abattues par une bonne nourriture, par quelque liquéur cordiale.

en travail ; mais il faut au contraire la laisser en repos , & remettre au tems le dénouement de l'affaire , qui ne tarde guère à se manifester , soit du côté de l'accouchement, si ces douleurs en sont les signes , par leur continuation & augmentation, ou par leur diminution , quand elles sont causées par quelques humeurs superflues , indigestes , âcres , corrosives ou par des vents.

En prenant ces précautions , l'Accoucheur ne sera jamais la dupe de l'Accouchée, parce qu'au cas que ce ne soit que de simples douleurs , les plus simples lavemens anodins , ou quelques remédes semblables , suffiront pour l'en délivrer ; & si au contraire l'accouchement se déclare dans la suite , elle accouchera bien plus heureusement, quand elle n'aura pas été tourmentée inutilement pendant plusieurs jours , puisque les fâcheux accidens qui en restent assez souvent, sont les tristes preuves de l'ignorance des Accoucheurs & des Sages-Femmes , qui les fatiguent & maltraitent sans nécessité.

OBSERVATION CXXVIII.

La femme d'un Matelot de la Paroisse de Bretteville , à quatre lieues d'ici, dont le mari étoit parti quelques jours après son mariage pour aller servir le Roi sur la flotte , y ayant resté treize mois, & étant ensuite revenu chez lui , apprit pour nouvelle que sa femme étoit grosse , & que le Curé l'avoit mise hors de l'Eglise , à raison du scandale qu'une telle grossesse causoit ; la femme sans s'ébranler , soutenue par son innocence , & par la certitude d'une conscience pure & nette , souffrit non-seulement l'insulte que lui fit ce Pasteur indiscret , en présence de tous les Paroissiens , mais avec une fermeté égale les durs reproches d'un mari qui se croyoit offensé par une femme à laquelle, quoiqu'outré de colère & de rage, il ne pouvoit encore s'empêcher de marquer de la tendresse.

Cette femme, quoique jeune, assura son mari avec beaucoup de douceur que son absence avoit fait son mal, dont lui, le Curé & tous les Paroissiens seroient éclaircis dans la suite, sans craindre que la grosseur de son ventre donnât aucune atteinte à sa conduite.

Le mari écouta ses excuses ; mais il croyoit sa colère trop juste & trop bien fondée pour céder si-tôt, de manière qu'il fallut que le tems changeât les choses ; & voyant que sa femme persévéroit dans sa première fermeté, & qu'elle ne changeoit ni d'état ni de visage, il commença à l'écouter, n'étant pas absolument déprévenu en sa faveur de la part de son ancienne amitié. Huit mois ensuite, s'étant écoulés, cette femme sentit des douleurs comme celles qui présagent un accouchement prochain. L'on alla chercher la Sage-femme, qui demeura deux jours auprès d'elle à lui faire souffrir bien des maux, la croyant en travail, sans que la continuation des douleurs fît rien paroître. Le mari qui ne vouloit avoir rien à se reprocher de ce côté-là, en ayant assez d'ailleurs, vint le septième Novembre de l'année 1692, me prier d'aller chez lui. Je trouvai la malade grosse d'un enfant fort & vigoureux, avec des douleurs, qui n'étoient point celles d'un accouchement, n'étant accompagnées d'aucun des accidens qui le précédent ordinairement. L'on trouvoit à la vérité la tête de l'enfant, mais si éloignée, que l'on n'auroit pas pû assurer que ce fût elle, à moins que de pousser ses connoissances

plus

plus loin, fans que les eaux paruſſent s'y intéreſſer le moins du monde ; ce qui me porta à conſeiller à la malade de renvoyer la Sage-Femme chez elle, après qu'elle lui auroit donné un lavement carminatif & anodin, tel que je l'ordonnai, afin de la foulager ; au lieu que c'étoit un bonheur que les attouchemens violens & continuels que cette femme avoit faits à cette malade, dans l'eſpérance d'un accouchement prochain, ne l'avoient pas dès-lors fait accoucher ; ce qui n'arriva qu'après plus de trois femaines.

RÉFLEXION.

La groſſeur du ventre qui avoit cauſé ce ſcandale à cette jeune femme, étoit la fuite des obſtructions cauſées par la fuppreſſion de ſes menſtrues, à l'occaſion de la douleur & de l'ennui qu'elle eut du départ de fon mari, qu'elle aimoit tendrement. C'étoit un vrai bonheur que cette Sage-Femme n'eut pas avancé l'accouchement par tout ce qu'elle lui avoit fait fouffrir pendant deux jours par des attouchemens inutiles. Il eſt vrai que l'on trouvoit l'enfant, mais c'étoit dans la matrice, dont l'orifice intérieur étoit encore bien fermé, fi elle eût été aſſez ſçavante, elle auroit fans doute pouſſé ſa témérité juſqu'à le dilater ; mais il femble que c'étoit une grace de Dieu toute particulière, qui voulut conſerver juſques aux neuf mois accomplis la groſſeſſe de cette femme, pour juſtifier ſon innocence, & faire un reproche auſſi honteux au Curé que l'affront qu'il avoit fait à cette pauvre femme étoit criant, le mari homme pacifique, fut aſſez content de voir ſa femme auſſi-bien juſtifiée devant le monde qu'elle l'étoit devant Dieu, & ne s'embarraſſa que de ce qui étoit néceſſaire pour la foulager dans ſon état préſent, qui céda aux petits lavemens faits d'une décoction d'orge, d'aigremoine, & bouillon blanc, moitié de cette décoction & moitié petit lait, avec une cuillerée de miel & un peu de femence d'anis donné à la malade ; deux lavemens de cette compoſicion diſſipérent les vents, & évacuérent l'humeur qui caufoit les douleurs , & rendirent le calme & la tranquillité à la malade , jufques à la fin du neuvième mois (comptant du jour qu'elle avoit couchée avec fon mari) elle accoucha en très-peu de tems & fans fouffrir que de légéres douleurs , comme par une jufte récompenfe des peines qu'on lui avoit fait.

L'ennui & la trifteffe peuvent caufer une totale fuppreffion des menftrues , ou feulement en partie ; ce qui donne lieu affez fouvent à des accidens affez femblables à ceux que fouffre une femme nouvellement groffe , & dont l'élévation du ventre eft l'effet ; comme il arriva à cette jeune femme , qui fut heureufe d'avoir autant de foumiffion qu'elle en fit paroître , & de conftance pour la foutenir , en obéiffant fans murmure aux ordres indifcrets d'un Curé ; affurée que la fuite du tems juftifieroit fa conduite ; ce qui prouve qu'il ne faut pas être fi facile à condamner , fur-tout dans une matière auffi délicate qu'étoit celle-ci , où la réputation , l'honneur , & même la vie font intéreffés , puifque non feulement les filles du monde les plus fages peuvent être expofées aux mêmes difgraces que cette jeune femme ; mais même les Religieufes les plus auftères. Ce qui fait voir auffi que tous ceux qui font prépofés pour paître le troupeau des fidéles , n'ont pas tous le bonheur de profiter de l'avis du Pafteur fuprême , quand il leur dit que leur devoir eft de tondre leurs ouailles , & non de les écorcher.

OBSERVATION CXXIX.

Le 2 de Mai de l'année 1703 , la femme d'un Tifferand qui fe croyoit prête d'accoucher, fe fentit attaquée de douleurs lentes & entrecoupées , qui répondoient vers les parties baffes. Elle envoya querir la Sage-Femme , qui après avoir paffé la nuit auprès d'elle , fans avoir pu trouver l'enfant , quoiqu'elle eût fans ceffe touché la malade , m'envoya prier de la venir voir. Je trouvai , comme à la précédente , cette malade avec de légéres douleurs dans le ventre vers les parties baffes ; mais l'orifice intérieur de la matrice bien fermé, & l'enfant dans l'état où il devoit être. Je la fis coucher dans son lit, lui fis faire un lavement à peu près comme le précédent; ces douleurs cessèrent, après quoi je renvoyai la Sage-Femme, & m'en retournai aussi chez moi. Je l'accouchai un mois après, & son travail fut prompt & assez doux.

RÉFLEXION.

En tenant cette conduite, on ne mettra jamais une femme en travail que les choses ne soient dans un état à ne pouvoir douter de la nécessité de les y mettre; mais lorsqu'on en use autrement, l'on risque la mère & l'enfant, comme je le rapporte dans ces deux Observations, où on les eut exposé à une mort comme certaine, si je n'avois pas tenu une conduite opposée à celles de ces deux Sages-Femmes : mais pour ces deux qui se sont heureusement sauvées, combien y en a-t-il de sacrifiées à l'ignorance de ces femmes si mal nommées, auxquelles pour toutes capacités je ne demanderois autre chose, sinon qu'elles demeurassent auprès des femmes qui sont en cet état vrai ou faux, dans la tranquillité & dans l'inaction; mais loin de cela, je les résoudrois plutôt au silence, que d'être oisives auprès d'une femme grosse qui approche de son terme, & qui ressent des douleurs, soit que ce soient de véritables douleurs, qui présagent l'accouchement, ou qu'elles soient fausses.

Si je pouvois leur inspirer cette méthode de n'agir point, telle femme qui a été trois jours dans un rude travail, n'y seroit que quelques heures, comme il arrivoit pour l'ordinaire à la Dame qui fait le sujet de l'Observation suivante. Elle avoit des enfans souvent, & ses travaux toujours très-longs, très pénibles & très-fatiguans : étant grosse, elle me pria de venir l'accoucher, quand elle me demanderoit; ce que je lui promis.

OBSERVATION CXXX.

Le 29 de Mars de l'année 1685 , une Dame éloignée de cinq lieues de cette Ville, m'envoya querir pour l'accoucher. Je la trouvai avec de légéres douleurs & fort éloignées, le petit lit & toutes les choses nécessaires étoient prêtes comme si elle alloit incessamment accoucher ; mais au lieu de la faire coucher, comme faisoit la Sage-Femme , pour connoître la situation de l'enfant, & l'exciter ensuite à faire valoir ces légéres douleurs , comme de plus fortes , & de mieux marquées , je la menai promener jusqu'au dîner , & j'en fis de même de tems en tems, le reste du jour , passant les intervalles assise , & dans des occupations indifférentes , quoiqu'elle eût de légéres douleurs , mais fort éloignées. Je la conduisis de cette manière jusqu'à l'heure de se coucher , & y allai aussi ; elle n'eut que des sommeils fort interrompus , & se leva quantité de fois. J'entrai du matin dans sa chambre, je la trouvai encore couchée , mais habillée ; & si-tôt qu'elle sentoit venir une douleur, elle se jettoit vite hors de son lit ; ce que je lui défendis , & l'exhortai autant que je pus à y demeurer, & y laisser passer la douleur. Elle se contraignit encore quelque-tems ; mais heureusement pour elle l'heure du lever vint, qui fut une raison pour ne pas demeurer au lit davantage. Elle se leva, & nous passâmes ce second jour de la même manière que le précédent , à la différence qu'au lieu de me coucher , quand la Dame se fut couchée , je me mis dans un fauteuil auprès du feu. La Dame reposa quelque peu d'abord , mais comme ce soir elle s'étoit couchée avec sa jupe & sa robe de chambre, elle se leva à la première douleur

qu'elle fentit ; je la laiffai un peu de tems de la
forte, puis je l'exhortai à fe recoucher ; ce qu'elle
fit jufqu'à minuit, fe couchant & fe levant
fans ceffe, quoique je lui puffe dire : c'étoit un
mouvement continuel, que je ne pus faire ceffer
comme je le fouhaitois, parce que fes douleurs
ne difoient encore rien, & qu'elle fe fatiguoit
fans néceffité ; je fis tant enfin qu'elle fe desha-
billa entièrement & fe coucha ; mais avec cette
inclination de fortir toujours de fon lit à la première douleur, comme font ordinairement les
femmes qui font malades pour accoucher, qui
croyent prefque toutes qu'il n'y a de mauvaife
place que celle qu'elles occupent, & de bonne
que celle en laquelle elles ne font pas ; ce qui les
excite à la vouloir continuellement changer ; mais
le tems qu'il falloit à cette Dame pour prendre
fa jupe & fa robe de chambre, étant toujours plus
long que la douleur, l'obligeoit à demeurer au
lit comme par force. Les chofes furent en cet
état depuis le Lundi matin jufqu'au Mercredi à
midi, que les douleurs commencèrent à être plus
violentes, à fe fuivre de près, & même à redoubler ; je la touchai pour m'affurer de la fituation
de l'enfant, qui étoit bonne, les eaux commençoient à fe former, & les douleurs augmenterent
fi bien, qu'en moins d'une heure les eaux percérent, & la Dame accoucha d'un garçon, qui
fe portoit bien, & la mère auffi. Je la délivrai
fur le champ, la plus contente du monde, de
n'avoir été qu'une heure en travail, quoiqu'elle
eût été malade de la même manière qu'elle l'avoit
été dans toutes fes accouchemens précédens, où
la Sage-femme étoit trois jours au-tour d'elle à la
tourmenter, dont elle demeuroit fi accablée,
qu'à peine pouvoit - elle fe relever qu'après un
long - tems.

D d iij

RÉFLEXION.

L'objet de cette Observation est de faire distinguer les vraies douleurs d'avec les fausses, & d'engager les Sages-Femmes à demeurer en repos auprès des malades : quoiqu'il semble que ce soit la chose du monde la plus facile, c'est cependant la moins possible à exécuter. Je joindrois plus de cent Observations à celle-ci sur le même sujet, sans que cela les rendît plus sages ; je ne le dis pas moins pour les nouveaux Accoucheurs, puisqu'il tombent dans la même faute, comme je le ferai voir en plusieurs occasions, qui en sont les tristes & funestes preuves.

L'on voit par la manière dont je me comportai à l'égard de cette Dame, que si le tems de l'accouchement ne s'étoit pas déclaré, je n'y aurois rien avancé, puisque je ne l'avois pas encore touchée deux heures avant qu'elle accouchât, parce que les douleurs n'étoient point telles qu'elles auroient dû être, pour m'engager à le faire : au lieu que j'allai chez une Dame de ses voisines quelques jours après, dont les douleurs approchoient tellement de celles qui annoncent un accouchement prochain, que je la touchai d'abord pour m'en instruire ; au moyen de quoi je l'assurai qu'elle ne seroit de long-tems en cet état, comme en effet elle n'accoucha que cinquante jours ensuite, & une autre trois semaines après. C'est la marque la plus certaine que nous puissions avoir, pour juger d'un accouchement éloigné ou prochain ; mais qu'on ne doit jamais mettre en usage que la néçessité n'y oblige, & que les douleurs n'y concourent, parce qu'outre que l'accouchement est inutile, il est toujours fort désagréable à la malade.

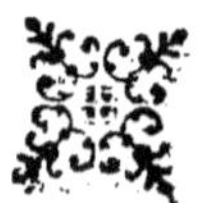

CHAPITRE VII.

Les douleurs de l'Accouchement succédent quelquefois à d'autres douleurs.

QUOIQUE j'aye dit dans un Chapitre précédent, qu'il se faut bien garder de prendre des fausses douleurs pour celles de l'accouchement, encore qu'elles aient beaucoup de rapport avec elles, mon intention n'est pas qu'on les néglige, mais que l'Accoucheur les sache si bien distinguer, qu'il puisse profiter des unes quand elles sont favorables, & de calmer les autres qui sont à charge à la nature : car les douleurs qui approchent le plus de celles de l'accouchement, peuvent discontinuer, sans que l'accouchement s'ensuive, comme il arrive que celles qui n'y ont pas rapport, engagent quelquefois la nature à des mouvemens qui donnent lieu aux véritables douleurs de l'accouchement ; ce qui doit porter l'Accoucheur à avoir une continuelle attention à tout ce qui se passe chez une femme grosse, particulièrement sur la fin de la grossesse, parce qu'il n'arrive aucune douleur violente en aucune partie de son corps, à qui celle de l'Accouchement ne puissent succéder, comme je l'ai vu très-souvent arriver.

OBSERVATION CXXXI.

Le 7 Août de l'année 1692, on me manda pour voir une Dame à deux lieues de cette Ville, qui étoit grosse, & fort près de son terme. Je la trouvai atteinte d'une douleur de côté des plus violentes, accompagnée d'une toux fâcheuse, & avec beaucoup d'oppreſſion, mais heureuſement ſans fiévre. Le dépôt de quelques ſéroſités âcres répandues ſur les poumons & ſur la plévre, paroiſſoit être en partie cauſe de ces accidens ; je dis en partie, parce qu'un enfant un peu élevé, ou des vents ſeuls, peuvent produire les mêmes accidens ; ce qui m'engagea à lui faire un lavement, que je lui fis donner à l'heure même, & une heure enſuite je lui tirai deux palettes de ſang; ces deux remédes eurent tout le ſuccès que j'en pouvois attendre ; l'oppreſſion diminua peu à peu, ainſi que la toux, & la douleur qu'elle avoit à la poitrine ſe répandit au-tour des reins & dans le ventre, & de continuelle qu'elle avoit été, elle ne ſe faiſoit plus ſentir que par intervalles, ſe changeant de cette manière dans les vraies douleurs de l'accouchement, qui ſe termina heureuſement en moins de quatre heures depuis que je fus arrivé. Je laiſſai la mère & l'enfant qui ſe portoient bien pour leur état.

RÉFLEXION.

Qui auroit jamais penſé que des douleurs de cette nature auroient donné occaſion à celles de l'accouchement, & qu'il feroit arrivée en ſi peu de tems ? C'eſt ce qui prouve qu'il ne faut jamais rien négliger en fait d'accouchemens, ſur-tout quand une femme eſt prête de ſon terme.

OBSERVATION CXXXII.

La femme d'un Perruquier de cette Ville m'envoya prier de venir la voir le quatrième Janvier de l'année 1687, je la trouvai froide comme glace, avec un violent cours de ventre, une dou leur de côté très-preſſante, groſſe, & au terme de ſa groſſeſſe. Si elle eût eu un peu de force, & qu'elle n'eût pas été froide comme elle étoit, je l'aurois ſaignée; mais tout le ſervice que je pus lui rendre, fut de lui dire qu'elle fît préparer ce qui lui étoit néceſſaire, qu'elle alloit accoucher en très-peu de tems, & que je ne doutois nullement que les douleurs de l'accouchement ne ſuiviſſent bien-tôt celle qu'elle reſſentoit au côté; ce qui la ſurprit d'autant plus, qu'elle n'en reſſentoit pas la moindre, & cependant deux heures après elle étoit accouchée d'un petit enfant, qui mourut auſſi-tôt. Je la délivrai, elle fut très-mal; mais le grand ſoin que j'en eus, & ſon bon courage, la tirérent d'affaire avec le tems.

RÉFLEXION.

L'excès de foibleſſe & le grand accablement où cette jeune femme étoit réduite, y furent les raiſons qui me firent prévoir ſon accouchement prochain, & en effet, tout étoit tellement relâché chez elle, qu'il étoit impoſſible que la matrice ne s'en reſſentît. Si elle eut été forte & vigoureuſe, je n'aurois pas manqué de lui donner un lavement anodin, à cauſe de ſon cours de ventre, qui la tourmenta encore beaucoup dans ſa couche, & dont je ne fus le maître, que par le moyen de ces lavemens. Je l'aurois auſſi ſaignée; mais le moyen, vû le froid où elle étoit, qui avoit comme concentré tout ſon ſang, & qui auroit rendu la ſaignée inutile, ce qui me la fit abandonner à elle-même, & lui donner des reſtaurans, comme bouillons, rôties au vin, & d'autres confortatifs de même qualité.

J'en ai accouché de ſi malades, qu'elles ne faiſoient penſer à elles pour leur donner les ſecours néceſſaires, que par des mouvemens des bras, d'autres du ſiége, & d'autres des lèvres, qui en ſont échappées, quoi-qu'accouchées en totale perte de connoiſſance, dans des maladies violentes, dont leurs enfans ſe ſont tirés heureuſement, & les mères auſſi.

OBSERVATION CXXXIII.

Le 2 de Décembre de l'année 1699 , une Boulangere de cette ville , grosse & à terme , m'envoya prier de venir la voir. Elle étoit attaquée de la plus violente douleur qui se puisse exprimer , qui se faisoit ressentir dans tout l'intérieur de la cuisse , depuis l'aîne jusqu'au genou , du côté droit ; elle faisoit des mouvemens & des contorsions , qui ne prouvoient que trop la violence de sa douleur. J'eus quelque soupçon que l'accouchement pourroit bien avoir part à ces douleurs si violentes. Je touchai la malade , & je trouvai que les eaux étoient toutes formées & prêtes à sortir ; ce qui arriva environ une demi - heure ensuite , l'enfant les suivit , & je délivrai la mère , le tout fort promptement. La douleur cessa , comme si on la lui avoit ôtée avec la main.

RÉFLEXION.

Je croyois que la cause de cette insupportable douleur , étoit quelqu'humeur âcre & corrosive qui s'épanchoit sur le ligament rond , qui occupe cette partie , & sur ces membranes , qui sont d'un sentiment très - exquis ; mais j'en fus détrompé , quand je vis que la douleur cessa au moment que l'accouchement fut fini ; & je fus en même-tems persadé que le poids de l'enfant faisoit faire quelque mouvement à la matrice , dont le ligament rond étoit tiraillé , ce qui donnoit occasion à cette douleur : ce qui fait voir que bien que les douleurs que la femme grosse souffre , n'ayent rien de commun avec celles qui ont du rapport à l'accouchement , elles peuvent cependant les y conduire , mais particulièrement quand elles sont à leur terme ; ce qui fait que l'Accoucheur ne doit rien négliger de ce côté-là ; mais au contraire y donner sa principale attention.

CHAPITRE VIII.

Du mauvais effet des eaux, quand elles font en trop petite quantité, ou qu'elles font trop abondantes.

LES eaux font d'un grand fecours pour faciliter l'accouchement, & leur écoulement prématuré donne lieu d'en appréhender les fuites; mais pour que la femme groffe en tire l'avantage qu'elle doit en attendre, il faut que leur quantité ne foit ni trop petite ni exceffive. La petite quantité fait douter qu'elle foit groffe, parce que la matrice n'ayant point affez d'étendue, ou n'étant pas affez dilatée par la préfence de ces eaux, tient l'enfant comme enveloppé & dans une pofture fi gênante, qu'à peine la mere fe peut-elle appercevoir de fes mouvemens, & ce doute fait qu'elle s'expofe plus volontiers à quantité de dangers qui peuvent la faire accoucher avant le tems.

Mais la quantité exceffive de ces eaux eft auffi un poids accablant pour une femme groffe, qui lui fait croire qu'elle eft groffe de plufieurs enfans & qui l'expofe à l'avortement par la facilité qu'a la matrice de fe dilater & delivrer paffage à l'enfant avant fa perfection.

Quelquefois l'écoulement des eaux fe fait longtems avant l'accouchement, mais fouvent la femme n'eft pas pour cela en plus grand danger. Nous allons rapporter des exemples, qui confirment la vérité de ce que nous avançons.

OBSERVATION CXXXIV.

Le 3 de Juillet de l'année 1702, la femme d'un Peintre de cette Ville, grosse de sept mois & demi ou environ, dont les eaux venoient de s'écouler tout-à-coup, m'envoya prier de venir la voir. Je la trouvai ayant de legeres douleurs, l'orifice intérieur de la matrice dilaté à y introduire le doigt sans peine, l'enfant bien situé, & ayant toutes les dispositions qui pouvoient faire espérer un accouchement prochain, pour peu qu'il fût secondé des douleurs pour le terminer; mais ces douleurs au lieu d'augmenter, comme il y avoit lieu de l'espérer, cesserent entiérement, & la femme se porta bien le reste du temps que dura sa grossesse, vaquant aux soins de son ménage, & à ses affaires domestiques, comme avant l'écoulement de ces eaux, jusqu'à ce que le temps des neuf mois fût accompli, qui fut celui où les douleurs se firent sentir assez fortement pour m'en donner avis. Je me rendis aussi-tôt auprès d'elle ; elles augmenterent de telle sorte, que je l'accouchai presque aussi-tôt que je fus arrivé, quoique les eaux fussent écoulées depuis si long-tems, & qu'il n'en parut point de nouvelles ; c'étoit d'une grosse fille, que se portoit fort bien. Je délivrai la mere avec la même facilité, & le tout se termina très-heureusement.

OBSERVATION CXXXV.

Le 7 Juin de l'année 1711, la femme d'un Couvreur d'ardoise de cette Ville, grosse de huit mois, entendit un espèce de craquement dans son ventre en se couchant, & se trouva ensuite toute baignée dans son lit ; mais comme cet écoulement ne fut suivi d'aucune douleur, elle regarda cet ac-

cident avec beaucoup d'indifférence , & n'en reposa pas moins bien pendant la nuit. Le matin elle
me vint trouver pour me dire ce qui s'étoit passé,
& l'état où elle étoit; mais comme elle se portoit parfaitement bien , je lui conseillai de ne se
fatiguer que le moins qu'elle pourroit, dont elle
tint si peu de compte, que je la rencontrai plusieurs
fois dans les rues , jusqu'à la fin de son terme , que
les douleurs se firent sentir. Elle me manda , &
je l'accouchai en moins d'une heure de travail,
d'un gros garçon, quoique les eaux fussent écoulées depuis plus d'un mois. Je la délivrai ensuite,
& la laissai aussi bien que son enfant en très-bon
état.

RÉFLEXION.

Ce n'étoit point des hydropisies de matrice, dont la
nature se déchargea dans ces deux occasions , non
plus que les premières eaux, dont parle M. Peu, lorsqu'il se récrie sur les mauvais discours que tiennent
certaines Sages-Femmes , en des rencontres à peu près
semblables ; la dilatation que je trouvai à la matrice
de la première de ces deux femmes , & la situation
de l'enfant, dont je touchai la tête à nud , faisoient
évidemment voir que c'étoient les véritables eaux ; ce
qui me fut confirmé par l'accouchement de l'une & de
l'autre, qui vint dans son tems , sans être précédé
d'aucunes autres eaux ; leur travail, n'en fut ni plus
difficile ni plus laborieux, quoiqu'il auroit semblé qu'il
dût l'être , après un accident , puisque souvent l'écoulement prématuré des eaux d'un seul jour , peut produire ce mauvais effet, au lieu que ceux-ci furent très-
naturels , en ce que la matrice conserva une espèce
d'humidité glaireuse (nonobstant la dilatation que je
remarquai à son orifice intérieur) qui tint lieu des eaux,
& qui l'entretint dans son état ordinaire , & dans la
même souplesse où elle auroit pû être , quand ces eaux
ne se seroient point écoulées , comme elles firent si
long tems avant qu'elles accouchassent.

Ce sont de ces choses rares , sur lesquelles l'on ne
doit faire aucun fond ; mais qui font voir, qu'il faut

attendre que la nature se déclare, avant que de vouloir tenter l'accouchement, quelque marque que l'on puisse avoir qu'il doit être prochain, & ne jamais mettre une femme en travail mal-à-propos, de peur qu'en voulant éviter un péril qui n'est qu'apparent, l'on ne l'expose dans un danger très-effectif.

De toutes les femmes auxquelles j'ai vu rendre les eaux avant leur accouchement je n'en ai remarqué aucune à qui cet accident soit arrivé tant de fois en si grande abondance, ni si long-tems avant que d'accoucher, qu'à celle qui fait le sujet de l'Observation qui suit, ni qui m'ait fait plus craindre un accouchement avancé, outre que sa grossesse étoit acompagnée d'un flux si excessif de fleurs blanches qu'elle ne croyoit jamais avoir d'enfans, parce que depuis quatre à cinq ans qu'elle avoit fait sa dernière couche, elle n'avoit eu que deux fois ses ordinaires.

OBSERVATION CXXXVI.

Dans le commencement du mois de Mai 1714, une femme de cette Ville me vint consulter sur plusieurs accidens qu'elle souffroit, comme étoient les nausées, les vomissemens, les lassitudes, & un dégoût général pour tout ce qu'elle avoit coutume de manger, & même pour les alimens qu'elle aimoit le mieux; je l'assurai que tous ces accidens étoient des signes convaincans de sa grossesse; ce qu'elle ne voulut point croire, parce qu'elle n'avoit point eu ses ordinaires il y avoit bien quatre années, & que depuis ce temps-là, & même avant la derniere grossesse, elle avoit été continuellement affligée d'un flux excessif de fleurs blanches, & que ses ordinaires n'ayant pas paru depuis, elle ne pouvoit se persuader d'être grosse : comme je lui voyois toutes les marques de plénitude, je la saignai le lendemain matin ; cette saignée lui ayant procuré un peu d'appétit, je la réitérai quelques jours après ; l'effet en fut si heureux, que tous ces accidens disparurent ; en sorte qu'elle ne songea plus à la groſſeſſe, juſqu'à ce que les mouvemens de ſon enfant l'en aſſurerent, trois mois & demi après; quinze ou vingt jours enſuite, elle m'envoya prier de l'aller voir. Je la trouvai très-allarmée, à cauſe d'une quantité d'eaux qui venoient de s'écouler, dans la crainte que l'accouchement ne ſuivît, dont elle regardoit ce ſubit écoulement d'eau, comme l'avant-coureur ; mais comme elle ne reſſentoit aucune douleur dans le ventre, ni vers les reins, je lui conſeillai le repos dans ſa maiſon, ſans autre précaution. Elle ſe porta très-bien, & continua de ſentir ſon enfant, dont les mouvemens qui augmentoient tous les jours, perſuadoient qu'il ſe fortifioit de plus en plus, quoique l'écoulement de fleurs blanches continuât toûjours. Un mois après, qui étoit le ſixiéme de ſa groſſeſſe, elle eut une ſeconde évacution, comme la premiere, je lui conſeillai la même choſe ; ce qui arriva encore deux autres fois à un mois d'intervalle, & ne revint plus qu'au cinq de Janvier, qui fut le temps que les douleurs de l'accouchement ſe firent ſentir, mais qui furent ſi foibles & ſi éloignées, que les véritables eaux, qui contenoient l'enfant, s'écoulerent dès ce premier jour, ſans que je puſſe accoucher cette femme que le huitiéme du mois. Je la délivrai dans le même temps ; elle ſe porta très-bien pendant la durée de ſes couches ; mais ſon écoulement de fleurs blanches ne laiſſa pas de continuer.

RÉFLEXION.

C'étoit une néceſſité que les eaux qui s'écoulérent en ſi grande quantité pendant les cinq derniers mois de la groſſeſſe de cette femme, fuſſent contenues dans des membranes particulières, ſoit qu'elles ſe formaſſent peu à peu, comme ſe font les kiſtes, qui contiennent des abſcès, ou qu'elles euſſent commencé à ſe former au moment de la conception, & qu'elles s'accruſſent à proportion de la quantité de ſéroſités qu'elles pouvoient

contenir, en s'étendant jufqu'à un certain point, après
quoi elles étoient forcées de s'ouvrir & de laiffer échapper ces férofités, mais enfuite la poche fe rempliffoit
& s'ouvroit de nouveau, ainfi fucceffivement, jufqu'à
quatre fois.

Il eft probable que les chofes fe font paffées de la
forte, parce que fi ces eaux (*l*) euffent été une portion
de celles qui étoient contenues dans les membranes
qui contenoient l'enfant, elles fe feroient toutes écou-

(*l*) L'amas de férofité dans la matrice peut fe faire dans une quantité très-confidérable, & c'eft prefque toujours aux dépens de l'enfant, qui profite moins de cette hydropifie de matrice, que s'il ne flottoit que dans une quantité d'eau ordinaire. Les femmes ne font pas auffi fujettes à l'enflure des extrémités dans cette maladie, dit M. Puzos, pag. 86, que lorfqu'elles font groffes de plufieurs enfans, parce que les eaux renfermées dans la matrice, font bien un poids & un volume confidérable; mais ce volume comprime les parties du voifinage, avec bien plus de molleffe & n'oppofe pas aux vaiffeaux qui ramènent les liqueurs de bas en haut, des réfiftances pareilles à celles de deux ou de plufieurs enfans dans la même partie. Si la grande quantité d'eau renfermée dans la matrice fe trouve entre les membranes du placenta & les parois de ce vifcère, elles s'écoulent d'elles-mêmes, auffi-tôt que l'orifice commence à fe dilater, & il n'eft pas toujours certain que l'accouchement fuive de près cette évacuation d'eau, parce que les membranes fubfiftant dans

leur entier, peuvent conferver entr'elles & l'enfant affez d'eau pour faciliter fes mouvemens, & le faire refter jufqu'à la fin de fon terme. *Madame Bourgeois dans fes Obfervations diverfes, ch. 38, pag. 125*, dit avoir été appellée pour voir une pauvre femme groffe de fix mois, qui avoit de grande douleurs caufées par une extrême tenfion & dureté de ventre. Je croyois, dit Madame Bourgeois, que par le moyen d'un clyftère carminatif les excrémens & les vents étant fortis, elle en feroit foulagée, comme il lui arriva; néanmoins elle porta fon enfant encore un mois avec beaucoup d'incommodités de la part de cette tenfion, au bout de ce tems elle fentit un écoulement d'eau fi confidérable qu'elle inonda la chambre, & il en tomba encore bien trois pintes dans un chaudron qu'elle mit fous elle. Elle fe fentit bien foulagée & refta en cet état encore deux mois, au bout defquels elle accoucha. Elle ne laiffa pas d'avoir les eaux de fon enfant, tellement que c'étoit une hydropifie de matrice, dont les eaux n'étoient contenues que dans cette partie.

lées

lées par l'ouverture qui s'y feroit faite , fans qu'il s'en
fût formé de nouvelles , dont la mort de l'enfant s'en
feroit enfuivie étant demeuré à fec , ce qui n'arriva pas ,
puifqu'il en vint une quantité affez raifonnable au tems
de l'accouchement , outre que l'enfant , qui étoit un
garçon , fe portoit très-bien.

Si les eaux n'euffent pas été contenues dans des membranes particulieres , mais feulement entre la matrice
& les membranes , qui contenoient celles de l'enfant ,
elles fe feroient écoulées à mefure qu'elles fe feroient
féparées des vaiffeaux dans la matrice , comme faifoient les fleurs blanches , dont l'évacuation continua
en très-grande quantité , jufqu'au tems de l'accouchement , qui ne finit qu'après trois jours d'un travail continuel , malgré les avantages que les Auteurs prétendent qu'une femme en doit recevoir en facilitant la
fortie que cet écoulement doit rendre infiniment plus
gliffante.

Ce continuel écoulement de fleurs blanches , plus
abondant encore que l'on ne peut fe l'imaginer , qui
affligeoit cette femme depuis un fi long-tems , fans que
fes ordinaires euffent paru depuis plus de quatre années ,
lui perfuadoit avec bien de la raifon qu'elle n'étoit
pas groffe , puifque fi je n'étois moi-même accoutumé ,
comme je le fuis , à voir des chofes tout-à-fait extraordinaires , je ne me le ferois pas perfuadé , tant ce
fait-ci eft particulier ; car comment l'œuf , ou les femences , ont-elles pu être retenues dans une matrice ,
qui permettoit un continuel écoulement à ces fleurs
blanches , qu'on ne peut pas dire venir d'ailleurs , à
moins d'accufer M'. M. de fuppofition , qui ne l'a dit ,
qu'après Hippocrates , dans le quarante-cinquième Apho-
rifme du Livre cinquième , ce qui fait voir que Galien , & tous ceux qui ont parlé de la génération après
lui , ont dit que l'orifice intérieur de la matrice reftoit
fi abfolument fermé après la conception , qu'il n'eft
pas poffible d'y introduire une aiguille la plus fine , fe
font lourdement trompés , cette décifion n'étant fondée , ni fur l'expérience , ni fur la raifon , en ce que
je pourrois joindre plus de deux cens exemples à celui-
ci de femmes qui étant affligées d'un continuel écoulement de fleurs blanches , font devenues groffes , fans
qu'elles fe foient fupprimées ; la raifon n'y eft pas
moins oppofée après la conception ; puifqu'il n'y a

Tome I.   E e

point de matrice, dont l'orifice intérieur ne souffre sans difficulté, non-seulement l'introduction de l'aiguille la plus fine, mais celle de la sonde la plus grosse, comme je l'ai déja dit ailleurs.

J'ai même été surpris que Galien ait fait une telle avance, puisqu'Hippocrates rapporte, suivant cet Aphorisme, pour cause de l'avortement, le tempérament humide de la femme, l'écoulement continuel de fleurs blanches ; car si cet accident peut causer l'avortement, en humectant & lubrifiant la matrice, ensorte qu'elle puisse laisser échapper l'enfant, c'est donc une possibilité physique, que son orifice intérieur, outre sa figure & sa composition, est susceptible de l'introduction de la plus grosse sonde, sans néanmoins que je convienne avec Hippocrates, que les femmes humides, & que celles qui sont sujettes aux fleurs blanches, soient plus exposées à souffrir un accouchement avancé, que les plus séches, & celles qui sont de la meilleure constitution, par le grand nombre de celles que j'ai accouchées, qui avoient cet écoulement de fleurs blanches, & quelques-unes, mais qui ont été très-rares, dont la grossesse étoit accompagnée d'un flux de sérosités qui les incommodoit beaucoup, & qui augmentoit à proportion du tems de leur grossesse qui s'est également bien conservée, tant aux unes qu'aux autres, à moins que quelqu'accident imprévu n'ait produit ce mauvais effet, comme il peut arriver à toutes autres sans exception.

OBSERVATION CXXXVII.

Le 17 Novembre de l'année 1692, une femme pour la premiere fois, m'envoya prier de venir la voir, pour me consulter sur l'état extraordinaire où elle se trouvoit, pour le peu de temps quelle étoit grosse, soupçonnant l'être de deux enfans. Je tâchai, autant quil me fut possible, de la tirer de cette inquiétude, quoique je le crusse pour le moins autant qu'elle ; mais qu'au pis aller, il n'y avoit à craindre que l'incommodité que l'on peut souffrir pendant la grossesse, puisqu'un accouchement de deux enfans est autant & même plus facile, que lorsqu'il n'y en a qu'un seul, quoique les femmes qui sont frappées de cette idée, en pensent autrement, parce que les enfans étant plus petits, viennent plus aisément.

Cette grossesse ayant continué, comme elle avoit commencé, les jambes enflées à l'excès, les mouvemens de l'enfant s'étant fait sans cesse ressentir des deux côtés tout à la fois, & cette jeune femme grosse ayant beaucoup de peine à se remuer, étoient autant de sujets de l'entretenir dans son inquiétude, & le temps de l'accouchement ayant commencé à se manifester par de vives douleurs, plûtôt qu'elle ne l'avoit compté, & qui l'obligerent de me faire avertir, étoient des preuves comme certaines, selon M. M. du soupçon dont nous étions frappés ; je pris mes précautions, comme si très-sûrement cette jeune femme alloit accoucher de deux enfans. Il ne s'en trouva pourtant qu'un seul, encore n'étoit-il que médiocre en toutes ses dimensions ; l'excessive grosseur de cette femme ayant été causée par une si grande quantité d'eaux, qu'il faut l'avoir vû pour le croire. L'accouchement, quoiqu'avancé, fut fort prompt ; je délivrai la mere, après que ces eaux furent écoulées, laquelle ne tarda pas à se bien porter ; mais l'enfant, qui paroissoit fort & vigoureux, quoique d'une médiocre grosseur, mourut presque aussi-tôt qu'il fut né.

RÉFLEXION.

Une grossesse de la nature de celle-ci est plus facile à comprendre qu'à expliquer, c'étoit une nécessité qu'il se fît une grande fonte dans le sang, pour qu'il s'en séparât tant de sérosités, quoique cette femme se nourrît d'alimens qui auroient dû fournir un bon suc, sans s'être trouvée dans l'état où sont beaucoup d'autres femmes qui sont réduites à ne vivre que de mauvais

alimens. Le mouvement que cette femme reſſentoit également
des deux côtés tout à la fois, & qui lui perſua-
doit être celui de deux enfans, venoit de l'extenſion
que cette quantité d'eaux, cauſoit à la matrice, qui
donnoit la liberté à l'enfant de prendre toutes ſortes
de ſituations, & de s'étendre à ſon gré de long & de
travers. Il n'étoit pas ſurprenant que les jambes de cette
femme fuſſent enflées, tout le corps même le ſeroit
ſans doute devenu, ſi cette prodigieuſe quantité de
ſéroſités ne ſe fût pas déchargée par la matrice, &
ſur les parties inférieures, comme elle fit durant le
cours de ſa groſſeſſe : toutes ces marques jointes enſemble, ne me permettoient pas de douter que cette
femme ne fût groſſe de deux enfans quoiqu'elle ne le
fût que d'un ſeul, auſſi-bien que celle qui ſuit.

OBSERVATION CXXXVIII.

Une Dame demeurant à quatre lieues de cette
Ville, m'ayant fait prier d'aller chez elle le 22
Janvier de l'année 1701, pour m'engager à la venir accoucher dans le temps qu'elle marqua, n'o-
ſant s'en tenir à la Sage-Femme, à cauſe de l'extraordinaire groſſeur où elle ſe trouvoit, par rapport au peu de tems qu'elle étoit groſſe : elle ne
pouvoit quaſi porter ſon ventre, tant il étoit grand,
les jambes étoient très-enflées, & elle ſentoit des
mouvemens ſi violens & ſi continuels, qu'elle
me dit qu'il lui ſembloit avoir pluſieurs enfans
qui ſe battoient dans ſon ventre, qu'elle ſe con-
ſoleroit s'ils n'étoient que deux ; mais que la crainte
d'un plus grand nombre lui cauſoit beaucoup d'inquiétude. Je mis tout en uſage pour la raſſurer ;
je lui promis que je ne manquerois pas de me
rendre auprès d'elle dans le temps marqué, & je
la laiſſai avec des incommodités, qui augmenterent tous les jours, juſqu'au temps que le travail
commença à ſe déclarer par de fortes douleurs,
qui l'obligerent de me faire avertir, beaucoup

avant le temps que nous avions crû fixer pour la
fin de son terme ; ce qui rendit toute la diligence que je fis inutile , n'ayant pû arriver assez
tôt ; la Dame étant déja accouchée d'un enfant
mort , après avoir vuidé une si prodigieuse quantité d'eaux , que la chambre en fut non seulement
inondée , mais qu'elle couloit à ruisseaux sur l'escalier. Je délivrai la mere avec assez de facilité ,
elle rendit en peu de temps toutes ces eaux, &
se porta bien ensuite : quoiqu'elle eût été d'une
grosseur surprenante, son enfant étoit fort petit.

R É F L E X I O N.

Les accouchemens de cette espèce doivent absolument être prématurés , parce que la mauvaise qualité
du sang de la mère, qui est la nourriture des enfans ,
les entretient dans une continuelle indisposition ; ce qui
fait qu'ils ne sont jamais gros, & que la matrice sans
cesse abreuvée par une quantité de sérosités, s'ouvre
à la première occasion que la nature lui fournit. Il est
même surprenant qu'elle puisse se conserver dans une
exacte clôture, jusqu'à un tems aussi avancé que celui
où ces deux femmes accoucherent, dont les grossesses
étoient si extraordinaires , par rapport à la violente
extension que la matrice étoit forcée de souffrir , qui
auroit dû avancer encore plus l'accouchement.

Si je fus trompé à la première, la seconde ne me
surprit pas moins, parce qu'il n'y avoit rien qui n'as-
surât , que tant l'une que l'autre, étoient grosses de
plusieurs enfans, quoiqu'elles ne le fussent que d'un
seul , encore étoient-ils assez petits. Mais comme ce ne
sont pas les seules eaux qui donnent occasion à cette
méprise , celle qui suit n'est pas moins extraordinaire ,
& prouve bien le peu de fond que l'on doit faire sur
des marques si douteuses ; & par conséquent que l'on
risque toujours de se tromper , en prononçant décisivement sur l'événement d'une grossesse.

E e iij

OBSERVATION CXXXIX.

Le troifiéme Février de l'année 1699, une Marchande de cette Ville, après avoir été très-incommodée pendant tout le temps de fa groffeffe, avoir eu les jambes enflées à l'excès, & le ventre fi gros, qu'à peine le pouvoit-t-elle porter, fentant au furplus des mouvemens continuels, violens & douloureux, des deux côtés du ventre tout à la fois ; étant malade pour accoucher, elle envoya chercher fa Sage-Femme, qui en arrivant trouva la douleur affez forte pour s'affurer de la fituation de l'enfant, les membranes s'ouvrirent, les eaux s'écoulerent, & la main de l'enfant fuivit ; elle m'envoya prier de me rendre chez cette malade, que je trouvai en fituation pour l'accoucher ; & fitôt que je me fus difpofé pour cela, je coulai ma main le long du vagin & du bras de cet enfant, pour aller chercher les pieds, que je trouvai fi petits, que je ne les ofai prendre pour les attirer dehors, qu'auparavant je n'euffe fait plus d'un tour de ma main dans la matrice, pour m'affurer s'il n'y avoit pas un autre enfant avec celui que je trouvois, ne pouvant pas croire qu'il fût feul, en me repréfentant combien la mere avoit été incommodée pendant cette groffeffe, & de quelle furprenante groffeur étoit fon ventre, pour n'avoir qu'un enfant, auffi petit que celui-là paroiffoit être. Etant donc affuré qu'il étoit feul, je finis l'accouchement très-promptement ; mais l'arriere-faix étoit d'une groffeur plus que double, & des plus gros qui fe voyent pour l'ordinaire, que je ne pus tirer, qu'en introduifant ma main dans la matrice, pour le prendre, & l'attirer dehors, le cordon ayant eu affez de force pour le détacher de toute fa circonférence ; mais pas affez pour en faire l'extraction, fans le fecours que je lui donnai. L'enfant mourut prefque auffi-tôt, mais la mere fe porta bien en peu de temps.

RÉFLEXION.

Peut-on rien voir de plus bizarre, ni fur quoi le Chirurgien puiffe moins faire de fond, que fur les marques qui fembleroient devoir affurer qu'une femme eft groffe de deux enfans, comme celles qui font rapportées dans ces Obfervations, quoiqu'elles ne le fuffent que d'un feul ? Ce qui fait voir qu'un Chirurgien fe doit tenir prêt à tout événement, puifqu'aidé d'un peu de pratique, il ne fera point embarraffé fi la femme accouche d'un ou de plufieurs enfans, la difficulté étant plus grande dans l'imagination, qu'elle ne l'eft en effet.

L'on voit fouvent de gros arrière-faix, mais il eft très-rare d'en voir un du volume de celui-ci, je n'en ai pas même vu un fi gros, fut-il commun à deux enfans, ce qui m'obligea de porter la main dans le vagin, comme je le dis, & jufqu'à l'entrée de la matrice, où je le pris pour aider à fa fortie, le cordon feul ne l'ayant pu faire, quoiqu'il fût très-fort. Il n'eft pas néceffaire que l'arrière-faix foit de cette extrême groffeur pour être obligé de lui prêter quelquefois ce fecours, mais il ne le faut jamais faire, à moins que l'on ne s'apperçoive que le cordon eft trop foible pour fuffire à en faire l'extraction, d'autant que c'eft l'ouvrage de la nature aidée du feul cordon, qui ne doit être fecondé que dans la néceffité ; ce qui me fait condamner ceux qui imprudemment laiffent le cordon fans s'en fervir, & introduifent leur main dans la matrice, avec laquelle ils attirent l'arrière-faix. C'eft une pratique oppofée à l'expérience & à la raifon, au moins autant qu'étoit celle d'attacher le cordon à la cuiffe de l'Accouchée, quand l'arrière-faix ne pouvoit fe détacher, dont on ne parle plus aujourd'hui il faut garder un jufte milieu entre ces deux extrémités ; c'eft-à-dire, qu'il faut tirer doucement ce cordon jufqu'à ce que l'arrière-faix fuive, & fi après un efpace de tems raifonnable, il ne vient pas, pour lors il faut le détacher, comme je l'ai rapporté ci-devant. Car dans l'une de ces manières

de délivrer une femme, l'arrière-faix peut rester tout
entier par l'exacte clôture de l'orifice intérieur de la
matrice, qui rendoit l'extraction impossible ; & dans
l'autre une plus ou moins considérable partie de ce
même arrière-faix pourroit rester à cause de l'empressement qu'auroit l'Accoucheur à le prendre & à l'attirer
dehors ; ces deux manières entraînent ainsi après elles
un pareil danger.

CHAPITRE IX.

Des situations les plus utiles aux femmes en travail.

JE n'ai point trouvé un secours plus assuré à
donner aux femmes, ni un meilleur moyen
de les aider dans leurs travaux longs & difficiles,
que de ne les fatiguer par aucune situation (m),

(m) Dans presque tous les pays on permet à la femme de s'asseoir, de se promener, ou de se tranquilliser sur son lit, jusqu'à ce que l'orifice de la matrice ait été un peu dilaté par le poids des eaux, ou lorsqu'elles sont en petite quantité, par la tête de l'enfant, dit M. Smellie, p. 206. t. 1., alors on la place dans la position la plus avantageuse, la plus commode & la plus convenable pour cet effet. Mais on peut mettre la femme en travail de trop bonne heure, & cette précipitation a ordinairement de mauvaises suites.

Les Egyptiens, les Grecs & les Romains avoient coutume de placer les femmes sur un escabeau élevé. En Allemagne & en Hollande on se sert de cette sorte de chaise dont *Deventer* & *Heister* ont donné la description. Dans les pays chauds l'usage de l'escabeau est fort bien inventé ; mais dans les pays du Nord & dans les climats froids il seroit dangereux pour la malade de l'assujettir à une pareille position.

Dans les Isles occidentales & dans quelques endroits de la Grande-Bretagne on fait asseoir les femmes sur un escabeau d'une forme demi circulaire ; dans d'autres endroits on les place sur les genoux d'une autre femme ; en quelques en-

autre que celle où elles trouvent leurs commodités, sans les obliger de se promener, d'être

droits encore on les fait agenouiller sur un coussin, & on les accouche par derrière.

La méthode qu'on pratique à Londres est de les faire coucher de côté sur un lit, on leur fait plier les cuisses & appuyer les genoux sur son ventre, on les tient écartés, dans cette posture au moyen d'un oreiller qu'on place entre deux.

La méthode la plus avantageuse, selon M. Smellie, est de préparer un lit & une couche dans la même chambre, d'étendre en travers sur chacun par-dessous le second drap, un autre drap, ou une serviette imbibée d'huile, ou une peau de mouton préparée, & d'étendre encore sur ce même drap des linges pliés en plusieurs doubles, cousus ou attachés avec des épingles de chaque côté du lit ou de la couche. Ces linges sont destinés pour absorber l'humidité dans le tems du travail, & après l'accouchement, & les linges huilés, ou la peau de mouton, pour empêcher que le lit ne soit gâté. Pour cet effet quelques-uns mettent encore sur le lit plusieurs draps les uns par-dessus les autres, afin d'en avoir un à tirer tous les jours & de pouvoir par ce moyen maintenir le lit propre & sec.

La couche ne doit pas avoir plus de trois pieds de largeur & être bien garnie. Quant à la femme elle ne doit avoir pour tout vête-

ment, qu'une chemise fort courte, une petite juppe ouverte par-devant & un manteau de lit. Elle couchera dans cet habillement & sera plus ou moins couverte, relativement à la température du tems & à la différence des saisons. On la fait ordinairement coucher sur le côté gauche ; mais on peut là-dessus choisir le plus commode. On prend un grand drap plié en quatre double ou davantage, dont on lui glisse un des bouts par-dessous les fesses, on laisse pendre l'autre au-devant de la couche pour être étendu sur les genoux de l'Accoucheur ou de la Sage-Femme, qui se place derrière elle sur un siége un peu bas ; aussi-tôt qu'elle est accouchée, on la débarrasse de ce drap, on applique à l'orifice externe ou sur les parties de la génération un linge mollet & chaud, & on lui tire l'oreiller d'entre les jambes ; on la change ensuite & on lui passe une autre chemise blanche & chaude, on lui donne une camisole de nuit, & on lui serre le ventre avec une serviette dont on attache les bouts croisés l'un par-dessus l'autre, avec des épingles. Après toutes ces précautions on approche la couche à côté du lit, & l'on passe doucement la malade de l'un sur l'autre. Au défaut de couche, on garnira le lit du même appareil.

assises ou couchées, & sans les engager à faire valoir les douleurs, jusqu'au tems que ces dou-

D'autres font coucher les femmes en travers des pieds du lit, ayant eu la précaution de renverser les couvertures sur le chevet jusqu'après l'accouchement & jusqu'à ce qu'on ait remis la femme en place; après quoi on les rabaisse par dessus elle, pour la couvrir & la tenir chaudement; par ce moyen on supplée au défaut d'une couche, & l'on conserve le chevet du lit en état & propre; au lieu que, quand on couche les femmes par-dessus la couverture, il faut les lever & changer pendant qu'on raccommode le lit; en ce cas elles font fort sujettes à s'évanouir, & la fatigue qu'elles essuient alors, est souvent fatale à celles qui son foibles ou fort délicates.

Lorsque les femmes font couchées sur le côté, on les touche plus aisément, elles se fatiguent moins & conservent mieux leur chaleur; mais si le travail devient ennuyeux & long, la méthode de Paris paroît mériter la préférence, parce que la malade étant moitié assise & moitié couchée, le bord du bassin se trouve dans une situation horizontale: dans cette posture, si l'on suppose une ligne droite tomber perpendiculairement de l'espace mitoyenne entre le nombril & le creux du cœur, cette ligne doit traverser exactement le milieu du bassin. Par conséquent si l'on place la femme à la renverse à moitié assise & à moitié couchée sur un des côtés ou aux pieds du lit; ou si l'on hausse la femme avec des oreillers ou avec une chaise qu'on met dessous, le poids des eaux & celui de la tête de l'enfant doit le déterminer à baisser & favoriser en même-tems l'ouverture & la dilatation des parties. C'est pourquoi dans les accouchemens naturels dans lesquels le travail traîne & devient ennuyeux, il est bon d'essayer cette position ou autre équivalente, soit debout ou à genoux, afin que ce changement de posture puisse aider la nature pour expulser la tête & lui faire prendre une autre direction, lorsqu'elle n'avance pas directement au passage. Au reste il faut que la tête & les épaules soient plus élevées, afin que la femme puisse respirer aisément.

Dans les accouchemens laborieux & contre nature, la femme est couchée sur le dos pour l'ordinaire, ayant la tête & les épaules plus basses que les fesses, parce qu'il est plus aisé d'avancer en droite ligne la main & le bras le long de la partie postérieure de la matrice, & même jusques dans son fond. Quelquefois cependant lorsque les pieds de l'enfant font du côté du ventre de la mère, on a moins de peine à les trouver & à les diriger, si elle est couchée sur le côté. Quelque-

leurs viennent à redoubler, & que les efforts de l'enfant s'y joignent, ou lorsque les douleurs,

fois il sera plus avantageux de faire appuyer la femme sur les genoux & sur les coudes, selon la méthode de Deventer, d'autant que cette posture diminue en partie la forte résistance qui vient de la pression & du poids de la matrice & de l'enfant, au moyen de quoi l'on aura quelquefois moins de peine à trouver & à dégager les pieds. Mais lorsque l'on en est à ce point, il est plus sûr pour l'enfant, plus aisé pour l'Opérateur & plus commode pour la mère de de se faire retourner sur le dos, avant que de procéder plus avant à l'extraction du corps & de la tête.

Si les douleurs se rapprochent, si elles sont très-fortes ; si l'inquiétude & l'agitation s'emparent de la femme, on doit juger que le travail avance, & que le tems de l'accouchement n'est pas éloigné. Après s'en être assuré par le toucher, on fait mettre la femme sur le lit, où elle doit accoucher : ce lit ne doit différer en rien du lit ordinaire, dit M. Puzos, page 113, sinon que ce lit doit être plus étroit & garni d'une quantité suffisante de linge pour recevoir les humidités qui sortent de la matrice avant & après l'accouchement. La malade sera couchée à peu-près comme elle est ordinairement dans son lit ; on aura cependant soin de lui tenir la tête & la poitrine assez élevées pour qu'elle

puisse faire facilement des grands efforts d'expiration, lorsqu'il sera tems : du reste sa situation sera la même que celle qu'on doit avoir pour l'opération du toucher. On placera au pied du lit deux personnes pour lui assujettir les genoux pliés & l'empêcher d'étendre les jambes dans l'instant de la douleur. Deux autres personnes placées au chevet du lit tiendront les mains de la malade, sur lesquels elles feront effort au tems de la douleur, appuyant de l'autre main sur les épaules, pour l'empêcher de se retirer. L'Accoucheur placé à côté de la malade à droite ou à gauche selon sa commodité passera sa main sous la couverture entre les cuisses de la malade, & portera un ou deux doigts dans le vagin, jusqu'à ce qu'il sente les membranes ou la tête de l'enfant. Pendant la douleur il examinera à quel dégré la matrice se dilate, si la tête de l'enfant n'a pas encore fait faire de saillie au dehors, & si elle se trouve déja engagée dans l'orifice ; il verra les progrès qu'elle a fait pendant les douleurs. Lorsque les choses avancent, que les douleurs sont bonnes, & que la malade les fait valoir courageusement, l'Accoucheur se contente de suivre le travail du doigt sans faire aucun effort. Si au contraire les douleurs sont languissantes, si la malade est paresseuse à les faire

quoiqu'elles ne redoublent pas, deviennent plus piquantes & plus vives, que l'enfant avance au paſſage, & que les eaux ſont écoulées, car il faut pour lors chercher la ſituation la plus commode, tant pour la mere que pour l'enfant, en laquelle tout doit contribuer à faire avancer l'accouchement, & l'on ne peut fixer cette ſituation que ſelon le beſoin, les unes devant être aſſiſes ou debout, & les autres agenouillées ou couchées.

valoir, l'Accoucheur preſſera l'endroit où il ſent de la réſiſtance, aſſez fort pour mettre la femme dans la néceſſité de faire valoir ſes douleurs. Si les eaux ne ſont pas percées & qu'elles ne nuiſent point au progrès de l'accouchement, bien loin de ſe preſſer de les percer, on les conſervera le plus long-tems qu'il ſera poſſible, & on les laiſſera percer d'elles-mêmes, puiſqu'elles ſont d'un ſi grand uſage pour la dilatation de l'orifice de la matrice ; ou ſi on les perce, il ne faut en venir à cette opération, que quand elles ſont inutiles, c'eſt-à-dire lorſqu'elles feront une ſi grande ſaillie au dehors, qu'elles feront à fleur des grandes lèvres. On les perce auſſi, quand on s'apperçoit que la lenteur des membranes à s'ouvrir, retarde l'accouchement. Il arrive quelquefois que les douleurs ſont fortes, quoique la dilatation ne ſoit pas fort avancée : l'Accoucheur alors

doit ſoutenir la matrice pendant la douleur, afin d'empêcher qu'elle ne ſe précipite avec l'enfant, qu'elle ne ſorte au dehors. Il faut donc que le Chirurgien continue de ſoutenir la matrice, juſqu'à ce que la tête de l'enfant ſoit aſſez engagée dans le cercle formé par la dilatation de l'orifice de la matrice, afin que tout l'effort de la douleur portant ſur l'enfant, n'agiſſe point, ou n'agiſſe que foiblement ſur les parois de la matrice.

Dès que les douleurs ont pouſſé au dehors la tête de l'enfant, & qu'on peut la ſaiſir, le Chirurgien, ou la Sage-Femme profite de la douleur, & ayant porté ſes mains ſur les parties laterales de la tête, l'ébranle, la dégage entièrement du cercle membraneux qui l'environne, & la tire au dehors, dirigeant toujours ſupérieurement, pour éviter d'interreſſer la fourchette.

OBSERVATION CXL.

Le 3 Janvier de l'année 1684, la femme d'un Gantier de cette Ville me fit prier de venir la voir. Je la trouvai très-accablée par la longeur du tems qu'il y avoit qu'elle souffroit de très-grandes douleurs & très - fréquentes. Je la touchai pour m'assurer de la situation de son enfant, que je trouvai bien placé, encore fort éloigné, & que les eaux commençoient à se former ; mais je conseillai à cette malade de se coucher, & m'offris de lui faire un petit lit, ce qu'elle refusa opiniâtrement pendant un long espace de tems, jusqu'à ce qu'abbatue à n'en pouvoir plus d'être toujours debout, m'assurant qu'elle n'accouchoit jamais autrement, le lit lui étant insupportable ; je la fis résoudre enfin à se coucher, & lui promis en même-tems qu'elle auroit la liberté de se relever aussi-tôt qu'elle le voudroit, à quoi elle consentit ; mais les douleurs ayant aussi-tôt augmentées considérablement, les membranes se gonflerent, les eaux percerent, & l'enfant s'avança au couronnement, qui vint ensuite après deux ou trois douleurs. Je délivrai la mere qui se porta bien, ainsi que l'enfant, qui étoit une fille.

RÉFLEXION.

Quoiqu'il ne paroisse rien de particulier dans cette situation, qui est la plus naturelle & la plus ordinaire, elle étoit néanmoins extraordinaire à cette femme, qui avoit eu plusieurs enfans, toujours debout, sans jamais avoir pu accoucher sur le petit lit, ne croyant pas même la chose possible ; elle rapporta le sujet de cet accouchement à la manière dont j'avois fait ce petit lit fort différente de celui sur lequel on l'avoit voulu accoucher, & au secours que je lui faisois rendre, par le moyen de la nappe passée par - dessous les reins, avec laquelle je la faisois élever dans le tems de ses douleurs dont elle me sçut bon gré, je l'ai depuis toujours accouchée dans la même situation, ce qui est arrivée bien des fois.

Si cette Observation prouve combien une situation est avantageuse, celle qui suit le confirme encore plus.

OBSERVATION CXLI.

Le treize Septembre de l'année 1697, une Dame voisine de cette Ville, ayant une entiere confiance à une Sage-Femme qui avoit été sa Nourrice, ne put se résoudre de se servir d'un homme, se sentant là-dessus une répugnance qu'elle ne pouvoit vaincre ; elle fut trois jours & trois nuits dans les plus violentes douleurs qu'une femme en travail puisse souffrir : ses forces & son courage étant à bout, Madame sa mere m'énvoya querir en diligence, du consentement de la malade. Je m'y rendis très-promptement, n'y ayant qu'une petite lieue : je trouvai la malade dans une situation toute opposée à celle où elle auroit dû être, la tête & les pieds pendans, les reins, le siége, & par-conséquent le ventre très-élevés, & l'enfant si avancé au passage que l'on pouvoit voir le sommet de sa tête de la grandeur de la main. Je demandai s'il y avoit long-tems qu'il étoit en cet état ; l'on m'assura qu'il y avoit plus de deux à trois heures. Les mouvemens de l'enfant, dont la malade s'appercevoit de tems-en-tems, quoique petits, persuadoient qu'il étoit en vie ; & les douleurs qui ne discontinuoient point, me firent assurer la Dame d'un prompt secours, & que la mauvaise situation de la malade étoit la seule cause de la longueur de son travail. Je trouvai une Femme de Chambre forte & vigoureuse, que je fis asseoir dans un fauteuil, dont le dossier étoit appuyé contre le mur. J'aidai à lever la Dame , que je fis affeoir fur cette Femme de Chambre , dont les jambes étoient fort écartées, de crainte d'incommoder la malade , qu'elle embraffa par deffous les bras , fans trop ferrer la poitrine , avec un carreau , entr'elle & la malade , ainfi que par tout ailleurs où il étoit néceffaire qu'il y en eut, les pieds foutenus , les genoux élevés & écartés , le fiége & toutes les parties baffes dégagées de tout ce qui pouvoit nuire à la fortie de l'enfant. Le tout difpofé de cette maniere, la Dame accoucha à la feconde douleur, d'un garçon qui fe portoit bien , à un peu de foibleffe près. Je délivrai la mere , & la remis fur fon petit lit que j'avois fait tenir tout prêt , afin de l'accommoder comme il falloit qu'elle fût pour prendre un peu de re-pos , & être mife après cela dans fon lit or-dinaire.

RÉFLEXION.

Cette fituation eft celle que je trouve la plus avan-tageufe , lorfque l'enfant eft avancé au paffage , comme l'étoit celui-ci. Il femble alors que tout comtribue à fa fortie, c'eft auffi celle où la mère peut mieux faire valoir fes douleurs ; il eft vrai qu'il y a à fouffrir pour celles qui aident ; mais on peut les fubftituer les unes aux autres , quand elles font laffes ; c'eft auffi celle où il faut le plus de monde à aider ; car outre la perfonne fur laquelle eft la malade , il eu faut deux pour la tenir fous les bras, deux aux jambes & aux genoux , & encore quelqu'autre pour donner beaucoup de cho-fes dont on peut avoir befoin. En un mot c'eft ma fi-tuation favorite dans les travaux longs , en laquelle j'ai accouché un nombre infini de femmes ; mais quel-qu'utile que cette fituation puiffe être , & quoiqu'elle paroiffe plus facile à foutenir à une malade que celle d'être debout , cela n'empêche pas que celle-ci ne réuffiffe quelquefois , où celle-là n'a point eu de fuc-cès , comme on en peut juger par l'exemple qui fuit.

OBSERVATION CXLII.

Une Dame qui demeuroit à une lieue de cette Ville, que j'avois accouchée plufieurs fois, m'envoya prier le 24 Avril de l'année 1692 de venir pour fecourir une de fes plus proches voifines, qui étoit en travail depuis trois jours. J'y allai à l'inftant, & je trouvai cette femme avec des douleurs affez fortes, qui redoubloient quand elle étoit levée, mais qui difcontinuoient abfolument aufli-tôt qu'elle étoit couchée ; ce qui engageoit la Sage-femme & les affiftans à la tenir autant levée que fes forces lui pouvoit permettre d'y refter, dans l'efpérance qu'ils avoient qu'elle alloit accoucher d'un moment à l'autre ; ce que j'examinai pendant quelque tems, aufli-bien que la fituation de fon enfant, que je trouvai bonne, l'enfant étant bien avancé, & même affez prêt de venir, ce qui m'engagea à faire affeoir cette malade fur une femme forte, avec les mêmes précautions que j'ai rapportées en l'Obfervation précédente, ne doutant pas que les chofes étant dans cet état, cette femme n'allât accoucher en très-peu de tems ; mais j'y fus trompé comme je l'ai été en d'autres occafions. Ses douleurs cefferent abfolument, ce qui me fit prendre le parti de faire coucher la malade dans fon lit, où je la laiffai repofer deux groffes heures, après qu'elle eut pris une rôtie au fucre, & un bouillon à fon réveil : cette nourriture & ce repos donnerent une nouvelle vigueur à la malade : je la fis lever enfuite, & la fis foutenir par deux femmes : les douleurs qui avoient ceffé, recommencerent, & elle les fit valoir fi à propos, qu'à la deux ou troifième douleur elle accoucha d'une fille qui fe porta bien. Je délivrai la mere d'un très-gros afriere-faix, & la fis coucher enfuite fort fatiguée.

RÉFLEXION.

RÉFLEXION.

Il eſt facile de remarquer que les ſituations d'être couchée & aſſiſe n'étoient point celles qui convenoient à cette femme pour accoucher, puiſque dans l'une & dans l'autre les douleurs diſcontinuoient abſolument, ſans qu'elle en reſſentit aucune, & qu'elle recommen-çoient auſſi-tôt qu'elle étoit debout ; ce qui fait voir qu'une ſituation convenable eſt d'un grand ſecours à l'accouchement, puiſque la longueur de celui-ci n'é-toit cauſée que par l'impuiſſance où cette femme étoit de s'y tenir, dans l'épuiſement où elle étoit réduite faute de nourriture & de repos, par le peu de ſoin que les Sages-Femmes ont des malades, leur ſeul but étant de les faire accoucher promptement, pour aller prendre le repos qu'elles ont négligé d'accorder aux femmes auprès deſquelles elles ſont appellées.

OBSERVATION CXLII.

Le 2 Mars de l'année 1692, une femme de cette Ville, que j'avois accouchée pluſieurs fois, & qui étoit de nouveau malade pour accoucher, m'envoya prier de venir la voir. Je la trouvai avec des douleurs foibles & éloignées, qui commen-cerent à devenir plus fortes & plus fréquentes deux heures après que je fus arrivé : l'enfant bien ſitué, & les eaux formées, étoient autant de marques qui me flatoient d'une fin prochaine, d'autant plus que les eaux s'écoulerent, & que les douleurs augmenterent conſidérablement. J'y fus encore trompé, les douleurs devenoient à tous momens de plus en plus fortes ſans rien dé-cider. Ce fut en vain que je lui fis éprouver toutes les ſituations d'être debout, couchée ou aſſiſe, & elles furent toutes également inutiles, ce qui me fit abandonner cette malade à celle qu'elle pouvoit la mieux ſoutenir. Ennuyé de lui en faire changer , je lui conseillai enfin de se mettre sur les genoux , appuyée sur ses mains à terre. Je fus surpris qu'à la premiere violente douleur la femme accoucha d'un enfant, qui, en cette posture , vint la face en bas, qui étoit opposée à la naturelle , parce que si la femme eut été couchée sur le dos , il seroit venu le visage en haut, qui étoit l'obstacle que je n'avois pu prévoir , & qui rendit cet accouchement si long & si difficile. C'étoit une fille qui s'est bien portée, & la mere aussi dans la suite , quoique très-épuisée par les continuelles douleurs qu'elle souffrit , sans parler de l'Accoucheur qui en eut sa bonne part.

RÉFLEXION.

La situation d'être levée , ou assise , ou couchée, ne convenoient point à cette malade pour favoriser son accouchement , quoique ses douleurs ne cessassent point, dans aucune de ses situations , mais bien celle d'être sur les genoux & sur les mains , parce que l'enfant changea pour lors quelque chose à sa propre situation qui mettoit un obstacle à sa sortie : ce qui arriva plutôt par un effet du hazard, que par un dessein prémédité , c'est cette raison qui me fait mettre tout en usage en pareille occasion , pour parvenir à la fin que je me propose, pourvu que l'épreuve que j'en fais ne jette la malade dans aucun péril ; outre la quantité de femmes que j'ai accouchées en ces situations différentes , j'en ai encore accouché beaucoup à genoux sur les carreaux, & d'autres appuyées sur des chaises ou sur une table ; mais je n'en ai jamais voulu accoucher sur une chaise percée , comme font plusieurs de ceux qui se mele d'accoucher dans la ville de Caën, par l'embarras que je crois que la chaise peut causer, sur-tout quand la femme est difficile à délivrer , soit par l'adhérence de l'arrière-faix, par sa grosseur, ou quand le cordon vient à se rompre, tous accidens qui ne font aucune difficulté dans les autres situations où je mets les malades.

CHAPITRE X.

De la méprise qui peut arriver quelquefois en prenant une des parties de l'enfant qui se présente la première, pour une autre, & des dangereuses conséquences qui en sont à craindre.

QUOIQUE toutes les parties de l'enfant soient différentes les unes des autres, il y en a cependant qui trompent non seulement la Sage-Femme la plus éclairée, mais aussi l'Accoucheur le plus expérimenté, dans la situation que ces parties prennent, quand elles se présentent au tems de l'accouchement, sur tout quand l'enfant est encore dans ses eaux, & enveloppé de ses membranes : cette méprise peut même continuer après que cet obstacle est levé, & que l'on touche ces parties à nud, par le rapport que quelques-unes de ces moindres parties ont avec d'autres, & par l'éloignement où elles sont, qui en rend l'attouchement difficile, & le jugement douteux. Comme le siége, la hanche, le moignon de l'épaule, ou l'un des genoux, toutes parties qui par leur rondeur & leur solidité peuvent d'abord être prises pour la tête, & de cette façon tromper les connoisseurs, jusqu'à ce qu'elles soient assez avancées pour lever cette difficulté.

Si la pratique & l'expérience viennent échouer à un port que l'on croit assuré, que ne peut-on pas dire de la méprise, non seulement d'une main tirée hors du vagin jufqu'au poignet, mais d'un bras forti jufqu'à l'épaule, que l'on prit pour un pied? quoique la chofe paroiffe difficile à croire, elle n'en eft pas moins arrivée, ayant été appellé à des accouchemens de cette efpece, qui font le fujet des deux Obfervations qui fuivent.

OBSERVATION CXLIV.

Le 22 de Décembre de l'année 1712, un Menuifier de cette Ville vint à deux heures après minuit me prier de venir accoucher fa femme, qui étoit en travail depuis dix heures du foir. Je trouvai la main droite de l'enfant qui fortoit hors du vagin, fans avoir pû être attirée plus loin, & fans que la Sage-Femme eût pû trouver l'autre; elle m'affura que c'étoit un pied; mais je lui fis bien changer de croyance, quand j'eus touché cette main, & que je lui eus fait remarquer que c'étoit la droite; ce qui me détermina à l'accoucher inceffamment. Je coulai pour cela ma main le long de celle de l'enfant, & la portai jufqu'au fond de la matrice, où je trouvai la tête du côté droit, & les pieds du côté gauche, & fon autre main vers fon ventre. Je pris les deux pieds & les attirai au paffage, & en donnant un tour au corps de l'enfant, je mis les talons en deffus qui étoient en deffous, & finis ainfi cet accouchement en un inftant. Je délivrai la mere en auffi peu de tems, & laiffai l'enfant & la mere qui fe portoient bien, malgré le long-tems qu'il y avoit que la Sage-Femme la tourmentoit, en tiraillant fans ceffe & violemment le bras de cet enfant; mais la fituation de cette partie ne lui permit pas de l'attirer plus loin.

RÉFLEXION.

Il m'auroit été auſſi facile de réduire la main de cet enfant au dedans de la matrice, qu'il m'auroit été difficile de lui repouſſer derrière la tête, pour enſuite attirer & placer cette tête au paſſage, comme Mr M. dit l'avoir fait en quantité de ſes Obſervations ; mais puiſque cette main n'apportoit aucune difficulté à l'introduction de la mienne, de quelle utilité m'auroit été cette réduction & de placer cette tête au paſſage, ſinon, de prolonger ce travail & le rendre peut-être laborieux & contre nature, au lieu que je ne fis aucunement ſouffrir la mère, à qui j'aurois cauſé des douleurs conſidérables en le réduiſant, outre que l'enfant ne ſouffrit pas plus dans cet accouchement, qu'il auroit fait dans le plus naturel ?

La mépriſe de la Sage-femme n'étoit pas ſi criante, tant qu'elle n'eut que ſa main pour témoin de ſon action, & que celle de l'enfant fut enfermée dans le vagin. Mais elle devint impardonnable, quand elle ſe laiſſa tromper les yeux avec auſſi peu de réflexion, & encore plus quand elle voulut me ſoutenir que c'étoit un pied. L'éloignement de l'autre main fut ce qui l'empêcha de trouver l'autre prétendu pied.

En effet la choſe ne pouvoit pas être autrement dans la ſituation où je trouvai l'enfant, qui ayant la tête & les pieds au fond de la matrice, & le dos vers ſon orifice, c'étoit une néceſſité que ſon autre main fût éloignée du paſſage, & que la main qui ſortoit hors du vagin, ne put être tirée plus loin, ſans que le corps eut ſuivi ; ce qui ne ſe pouvoit faire à moins qu'il ne changeât de ſituation, comme il lui arriva, ſi-tôt que j'eus pris ſes deux pieds, de céder au premier mouvement que je leur fis faire, après quoi l'accouchement ſe fit à l'inſtant & ſans nulle peine.

Quand l'enfant eſt dans cette ſituation, le bras ne peut être tiré plus loin, au lieu que, quand les deux bras ſortent, & que l'enfant préſente la poitrine, ils peuvent ſortir juſqu'aux coudes ou environ, & quand la tête s'avance & ſe place juſques dans l'une des deux cavités des os des iſles, pour lors le bras peut ſortir juſqu'à l'épaule, & une portion de l'épaule peut

fuivre & s'avancer , fans qu'il foit néceffaire de la tirer beaucoup , comme il arriva dans l'accouchement
qui fuit.

OBSERVATION CXLV.

Le 20 Janvier de l'année 1713 , l'on me vint
prier d'aller accoucher la femme d'un Maçon à un
quart de lieue de cette Ville. Je trouvai le bras
de l'enfant forti, avec une portion de l'épaule,
& la Sage-Femme qui s'étoit efquivée , quand
elle me fentit prêt à venir. Les femmes qui y
étoient préfentes , & qui aidoient cette malade,
furent étrangement furprifes , quand je leur dis
que c'étoit le bras, cette Sage-Femme leur ayant
affuré que c'étoit un pied , & qu'elle en avoit
accouché plufieurs de la forte , je veux dire en
tirant l'enfant par un pied feulement , & que
l'autre venoit replié fur le ventre, en forte qu'il
ne faifoit aucune difficulté ; mais comme par
malheur c'étoit un bras, elle abandonna l'ouvrage,
foit qu'elle s'apperçut de fa méprife , ou dans la
crainte qu'en ayant trop fait, je ne l'euffe vivement
tanfée de fa témérité.

J'appliquai ma main applatie fous l'aiffelle &
le long des côtes de cet enfant, dont je repouffai
le corps fuffifamment pour me permettre l'entrée de la matrice, & me donner la liberté d'aller chercher les pieds, que j'eus beaucoup de
peine à trouver, & à quoi cependant je réuffis.
Je fus furpris après les avoir pris , de voir avec
quelle facilité le corps fuivit le mouvement que
je leur fis faire, & de la maniere dont ce bras
rentroit, à mefure qu'ils fortoient , cela paroiffant fe faire de concert, & avec tant de facilité,
que fi l'enfant n'eût pas été mort quand j'arri-

vai, il y avoit déja quelque tems, je l'aurois très-certainement tiré vivant, fans qu'il eut reçu aucun dommage, quoique ce fut un accouchement dont le fuccès me paroiffoit fi peu favorable, qu'il m'avoit fait trembler pour les fuites. Je délivrai la mere avec quelque forte de difficulté, mais fort bien, en forte que fes couches furent très-heureufes, & qu'elle fe releva en fort peu de tems.

RÉFLEXION.

J'aurois eu la même facilité à repouffer la tête de cet enfant, fi la chofe m'eut été également favorable ; mais comme je trouvois dans la route oppofée un guide pour me conduire au pied de l'enfant, ce fut la raifon qui me fit préférer celle-ci ; mais que j'aurois abandonnée pour choifir l'autre, fi me laiffant entraîner aux mauvais confeils de quelques Auteurs, j'euffent en abandonnant ma propre expérience, voulu réduire ce bras forti jufqu'à l'épaule, & placer la tête au paffage, rien n'auroit été plus facile que de la toucher, tant elle étoit proche ; mais auffi rien ne m'auroit été plus difficile que d'executer cette intention. Réduire un bras forti jufqu'à l'épaule dans le fond de la matrice, & placer la tête de cet enfant au paffage, c'eft ce à quoi je ne puis me réfoudre, tant que j'aurai un moyen plus court & plus facile à pratiquer.

Comme je crois avoir affez réfuté cette pratique ailleurs, je dirai feulement ici, que je ne puis concevoir comment cette Sage-Femme s'aveugla, jufqu'à vouloir tirer non-feulement la main de cet enfant jufqu'au poignet, comme avoit fait la précédente, ou même jufqu'au coude, ce qui devoit la faire revenir de fa méprife, par la différence qu'il y a du coude au genou ; mais de le tirer jufqu'à l'épaule, dont même il fortoit une portion ; c'eft ce qui fut pour moi le fujet d'une étrange furprife, & qui me fit croire que cette femme avoit perdu l'ufage de tous fes fens.

L'épaule ne peut jamais s'avancer de la forte, que

la tête ne foit fort proche , & que toutes fes parties
ne rempliſſent exceſſivement l'entrée de la matrice ,
ce qui rend ces accouchemens très-difficiles , fur-tout
quand il y a long-tems que les parties font en cet état ,
& que la malade continue à fouffrir des douleurs , comme heureufement le contraire fe trouva à celle-ci ,
qui n'avoit aucune douleur , outre qu'il y avoit affez
peu de tems que les eaux étoient écoulées , ce qui rendoit la matrice capable de dilatation ; ainfi j'eus le
bonheur , quoique contre mon attente , de finir cet accouchement avec facilité.

Ces deux accouchemens montrent évidemment que
le peu d'attention fit la faute de ces Sages-Femmes ,
qui fe laiſſérent emporter à leur première erreur , fans
faire aucune réflexion ; c'eft cette raifon qui me fait
dire que l'on ne doit jamais fe démonter dans les
plus grands périls ; mais au contraire , après une mure
reflexion , fe faire un point de vue fixe , & le fuivre
fans s'embarraffer , c'eft le vrai moyen de fecourir les
femmes dans les accouchemens de l'efpèce dont il
s'agit.

CHAPITRE XI.

L'enfant qui préfente la tête en deſſus ,
eſt une des caufes de la longueur & de
la difficulté de l'accouchement.

IL eft bien difficile de s'affurer lorfque la
femme eft en travail , que fes eaux font écoulées , & lorfque l'enfant fe préfente la tête avancée
au paffage , s'il a la face (*n*) en deſſus ou en

<hr>

(*n*) Il eft très-ordinaire
d'y être trompé , dit *M.*
Puzos , *pag. 128* , & plus
commun de n'y rien con-
noître quelque expérience
qu'on ait ; la face en deffus ou en deffous n'a pas
de fignes fenfibles pour qu'on
puiſſe s'en appercevoir ; c'eft
toujours le vertex ou le fom-

deſſous, à moins que l'enfant, peu avancé dans le commencement du travail, immédiatement après l'ouverture des membranes & l'écoulement des eaux, dans l'intervalle d'une douleur, ne laiſſe à la main du Chirurgien la liberté d'entrer dans la matrice. L'on peut par ce moyen s'en inſtruire ; mais l'enfant étant avancé comme je le dis, & l'introduction de la main étant abſolument interdite, il eſt preſque impoſſible de le connoître, parce que la face étant en deſſus ou en deſſous, ne change preſque rien à la figure de la partie de ſa tête qui ſe préſente, ce qui fait que l'Accoucheur y eſt ſouvent trompé, & qu'il ne le connoît que quand il ne peut plus y apporter de remede, les douleurs étant fortes & fréquen-

met de la tête qui ſe préſente a l'orifice de la matrice, dans l'une ou dans l'autre ſituation : or dans les travaux longs & penibles, ce vertex eſt tellement comprimé & tuméfié qu'il eſt preſque impoſſible de connoître ſi la portion des pariètaux qui le forme, eſt celle qui tient à l'occipital ou à l'os coronal. On ſe décide même plus volontiers en faveur de la face en deſſous, parce que de cent enfans qui viennent au monde, à peine s'en trouve-t-il deux qui aient cette fauſſe ſituation ; ce n'eſt que par la longueur d'un travail déja fort avancé, par l'inutilité des efforts volontaires & des douleurs, par le défaut de cauſes connues, capables d'opérer un pareil retardement, qu'on a lieu de ſoupçonner la face en deſ-

ſus, & qu'on doit ſe déterminer à faire uſage du forceps, qui prévient les fâcheux accidens.

Mais, M. Levret, *ſuite des Accouchemens laborieux, page 157,* prouve qu'il n'eſt pas impoſſible de s'aſſurer ſi un enfant qui préſente la tête, a la face tournée en deſſous ou en deſſus : en effet, comme la fontanelle eſt beaucoup plus près du front que tout autre endroit, elle déſigne, lorſqu'on peut la toucher, la ſituation de la face ; ainſi lorſque la tête eſt au couronnement, ſi la fontanelle eſt près de l'arcade de l'os pubis, la face eſt en deſſus ; au contraire ſi elle en eſt éloignée elle eſt en deſſous ; & ſi elle ſe trouve latéralement, la face eſt auſſi placée de côté ou au moins ſa ſituation eſt oblique.

tes, la femme n'en accouche (*o*) pourtant pas moins bien, quoique l'accouchement en soit plus pénible & plus long.

OBSERVATION CXLVI.

Une Dame que j'avois accouchée plusieurs fois, & dont les accouchemens étoient des plus prompts & des plus heureux, m'envoya querir le 13 Décembre de l'année 1689. Je la trouvai avec des douleurs lentes, qui augmenterent un quart-d'heure après que je fus arrivé, & commencerent plus de deux grosses heures avant que les eaux fussent percées. Je trouvois la tête de l'enfant très-peu éloignée, mais qui n'avançoit qu'avec une lenteur & une peine infinie, de maniere que l'enfant, qui pour l'ordinaire suivoit les eaux dans tous les accouchemens précédens, ne vint dans celui-ci que deux heures entieres après qu'elles furent écoulées, & suivies des plus violentes & fréquentes douleurs qu'une femme d'un grand courage, forte & vigoureuse puisse soutenir. Je fus surpris de voir que la cause de ce fâcheux accouchement venoit de ce que l'enfant se présentoit la face en dessus, sans que je m'en fusse

(*o*) L'enfant qui a le visage en dessus, est ordinairement plus long-tems arrêté dans le passage; & dans les femmes jeunes & bien constituées, cette différence est peu sensible; mais si une femme est fort grasse, & un peu agée, si elle a quelqu'irrégularité vers les reins, si c'est son premier enfant, elle court risque d'y être long-tems, & de n'accoucher qu'après bien des peines, & après s'être soumise à l'usage de tous les moyens que l'art peut employer dans l'accouchement naturel; quelquefois elle met au monde un enfant mort; d'autres femmes ont après leur accouchement des suppurations, des chutes de vagin, des perforations de vessie, des incontinences d'urines & d'autres accidens, & c'est pour les éviter qu'on est dans l'usage depuis quelques années du forceps qui prévient tous ces fâcheux accidens.

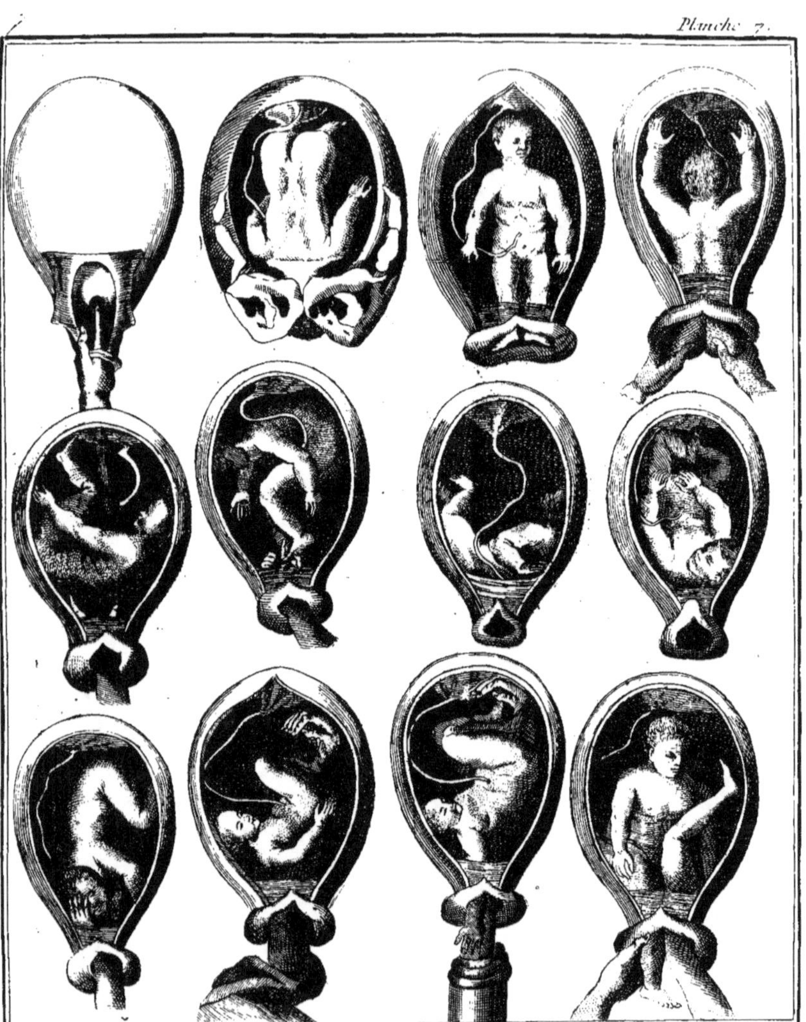

apperçu pendant la durée du travail , quoique
j'y euſſe donné toute l'attention poſſible.

J'accouchai cette Dame dix-huit mois enſuite
d'un enfant qui étoit ſitué comme les premiers,
c'eſt-à-dire la face en deſſus , dont l'accouchement
fut également heureux.

OBSERVATION CXLVII.

J'accouchai la même Dame le 12 Septembre
1703 , d'un autre accouchement long & difficile ,
parce que l'enfant venoit encore la face en deſſus ,
qui fut pareil à celui qui étoit précédemment
venu dans la même ſituation , ſans que je puſſe
l'appercevoir que quand je n'y pûs donner d'autre ſecours que de laiſſer agir la nature.

RÉFLEXION.

Je ne puis pas rapporter d'Obſervation plus juſte que
celle-ci , pour faire voir qu'une des cauſes les plus eſ-
ſentielles d'un accouchement long , difficile , & non
naturel , eſt ce qui eſt arrivé deux fois à cette Dame , au
lieu que toutes les fois que je l'ai accouchée , & que
les enfans ſont venus comme ils doivent , c'eſt-à dire ,
la face en deſſous , ont été les accouchemens les plus
heureux. Et cette Obſervation prouve d'autant mieux
ce que j'avance , que cette différence d'accouchemens
s'eſt trouvée pluſieurs fois ſur une même perſonne : car
pluſieurs autres femmes qui n'auroient accouché qu'une
ſeule fois , d'un enfant venu en cette mauvaiſe ſituation , prouveroient beaucoup moins , parce qu'elles
auroient pu avoir des accouchemens très-difficiles &
longs , quoique l'enfant fut venu la face en deſſous :
d'où par conſéquent l'on pourroit inférer que cette
ſituation n'en auroit pas été la cauſe ; ce que l'on ne
peut pas dire apès un exemple auſſi juſte que celui de
cette Dame.

Après toute réflexion faite , je n'ai pas trouvé
qu'il ait plus péri d'enfans venus en cette ſituation ,
quoiqu'extraordinaire , que dans celles où ils vien-

nent la face en deſſous , mais ſeulement que les accouchemens ſont plus longs & plus difficiles : parce que
les enfans ſont mieux valoir leurs ſecouſſes & leurs
efforts en leur ſituation ordinaire qu'en celle-ci , comme
il peut arriver à deux hommes qui nâgent également
bien , & qui veulent faire la même route. Il leur eſt
impoſſible d'avancer ſur le dos comme quand ils nâgent ſur le ventre , quelques efforts qu'ils faſſent , quoiqu'ils avancent toujours ; la vraie ſituation d'un nâgeur
étant d'être , ſur le ventre , comme celle d'un enfant
de venir dans l'accouchement la face en deſſous.

Rien n'eſt plus facile que de dire , comme font les
Auteurs , que quand l'enfant vient la face en deſſus ,
il faut aller chercher les pieds , & finir l'accouchement ;
mais rien n'eſt plus difficile que de s'en appercevoir ;
je ne parle qu'après y avoir été très-ſouvent trompé
depuis près de trente années que cette ſituation s'eſt
offerte quantité de fois. Je n'en parle , dis je , que pour
me lever cette difficulté , & me la mettre en évidence :
car quel moyen ceux qui ont écrit avant moi ont-ils
eu en touchant la ſuperficie de la tête d'un enfant ,
enfermé dans les membranes avec ſes eaux , de connoître que ſa face eſt en deſſus ou en deſſous ? Cette
ſuperficie ne paroît-elle pas égale en ces deux différentes ſituations , & pour en faire un juſte diſcerne-
ment ne ſeroit-il pas abſolument néceſſaire d'introduire
ſa main dans la matrice , pour s'aſſurer de cette ſituation au travers des membranes & des eaux , encore
ſeroit-il néceſſaire de les ouvrir , eſt-ce une choſe à
propoſer ? Au reſte , quand les membranes ſont ouvertes , les eaux écoulées , & la tête occupant le paſſage , y a-t-il Accoucheur , quelqu'expérimenté qu'il ſoit
qui puiſſe juger que l'enfant a la face en deſſus ou en
deſſous ; la partie de la tête qui ſe préſente pour lors
& qui eſt la ſeule choſe qui puiſſe lui faire connoître
cette ſituation , n'eſt-elle pas égale au toucher ; & enfin , quand cette tête eſt aſſez avancée pour que l'Accoucheur en ſoit convaincu , eſt-il en état de retourner l'enfant ? Non , c'eſt une néceſſité qu'il le laiſſe
venir en cette poſture : mais quand même je ſerois aſſuré que l'enfant ſeroit placé de cette manière , les douleurs étant fortes & les eaux bien préparées , je ne
m'aviſerai jamais de le retourner pour finir l'accouchement ; ne m'en étant péri qu'un ſeul de tous ceux qui

venoient en cette situation, au lieu que le même malheur est arrivé à un bien plus grand nombre qui venoient la face en dessous, comme je le ferai voir, lorsque je traiterai des accouchemens contre nature.

CHAPITRE XII.

De l'accouchement où l'enfant présente la face en devant.

Lorsque la femme grosse est parvenue à son terme, qu'elle est malade pour accoucher d'un travail prompt & violent, il arrive à la premiere douleur, soutenue d'un mouvement impétueux de l'enfant, que les membranes s'ouvrent & que les eaux s'écoulent ; mais quoique l'Accoucheur l'eût trouvé dans la situation requise, c'est-à-dire présentant la partie de la tête qui doit précéder pour venir naturellement, elle change ; au lieu d'enfiler le passage directement, comme elle y étoit disposée selon l'ordre naturel, elle vient par un contre-tems étrange à heurter du front contre l'os pubis de la mere, & s'y est arrêté sans pouvoir se redresser, en sorte que l'enfant présente à plein son visage (*p*) & son

(*p*) Il y a cinq situations où la face du fœtus peut se trouver à l'orifice au sortir de la matrice : la situation en *devant* est celle où la face est tournée vers les *os pubis* de la mère ; en *arrière*, quand elle est tournée vers le *rectum* ; en dessous, quand elle est à l'orifice ; en *dessus*, quand l'occiput est à l'orifice ; & de *côté*, quand l'enfant présente l'oreille.

Lorsqu'on reconnoît, dit *Mauriceau, liv. 2, ch. 17*, que la face vient la première, il faut faire coucher la femme, de peur que l'enfant s'avançant davantage dans cette posture vicieuse, ne soit plus difficilement repoussé, comme on est obligé

menton au paſſage. Les femmes qui tombent dans ce malheur, ſont toutes malades violemment & ſans relâche, ce que je n'ai jamais vû

de le faire pour lui faire prendre la véritable & la naturelle, en lui redreſſant la tête au paſſage.

La précaution de faire coucher la femme, dit le Commentateur de Deventer, page 215, eſt inſuffiſante. Ce n'eſt pas le ſeul poids de l'enfant, qui le fait deſcendre; ce ſont les efforts de la femme joints aux douleurs. Il devoit donc ajouter, avec notre Auteur & Dionis, qu'il faut empêcher la femme de faire des efforts.

Il paroît que Mauriceau ſuppoſe les eaux percées, puiſqu'il veut prévenir l'engagement de la tête; mais en y apportant reméde dans le moment, il n'y a aucune difficulté à repouſſer les épaules de l'enfant, parce que la matrice n'a pas eu le loiſir de ſe contracter. La méthode qu'il donne peut bien réuſſir; c'eſt de gliſſer les doigts entre la tête & la matrice, & de la ramener petit à petit à ſa direction naturelle. Comme l'enfant ne préſente la face à l'orifice dans une matrice droite, que parce que ſon front ſe trouve arrêté par l'os pubis de la mère, il eſt beaucoup plus difficile de pratiquer l'opération de Mauriceau que celle de Deventer; mais ſi c'eſt le menton qui ſe trouve arrêté aux os pubis, au lieu du front, l'enfant préſentera le col, comme

la Motte l'a remarqué le premier: cette poſture, comme il le dit fort bien, eſt très-dangereuſe parce qu'elle intérompt la circulation, & beaucoup plus dans une matrice droite que dans une oblique.

Si l'enfant ſe trouve ainſi placé long-tems avant la rupture des membranes, il ne peut preſque manquer de venir mort.

Lorſque la face ſe préſente en deſſus, dit M. Smellie, page 292, & qu'elle reſte engagée à la partie ſupérieure du baſſin, il faut repouſſer la tête au fond de la matrice, retourner l'enfant & le délivrer par les pieds, parce que le derrière de la tête eſt renverſé en arrière ſur les épaules, & qu'il n'eſt pas poſſible d'en faire l'extraction avec les forceps, à moins qu'elle ne ſoit fort petite: au contraire ſi elle avance un peu dans le baſſin l'enfant pourra quelquefois ſe délivrer lui-même, ſans aucun ſecours extraordinaire. Mais s'il deſcend lentement, ou qu'après qu'il eſt tout-à-fait deſcendu, il reſte engagé long-tems, la longue compreſſion que reçoit le cerveau détruit ſouvent l'enfant, à moins qu'on n'ait la précaution de le délivrer de bonne heure, ſoit en le retournant ou en le tirant avec le forceps.

arriver dans les accouchemeus longs, dans lesquels quoique fâcheux, je n'ai vû périr aucune femme.

OBSERVATION CXLVIII.

Une Dame des environs de Rouën vint en ce Pays, où quelques affaires particulieres l'appelloient. Etant grosse à terme, & se sentant malade, elle me fit prier le 23 de Mars de l'année 1697 de la venir voir. Je la trouvai avec des douleurs pressantes & redoublées, l'enfant présentant la tête, mais fort éloignée, & les eaux préparées & prêtes à s'ouvrir, ce qui arriva à la premiere douleur qui survint, dans le tems que j'accommodois le petit lit : comme la douleur ne discontinuoit point, je la fis coucher aussi-tôt, dans l'espérance que je n'avois qu'à recevoir l'enfant. Je fus surpris qu'au lieu de trouver la tête, que j'avois touchée un moment auparavant, & dont je m'étois pleinement assuré, tant par la rondeur égale, que par sa dureté & solidité, c'étoit la face qui remplissoit entierement le passage, & qu'elle étoit très-proche. Je voulus essayer de la faire un peu baisser, en repoussant le menton en dessous ; je n'y pûs réussir, mais les douleurs fortes & qui se redoubloient sans relâche, soutenues par la vigueur de la malade, furent d'un si grand secours, joint à celui que je pûs lui donner, qu'elle accoucha heureusement une heure & demie ou environ après que je fus arrivé. Je la délivrai & la laissai reposer sans lui rien faire davantage, je veux dire de ce qui étoit nécessaire pour la mettre au lit. Elle étoit si épuisée par la violence du travail, quoiqu'il n'eût pas duré long-tems, qu'elle ne pouvoit pas seulement parler. Le grand soin, la bonne nourriture, & l'envie d'être bien-tôt relevée, pour vaquer à ses affaires, firent qu'elle ne négligea rien pour en venir à bout.

L'enfant étoit horrible, non-seulement à cause de la couleur plombée de son visage, mais aussi par sa bouffissure, dont la Dame parut fort inquiete : je la tirai de son inquiétude, en l'assurant qu'avant la fin du jour son enfant seroit beau & blanc, comme il arriva en moins de douze heures.

REFLEXION.

Cette Dame fut heureuse d'accoucher en si peu de tems, vu la mauvaise situation de son enfant, qui me paroît une des plus fâcheuses en laquelle il se puisse présenter, lors particulièrement qu'il est si avancé, qu'il ne peut être retourné ; mais les douleurs de la mère étoient d'une violence à l'exhorter sans cesse de ne les seconder qu'autant que la nature ne lui permettoit pas d'en user autrement, dans la crainte où j'étois qu'elle ne se crevât la poitrine ou le ventre, ou du moins qu'elle ne s'ouvrit quelque vaisseau qui la feroit mourir : ce fut ces douleurs si violentes & si fréquentes qui m'empêchèrent d'aller chercher les pieds, par l'impossibilité qu'il y a de le faire en pareille occasion ; ce qui au contraire flatta mon espérance d'une heureuse issue, voyant que la nature n'oublioit rien pour mener l'accouchement à une heureuse fin.

En effet comment aurois-je pu faire trouver place à ma main, puisqu'il ne me fut pas seulement possible de faire tant soit peu baisser le menton, afin de rendre à la tête sa situation naturelle, qui étoit la seule chose qui manquoit à cet accouchement pour être heureux.

C'est l'ordinaire que les enfans qui viennent au monde de la sorte soient très-livides, parce que l'obstruction que les vaisseaux souffrent par la violente extension du col, fait qu'ils se remplissent extraordinairement, & produisent cet accident, comme il arrive a un homme que l'on veut saigner à la jugulaire, ou qui sert trop son col ; mais cet accident se passe aussi-tôt que

les

les vaisseaux ont repris leur situation naturelle, & le sang son cours ordinaire.

OBSERVATION CXLIX.

La femme d'un Drapier de cette Ville, grosse de son premier enfant, étant à son terme, m'envoya prier de la venir voir le 13 Juin de l'année 1699. Je la trouvai avec de très-fortes douleurs, les eaux écoulées, & l'enfant qui présentoit la face à plein au passage : comme il étoit peu avancé, je tentai de le retourner ; mais le passage étoit tellement rempli, & la matrice déja si affaissée sur l'enfant, que j'aurois plutôt tout crevé que d'en venir à bout. Comme je ne pûs réussir par ce moyen, je donnai toute mon attention pour repousser un peu le menton en dessous avec une main, pendant que je tâchois de l'autre de faire baisser le dessus de la tète, afin de la faire présenter au passage, de la maniere qu'elle y doit être pour venir naturellement : mes intentions étoient bonnes, mais elles furent sans effet, ce qui me réduisit dans la nécessité de laisser l'accouchement au bénéfice de la nature, qui dura une demie journée, tellement que la mere & l'enfant y auroient péri tous deux s'ils avoient eu moins de force & de courage. C'étoit un gros garçon, qui vint aussi hideux que le précédent, & qui changea de même. Je délivrai la mere, qui se trouva extrêmement fatiguée, & dans un épuisement universel, mais qui se porta fort bien dans la suite, & son enfant aussi. Je l'ai accouchée plusieurs fois depuis, & toujours d'enfans mal placés & fort gros.

RÉFLEXION.

Quand les enfans préfentent la tête ou le cul, ces parties, quoique groffes, rondes, dures & folides en apparences, fe tendent néanmoins & s'alongent dans la fuite du travail pour fe conformer au paffage, & l'accouchement finit avec fuccès ; mais en cette fituation, plus l'accouchement eft long, plus la tête fe groffit par la bouffiffure qui y arrive, & plus il devient difficile. C'eft même ce que je ne comprends pas, qu'une femme puiffe accoucher quand l'enfant vient de la forte, quoiqu'il me foit arrivé plufieurs fois, comme je l'ai dit, fans qu'il m'en foit encore péri aucun : ce que j'ai trouvé fort différent, quand l'enfant n'eft que peu avancé, & la mère avec peu ou point de douleurs ; car alors je n'ai eu qu'à introduire ma main, & aller chercher les pieds, comme je le dirai en fon lieu.

Ce qui fait bien voir que ce n'eft pas affez d'avoir une parfaite connoiffance de ce qu'il faut faire, & de le fçavoir bien mettre en exécution, mais que c'eft une néceffité de trouver les moyens de le pouvoir accomplir, ce qui manque plus fouvent dans les accouchemens, que dans aucune autre opération de Chirurgie, dont ceux-ci font du nombre, & plufieurs autres que je rapporterai pour juftifier ce que j'avance, felon que les occafions s'en préfenteront, & particulièrement par l'exemple qui fuit.

CHAPITRE XIII.

De l'Accouchement où l'enfant préfente la gorge.

UNE des plus fâcheufes & des plus bizarres fituations en laquelle l'enfant fe puiffe préfenter, eft lorfqu'il préfente la gorge. Il eft auffi

facile de se le repréfenter, qu'il eft difficile de
croire que la chofe foit poffible ; c'eft auffi une
des plus rares fituations que j'aye vues, car pour
que l'enfant fe préfente en cet état, il faut qu'il ait
le derriere de fa tête renverfée fur l'épine du dos,
& que la partie fupérieure du fternum foit d'un
côté & le menton de l'autre, foit à droite ou
à gauche, en haut ou en bas, entre lefquelles
parties fe trouve la gorge droit à l'entrée du vagin, qui font les marques qui le juftifient, &
la maniere dont je l'ai vû arriver.

OBSERVATION CL.

Le 5 Novembre de l'année 1707, l'on vint
me prier d'accoucher la femme d'un Ouvrier
en Draps, qui étoit en travail depuis trois jours,
& que la Sage-Femme avoit abandonnée. J'y allai
promptement, & je trouvai cette femme, quoique naturellement forte & vigoureufe, très-fatiguée, & comme épuifée par la longueur & la
violence du travail. Je commençai par m'inftruire
de la fituation de l'enfant, qui me parut des
plus extraordinaires; ce qui me fit attendre à la
fin de la douleur pour m'en mieux affurer, fans
néanmoins l'avoir pû faire qu'après plufieurs tentatives. Ce n'eft pas qu'en conduifant ma main
vers la fourchette, je ne trouvaffe la partie fupérieure de la poitrine de l'enfant, d'autant plus
que les clavicules m'ôtoient tout fujet d'en douter, comme auffi le menton, la bouche & le vifage, en la portant du côté oppofé, c'eft-à-dire vers
les os pubis, & par conféquent la gorge occupoit le
paffage ; mais la nouveauté de cette fituation faifoit mon embarras & ma peine ; je pris le tems
entre les douleurs, quoiqu'elles fe fuiviffent de

près, & qu'elles fuſſent des plus fortes, de repouſſer la poitrine d'une main, pendant que je
tâchois avec l'autre d'attirer la tête au paſſage,
à quoi je réuſſis un peu, non pas à la ſituer comme elle doit être, pour que l'enfant vienne naturellement, mais ſeulement la face la premiere, qui fut toute la meilleure ſituation que
je lui pûs donner, & en laquelle il vint au monde, quoique mort faute de ſecours, & par la longueur du travail. Je délivrai la mere enſuite,
qui étant, comme je lai dit, d'un bon tempérament, ſe porta bien, & ſe releva en aſſez
peu de tems.

RÉFLEXION.

Ne ſembleroit-il pas que cette ſituation ſeroit plutôt
une invention de l'Accoucheur, qu'un effet de la nature ? Car comment s'imaginer qu'un enfant puiſſe
préſenter la gorge ; puiſque c'eſt une néceſſité que la
tête & la poitrine ſoient deſcendues & arrêtées dans
le vagin, qui eſt une partie qui ne peut ſouffrir en
apparence une extenſion aſſez ſuffiſante pour contenir
toutes ces parties ſans ſe rompre ; & quoique l'expérience le juſtifie, la raiſon n'y répugne-t-elle pas aſſez
fortement pour ne pas mettre cet accouchement au
nombre de mes Obſervations, dans la crainte qu'un
Accoucheur ne m'accuſât de ſuppoſition, ſi celui qui
ſuit ne m'étoit un ſure garand, que le précédent a été
poſſible.

OBSERVATION CLI.

Le 27 Septembre de l'année 1709, deux de
mes Confreres m'envoyerent prier de venir les
trouver chez la femme d'un Tanneur de cette
Ville, qui étoit en travail de ſon premier enfant,
dont la ſituation étoit des plus extraordinaires.
J'eus peine à me déclarer dans mon premier eſſai,

parce que les lèvres de l'enfant étoient si tuméfiées, qu'il étoit difficile de juger que ce fuffent
des lèvres; & plus je m'opiniâtrois à m'inftruire
de cette fituation, plus je m'en ôtois le moyen,
parce que pour peu que je touchaffe la femme,
l'irritation que caufoit ma main, excitoit continuellement des douleurs qui ne lui donnoient
pas un moment de relâche, ce qui m'obligea
d'attendre qu'un peu plus de tranquillité & de
repos m'en facilitaffent l'occafion, & pour lors
je n'eus pas de peine à connoître que la partie qui touchoit la fourchette étoit le menton de
l'enfant, enfuite la bouche entre deux groffes
lèvres, avec le refte de la face, & que la partie fupérieure du fternum étoit vers les os pubis,
dont les clavicules étoient la preuve, & que la
gorge étoit par conféquent au paffage, ce que
je déclarai à mes Confreres, & dont ils con-
vinrent ; après quoi je voulus leur céder la place,
pour qu'ils euffent à finir l'accouchement, leur
offrant mes confeils ; mais comme j'étois leur
Ancien, ils ne voulurent point l'accepter, &
m'en déférerent l'exécution. Voyant que c'étoit
un accouchement comme le précédent, à la différence qu'à celui-ci la face étoit en deffus, &
qu'elle venoit en deffous à j'autre, je donnai
toute mon attention en introduifant ma main
vers les os pubis, à faire retrograder la poitrine, en la repouffant avec douceur dans l'intervalle des douleurs, & la tenant affujettie pendant la douleur, afin de ne perdre pas le fruit
de ce que j'avois fait; & pendant que je la tenois
fujette d'une main, je tâchois avec l'autre que
j'introduifois le plus avant qu'il m'étoit poffible
vers la fourchette & le long du vagin, de ramener la tête au paffage ; mais tout ce que je pus

faire se termina à y conduire la face seulement ;
& ce fut la situation en laquelle cet enfant vint
au monde : c'étoit un garçon, qui étoit bien le plus
hideux qu'on pût voir, ayant plutôt la figure
monstrueuse qu'humaine, par l'effroyable couleur & bouffissure de son visage, & la grosseur
démesurée de ses lèvres, ce qui le faisoit regarder par ceux qui étoient présens avec étonne-
ment, mais que je rassurai en leur expliquant la
cause de cette figure si contrefaite, leur promet-
tant qu'il reviendroit à son état naturel en moins
de vingt-quatres heures, & qu'un linge trempé
dans le vin tiede ou l'eau-de-vie, appliqué sur
cette énorme contusion du visage, produiroit
cet effet ; ce qui arriva comme je l'avois prévu,
& il s'est fort bien porté. Je délivrai la mere
ensuite, & elle se porta depuis si bien, quelque
long & difficile qu'eût été ce travail, qu'en dix
jours elle fut relevée.

RÉFLEXION.

La raison qui paroît la plus vraisemblable pour expliquer comment ces enfans se sont présentés en cette
situation, est une espèce de répétition de celles qui
ont été alléguées par les précédentes Observations : car
n'est-il pas probable que la tête n'ayant pas suivi directement la route qu'elle devoit tenir, mais que le front
de l'enfant s'étant plus avancé qu'il n'auroit dû par la
violence d'une douleur brusquement suivie d'une autre
encore plus forte, poussant continuellement l'enfant dont
la tête étoit descendue dans le bassin, & laquelle ne
trouvant pas le passage disposé par une dilatation suffisante pour sa sortie, avoit été par cette raison forcée
de se réfléchir en dessous, à mesure que la poitrine
s'avançoit, & obligeoit par une suite nécessaire, ces
parties à se dilater extraordinairement, au moyen de
quoi la gorge avoit été obligée d'occuper directement
le passage, au lieu que ç'auroit dû être la tête, ne

regardant autre cause de ces deux accouchemens que l'étroitesse du passage & la violence des douleurs, dont la tête de l'un se trouva en dessus & l'autre en dessous, suivant les différentes manières dont elles se trouvérent suivies avant cet engagement subite & précipité.

Je n'ai pu repousser les épaules de l'un ni de l'autre de ces enfans assez loin, pour mettre la tête directement au passage, dans sa situation naturelle, comme les Auteurs le conseillent, ni couler ma main pour aller chercher les pieds, parce que la matrice après l'écoulement des eaux qui s'étoit fait depuis long-tems, embrassoit trop exactement l'enfant, pour exécuter l'une ou l'autre de ces deux intentions. Je fus assez content de les tirer la face la première, ce que j'exécutai assez bien, moyennant les secours que je leur donnai, aidé de la violence & du redoublement des douleurs & de la vigueur des mères à les faire valoir, joint à la dilatation des parties qui devint peu-à-peu suffisante pour terminer ces deux accouchemens à-peu-près semblables, toutes conditions nécessaires pour les finir heureusement, à la différence néanmoins qu'un des enfans étoit mort par la témérité de la Sage-Femme, & que l'autre étoit vivant par la prudente conduite des Chirurgiens.

CHAPITRE XIV.

De l'accouchement où l'enfant se présente bien, mais qu'une ou plusieurs circonvolutions du cordon de l'ombilic autour du col, ou de quelqu'autre partie du corps de l'enfant, empêchent de sortir.

LORSQU'UNE femme en travail a des douleurs violentes, qui redoublent sans cesse, & qui continuent; que les eaux sont écoulées, que l'enfant se présente bien, qu'il avance pendant la douleur, & qu'il se retire ensuite, que ce flux & ce reflux perséverent pendant ce long espace de tems, que l'enfant ne gagne le terrein que peu à peu, & ne se l'assure que très-difficilement; l'on peu dire que le cordon (*q*) fait un

(*q*) La chute du cordon avant ou avec la tête est un accident auquel il n'est pas exactement difficile de remédier, dit *M. Bruyer*, Réflexion sur *Devenier*, p. 225, mais un accident, dont aucun Accoucheur que la *Motte* n'a donné le signe diagnostic, est quand le cordon se trouve faire plusieurs circonvolutions au tour du col de l'enfant : accident cependant qui peut avoir des suites très-fâcheuses; puisqu'il peut causer la suffocation de l'enfant, ou le détachement du placenta.

M. de la Motte dit, part. 2, liv. 2, chap. 14, qu'on connoîtra que le cordon fait plusieurs circonvolutions autour du col de l'enfant, ou que le cordon est trop court (ce qui fait le même effet) quand on verra l'enfant avancer dans le tems de la douleur, & reculer quand elle est finie. C'est aux Accoucheurs à juger de la vérité de ce signe; s'il est vrai, on peut en tirer des conséquen-

obſtacle que l'on ne peut vaincre, juſqu'à ce que l'enfant ſoit aſſez avancé ; alors le Chirurgien

ces utiles. On doit en ce cas repouſſer l'enfant, s'il eſt néceſſaire, & débarraſſer la partie. Cette conſéquence toute naturelle qu'elle eſt, ajoute M. Bruyer, n'eſt cependant point celle que tire la Motte, ſi l'on en juge par ſa pratique ; car il ſe contente de tirer la tête, pour aider la ſortie de l'enfant. Or je trouve cette méthode très-défectueuſe ; car ou le placenta eſt fort adhérent, ou ne l'eſt pas. Au premier cas l'enfant s'étranglera ou cauſera un renverſement au fond de la matrice. Au ſecond cas, il ne peut manquer de le détacher en tout ou en partie ; ce qui ſera certainement ſuivie d'une perte de ſang, qui ne peut qu'être nuiſible à la femme.

Deventer dit que ſi l'on s'apperçoit que l'enfant ſorti juſqu'au col, l'a enveloppé de deux ou de trois circonvolutions du cordon ombilical, ce qui retient l'enfant, parce que le cordon ne peut aſſez avancer, il faut que la Sage-Femme tâche de le faire paſſer par deſſus la tête, ce qui n'eſt point extrêmement difficile, ſi les circonvolutions ne ſont point trop ſerrées : quoiqu'il y ait plus de difficultés dans certaines occaſions que dans d'autres, j'ai toujours réuſſi juſques à préſent, dit M. Deventer. Mais ſi elles ſont ſi ſerrées, qu'il ne ſoit pas poſſible de reculer le cordon derrière la tête, il faut avoir recours à l'expédient propo-

ſé par preſque tous les Auteurs, qui eſt de faire deux ligatures au cordon à deux ou trois doigts de diſtance & de le couper au milieu ; mais il faut que l'enfant vienne dans le moment, ſans cela il mourra. M. Smellie a reconnu le même dragnoſtic, dont M. Bruyer doute comme l'on verra dans les accouchemens contre nature, auſſi-bien que M. Levret, utilité des forceps, p. 158,

Je fus appellé au ſecours d'une femme en couche, dit M. Smellie, tome 2, page 438, après que la tête de l'enfant fut ſortie..... Je trouvai le cordon ombilical faiſant pluſieurs circonvolutions au-tour du col de l'enfant, & ayant accroché mon doigt à la partie du cordon qui répondoit au ventre de l'enfant, je le trouvai aſſez lâche pour le faire gliſſer par-deſſus la tête de l'enfant, je fis paſſer de même deux autres circonvolutions, & l'enfant vint immédiatement après qu'il fut débarraſſé de ſon cordon.

J'ai réuſſi dans pluſieurs autres cas à dégager l'enfant des circonvolutions de ſon cordon, en m'y prenant de cette manière, & j'ai été long-tems très-porté à croire qu'il arrivoit rarement, ou peut-être jamais, que l'on fut obligé de couper & de lier ce cordon, juſqu'à ce que les deux Obſervations ſuivantes m'ayent fait revenir de mon opinion.

On vint me chercher en

prenant la douleur à propos, peut introduire le
bout de fes doigts, dont les mains feront applaties des deux côtés de la tête, les pouffer le
plus avant qu'il lui eft poffible dans le vagin ; il
conferve par ce moyen à la tête de l'enfant le
progrès qu'elle a fait pendant la derniere douleur, & l'aide encore en tournant le doigt autour
de la tête de l'enfant, mais principalement vers
la fourchette, jufqu'à ce qu'il trouve l'occafion
de l'attirer dehors par l'un ou l'autre de ces deux
moyens, afin de lui donner enfuite les fecours
néceffaires : ce font là les moyens dont je me fuis
fervi en cette occafion, & qui m'ont toujours
réuffi.

OBSERVATION CLII.

On me manda dans le mois d'Octobre de
l'année 1708, pour accoucher la femme d'un
Officier, à vingt-cinq lieues de cette ville, dont
le travail commença autant bien que je le pouvois défirer ; l'enfant fe préfentoit avantageufement, les membranes étoient prêtes à s'ouvrir,

1749, pour aller au fecours d'une femme, dont l'accou-chement étoit retardé par une caufe pareille à celle dont il a été queftion dans l'Obfer-vation précédente ; j'effayai d'abord de dégager les cir-convolutions du cordon ; mais il ne me fut pas poffi-ble d'en venir à bout : alors fans perdre de tems, je fis au cordon deux ligatures ; j'in-finuai mes doigts par-deffus un des tours que le cordon faifoit au-tour du col de l'enfant, je coupai dans cet endroit le cordon avec mes cifeaux & je délivrai le corps de l'enfant qui étoit mort.

En 1751, je fus appellé pour un autre accouchement à-peu-près pareil, & après plufieurs tentatives inutiles pour dégager le cordon en le faifant paffer par-deffus la tête, je fis deux ligatures, puis je le coupai entre deux. Cette opération fut immédia-tement fuivie de la délivran-ce d'un enfant fort & en vie, après quoi je fis une autre li-gature au cordon plus près de l'abdomen, & je retran-chai ce qu'il y avoit de fu-perflu. *Voyez les Accouche-mens contre nature.*

& les eaux à s'écouler, avec des douleurs fortes,
& souvent réitérées; c'étoient là autant de préjugés favorables, qui m'en faisoient espérer une fin
prochaine. J'y fus cependant trompé; les eaux
ayant percé, les membranes & les douleurs augmentant de plus en plus, faisoient à la vérité
avancer la tête de l'enfant jusqu'au couronnement; mais elle se retiroit si-tôt qu'elles cessoient.
Je n'en fus pas surpris d'abord, mais voyant une,
deux & trois heures se passerent sans que rien
changeât, quelques efforts que la malade pût
faire, & malgré tous les secours que je pouvois
lui donner, je ne doutai plus que le cordon embarassé autour de quelque partie de l'enfant, ne
fût l'unique cause de la longueur de ce travail;
ce qui me fit redoubler mon attention, & appliquer soigneusement mes deux mains applaties
des deux côtés de la tête de cet enfant, & poussant mes doigts en avant à toutes les douleurs,
afin de lui faire quelques progrès, ou du moins
la tenir assujettie, & empêcher son retour en
partie, exhortant sans cesse la malade à se servir
de ses forces & de sa raison, pendant que j'étois
attentif à toutes les douleurs qui faisoient espérer
que ce seroit la derniere, qui arriva enfin après
quatre heures de ce fâcheux travail. La tête de
l'enfant sortit, & comme toute mon application
étoit de songer à dégager le col, je n'y pûs si
vîte porter la main que l'enfant ne fut sortit comme une anguille, le dos, le cul & les jambes
s'étant pliés, & ayant passé par dessus la tête,
qui étoit demeurée attachée avec le cordon tout
auprès du passage, sans presque aucune distance,
le cordon n'ayant pas un pied depuis sa racine
jusqu'au col de l'enfant, à cause de trois tours
qu'il faisoit autour de cette partie, dont je le
débarassai dans le moment. Je délivrai ensuite la

mere, où je fus un peu de tems, parce que loin
de l'exciter à faire aucun effort, je voulus lui
laisser reprendre haleine, rien ne m'obligeant
d'en user autrement en l'état où elle étoit : les
efforts qu'elle avoit été obligée de faire pour finir
ce long & difficile travail, lui fit tellement enfler
le visage, qu'elle en étoit méconnoissable, & sa
gorge se trouvoit parallele au menton. Cette enflure ne s'étoit qu'en partie dissipée quand je la
quittai, quatre jours après son accouchement ;
mais elle se dissipa entierement à la fin de ses
couches.

RÉFLEXION.

La marque la plus essentielle que j'avois, pour me
persuader que c'étoit le cordon trop court qui faisoit
la difficulté de cet accouchement, c'est que l'enfant
avançoit pendant la douleur, par la compression que
la matrice souffroit, aidée de tous les muscles de l'abdomen ; ce qui lui faisoit faire un mouvement de précipitation de son fond vers son orifice intérieur, &
pousser par-conséquent vers le bas le placenta, où est la
racine du cordon, & lui causer par une suite nécessaire un relâchement, qui pour lors permettoit à la
tête de l'enfant de s'avancer, mais qui étoit forcé de
rétrograder, lorsqu'après la douleur la matrice repre-
noit sa place, en retirant le placenta avec elle, &
par-conséquent l'enfant par un mouvement facile à expliquer sur la méchanique, qui se rencontre assez semblable dans l'action de la machine dont le Tourneur se
sert, qui est trop connue pour m'expliquer davantage ;
à la différence de l'enfant qui a la tête trop grosse, &
qui n'avance point dans le vagin, quelques douleurs
que la femme souffre, ou bien la difficulté venant du
côté des épaules, la tête est poussée aussi avant qu'elle
peut dans le vagin, sans avancer ni reculer dans la suite, & laisse presque toujours quelque liberté au-tour
d'elle, pour y faire passer le doigt, & souvent la main
soit à l'aise, parce qu'elle n'avance pas jusqu'au couronnement, comme je le ferai voir en tems & lieu :
mais ce n'est pas une chose impossible que l'enfant s'a-
vance, & qu'il se recule ensuite dans un accouchement,

fans que le cordon y ait aucune part , la chofe étant
même fort ordinaire , lors particulièrement que les épaules de l'enfant font trop larges , ou que la tête eft un
peu trop groffe , par rapport au paffage ; mais il faut
faire réflexion que quand cela arrive , ce n'eft qu'à
caufe que les douleurs ne font pas affez fortes , ou
qu'elles ne fe redoublent point ; car les douleurs étant
fortes & fréquentes , l'enfant ne fait d'ordinaire que
peu ou point ces mouvemens d'avancer & de rétrograder , n'y ayant que le cordon feul qui embarraffe l'enfant , qui puiffe donner occafion à un travail pareil au
précédent , auffi-bien qu'à celui qui fuit.

OBSERVATION CLIII.

La femme d'un Sellier de cette Ville, étant
malade pour accoucher , m'envoya prier de venir
chez elle le 13 Août de l'année 1694. Je la trouvai avec des douleurs fi légeres & fi éloignées ,
que je fortis fans lui toucher. J'y retournai le
lendemain , & les chofes n'ayant pas changé ,
je lui confeillai de prendre un petit lavement ,
& je n'en entendis plus parler que dix jours enfuite , que fon mal ayant recommencé , mais plus
vivement , elle me renvoya chercher. Je la trouvai dans les vraies douleurs de l'accouchement ,
l'enfant bien placé , fort & vigoureux , & les eaux
formées , toutes prêtes à s'ouvrir un paffage , ce
qui arriva quelque tems après ; & les douleurs
augmenterent à un point que je ne puis exprimer tant elles étoient fortes , & redoubloient
fans relâche : la tête de l'enfant qui étoit pouffée
au couronnement à toutes les douleurs , & qui
rétrogradoit fi-tôt qu'elles diminuoient , fans abfolument ceffer , s'y fixa enfin , de maniere qu'il
en parut une partie dehors , qui fembloit devoir
venir à toutes les douleurs , & qui ne vint pourtant qu'à trois heures du matin , depuis onze
heures du foir que les eaux s'étoient écoulées ,

quelque fecours que je puffe lui donner pendant les cinq heures que les douleurs durerent, que l'on peut même dire n'avoir été qu'u-
ne feule douleur pendant ce long efpace de tems.
Elle eut befoin d'autant de force & de vigueur
qu'elle en avoit, pour foutenir un des plus
rudes travaux que j'aye vus , & des plus particuliers à l'égard du cordon , qui faifoit un
tour ou col de la petite fille bien vivante (dont
elle accoucha,) & qui paffoit enfuite par deffous
l'aiffelle en figure d'écharpe , puis revenoit après
faire encore un tour au col. Il reftoit fi peu du
cordon entre le lieu où ces circonvolutions fe
terminoient , & fa racine au placenta , qu'à peine
y en avoit-il la longueur d'un pied. Je fus au
furplus obligé d'aider au délivre, qui ne pouvoit fe
détacher de lui - même.

RÉFLEXION.

C'étoit un grand fujet de pitié de voir cette femme
jeune & belle venir défigurée & méconnoiffable au point
qu'elle l'étoit , par l'excès des douleurs , les yeux lui
paroiffoit fortir de la tête, la gorge étoit gonflée à l'é-
gal du menton , l'écume lui fortoit de la bouche, fon
vifage étoit enflée à l'excès , & tout violet , nonobftant quoi elle fe feroit bien relevée huit jours enfuite :
c'étoit une néceffité que les deux arrière - faix dont
je parle dans ces Obfervations fuffent bien attachés,
& que les cordons fuffent d'une grande force , pour
avoir foutenu fi long-tems de fi violentes fecouffes fans
fe détacher, ni fe rompre ; mais fi ces deux accouchemens font furprenans , ceux qui fuivent ne le font
pas moins.

OBSERVATION CLIV.

Une jeune femme de cette Ville groffe de fon
premier enfant , qui avoit joui pendant fa groffeffe d'une fanté très-parfaite, fentit au tems de

son accouchement de légeres douleurs, qui en peu de tems devinrent très-vives & très piquantes. L'on m'y appella en diligence le 13 Novembre de l'année 1697. Je trouvai les eaux écoulées, & l'enfant bien situé. Comme les douleurs se suivoient & redoubloient sans relâche, je crus que l'affaire seroit bien-tôt finie, mais j'y fus trompé; car quoique l'enfant fit de continuels mouvemens, qui marquoient sa vigueur, qu'il fut dans une situation avantageuse, & fort avancé au passage, il fut plus de six heures au couronnement. J'étois bien prévenu que rien que le cordon ne pouvoit le retenir en cette situation pendant un si long-tems, & avec de telles douleurs; mais je ne voyois aucun lieu de lui donner de secours, parce qu'il n'y avoit pas de place à passer le doigt, ni même l'ongle, entre la tête & l'extrémité du vagin, si ce n'est vers la fourchette, où je fis tant que j'introduisis mon doigt bien trempé dans l'huile & que je coulai jusque sous le menton, que je fis avancer peu à peu, & ensuite la tête; & ayant continué de faire sans cesse avancer mon doigt, malgré la violence des douleurs, je fis tant enfin que je le glissai jusqu'au col de l'enfant, que je trouvai, comme je l'avois prévu, embarrassé du cordon. Je donnai toute mon attention à introduire mon doigt entre le col & le cordon, après quoi je coulai mes ciseaux dessus, en mettant la branche des ciseaux où est le bouton du côté du col de l'enfant; en ayant ensuite embrassé le cordon, je le coupai, l'enfant sortit à l'instant; je le donnai à tenir à une femme, à laquelle je recommandai de serrer le cordon, pour empêcher que le sang n'en sortît, pendant que j'achevai de délivrer la mere de son arrière-faix, que je fus obligé d'aller détacher.

parce qu'il n'étoit pas affez refté du cordon pour en faire l'extraction par fon moyen.

RÉFLEXION.

L'enfant que je crus bien des fois mort fur la fin de l'accouchement, vint au monde avec une plainte qui lui dura bien deux heures, & fe porta bien enfuite. Il eft refté muet. Je ne fçai fi cet accouchement auroit dérangé quelque chofe aux organes, ou caufé quelque obftruction au nerf, qui lui auroient fait perdre fon ufage, qui eft de porter les efprits aux mufcles de la langue & du larinx pour former la voix & la parole ; car cet enfant qui eft à préfent un grand garçon, n'eft pas fourd, & a d'ailleurs beaucoup d'intelligence ; quoiqu'il en foit, j'eus bien de la peine à finir cet accouchement, & j'en aurois encore eu bien davantage, fi je n'euffe pas trouvé le moyen de couler mon doigt de la manière que je le fis, parce que j'empêchai que l'enfant ne rétrogradât, & le moindre fecours au lieu où il étoit, lui fut d'un grand avantage, tant il avoit peu de chemin à faire, comme l'Obfervation le fait voir ; le cordon faifoit trois tours, dont il n'y eut qu'un de coupé, & s'en fut affez, d'autant que c'étoit le dernier ou celui du côté du placenta ; &, comme je le dis, il refta fi peu du cordon que je ne pus le prendre pour m'en fervir à délivrer la mère, ce qui m'obligea d'aller détacher l'arrière-faix, & de le tirer avec la main.

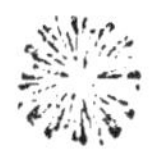

CHAPITRE

CHAPITRE XV.

De l'accouchement où l'enfant a les épaules trop grosses.

QUAND un Chirurgien auroit assez d'expérience pour prévoir tous les accidens qui peuvent accompagner, suivre ou prévenir la tête de l'enfant, qui se présente au passage, ce ne seroit pas encore assez, puisqu'il s'en trouve d'autres qui ne dépendent point de la tête, & qui ne sont pas moins à craindre, parce que la plus grande difficulté est surmontée par la dextérité de l'Accoucheur, aussi-tôt qu'il peut découvrir la cause de ceux-là ; mais il en est tout autrement à l'égard de ces derniers ; car plus elle se déclare, plus il y a lieu d'en craindre les suites.

C'est ce qui se remarque dans un accouchement où l'enfant a les épaules trop larges ou trop grosses (r), qui sont arrêtées par les os sacrum

(r) Toutes les fois qu'on trouve la tête sortie, & que les épaules sont si grosses, ou la partie inférieure de la matrice si resserrée, qu'on ne peut dégager le corps en y apportant une force modérée, si les douleurs n'ont pas encore tout-à-fait abandonné la malade, ou qu'elle ne soit point en danger de mourir soit par des pertes, ou par quelques mauvais symptomes, la meilleure méthode est d'attendre l'effet des douleurs du travail.

En 1753, j'assistai à un accouchement qui fut très-long, à cause de la grosseur du corps, qui n'avoit pu suivre la tête, *dit M. Smellie, tome 2, page 441*, j'essayai de dégager doucement les épaules ; mais je reconnus à la fin qu'il n'y avoit pas moyen d'en venir à bout, sans employer une si grande violence, qu'il y auroit beaucoup de danger d'arracher le col & de faire périr l'enfant, d'autant plus que les épaules étoient si haut,

Tome I.   H h

& pubis, & ne peuvent defcendre dans le vagin, quoique la femme foit travaillée de douleurs très-fréquentes, que les eaux foient écoulées, & que la tête les fuive à fouhait, & foit avancée au paffage, prête de paroître au couronnement, fans être ni ferrée ni engagée, au lieu où elle eft, laiffant une pleine liberté à l'Accoucheur de promener fa main tout au-tour fans lui pouvoir aider, n'y ayant que le tems qui puiffe y remédier, lorfque la malade à force de pouffer en bas par fes violentes & fréquentes douleurs, fait avancer ces groffes épaules, qui pouffent cette tête devant elles, & la font avancer au paffage ; en forte que l'Accoucheur à force de lui aider par le moyen de fes deux mains applaties & appliquées des deux côtés des oreilles, l'attire autant qu'il lui eft poffible, fans pourtant ufer d'une grande violence, de crainte de détacher la tête de l'enfant, en voulant fe donner du jour pour couler fes doigts jufques fous fes aiffelles, & attirer les bras l'un après l'autre, pour enfuite finir cet accouchement, qui eft un des plus difficiles & des plus à redouter.

OBSERVATION CLV.

Le 20 Novembre de l'année 1689, on me manque je ne pouvois pas atteindre aux aiffelles avec mes doigts. J'introduifis le crochet mouffe, mais je ne pouvois pas réuffir davantage par cet expédient, fans courir rifque de rompre le bras, ou au moins de fatiguer beaucoup l'articulation de l'épaule. Mais comme la femme avoit de fortes douleurs, je pris le parti d'en attendre l'effet, & avec le fecours de trois douleurs je fis defcendre l'épaule jufqu'à l'orifice externe ; puis ayant tourné un des bras dans la cavité de l'os facrum, le corps fuivit, & l'enfant vint au monde en vie. Cette expérience confirmée depuis par quelques autres de ce genre, m'a appris qu'il vaut bien mieux attendre l'effet des douleurs du travail.

da pour accoucher la femme d'un Marchand de cette ville, les douleurs qui étoient fortes & fréquentes, me firent espérer un prompt & heureux accouchement ; confirmé dans cette espérance, par la situation de l'enfant, & les eaux étant formées & prêtes à s'écouler par l'ouverture des membranes, ce qui arriva en assez peu de tems, après quoi la tête de l'enfant s'avança jusqu'au couronnement : tant d'heureux préjugés ne me laissoient plus en apparence que le tems de recevoir l'enfant à la première douleur, & celui d'ordonner à une femme de se tenir auprès de moi avec une serviette bien chaude pour le recevoir ; ce que j'exécutai ponctuellement. La première douleur n'ayant pas satisfait ni répondu à mon attente, je remis à celle d'après, qui fut multipliée jusqu'à plus d'un cent, quelques secours que je pusse donner à la malade, & jusqu'à ce qu'enfin à force de tirer de ma part, & la mère de pousser en bas sans relâche, j'achevai de dégager la tête, & me donnai la liberté d'introduire mes doigts jusques sous les aisselles, avec lesquels j'attirai les bras dehors l'un après l'autre ; ensuite de quoi je n'eus plus qu'à tirer sans crainte pour finir l'accouchement, ce que j'exécutai ; mais ce ne fut pas sans peine, ni sans inquiétude, mon esprit n'ayant pas moins travaillé que mon corps dans cette opération.

L'enfant qui étoit un garçon, conserva sa vie malgré tous ces efforts, l'arrière-faix suivit sans peine ; je laissai l'accouchée reprendre haleine, autant de tems qu'elle voulut, avant que de la changer, & de la coucher dans son lit, tant elle étoit fatiguée.

RÉFLEXION.

Cet accouchement fait bien voir le peu de fond qu'un Chirurgien doit faire fur les plus belles apparences, & qu'il ne doit pas plus fe flatter d'une heureufe fin, que fe rebuter par les accidens les plus fâcheux, parce que les chofes peuvent changer en bien ou en mal contre fon attente ; ainfi il doit être difpofé à tout événement, prendre le bon & le mauvais avec indifférence, comme je l'ai dit ailleurs, & comme je le fis dans cette occafion, où je ne m'hazardai pas plus par l'efpérance d'une fin prompte & heureufe, que je m'embarraffai peu à la vue du péril où la femme & l'enfant fe trouvérent ; mais plus particulièrement l'enfant, qui néanmoins fe tirérent heureufement d'affaire, par le fecours qui leur fut donné à propos, qui étoit tout ce que l'on pouvoit faire en cette occafion, où l'on remarquoit vifiblement que la largeur des épaules étoit l'obftacle qu'il falloit vaincre pour terminer cet accouchement, tant parce que la tête de l'enfant étoit d'abord beaucoup avancée, que par la liberté qu'elle confervoit dans le vagin, & qu'elle ne rétrogradoit point, quand la femme avoit quelque relâche par la ceffation des douleurs, continuant toujours fon progrès, quelque lent qu'il fut, depuis qu'elle s'étoit placée au couronnement.

CHAPITRE XVI.

De l'accouchement où l'enfant a la tête trop groffe.

CE qui peut faire connoître la groffeur de la tête de l'enfant, ce font les fignes fuivans. La femme eft dans un travail, accompagné des plus vives & piquantes douleurs, les eaux font écoulées, & l'enfant bien placé, la tête qui eft fort éloignée n'avance qu'après un très-long-tems, & une peine infinie ; dès que cette tête a commencé de s'avancer dans le détroit des os sacrum & pubis, & de s'engager dans le vagin, elle y reste long-tems sans rétrograder entre les douleurs, quoiqu'il y ait de longs intervalles, & l'enfant ne vient au monde qu'après avoir fait un long séjour au passage, sa tête étant tellement contuse & gonflée, par la partie qu'elle présente, qu'il semble que ce soit une tête postiche ; mais cette enflure se passe bientôt, en mettant dessus un linge trempé dans le vin tiéde, comme je l'ai dit ci-devant : Voilà les véritables signes qui font connoître que la tête de l'enfant est trop grosse, ce qui rend l'accouchement long & difficile.

OBSERVATION CLVI.

Le 24 Avril de l'année 1711, je fus mandé pour accoucher une Dame à quatre lieues de cette ville ; je la trouvai avec des douleurs si lentes, que je ne lui fis autre chose, sinon de lui conseiller de se mettre au lit, & prendre tout le repos qu'elle pourroit, afin de conserver ses forces pour le tems où elle en auroit besoin. La nuit se passa de la sorte, jusqu'à six heures du matin, que le travail commença à se déclarer par des douleurs assez fortes, pour me porter à m'assurer de la situation de l'enfant, dont je trouvai la tête, mais encore fort éloignée, & les eaux qui commençoient à se préparer, & qui ne percerent que le lendemain, quoique les douleurs eussent sans cesse continué ; la tête de l'enfant qui étoit fort avancée, paroissoit vouloir venir à la première douleur ; ce qui n'arriva cependant que vingt-quatre heures après l'écoulement des eaux, & après trois jours entiers d'une travail des plus violens, sans même compter le jour que j'arrivai, dont néanmoins l'enfant, qui étoit un garçon, se portoit bien, quoiqu'il eut la tête terriblement allongée, par le séjour qu'elle avoit fait au passage, à cause de son extraordinaire grosseur. Je délivrai la mère, qui étoit très-fatiguée, aussi-bien que moi. Enfin tout alla à souhait dans la suite.

CHAPITRE XVII.

De l'accouchement où l'enfant présente les fesses.

UNE des situations qui peut plus aisément tromper le Chirurgien avant l'ouverture des membranes qui contiennent les eaux, est lorsque l'enfant présente les fesses, parce que pendant que la douleur se fait sentir, les eaux avancent, & se placent au devant, c'est-à-dire, entre les membranes & les fesses de l'enfant, ce qui en ôte l'exacte connoissance, & persuade que c'est la tête ; & sur cette fausse apparence, il demeure tranquille, jusqu'à ce que les eaux soient écoulées, & qu'à la suite les douleurs aient fait avancer cette partie, dont la connoissance surprend le Chirurgien, qui se trouve obligé de laisser venir l'enfant de la sorte, ce qui ne se termine pas toujours de la même manière ; car quoiqu'il vienne quelquefois sans peine, il cause aussi souvent un accouchement long, difficile, & non naturel.

OBSERVATION XCLVII.

Le 7 Juillet de l'année 1706, une jeune femme me pria de lui promettre d'aller l'accoucher à quatre lieues de cette ville, quand elle feroit à fon terme. Comme je lui avois promis, elle m'envoya avertir fi-tôt qu'elle fe fentit malade. Je la trouvai avec de légeres douleurs, & fi éloignées, que je ne vis rien qui me dût empêcher de me coucher ; le mal ayant augmenté, je fus mandé le matin. Je trouvai que les douleurs étoient affez fortes pour m'affurer de la fituation de l'enfant, que je trouvai encore fort éloigné, mais dont la rondeur & la dureté de la partie que je touchois au travers des membranes qui contenoient les eaux, me perfuaderent que c'étoit la tête. Les douleurs ayant encore augmenté, les eaux percérent ; mais de la toucher de nouveau, pour voir fi je ne m'étois pas trompé, ou fi je trouverois la tête fort avancée, ce fut dont il ne fallut pas parler, & il me fut impoffible pendant le refte du jour & une partie de la nuit, que les douleurs furent très-fortes, de donner aucun fecours à cette femme, par le fcrupule qu'elle avoit de fe laiffer toucher à un homme, finon dans la grande néceffité, comme elle fit, lorfqu'elle crut que je n'avois plus qu'à recevoir l'enfant ; ce qui n'arriva pourtant pas fi-tôt qu'elle s'imaginoit, parce que je trouvai qu'il préfentoit les feffes au lieu de la tête ; ce qui fut caufe que je ne pus aider la malade que fon enfant ne fut affez avancé pour, au moyen de mes doigts introduits au plis des aînes, l'attirer au dehors & avancer fa fortie. J'y eus beaucoup de peine, que je me ferois épargnée, fi cette femme, moins fcrupuleufe en cette occafion, m'eut permis de la toucher encore une fois après que les eaux furent écoulées. J'aurois pour lors retourné l'enfant sans peine, & rendu l'accouchement moins difficile, bien que dans la suite la fin en fut heureuse. La mère & l'enfant se portèrent bien, & elle a été plus traitable, lorsque je l'ai secourue dans d'autres accouchemens.

RÉFLEXION.

Quand un enfant se présente en cette situation, & qu'il est aussi avancé qu'étoit celui-ci, c'est une nécessité absolue de le laisser venir comme il a commencé à se présenter, l'accouchement en est plus long ; mais il n'en est pas moins heureux, j'ai accouché quantité de femmes à qui leurs enfans venoient de la sorte, sans qu'il en soit péri aucun, j'entens quand ils sont beaucoup engagés ; car quand ils ne s'engagent pas, il est facile d'aller chercher les pieds, comme je le dirai en son lieu, & d'autres viennent aussi vite dans cette situation comme par la tête, qui est ce qui me la fait mettre au nombre des accouchemens naturels, quand il vient de la sorte.

Au reste cette malade faisoit en cette occasion un mauvais usage de son scrupule, qui auroit pu lui couter cher en tout autre tems, & si les choses avoient pris un autre train que celui qu'elle prirent qui étoit le bon : mais comme elle n'a pas été la seule femme entêtée de scrupule en ces sortes d'occasions, j'en pourrai rapporter encore quelques exemples en d'autres endroits.

Il paroît que c'est assez de rapporter cette Observation pour faire voir que l'enfant qui vient le cul devant, comme celui qui présente la gorge, la face directement ou la face en dessus, qui a la tête trop grosse, aussi-bien que la femme qui a le détroit trop serré entre les os sacrum & le pubis, & celle dont les douleurs sont lentes, foibles & éloignées, sont les véritables & essentielles causes de l'accouchement non naturel, en y joignant les accouchemens avancés, qui sont ceux dont je vais rapporter des Observations qui justifieront ce que j'avance.

CHAPITRE XVIII.

De l'accouchement avancé.

DEUX sortes de caufes peuvent avancer l'accouchement, les unes font intérieures (*s*), & les autres extérieures. Les caufes intérieures

(*s*) Il y. a des caufes internes qui produifent l'avortement, tel eft le mauvais fang de la mère, la trop grande plénitude, la délicateffe du fujet, des maladies aigues, dans lefquelles la circulation eft trop rapide, & le fœtus fuffoqué. Les avortemens qui viennent de la mort de l'enfant, déterminée par une caufe interne, ont pour l'ordinaire quelque tems avant l'accouchement, *dit M. Puzos, page* 192, des fignes précurfeurs, par lefquels on peut connoître le mauvais état de la groffeffe, comme un peu de fang qui paroîtra long - tems avant l'avortement, qui ceffera par intervalle & reprendra enfuite, dans les intervalles mêmes, il y aura toujours un écoulement féreux, & quelquefois noirâtre, & ni les faignées, ni le repos ne pourront tarir ces écoulemens. De plus, la femme éprouvera des douleurs, comme par accès & du dégoût pour le manger avec un abattement général ; tous accidens qui durent quelquefois un mois & plus avant la décifion de l'a-

vortement. Puis tout-à-coup les douleurs augmentent, il vient un peu plus de fang, les eaux coulent en mémetems ; après quoi il fort un fœtus, mais fans odeur quoique mort depuis long-tems. Il ne faut pas s'attendre à voir le délivre fuivre de près ces fortes d'avortemens, quand l'enfant eft venu mort & quand la perte a été légére ; c'eft pourquoi on ne doit employer aucuns remédes pour le faire venir ; car on doit juger par la médiocrité de la perte, que le placenta eft encore adhérent à la matrice. Or, le tiraillement qu'on feroit avec un cordon foible ne fuffiroit pas pour le décoler. On ne peut pas non plus dilater l'orifice de la matrice, pour y introduire plufieurs doigts ; parce qu'après avoir laiffé paffer un fi petit fœtus, cette partie fe referme, & on la briferoit plutôt que de la faire céder aux efforts qu'on feroit pour la pénétrer de déhors en dedans : toutes ces circonftances doivent faire attendre patiemment que la nature fe déclare. Ce qu'elle fait toujours

font les maladies dont les femmes groffes peuvent être attaquées ; comme font les pertes de

à la fatisfaction de celui qui la laiffe agir fans mettre la femme en danger. Il y a deux moyens dont la nature fe fert pour expulfer le placenta refté dans la matrice : quelquefois ce font des douleurs vives qu'elle ramène au bout d'un certain tems avec une perte violente ; d'autre fois elle prend la voie de la fuppuration , c'eft - à - dire que le placenta tombe en fuppuration , & il fort par morceaux , à mefure que la fuppuration les a détachés.

Le préjugé dont on eft imbu depuis long - tems , dit *M. Puzos , page* 194 , qu'un peu de placenta refté dans la matrice fait périr immanquablement , pourroit faire croire qu'il faut provoquer la fortie du placenta par des remédes violens , comme la *myrrhe , les poudres de fabine , de rue , de fafran , ou par des potions hyftériques jointes aux purgatifs* : mais comme j'ai toujours vu la nature les expulfer , tôt ou tard , fans danger , je ne confeille à perfonne ni de forcer la partie pour les avoir , ni de fe fervir des remédes cideffus , qui font plus capables d'enflammer la matrice , que d'en procurer le relâchement pour faciliter la fortie du placenta.

On lit dans les Obfervations de *M. Smellie, p.* 214 , qu'une pauvre femme ayant eu le malheur de faire une fauffe couche le cinquième mois de fa groffeffe , la Sage-Femme s'étoit mis en tê-te de décoler le placenta , croyant que fi le placenta ne fuivoit pas immédiatement l'enfant , la mère en devoit périr : elle employa tant de violence pour en venir à bout , qu'elle occafionna une perte de fang dont la pauvre malade mourut. Tel fut auffi le fort d'une autre femme accouchée au feptième mois de fa groffeffe ; elle mourut immédiatement après , d'une perte qu'excita la Sage-Femme par la grande violence qu'elle employa pour décoler le placenta. Ces accidens prouvent combien cette pratique eft dangereufe , foit que la matrice foit trop diftendue , foit que le placenta foit trop adherent pour céder à une force moderée.

Mauriceau , Obfervation 385 , *page* 320 , rapporte qu'une femme avoit eu une fauffe couche à quatre mois. Le fœtus étoit mort huit ou neuf jours avant fon expulfion ; il n'y avoit pas moyen de dilater la matrice pour avoir l'arrière - faix qui y étoit refté : il en avoit remis l'opération à la nature qui l'expulfa douze heures après.

Le 21 Avril 1676, j'ai vu une femme qui a avortée depuis trois heures d'un enfant de quatre mois , qui étoit mort , dit *M. Mauriceau , Obfervation* 164, *pag.* 129 , l'arrière-faix étoit refté dans la matrice , après qu'elle eut été bleffée dans une foule de monde , en fortant de l'Église ; & depuis trois femai-

fang, les convulſions, &c. Les cauſes extérieures font toutes ſortes d'exercices violents, ou de bleſſures.

L'accouchement avancé par maladie, eſt plus ou moins dangereux, ſuivant la grandeur & la

nes que cela lui étoit arrivé, elle avoit ſenti de grandes douleurs dans le ventre, & avoit commencé à vuider un peu de ſang vers le neuvième jour de ſa bleſſure, enſuite elle n'avoit plus ſenti remuer ſon enfant, & en étoit avortée. La Sage-Femme ne l'avoit pu tirer, parce que la matrice s'étoit refermée incontinent après qu'elle eut expulſé cet enfant mort. Je la touchai & ayant reconnu que ſa matrice n'étoit ouverte que pour y introduire un ſeul doigt, je jugeai qu'il étoit plus ſûr d'en commettre l'opération à la nature & de la différer à un autre tems, que de lui faire aucune violence. Le lendemain ayant trouvé la matrice plus dilatée, je la délivrai heureuſement de cet arrière-faix & elle ſe porta bien dans la ſuite.

Les efforts que fait la nature pour expulſer l'arrière-faix, ne ſont pas toujours triomphans. Il ſurvient quelquefois des foibleſſes, des évanouiſſemens & une ſi grande perte, qu'on eſt obligé de porter deux ou trois doigts dans l'orifice entr'ouvert, dit *M. Puzos, p.* 193, pour pincer, s'il eſt poſſible, ce qui ſe préſente du placenta & tirer adroitement, par l'endroit qu'on tient, en excitant la femme à pouſſer de ſon côté, afin que ces efforts

réunis de l'art & de la nature faſſent ſortir un délivre qu'une ſurface trop large retenoit à l'embouchure de l'orifice trop peu dilaté. Si la perte eſt modérée, ſi les douleurs montent par gradation, & ſi l'orifice obéiſſant à l'impulſion, promet par ſa molleſſe une dilatation ſuffiſante ; l'Accoucheur peut promettre que le placenta tombera inceſſamment dans le lit ou dans le baſſin.

J'ai obſervé dans le Cours de ma Pratique, dit *M. Smellie, pag.* 247, que les pertes diminuent pour l'ordinaire, & que très-ſouvent elles s'arrêtent, lorſque les membranes viennent à ſe rompre, & que les eaux s'écoulent. Cependant j'ai vu des femmes dont les pertes ont continué, & d'autres chez leſquelles elles ont ceſſé tout d'un coup, auſſi-tôt que le placenta a été délivré. Cette différence montre que ceux qui ſuivent conſtamment les deux extrêmités, ſoit qu'ils s'empreſſent de délivrer promptement le placenta dans toutes ſortes de cas, ou qu'ils en abandonnent toujours l'expulſion à la nature. les uns & les autres péchent également. En effet, un Praticien doit varier ſa méthode dans ces cas-là, comme dans tout autre, ſelon qu'il le juge plus à propos.

malignité des maladies dont les femmes font attaquées ; comme quand il régne des fiévres malignes, pourprées, petite vérole, rougéole, diffenterie, ou d'autres de cette nature, prefque toutes les femmes groffes qui ont le malheur d'en être atteintes, accouchent avant le tems, & courent un très-grand rifque de leur vie. Il eft même rare qu'elles s'en tirent : ce qu'il y a d'avantageux dans ce malheur, eft que ces petits avortons viennent prefque tous vivans au monde, & qu'ils reçoivent auffi prefque tous la grace du faint baptême, à la différence de ceux qui viennent enfuite d'une grande peur, d'une chûte, d'un coup, d'un effort violent, d'une perte de fang, ou d'un autre accident pareil, parce qu'en ces occafions l'enfant fouffre une fi violente fecouffe, qu'il change fa fituation, de naturelle qu'elle étoit, en une contrainte & forcée, qui empêche que le fang ne coule dans le cordon comme auparavant, pour lui porter la nourriture, & s'en trouvant privé, il eft par-conféquent forcé de mourir avant que de naître ; ce qui n'arrive pour l'ordinaire que quelque-tems après l'accident fouffert, fans néanmoins que le terme de neuf jours y ait aucune part ; mais c'eft qu'un enfant mort ayant féjourné neuf jours ou environ dans le ventre de fa mère, ce tems-là paroît être fuffifant pour que la matrice s'en doive décharger, ce qui fe fait à fix, à fept, à dix, ou douze jours, auffi fouvent qu'à neuf. Comme cet abus de neuf jours, quelque peu fondé qu'il foit, n'eft pas moins goûté que quantité d'autres, il faut le tolerer, fans néanmoins que je me difpenfe d'en dire mon fentiment, & pour foutenir que le tems de neuf jours n'y a nulle part ; c'eft ce que je fais voir dans mes Obfervations......
qu'une Dame a portée fon enfant mort pendant

un & deux mois ; ce qui fait connoître que l'accouchement d'un enfant mort au ventre de fa mère, par une caufe extérieure, ne fe termine que lorfque la matrice s'y trouve difpofée, par des moyens dont les Médecins ni les Chirurgiens ne peuvent rendre des raifons bien folides.

A la différence des femmes groffes, qui avancent leur accouchement, lorfqu'elles ont le malheur de tomber dans une maladie dangereufe par elle-même, foit à caufe de la violence ou de la qualité de la fiévre, ou des accidens qui l'accompagnent, parce que la foibleffe qu'elle caufe à toute l'habitude du corps, fait relâcher les parties, & l'enfant dans ce changement peut faire fouffrir de rudes fecouffes, capables d'y donner occafion, ou bien les humeurs venant à s'aigrir par la chaleur de la fiévre, ou par la malignité de la caufe qui la produit, irritent la matrice, & donnent lieu par ce moyen à la fortie de l'enfant, avant qu'il ait eu le tems de fe beaucoup affoiblir, ni celui de perdre la vie, fur-tout quand il eft fecouru à propos ; mais il meurt bientôt après qu'il eft venu au monde, quelque près qu'il foit de fon terme, par la feule mauvaife impreffion que la maladie a communiqué à fes humeurs, qui ne peut être par le lait de la nourrice, qui feroit la feule chofe qui pourroit y contribuer, fuppofé qu'ils fuffent à-peu-près à leur terme. Mais comment le pouvoir efpérer, les enfans dans cet état, n'en pouvant point ufer pour l'ordinaire, ou n'en pouvant prendre que trèspeu, parce qu'ils ne font pas moins malades que leurs meres.

OBSERVATION CLVIII.

En l'année 1687, la petite vérole régna dans

dans cette ville avec beaucoup plus de malignité, qu'elle ne fut générale, en ce qu'une partie de ceux qui en étoient attaqués mouroient, sans épargner l'âge, la condition, ni le sexe ; une femme de confidération entr'autres, groffe de fix mois ou environ, fut attaquée de cette fâcheufe maladie, elle alloit le mieux du monde, une fiévre médiocrement forte, avec des puftules, groffes élevées & blanches, ne laiffoient en apparences rien à defirer, qu'une fin qui ne pouvoit arriver qu'en fon tems, lorfque tout d'un coup elle fut prife d'une convulfion ; m'y étant heureufement trouvé, je lui donnai quelque cueillerée de vin, quelques douleurs fuivirent, je l'accouchai en un moment, l'enfant bien vivant, une convulfion fuivit & la mort ; mais le tout fi promptement, que l'on n'eut pas le tems d'y faire attention, ni prefque d'y penfer.

RÉFLEXION.

La petite vérole qui paroiffoit fi belle s'applati & fe noircit en une demi-heure de tems, & la femme devint toute noire & toute gangrenée, la bonté de fon tempérament, la vigueur & la force d'une conftitution merveilleufe, ne purent l'arracher à la mort qui l'enleva à la fleur de fon âge, dans les plus belles efpérances du monde, ce qui fait bien voir qu'il ne faut rien négliger du côté du fpirituel non plus que du temporel, à ces fortes de maladies malignes, le moindre délai étant toujours dangereux, ce fut un bonheur que je me trouvaffe fur les lieux, car l'enfant qui fuivit la mère de près, n'auroit pas eu le bonheur d'être baptifé.

OBSERVATION CLIX.

En l'année 1692, il nous vint beaucoup de troupes en ce pays, qui nous apportérent la dif-

fenterie, qui fe communiqua en cette Ville, &
y régna avec beaucoup de violence ; enforte que
les vieux & les jeunes mouroient prefque tous.
Mais ceux qui avoient la force, la raifon, & des
moyens en réchappoient ; peu de gens en furent
exempts, depuis le Magiftrat jufqu'au Berger,
excepté les Médecins, les Chirurgiens & Apoti-
caires, (ou pour mieux dire les Chirurgiens,)
parce que nous faifons ici les trois parties de la
Médecine. Au mois d'Octobre la femme d'un
Gantier, groffe de fix mois & demi, que je trai-
tois depuis fix jours, qu'elle avoit eu le malheur
d'être attaquée de cette fâcheufe maladie, & dont
je crus dès le premier jour qu'elle ne fe tireroit
pas, m'envoya dire l'après-midi du fixième jour,
qu'elle fentoit de violentes douleurs, & qu'elle
me prioit de venir la voir. J'y allai auffi-tôt, &
je la trauvai dans les douleurs de l'accouchement,
fon enfant bien placé, & fes eaux tout-à-fait formées, & prêtes à s'ouvrir un paffage pour s'évacuer ; ce qui arriva après quelques douleurs.
L'enfant fuivit bientôt, & je la délivrai fans difficulté de fon arrière-faix, qui étoit fort petit.
L'enfant vécut deux jours, & la mère mourut huit
jours après.

RÉFLEXION.

L'accouchement de cette pauvre femme ne fit encore
qu'empirer le mal, par les terribles efforts qu'elle faifoit voulant être fans ceffe fur le baffin, joint aux
tranchées que lui caufoient les vuidanges, je me trouvai très-embrraffé par l'oppofition qu'il y avoit dans
l'ufage des remédes propres à diminuer les accidens de
cette fâcheufe maladie, fans fupprimer l'écoulement des
vuidanges ; car outre tout ce que cette pauvre malade
fouffroit, c'eft qu'elle ne pouvoit s'échauffer quelque
feu qu'il y eut dans fa chambre, & quelque foin que
l'on en eut : ce qui me fit défefpérer de fa guérifon plus
qu'aucun autre accident. Je pris un milieu dans cette

extrémité, j'eus foin de lui faire faire du bouillon avec
le bœuf, le veau, la volaille & un morceau de mouton retranchant la graiffe, qui lui auroit donné un goût
de fuif ; j'y fis ajouter une once de rapure de corne de
cerf & d'yvoire dans un nouet de linge que je faifois
cuire long-tems & à petits bouillons pour fa boiffon,
un gros de canelle, deux onces de coings confis, un
nouet de demi-once de rapure de corne de cerf & d'yvoire, une poignée de racine de chiendent, avec une racine de chicorée fauvage & de fcorfonnaire dans deux
pintes & demi d'eau mefure de Paris, le foir un julep
avec une once d'huile d'amende douces, une once de
fyrop de capillaire dans deux onces d'eau de pariétaire
& autant d'eau de coquelicot, deux demi lavemens
chaque jour de la fimple décoction d'une tête de mouton avec la laine, le bouillon blanc, le fon de froment non lavé, la camomille & le mélilot de chacun
une petite poignée dans fix pintes deau, & faits dans
une marmite de fer. Les vuidanges ayant coulez affez
abondamment les deux premiers jours, difcontinuérent
le troifième, & cefférent entièrement le quatrième ;
comme les accidens paroiffoient diminuer auffi, au fommeil près, dont elle avoit comme perdu l'ufage, qui
eft cependant la chofe la plus à fouhaiter en cette maladie, & que le Chirurgien doit tâcher de procurer autant qu'il lui eft poffible, facile en toute autre occafion ; mais entièrement contraire en celle-ci par l'oppofition qu'y apportoient les vuidanges, je ne manquai
pas de le mettre en pratique auffi-tôt que leur fuppref-
fiou m'en eut ouvert le chemin, je lui donnai dès le
foir un grain de laudanum dont l'effet fut merveilleux,
ainfi que celui de tous les autres, qui paroiffoient réuffir
à fouhait, par la diminution confidérable de tous les
accidens, qui donnoient la plus belle efpérance du
monde, lorfque le huitième jour d'après fes couches
qui étoit le quatorziéme de fa maladie, elle mourut
lorfque l'on y penfoit le moins, par l'épuifement où la
nature fe trouva après avoir eu de fi grandes fouffran-
ces.

OBSERVATION

OBSERVATION CLX.

En l'année 1704, l'on fut affligé dans la campagne comme à la ville, d'une maladie affez extraordinaire, qui faifoit mourir la meilleure partie de ceux qui en étoient attaqués ; mais au contraire de la précédente, les vieux, les foibles, les jeunes, & les pauvres mouroient moins que les riches, les forts & vigoureux, & les jeunes ; les malades étoient tourmentés ou d'une chaleur violente, ou d'un friffon continuel, avec oppreffion, douleur de côté, toux, crachement de fang, & un vomiffement. Le meilleur reméde, & celui duquel l'effet nous parut le plus fenfible, fut l'émétique, dès que l'on étoit pris, quoique donné dans une occafion où tout fembloit y répugner ; mais comme l'expérience eft au-deffus de tous les raifonnemens, il fallut s'y rendre.

Le 22 de Juin une Dame groffe de trois mois ou environ en fut attaquée ; il fembla que tous ces accidens venoient enfemble, & comme de concert pour accabler cette malade, à la différence qu'au lieu de chaleur, elle avoit un froid extrême & continuel. Je ne doutai pas du grand péril où elle étoit, dès que je la vis attaquée d'une maladie auffi dangereufe, avec la groffeffe ; ce qui me fit lui confeiller de mettre ordre à fes affaires ; comme c'étoit un efprit d'homme dans le corps d'une femme, elle prit fon parti, & comme je ne lui avois jamais vu un moment de foibleffe dans tous les accouchemens dont j'avois été témoin, & qu'elle avoit une parfaite confiance en moi, l'ufage de l'émétique étant interdit à caufe de la groffeffe, & à caufe de cette violente oppreffion, je commençai par vouloir tenter la faignée, la regardant comme le feul

Tome I.   I i

reméde qui pouvoit la foulager ; mais le grand
froid dont elle étoit faifie , avoit tellement concentré fon fang , que les extrémités fembloient
en être dépourvûes. Je m'attachai à rappeller la
chaleur à un des bras , par une friction violente ,
& en faifant tenir fous cette partie un réchaud
plein de feu , l'enveloppant enfuite avec des fer-
viettes très-chaudes , jufqu'à ce que j'euffe trouvé
un vaiffeau qui me parut à la fin affez raifonnablement plein ; je l'ouvris , & il me donna avec
bien du tems & à plufieurs reprifes , deux palettes
de fang. Je remis au lendemain à réïtérer , dans
l'efpérance que la chaleur fuccéderoit à cet horrible froid , qui étoit d'autant plus furprenant ,
que c'étoit à la faint Jean ; mais je n'y gagnai rien ,
le froid continua auffi-bien que l'oppreffion , &
l'eftomac ne pouvant , foutenir aucuns remédes ,
à caufe du vomiffement continuel , & je fus forcé par la néceffité abfolue de foulager la malade , ou de la laiffer impitoyablement périr , à
me déterminer , malgré la foibleffe de fon poulx ,
à une feconde faignée , quelque difficulté que j'y
trouvaffe , & quelque répugnance que j'y euffe ,
dans un état auffi défefpéré qu'étoit le fien. Je pris
enfin mon parti , & je me fervis pour y réuffir ,
des mêmes moyens que le jour précédent , quelque incommodité que cette chaleur étrangère cau-
fât à la malade ; & je fis tant que je lui tirai à
cette fois trois bonnes palettes de fang , qui la
foulagérent confidérablement , le froid , la toux
& le crachement de fang ceffèrent en même-tems ,
& ilne lui refta plus qu'une légére douleur au côté ,
avec un peu d'oppreffion , c'eft pourquoi j'allois
réitérer la faignée , afin d'achever de calmer ces
accidens , fi quelques légéres douleurs que la malades fentoit dans le ventre & au-tour des reins ,
dont elle me parla , ne m'en euffent empêché , par

l'aſſurance que je donnai que l'accouchement alloit ſe déclarer, ce qui arriva effectivement une heure après.

Je ne pouvois pas manquer de prévoir la qualité des douleurs, qui de légéres qu'elles étoient, augmentant d'un moment à l'autre, me firent prendre mes précautions d'une manière à n'être pas ſurpris, & ces douleurs étant devenues plus vives & plus fortes, je touchai la malade, pour me mettre en état de n'en pas douter. Je trouvai les eaux formées, qui percérent à la première douleur, & l'enfant qui ſuivit, bien venant, & gros comme une ſouris écorchée. Je le baptiſai, après quoi je délivrai la mère avec plus de peine que je n'en eus à l'accoucher ; & quoique ce ne ſoit pas ici le lieu d'en parler, l'occaſion me fait dire, qu'il eſt aiſé de juger que le cordon d'un ſi petit enfant ne devoit être ni gros ni fort ; ce qui m'obligea de le ſuivre juſqu'à la racine, puis avec mes deux doigts je le détachai de la matrice, avant que l'orifice intérieur ſe fût refermé, & j'achevai d'en délivrer la mère, qui fut encore très-malade pendant trois ou quatre jours, quoique la chaleur eut ſuccédé à ce grand froid. Le courage qu'elle eut à prendre les bouillons, la gelée de viande, l'hipocras d'eau avec un peu de vin, & généralement tout ce que je lui conſeillai, fit que les vuidanges coulérent abondamment, comme ſi c'eut été un accouchement à terme ; ce qui réuſſit ſi bien, que tous les accidens ceſſérent ; en ſorte que l'accouchement qui avoit fait notre crainte dans le commencement, fut le ſalut de cette Dame dans la ſuite, qui en ſix ſemaines fut entièrement rétablie.

RÉFLEXION.

Ne peut-on pas dire avec beaucoup de vraisemblance qu'il y avoit une espèce de venin dans cette maladie, qui par sa malignité causoit une coagulation dans le sang & dans les humeurs, dont ce frisson, la lenteur du poulx, & le grand froid, étoient les signes?

Ces fâcheux symptômes auroient dû, ce semble, m'engager à donner quantité de thériaque ou d'autres remédes spiritueux & volatiles à cette malade, pour tâcher de dissoudre cette coagulation, & de rendre au sang sa fluidité ordinaire, & décharger la masse entière de cette humeur maligne par le moyen de insensible transpiration.

Mon sentiment fut tout opposé, & je n'eus d'autre idée que de remédier à la réplétion que j'estimai être la seule cause de cette oppression, de cette toux & du crachement de sang, de la froideur de tout le corps & de la foiblesse du poulx, & je crus cette réplétion, si forte & si considérable, que je lui attribuai l'interception des esprits, qu'elle causoit à toutes les parties, que je comptois de soulager par le moyen de la saignée, ce qui me porta à mettre tout en usage pour y réussir, & ce qui m'engagea absolument à la réitérer le lendemain, comme je fis, & dont l'effet fit assez connoître que mon idée étoit juste.

Ce qui fut aussi cause que dans la suite je donnois l'émétique aux malades qui avoient froid, & que je saignois les autres qui avoient chaud, ayant la même intention dans l'usage de ces différens remédes, qui étoit d'évacuer, à la différence que l'une se faisoit de toute l'habitude du corps en général, & que l'autre se faisoit de l'estomac en particulier. J'entends lorsque la grossesse n'y avoit point de part, parce que tant à l'un qu'à l'autre l'on faisoit suivre les potions purgatives de rhubarbe, séné, sel végétal, casse, manne, &c.

OBSERVATION CLXI.

La femme d'un pauvre batteur en grange, demeurant à Beaumont, Paroisse de Tamerville, grosse de cinq mois, malade d'une fièvre maligne, & dont le corps étoit couvert de pourpre, se sentit de plus affligée de violentes douleurs à l'estomac & au bas-ventre, c'est pourquoi elle m'envoya prier le 3 Novembre de l'année 1704, de l'aller voir. Outre l'état périlleux où sa maladie l'exposoit, je trouvai que les douleurs qui avoient particulièrement commencé vers l'estomac, avec un vomissement continuel, se communiquoient aux reins & au bas-ventre, & se terminoient par des épreintes aux parties basses ; ce qui m'engagea à la toucher, pour m'instruire de l'état auquel elle étoit. Les eaux qui étoient préparées, & plusieurs petites parties de l'enfant que je trouvai en confusion au travers des membranes qui contenoient les eaux, ne me laissèrent pas douter de l'accouchement prochain ; ce qui me fit disposer dans le moment les choses les plus nécessaires : j'attendis le retour de la première douleur, pendant laquelle je perçai les membranes, après quoi je trouvai les pieds & les mains de cet enfant, si petits, que je n'eus aucune peine à choisir les derniers pour le tirer. Il vint vivant, je le baptisai aussi-tôt & je donnai tous mes soins à tirer le petit arrière-faix, qui vint aussi avec un peu de tems & de peine.

R É F L E X I O N.

Cette femme qui étoit très-pauvre & qui n'avoit pour tout bien que ce que la charité de la Paroisse & les Paroissiens lui donnoient, ne manqua pourtant de rien, ce qui fut un bien pour son mari & ses enfans qui en avoient grand besoin, mais pour elle tout cela étoit bien inutile, le vomissement qui continuoit ne lui permettoit point de prendre ni vin, ni cidre, ni bouillon, ni enfin quelque aliment que ce fut : comme la maladie étoit trop considérable pour ne pas exciter ma curiosité & ma compassion, je fus la revoir, & réfléchissant qu'elle vomissoit, tout également, j'envoyai cher-

chercher de belle & bonne eau fraîche à une fontaine voifine de la maifon , & lui en fit boire un verre devant moi , elle ne la vomit point. Environ trois quarts d'heure enfuite je lui en fis donner un autre verre qu'elle garda comme le premier fans vomir, & mangea un peu de pain fec , je reftai fort long-tems près d'elle , mais auffi-tôt que je fus parti les commeres firent mon procès , & donnérent du vin à la malade avec de la foupe & du bouillon , ce qui lui remit l'eftomac dans un auffi mauvais état qu'auparavant. Mais voyant bien que je leur ferois une févére réprimande, fi , quand je reviendrois pour la voir le lendemain , je venois à être inftruit de leur manigance , elle redonnérent au plus vite de l'eau à boire & du pain fec à manger à la malade , qui malgré la grandeur de la maladie , l'accouchement & tous les accidens, fut guérie & relevée quinze jours enfuite.

L'effet des remédes donnés à cette malade fait voir qu'il y avoit un mauvais acide dans fon eftomac, qui aigriffoit toutes les liqueurs vineufes , qui y étoient reçues , qui corrompoient enfuite le bouillon & la foupe , & leur donnoient un dégré d'aigreur, qui caufoit un picotement à l'eftomac, une grande & exceffive chaleur , d'où s'enfuivoit le vomiffement , puifque l'eau fraîche pure & fimple , en fut le feul reméde , foit en rafraîchiffant la partie , en la lavant, & la nettoyant de manière que ce levain fe trouvoit détruit par fon ufage continuel : ce qui eft facile à juftifier par le retour des accidens au moment que l'on difcontinua d'en donner , ce qui perfuada aux affiftans la néceffité d'en reprendre l'ufage.

Ces Obfervations font convaincantes , & font bien voir que les femmes groffes qui ont le malheur d'être attaquées de fiévres malignes , ou de maladies contagieufes , font expofées à un très-grand péril , & que c'eft un grand bonheur quand elles en réchappent , quoique pour l'ordinaire leurs enfans viennent en vie.

Au refte ce ne font pas les feules fiévres malignes, putrides, & peftilentielles , ni les maladies griéves & violentes , dont les femmes groffes font attaquées, qui les font accoucher avant que d'être à leur terme , la moindre maladie ou fiévre intermittente fimple & fans complication d'aucun accident on peut caufer un accouchement prématuré , comme les femmes dont je vais parler l'ont éprouvé.

OBSERVATION CLXII.

Le 13 de Juillet de l'année 1696, une Dame de la Paróille d'Huberville, éloignée d'ici d'une demi-lieue, étant groffe de quatre mois, eut deux accès de fiévre tierce des plus violens ; l'on me vint avertir de l'aller voir, dans le deffein qu'elle fut faignée ce jour-là avant fon troifième accès. Comme j'y allois, je rencontrai un fecond Laquais qui venoit au-devant de moi avec bien de l'empreffement, ce qui me fit doubler le pas. Je trouvai en arrivant que cette Dame étoit dans les vrais douleurs de l'accouchement, les eaux écoulées, & l'enfant qui préfentoit le cul, fur lequel je verfai de l'eau pour le baptifer, au cas qu'il fût vivant, la mère m'affurant qu'elle l'avoit fenti depuis peu. Comme il étoit fort petit, je le laiffai venir en cette pofture, crainte de faire pis : en lui faifant changer de fituation, les douleurs s'étant augmentées, & l'enfant s'étant auffi avancé, je coulai un doigt de chaque main, le plus avant que je pus, & jufqu'au plis que font les aînes, quand l'enfant vient en cette pofture, ce qui me facilita le moyen de faire avancer les cuiffes, les jambes & les pieds, que j'attirai dehors. Je pris enfuite un linge, dont j'enveloppai ce petit corps, & j'achevai de le tirer. Je me comportai toujours avec beaucoup de douceur, de crainte que la foibleffe des mufcles du col ne cédaffent aux efforts les moins violens, & que la tête ne reftât dans la matrice, par l'étroiteffe des parties, quoique l'enfant fut encore très-petit ; ce qui m'auroit fait beaucoup de peine à le tirer. Je délivrai la mère avec beaucoup de difficulté, parce que le petit arrière-faix étoit fort adhérent, & que l'entrée étoit trop peu dilatée pour me permettre de l'al-

ler détacher avec facilité, & tout finit heureusement dans la suite.

RÉFLEXION.

Deux accès de fiévre tierce firent accoucher cette
Dame, quoiqu'il n'y eut aucune complication de maladie. J'allois dans le dessein de la saigner & je l'aurois fait plutôt avertir de son état, & si je l'eusse fait,
ç'auroit été cause de son accouchement avancé, comme
c'étoit au manque de l'avoir fait que l'on prétendoit
en attribuer la cause ; mais comme l'on avoit négligé
de me le dire, l'on ne pût m'imputer ce défaut, tant
le monde est prêt à condamner & à rejetter tout le tort
sur les Chirurgiens, pour excuser la nature qui est toujours blanche comme la neige, & qui ne péche jamais,
je suis pourtant persuadé que la saignée auroit pu être
d'un grand secours à cette Dame, pour prévenir le
malheur qui lui arriva, pourtant sans que l'on puisse
assurer qu'elle eut produit ce bon effet, d'autant que
c'étoit la troisième fois que cette Dame avortoit pour
de plus légers sujets, toujours la raison en confirmoit-
elle la nécessité, vu que la fievre tierce est l'effet que
produit une bile qui péche en quantité ou en qualité,
que cette bile regorge dans le sang, & que la saignée
peut beaucoup contribuer à en procurer l'évacuation,
de sorte que l'on a lieu de croire que la cause étant
ôtée, l'effet doit cesser ; ainsi soit que l'on ait condamné ou que l'on ait approuvé mon procédé, j'ai regardé ces jugemens populaires, comme des minuties &
des pauvretés, qui ne m'ont jamais empêché de faire
mon devoir : en un mot, je l'aurois saignée si j'en avois
été averti plutôt.

Comme j'avois ondoyé l'enfant sous condition sur
la partie qui se présentoit qui étoit le cul, après l'assu-
rance que me donna la mère de l'avoir senti très-peu
de tems avant que je fusse arrivée, je le mis dans un
linge sans aucune marque de vie, après que je fus dé-
barrassé & que la mère fut délivrée, je voulus voir
si c'étoit fille ou garçon, j'apperçus avec étonne-
ment qu'il jetta un soupir, qui peu de tems après fut suivi
d'un autre, ce qu'il continua de faire & qui m'obligea
d'appeller aussi-tôt plusieurs témoins de probité & dignes

de foi qui heureufement fe trouvérent au logis devant lefquels je lui adminiftrai le faint baptême, fuppofé qu'il ne l'eût pas reçu quand je l'avois ondoyé,
lorfqu'il étoit encore au fein de fa mère, pour lever
la difficulté de ceux qui prétendent que nous ne fommes en état de recevoir les graces de ce Sacrement,
que lorfque nous fommes nés en Adam, & ces témoins
pour affurer & affirmer que cet enfant quoique très-
petit, & dans un accouchement fi prématuré, étoit venu
bien vivant, & avoit encore donné des marques de
vie durant une efpace de tems entre les bras de la femme, à qui je l'avois donné à tenir pour éviter un grand
procès qui auroit pu s'enfuivre fans cette précaution
touchant les droits du mari en cas de prédécès de fon
époufe, qui fe tira fort bien de cette fièvre, dont cet
accouchement fut le reméde, & qui ne fut avancé que
par la longueur & la violence des accès, quoiqu'elle
fut exempte de malignité.

OBSERVATION CLXIII.

Le 11 d'Octobre de l'année 1698, la femme
d'un Officier de cette ville, groffe d'environ deux
mois, fut attaquée d'une fièvre continue, fans
malignité ni redoublement, & qui n'étoit même que très-médiocre. Je la faignai le foir du fecond jour, & lui tirai deux palettes de fang. Elle
fentit quelques douleurs, & comme je l'avois déja
accouchée une fois, & qu'elle vit que ces douleurs avoient du rapport à celles qu'elle avoit
fouffertes à fon premier accouchement, elle m'envoya chercher en diligence. Un moment après que
je fus entré, elle rendit une petite veffie pleine
d'eau, de la groffeur d'un œuf de poulle, que
j'ouvris auffi-tôt, & dans laquelle étoit un enfant
bien vivant, de la groffeur d'un haneton, que je
baptifai, après quoi il fut fi bien mêlé dans les
linges, qu'on ne put le retrouver. J'ai cru qu'il avoit
été écrafé fous les pieds, étant tombé fur le planche avec quelques caillots de fang, dont il étoit

accompagné. La fiévre se passa quelques jours ensuite, & la femme ne s'en trouva non plus incommodée que si elle n'eut point accouché.

RÉFLEXION.

Je ne puis trouver la cause de cet accouchement
avancé, que dans le mouvement violent du sang & la
chaleur de la fiévre, laquelle aigrit les humeurs qui
causérent quelques irritations à la matrice, qui l'exci-
térent à se décharger de ce qu'elle contenoit.

Je n'ai vû qu'un embryon plus petit (*u*) que celui-
ci, c'étoit celui d'une chandeliere de cette ville, qui
ne croyoit pas être grosse, & qui rendit après une seule
douleur sans aucune cause manifeste, une petite vessie
grosse comme un très-petit œuf de poulle, sans coquille, dans lequel étoient contenues des eaux, & un
enfant gros comme une mouche à miel, à peine pou-
vois-je développer les parties tant elles étoient encore embarrassées dans le cahos, ce qui me fait faire

(*u*) *Amand, Pratique des Accouchemens Observations 9, pag. 94*, dit avoir été appellé dans la rue de la Ver-rerie pour voir une Dame qui avoit une perte de sang considérable ; qu'il l'avoit touchée, & qu'ayant trouvé de la disposition à l'orifice intérieur de la matrice, il l'avoit délivré au plutôt pour faire cesser la perte de sang qui venoit du fond de la ma-trice, qu'il en avoit tiré un petit arrière-faix avec les membranes dans lesquelles il trouva un fœtus gros com-me une féve d'haricot ; le cordon ombilical étoit com-me trois ou quatre cheveux joint ensemble ; il ajoute que toutes les parties de ce fœtus étoient entièrement formées; il paroissoit à la lèvre supé-rieure un espèce de petit bec de liévre. La perte de sang cessa, dès que la Dame fut délivrée.

Le 8 Février 1694, je dé-livrai une femme de l'arriére-faix d'un petit fœtus qui n'é-toit pas plus gros qu'une grosse mouche à miel, dit M. Mauriceau dernière Obs. 5, P. 3, elle l'avoit rendu un jour & demi auparavant avec une perte de sang si considé-rable, qu'elle lui avoit causé plusieurs foiblesses. Le dé-livre de ce petit avorton étoit semblable à ces espè-ces de corps étrangers qu'on qualifie de faux germe. Ce-lui-ci étoit de la grosseur d'un petit œuf de poule. Aussi-tôt que j'en eus délivré cette femme, sa perte de sang cessa. Elle s'étoit blessée il y avoit dix jours en faisant un faux pas.

des réflexions que je rapporterai dans un chapitre particulier comme des chofes qui le méritent.

Voilà les expériences qui me font dire que les enfans fe fauvent plus ordinairement dans les accouchement avancés qui font caufés par des maladies, que dans
ceux qui arrivent par des caufes extérieures, comme
font les efforts, les chutes, les coups, les fauts, les
danfes, la peur, la colére, ou d'autres accidens de
même qualité, comme les Obfervations le montrent
affez clairement, à la différence que les mères font
moins en rifque dans ceux-ci, qu'elles ne le font dans
ceux-là.

CHAPITRE XIX.

De l'accouchement avancé de caufe extérieure.

LES caufes extérieures (*x*), qui peuvent avancer
l'accouchement, font en fi grand nombre,
qu'il feroit auffi difficile à un Accoucheur, quelqu'ancien & expérimenté qu'il pût être, d'en

(*x*) Les caufes externes
de l'accouchement prématuré font en très-grand nombre, telles font les efforts,
les coups, les chutes, la toux
violente, le vomiffement ;
la fuperpurgation, les convulfions, les fortes odeurs,
les paffions violentes : dans
cet accident le terme plus ou
moins avancé eft plus ou
moins à craindre.

Les avortemens de quatre
ou cinq femaines ne font pas
ordinairement accompagnés
de beaucoup de douleurs ni
de grandes pertes. Le placenta ne fort pas toujours
avec l'embryon, fouvent
cette petite maffe fe brife &
la matrice en expulfe à mefure les débris, fans que l'art
y ait aucune part ; car il arrive quelquefois qu'après la
fortie de l'embryon il ne
vient ni perte violente ni
douleur vive ; il s'établit en
place un écoulement féreux
& brun, qui dans la fuite
acquiert une odeur fétide,
cela annonce que le placenta
fe détache par parcelles., &
que chaque partie détachée
fe fond & fe détruit par la

faire un dénombrement exact ; qu'il seroit impossible à une femme grosse de les éviter, comme

suppuration ; mais ces fontes durent quelquefois six semaines & même deux mois.

Les avortemens qui arrivent depuis deux mois jusqu'à quatre , ont coutume de se terminer assez promptement, parce qu'on ne doit les attribuer qu'au décolement du placenta entier ou en partie , & c'est ce décolement qui produit les pertes & les douleurs qui font ouvrir la matrice pour mettre dehors le fœtus. *M. Smellie , tome 2 , page 208* , parle d'une femme grosse de deux mois , s'étant jettée hors de son lit toute effrayée , sentit quelque chose se séparer dans elle : elle fit tout de suite une fausse couche , qui fut suivie d'une hémorrhagie considérable qui ne fut pas de longue durée. Le même Auteur rapporte encore qu'il avoit été appellé en 1750, pour voir une femme grosse de trois mois. Elle avoit une perte pour être tombée le matin dans son escalier : on l'avoit mise au lit , sur le champ. Elle avoit été saignée & avoit pris d'une *teinture de fleurs de roses avec le syrop de diacode* la perte s'étoit un peu calmée , mais elle recommença sur le soir avec beaucoup plus de violence. Un Médecin logé dans la maison , ordonna une seconde saignée avec quelques remédes *styptiques* ; tels que la *teinture antiphthisiques* , *l'alun* & le *sang de dragon*. Lorsque j'entrai chez elle , dit M. Smellie , je la trou-

vai sans force , exténuée & pâle. L'orifice de la matrice étoit fermé , elle avoit cependant des douleurs légéres & fort éloignées. Comme le danger paroissoit pressant , & que les remédes ordinaires qu'on avoit employés , avoient été sans effet , je suivis le précepte d'Hoffman ; je remplis le vagin de *fines étoupes*, que j'avois trempé dans l'oxicrat ; ce qui arrêta la perte sur le champ. J'ordonnai ensuite la *potion ordinaire* avec *cinq gouttes de teinture anodine & deux gros de syrop de diacode,* & je recommandai qu'on eut soin de lui faire boire souvent de *l'eau de poulet*. Avec ces remédes la malade s'assoupit un peu ; mais ce sommeil étoit interrompu de tems en tems par de légéres douleurs. Sa perte ne revint cependant pas : vers le matin les douleurs devinrent si violentes qu'elles expulsérent les étoupes , & que leur éruption fut suivie d'un petit avorton & de quelques caillots de sang. Depuis ce tems j'ai employé avec beaucoup de succès la même méthode dans plusieurs circonstances où les pertes étoient violentes : en effet la forte compression qu'on peut faire dans le vagin , doit faire refluer les pertes intérieurement dans la matrice , & déterminer le travail par la grande distension qui arrive en conséquence dans ce viscère.

Dans les avortemens prompts, il y a plus d'espé-

feroit par exemple de reffentir une grande joie à la vue inopinée d'un mari, ou d'une perfonne qui

rance d'avoir le placenta de fuite, parce que l'enfant étant forti, le délivre détaché & flottant dans la matrice, eft pouffé par la contraction des douleurs dans l'orifice qui n'a pas eu le tems de fe refermer. Si donc le placenta fuit l'enfant immédiatement, la grande quantité du fang qui fort de l'utérus, le fait glifler peu à peu.

Mais fi le délivre eft adhérent, quelque petit qu'il foit, la matrice ne pourra venir à bout de l'expulfer, parce qu'étant colé à la furface interne, il ne donne aucune prife fur lui, en fuivant tous les mouvemens de la partie à laquelle il eft intimément collé; il peut même fe faire qu'il en tire quelque nourriture pendant quelque tems après lequel il tombe en fuppuration.

M. Smellie, *tome 2*, *page* 462, rapporte qu'une Dame ayant été délivrée du fœtus, les douleurs expulférent le placenta; mais que les membranes s'étoient détachées tout au tour de fon bord, & étoient reftées dans la matrice. Comme l'orifice de ce vifcére s'étoit relferré étroitement, & qu'il étoit contracté au point de n'être pas plus gros que la tête d'un petit enfant, je laiffai les membranes venir d'elles-mêmes. Au bout de quatre ou cinq jours elles fe trouvérent évacuées, fans qu'il en foit arrivé rien de fâcheux à la malade.

Il rappote encore, page 454, qu'ayant été appellé pour délivrer le placenta d'une femme qui venoit d'accoucher au fixième mois de fa groffefle, & comme le placenta ne fuivoit pas, il ne tira que les endroits qui fe détachoient aifément, abandonnant à la nature l'expulfion de ceux qu'il trouvoit trop adhérens, & ce qui pouvoit en refter, fe trouva expulfé deux ou trois jours après.

Une femme après une foupçon de groffefle de fept mois, étoit avorté d'un petit fœtus corrompu. Comme elle n'avoit point rendu l'arrière-faix; il ne pafla que des matières purulentes. Nous voyons tous les jours de femblables expériences, dit Mauriceau, Obfervation 462, p. 383, qui nous font connoître que certains enfans morts fe confervent auffi très-longtems dans la matrice fans grande corruption, lorfque les eaux n'en font pas écoulées; c'eft-pourquoi cette femme conferva pendant un fi long tems, ce petit fœtus mort dans fon fein, & qu'elle ne laifla pas de fe bien porter, après que l'arrière-faix qui étoit refté, eut été entièrement converti en fuppuration, lui ayant feulement confeillé, lorfque je la vis, d'ufer trois ou quatre fois par jour d'une fimple injection d'eau d'orge dans la matrice, pour nettoyer cette partie. Cela arrive ain-

feroit chere, le chagrin d'une injure reçue, la douleur d'une perte confidérable, le jufte emportement que peut caufer un affront ou une infulte, fans avoir eu le tems d'y réfléchir, le tempérament mélancholique d'une femme qui lui auroit infpiré la peur de quelque prétendu fpectre, ou d'avoir vu tomber un enfant, de voir paffer une fouris, ou quelqu'autre accident, auffi mal fondé, dont quantité de femmes font capables de s'émouvoir à l'excès, une odeur forte, comme de mufc, d'ambre, ou de civette, ou une mauvaife odeur, comme d'une bête morte dans un chemin, du charbon qu'on allume, d'une lampe ou d'une chandelle mal éteinte ; la forte amitié ou l'extrême haine que l'on porte à quelque perfonne qui fe préfente aux yeux d'une femme, lorfqu'elle n'y penfe point, qui lui caufe une furprife & une émotion terrible ; une fauffe démarche qui caufe une légére détorfe à un de fes pieds ; lever un peu le bras trop haut, quelque parole d'un mari un peu plus haute & plus dure qu'à l'ordinaire, & enfin une quantité d'autres accidens de même qualité, que l'on ne peut prévoir, & dont j'ai vu arriver des accouchemens ou des pertes de fang, accompagnées de douleurs, qui faifoient craindre que la femme n'ac-

fi, parce que la communication entre le placenta & la matrice s'altère, la circulation fe détruit, il furvient un engorgement qui finit par la fuppuration qui fépare le placenta, & le fait fortir de la matrice par morceau.

La voie de la fuppuration eft plus longue & ces fontes durent quelquefois jufqu'à fix femaines & deux mois, il furvient fouvent pendant ce tems-là des fiévres irrégulières, des dégoûts & des inquiétudes, qu'on ne peut guére attribuer qu'à quelques molecules de matière purulente que la circulation détruit à la fin. Néanmoins on peut aider la nature par l'ufage des amers, par quelques bouillons vulnéraires, déterfifs, par une décoction de quinquina.

couchât avant son terme. Je ferois un volume des Observations que je pourrois rapporter sur ce Chapitre ; mais comme ce détail seroit inutile, je dirai cependant que je m'en dispense, de peur d'ennuyer le Lecteur.

OBSERVATION CLXIV.

Je fus appellé un certain jour pour voir une femme de mes plus intimes amies que j'avois accouchée plusieurs fois, qui avoit de l'esprit, qui étoit d'un bon conseil, ferme & stable dans ses résolutions, & fort raisonnable, qui étant grosse de quatre à cinq mois, souffroit des douleurs aux reins & au bas-ventre, qui répondoient aux parties basses, comme celles qui précédent l'accouchement, qui ne s'ensuivit pourtant pas ; & la seule cause de ce désordre étoit que son mari, qui l'aimoit tendrement, lui avoit dit de changer une armoire de place, & d'y diminuer quelque petite chose de nulle conséquence. J'ai dit les bons endroits de cette femme, pour dire ensuite les mauvais ; car il faut convenir que si elle avoit d'une part de la force d'esprit, elle avoit d'ailleurs bien de la foiblesse, de se troubler pour un si petit sujet.

Après cet exemple, le moyen de prescrire des règles, puisqu'il n'y a aucune femme qui les puisse observer, quand elle pourroit se résoudre à tenir la conduite, & à mener la vie que Messieurs Peu & Mauriceau leur conseillent dans les Chapitres où ils en parlent. Je ne dis rien que je ne prouve dans son lieu, & c'est ce qui m'a porté à me renfermer dans les choses qu'une femme raisonnable peut éviter, ou accomplir quand la nécessité l'y oblige, mais d'une manière à les pouvoir soutenir, sans risquer sa vie ou celle de son enfant, rien n'étant plus à craindre que ce qui peut caufer un accouchement avancé ; comme de faire des efforts outrés, des chûtes, des coups, fauter, danfer, où fe mettre en colére de gaieté de cœur, qui font toutes actions qui peuvent donner occafion à l'accouchement, & qu'une femme attentive à fe conferver peut facilement executer.

OBSERVATION CLXV.

Le 7 Décembre de l'année 1688, la femme d'un Voiturier de cette ville groffe de cinq mois, en chargeant des paniers fur un de fes chevaux, foutint le panier deffus fon ventre. Elle fentit fon enfant remuer beaucoup plus que de coutume, pendant les deux jours & les deux nuits fuivantes ; après quoi elle ne le fentit plus que comme une maffe ou fardeau pefant, qui tomboit du côté qu'elle fe couchoit, & qui lui pefoit très-fort fur le bas-ventre quand elle étoit couchée, ce qui l'obligeoit d'uriner très-fouvent. Elle perdit l'appétit, & devint d'une couleur toute plombée, avec des laffitudes par tout le corps, ce qui l'obligea à me confulter. Tous ces fignes ne m'en laiffèrent pas chercher long-tems la caufe, ces accidans n'étant produits que par la bleffure qui avoit caufé la mort de fon enfant. Je lui confeillai de prendre du repos, à quoi elle obéit par néceffité, ne pouvant faire autrement, à caufe de la grande foibleffe où elle étoit réduite. Dix-fept jours enfuite les douleurs de l'accouchement fe firent fentir ; elle m'envoya prier de venir la voir ; je la trouvai fouffrant de grandes douleurs & très-épuifée ; je lui donnai tous les fecours que je pus, de vin & de liqueurs vineufes, après quoi je l'accouchai d'un enfant qui venoit les pieds les premiers ;

la

le délivre suivit , le tout fort noir , mais sans mauvaise odeur , & la malade n'avoit pas eu tant de peine à se remettre de tous ses autres accouchemens qu'elle eut de celui-ci , dont elle ne laissa pas de se rétablir dans la suite.

RÉFLEXION.

Le grand effort que cette femme fit à charger ces paniers & la pésanteur du fardeau qu'elle soutint sur son ventre , n'étoient que trop suffisans pour faire avancer son accouchement , ce qui fait qu'il n'y a rien de surprenant à ce qui lui arriva. Quoique je fusse bien persuadé de la mort de son enfant , je ne l'accouchai point , parce que c'est une chose que l'Accoucheur doit toujours remettre aux soins de la nature , à moins que quelqu'accident pressant , comme une perte de sang ou des convulsions , n'y donnent occasion ; car pour lors l'accouchement se doit faire sur le champ pour sauver la vie à la mère & à l'enfant , supposé qu'il l'ait conservée jusques à ce tems là , parce qu'il s'est vu des femmes souffrir la plus grande partie , & même tous les accidens que souffrit celle-ci , & accoucher à terme d'un enfant en vie quoique très-foible , c'est-pourquoi il ne faut rien précipiter.

OBSERVATION CLXVI.

Le 19 Juillet de l'année 1693 , la femme d'un Laboureur dans la Paroisse de Gourbeville tomba de dessus un cheval si violemment , qu'elle resta long-tems sans connoissance. Elle étoit grosse de six mois , l'on m'envoya quérir au plus vîte. Je la trouvai un peu revenue , sans que sa tête eut souffert , qui étoit la partie à laquelle je croyois avoir plus de lieu d'attribuer sa perte de connoissance , je l'examinai tant sur ce qu'elle avoit souffert avant que je fusse arrivé , que sur l'état présent ; elle me dit seulement qu'elle ressentoit son enfant se mouvoir extraordinairement , dont je

ne m'étonnai point , vu la grande commotion
qu'elle venoit de souffrir. Je la fis mettre sur un
espèce de brancard , & la fis reporter chez elle.
Je lui conseillai de prendre de bonne nourriture ,
& de garder exactement le lit sept ou huit jours.
Elle ne sentit plus mouvoir son enfant depuis
ce tems-là ; mais elle le sentoit du côté qu'elle
se couchoit, comme un poids accablant , dont
l'extrême pésanteur l'incommodoit fort ; mais
plus particulièrement sur le bas du ventre , lorsqu'elle étoit levée , ce qui l'obligeoit d'uriner
tres-souvent. Elle fut ainsi jusqu'au tems de son
accouchement , qui vint droit au terme qu'elle
avoit compté , sans que sa chûte l'eut fait avancer ni retarder. Je fus mandé pour l'accoucher ;
mais elle l'étoit il y avoit déja long-tems, quand
j'arrivai , & d'un enfant si foible , qu'il mourut
quelques heures après qu'il fut venu au monde ;
la mère se portoit assez bien , & ses couches se
terminérent heureusement.

RÉFLEXION.

Les règles les plus générales souffrent toujours quelqu'exception , comme on le dit en commun proverbe,
& cet accouchement en est une preuve convaincante;
car qui pouvoit mieux assurer la mort de cet enfant, que
la pésanteur que la femme souffroit sur le côté, où elle
se tournoit étant couchée, ou sur le bas du ventre, quand
elle étoit debout , la continuelle envie de pisser que ce
fardeau lui causoit, n'étoit-ce pas le poids de cet enfant qui tomboit sur la vessie & qui la forçoit de se
vuider continuellement ? Le défaut de mouvement qui
suivit les violens mouvemens qu'il fit après la chute
& dont la femme se plaignit, quand j'arrivai près d'elle,
joint à cette lourde chute , n'étoit-ce pas plus qu'il
n'en falloit pour assurer la mort d'un enfant au sein
de sa mère, qui néanmoins ne l'étoit pas ,& qui peut-
être se seroit sauvé, si la mère eût voulu prendre un
peu de repos, comme je lui avois conseillé, ce qu'elle

ne fit point. Il faut donc convenir, que bien que l'on ait les marques les plus plaufibles de la mort de l'enfant, il faut abfolument attendre que la nature fe déclare, pour en venir à l'accouchement, & jamais ne l'entreprendre fans néceffité, vu qu'il n'y a rien à craindre à en ufer de la forte, & qu'il y auroit tout à rifquer de faire autrement.

Ce fut le confeil que je donnai à une Dame à quinze lieues de cette ville, qui me confulta fur des accidens tout femblables à ceux que fouffroit cette femme, & à laquelle je ne confeillai autre chofe que le repos, qu'elle garda avec foin & accoucha quinze jours après fa chute d'un enfant mort, & par bonheur je ne pus me rendre aux follicitations qu'elle & plufieurs autres Dames me firent de refter auprès d'elle pendant quelques jours, parce qu'outre que j'étois engagé de conduire une Dame groffe jufques chez elle, de crainte qu'il ne lui arrivât quelqu'accident par les chemins, quoiqu'elle fut dans un bon caroffe ; c'eft qu'il n'eft pas poffible, comme les précédentes Obfervations le prouvent fuffifamment, de s'expliquer jufte fur le tems auquel l'accouchement peut arriver. Je l'affurai feulement qu'elle n'avoit que faire de s'inquiéter, & que fuppofé que l'accouchement s'enfuivit, l'enfant feroit fi petit, qu'il viendroit peut-être même fans qu'elle eût le tems d'envoyer querir la Sage-Femme, comme j'avois vu la chofe arriver quantité de fois, ce qui lui arriva à elle-même, comme je l'avois prévu, quelques jours enfuite, dont elle me fit bien remercier, lui ayant fait un fingulier plaifir.

Je fuis perfuadé que quantité de perfonnes voudroient que l'on accouchât une femme dès le moment que l'on croit l'enfant mort, par la crainte qu'ils ont que cet enfant mort venant à fe corrompre par le féjour qu'il fait dans la matrice qui eft un lieu fort fufceptible du corruption, par fon humidité & fa chaleur qui en font les caufes, donne occafion à quantité d'accidens, dont la fanté de la mère fouffre confidérablement, & qui peuvent même lui caufer la mort.

Mais ils feront relevés de cette inquiétude, quand ils fçauront que cette corruption ne procéde que de l'air extérieur, & que tant que l'enfant eft renfermé non-feulement dans la matrice, mais dans fes membranes avec les eaux, la corruption n'eft point à craindre, quand il feroit deux mois mort, comme je le rapporte dans mes

Obſervations . . . & qu'au cas que les membranes s'ouvrent, l'accouchement s'enſuit, comme les Obſervations précédentes le font connoître : ce qui fait d'autant mieux voir qu'il n'y a aucune néceſſité d'accoucher cette femme, quoique ſon enfant ſoit jugé mort
dans ſon ſein, & qu'il n'y a aucune bonne raiſon qui
autoriſât ce procédé.

OBSERVATION CLXVII.

Le 21 Juin de l'année 1687, la femme d'un
Rotiſſeur de cette ville, groſſe de trois mois, que
j'avois déja accouché trois fois, m'envoya prier
de venir la voir. Je la trouvai dans les douleurs
de l'accouchement, à l'occaſion d'un coup de
pied qu'elle avoit reçu dans la région des lombes, il y avoit ſept à huit jours. Je l'accouchai
d'un petit enfant mort, qui vint fort aiſément ;
mais il n'en fut pas de même de l'arrière-faix,
je ne le tirai qu'avec bien de la peine, parce que
le cordon étoit ſi foible, que je ne pus m'en ſervir
pour en procurer l'extraction, & la matrice étoit
ſi peu dilatée, que je ne pouvois y introduire mes
doigts pour le détacher ; j'y réuſſis néanmoins avec
un peu de tems & de peine.

OBSERVATION CLXVIII.

Une jeune Dame de cette Ville, groſſe d'environ trois mois, lia une partie de plaiſir avec
quelque'autres Dames de ſes amies, ſur des chevaux fort fatigans. Je ne ſçai par quel accident
elle ſauta de deſſus le ſien, & tomba ſur ſes pieds,
ſans en avoir reſſenti aucune incommodité à l'heure
même ; mais le ſoir il parut quelques séroſités
rouſſâtres, les douleurs ſuivirent, & la Dame
accoucha la nuit, ſans avoir cru que les choſes
duſſent aller juſqu'à cette extrémité, ni avoir

voulu qu'aucune autre que la Femme de Chambre en sçût rien : comme le petit arrière-faix n'avoit pas suivi, ce fut une nécessité de consulter quelqu'un sur cet accident, ce qui engagea la Dame à en faire confidence à son Chirurgien, qui vint me trouver, & m'emmena avec lui, sans me dire pourquoi, parce qu'il voulut que ce fut la Dame elle-même qui me rapportât la maniere dont les choses s'étoient passées. L'enfant me fut représenté, qui étoit des plus petits, avec un petit bout du cordon, & sans arrière-faix. Voyant ce qui restoit à faire, je fis mettre la Dame dans une situation commode ; je trouvai le petit cordon, que je suivis jusqu'à l'orifice intérieur de la matrice, qui étoit si serré, que j'eus beaucoup de peine à y introduire mon doigt, avec lequel je détachai l'arrière-faix des parois de la matrice, après quoi je fis servir ce petit cordon, dont je retirai plus d'avantage que je n'aurois osé l'espérer, vû la petitesse, dans lequel je trouvai quelque résistance, que je ménageai de mon mieux, y ajoutant le secours de mon doigt, que je faisois agir autour d'un côté & d'autre, avec lequel je soutenois le bon effet de ce petit cordon : j'attirai ce petit arrière-faix en son entier, mais les vuidanges se supprimerent, & la fievre survint. Il ne fallut cependant communiquer le secret à personne. Je la traitai sous les apparences de ses ordinaires supprimées, alléguant que la nature avoit voulu vaincre cette suppression, sans l'avoir pû faire, par la violence de la fiévre, dont elle étoit tourmentée : elle fut saignée du bras & du pied ; je lui donnai pour boisson la tisanne faite avec le chien-dent, la racine de chicorée sauvage, de scorsonnaire, & un peu de cannelle. On lui donna plusieurs lavemens, faits avec la décoction de mauves, pariétaire, armoise, camomille &

melilot, miel de fumeterre & violat, des émulfions le foir, avec la tifanne ordinaire, les amandes douces pellées, le fyrop de capillaire, & quelques gouttes fpiritueufes d'eau de cannelle. Tous ces remedes, quoique duement adminiftrés à cette malade, ne lui furent d'aucun fecours. Elle mourut le quatorzième jour de fon accouchement prématuré, & elle fouffrit pendant ce tems-là plufieurs accidens très-extraordinaires, entr'autres celui d'être devenue aveugle quelques jours avant que de mourir.

RÉFLEXION.

L'on voit par ces relations combien une femme groffe doit prendre de précautions pour éviter les malheurs qui lui peuvent fans ceffe arriver, fans prétendre pour cela l'obliger, à fe tenir dans une oifiveté continuelle, mais à ne faire que les actions néceffaires, dans la crainte de trouver la mort où elle peut croire trouver fon plaifir.

Cette Dame ne voulut jamais que fon accouchement avancé fût manifefté fans qu'aucune raifon d'honneur en fût le principe, finon celle de s'être caufée la mort, par une promenade à contre-tems, afin de ne pas laiffer cette tache à fa mémoire, ayant toujours été pendant fa vie regardée comme une perfonne de bon efprit & des plus prudentes de fon fexe.

OBSERVATION CLXIX.

Le 17 Novembre de l'année 1703, la femme d'un Officier de Judicature de cette Ville m'envoya appeller à trois heures du matin. Elle me dit qu'elle avoit été à une nôce où la joie avoit été grande, & qu'elle ne s'étoit pû difpenfer de danfer; que depuis ce tems elle ne s'étoit point trouvée en bonne fanté, qu'elle fe fentoit pefante, accablée, & laffe à ne fe pouvoir remuer; qu'elle avoit des envies continuelles d'aller à la felle, fans le pouvoir faire, & qu'étant groffe de trois mois, elle craignoit les fuites de ces accidens, parce qu'elle avoit fenti des douleurs, depuis minuit, pareilles à celles qu'elle avoit coutume de fentir au tems de fes accouchemens : comme elle en eut quelques-unes, & que je l'avois accouchée plufieurs fois, je lui dis qu'il n'y avoit qu'à la toucher pour s'en éclaircir. Je trouvai le tout fi bien difpofé, que je ne retirai point ma main qu'en tirant en même-tems un très-petit enfant, fes membranes & l'arrière-faix, le tout enfemble, dont la mere ne reçut prefque aucun mal, ni au tems de cet accouchement, ni après cet accident, qui ne fut pas même fçu de fes meilleures amies.

RÉFLEXION.

Quand je joindrois un nombre infini d'Obfervations à celle-ci pour prouver que la femme qui accouche, avant fon terme, n'eft pas en un auffi grand danger, que celle qui a le malheur d'accoucher pendant la durée d'une maladie fâcheufe, ce ne feroit pas pour autorifer les femmes à s'émanciper pendant le tems de leur groffeffe, puifqu'elles font toujours en danger, quoiqu'elles ne le foient pas tant, & pour le faire voir, c'est que les unes pour avoir badiné inconfidérément, & les autres pour voir travaillé à contre-tems, en font mortes.

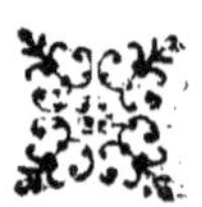

CHAPITRE XX.

Il est aussi difficile de pénétrer la cause de plusieurs accouchemens avancés, qu'il est aisé de connoître l'imprudence de quantité de femmes.

C'EST un secret bien difficile, pour ne par dire tout-à-fait impossible à pénétrer, que la cause des accouchemens avancés, puisqu'il y a des femmes qui font d'une si prudente & si sage conduite, aufquelles ce malheur arrive, que l'on est forcé de suspendre son jugement, quand celles qui se ménagent le moins, ont le bonheur de l'éviter.

Ce qui me fait dire qu'il y a quantité de femmes qui s'avancent dans leurs accouchemens, sans qu'elles en ayent pû pénétrer la cause, afin de l'éviter.

Et d'autres qui s'y font exposées sans y penser, dont les unes ont heureusement évité l'accouchement, & les autres non.

Et d'autres enfin qui s'y font livrées de gayeté de cœur, & qui se font procuré la mort & à leurs enfans, par une témérité tout-à-fait condamnable.

OBSERVATION CLXX.

Le 2 Octobre de l'année 1691, une Dame éloignée de trois lieues de cette Ville, grosse de cinq à six mois, qui s'étoit très-bien portée pendant tout le tems de sa grossesse, se sentit

atteinte de légeres douleurs, qui augmenterent
ſi fort, qu'elle fut obligée de m'envoyer querir
vers minuit. Je trouvai cette Dame avec des
douleurs qui avoient beaucoup de rapport à celles
de l'accouchement ; mais la bonté de ſon tempérament, ſon humeur agréable, toujours joyeuſe,
ſans jamais ſe livrer à l'emportement ni à la colere, & n'ayant rien enfin ſur quoi je puſſe établir aucune crainte d'un accouchement avancé,
me faiſoit eſpérer qu'un petit lavement pourroit
calmer ces douleurs, qui fut auſſi ce que je fis
faire d'abord ; mais malgré ce petit ſecours,
elles ne firent qu'augmenter, puis diminuer, en
ſorte que je fus deux jours entiers, & juſqu'à la
troiſième nuit, entre la crainte & l'eſpérance,
lorſqu'en ſept ou huit douleurs les eaux ſe formerent, l'enfant ſe préſenta bien, & vint un moment après leurs écoulemens. C'étoit une petite
fille, qui vécut trois jours.

R É F L E X I O N.

Je n'ai jamais pu comprendre comment cette Dame
avoit pu avancer ſon accouchement. Elle eut beau réfléchir elle-même ſur ſa conduite, elle lui fut toujours
irréprochable. Je ne la tourmentai en rien, dans l'eſpérance que les douleurs ceſſeroient, quoiqu'elles fuſſent
tout-à-fait ſemblables à celles qui précédent l'accouchement, ne pouvant me perſuader que la choſe put
arriver, que quand je trouvai les eaux formées, &
l'enfant fort avancé au paſſage. Je ne lui avois pas encore touché, parce que la ſituation d'un enfant ſi jeune
eſt trop indifférente pour y faire attention qu'au beſoin.

O B S E R V A T I O N CLXXI.

Madame la Comteſſe de . . . . groſſe de quatre mois, vint en ce Pays ſur la fin du mois
de Mai de l'année 1703. Elle m'envoya prier de

venir la voir : j'y allai aussi-tôt, & je la trouvai au lit, qui malgré les fatigues d'une longue route, jouissoit d'une santé très-parfaite. Elle me dit qu'elle avoit consulté M. des Forges avant que de partir, qui lui avoit conseillé de demeurer neuf jours au lit, & qu'elle me prioit de venir la saigner dans trois semaines, qu'elle garderoit encore le lit dans ce tems-là, autant de jours & par le même ordre.

Elle me demanda ensuite si les Dames de ce Pays en usoient ainsi : je lui dis que le mérite & la capacité de M. des Forges m'étoient connus il y avoit long-tems, & que sa réputation étoit assez étendue pour être venue jusqu'à nous ; que la longue expérience qu'il avoit de traiter ainsi les Dames de Paris, & l'heureuse réussite qui en arrivoit, pouvoit être une preuve de sa bonne méthode ; que si les Dames de ce pays avoient d'aussi habiles Accoucheurs, & qu'elles y eussent autant de foi, qu'elles pourroient peut-être devenir aussi oisives, mais qu'apparemment la différence du climat mettoit aussi la différence dans les manieres; que les Dames de Paris qui venoient en ce pays, & qui m'honoroient de leur confiance, comme celles qui en sont originaires, étoient saignées quand je le jugeois nécessaire, sans qu'elles cessassent un seul jour de vaquer à leurs petits soins ordinaires, & sans que je leur conseillasse de garder le lit un seul jour ; qu'elles se trouvoient bien de ma méthode, comme elle pourroit aussi se trouver très-bien de celle de M. des Forges. Je la quittai ensuite, & la laissai dans son lit pour les sept jours qu'elle avoit encore à y rester.

Je retournai dans le tems que cette Dame m'avoit prié de la saigner. Elle garda encore le lit neuf jours avec la même exactitude ; je la voyois toutes les femaines, & après deux mois de féjour en ce pays, où elle s'étoit confervée comme une relique, l'ayant quittée le Mardi après foupé, jouiffant d'une fanté très-parfaite, je fus furpris de voir le Jeudi un Laquais me venir chercher pour l'aller voir, difant quelle avoit une colique depuis minuit. Comme je montois à cheval, un fecond Laquais vint avec plus d'empreffement que le premier, me prier d'avancer, & que Madame étoit fort mal. Je me rendis en peu de tems auprès d'elle, & je la trouvai avec toutes les marques d'un accouchement prochain. Ce fut une vraie furprife pour les affiftans, quand j'annonçai ce qui alloit arriver ; mais cette Dame m'ayant donné fa confiance, elle n'eut aucune inquiétude : je trouvai l'enfant bien fitué, & les eaux formées prêtes à percer, ce qui arriva un moment après, & l'enfant les fuivit avec l'arrière-faix : c'étoit un garçon, qui vécut encore une heure ; il avoit fix mois. La malade fe rétablit en huit jours, & fix femaines après elle s'en retourna à Paris.

RÉFLEXION.

Cette Dame ne put jamais développer la caufe de fon accouchement avancé quelqu'examen & quelque réflexion qu'elle fit fur fa conduite & fur elle-même. Elle vivoit fans inquiétude & fans chagrin, elle n'avoit fait aucun mouvement violent, & néanmoins elle accoucha à fix mois, quoiqu'elle eut exactement obfervé toutes les conditions qu'on lui avoit impofées avant que de partir de Paris, où elle n'en fut pas moins condamnée de Madame fa mère, qui fut autant furprife que la Dame même, quand elle en reçut la nouvelle, à caufe du bon état où elle fe difoit toujours être : ce qui l'obligea de mander à Madame fa fille, qu'elle croyoit dans un pays perdu & dénué de tout fecours, par une lettre qu'elle reçut le dixième jour après fon accouchement dans le tems que je dinois avec elle & avec plufieurs autres Dames, de ne pas mettre les pieds bas de plus de quinze jours, & de fe faire bander pendant un mois : comme il y avoit déja deux jours que la Dame fe promenoit, & qu'elle ne s'en portoit que mieux, elle ne tint aucun compte de ce premier avertiffement, & elle me demanda de quelle conféquence étoit ce fecond. Je lui dis que l'ufage de ce bandange étoit au dire de ceux qui s'en fervoient pour retenir la matrice à fa place, pour aider à l'éva-cuation des vuidanges & pour rendre à la taille de l'accouchée la beauté qu'elle devoit avoir perdue pen-dant le tems de fa groffeffe.

La Dame me répondit brufquement que le premier ufage que je donnois à ce bandage lui paroiffoit plus défavantageux qu'utile, puifqu'après qu'elle fut accou-chée elle fentoit fa matrice comme une groffe boule dans fon ventre, qui tomboit du côté qu'elle fe cou-choit, & que fi elle avoit été bandée, au lieu que ce bandage l'eut tenue dans fon lieu ordinaire, il l'auroit pouffée plus en bas.

Que le fecond ufage ne la perfuadoit pas mieux, parce que pour faire vuider la matrice, ç'auroit été une néceffité de ferrer beaucoup ce bandage qui lui auroit été non-feulement très-inutile, parce que fes vuidan-ges alloient parfaitement bien d'elles-mêmes fans ce prétendu fecours ; mais qu'il lui auroit encore été fort à charge, parce qu'il devoit être un peu ferré pour produire cet effet, & que la faifon étant très-incom-mode par elle-même à l'occafion des grandes chaleurs, fa liberté lui étoit d'un grand avantage.

Mais, dit-elle, pour me rendre la taille comme je l'avois avant la groffeffe, il eft facile de voir ce qui s'en manque : j'ai ici le corps dont je me fervois quand j'étois fille, que je ne pouvois plus faire joindre lorf-que je me fuis mariée & avant que je fuffe groffe, il faut que je l'effaye. Cette Dame l'envoya chercher par fa femme-de-chambre, & l'effaya dans le moment, il fe trouva trop grand, quoiqu'il n'eut qu'un tiers de lar-geur, ce qui l'engagea à me dire fort obligeamment qu'elle approuvoit bien ma manière aifée & facile, en m'affurant que fi elle accouchoit quelquefois à Paris, elle ne l'oublieroit pas, & qu'elle n'en fuivroit jamais d'autre.

Je trouvai fes raifons fi folides, que je ne pus m'em-

pêcher d'en paroître furpris , vu que c'étoit fa premiére groffeffe , & que je n'ajoute rien à cette converfation que cette Dame ne m'ait dit. Elle me parla
enfuite de l'admirable qualité de l'eau de myrthe dont
apparemment Madame fa mère lui avoit envoyé provi-
fion ; mais après que je lui eus dit mon fentiment fur
la friponnerie dont ceux qui l'avoient inventée, étoient
capables , & combien fa qualité étoit éloignée de celle
que ces charlatans lui donnoient , je lui propofai un
reméde nouveau dont aucun Auteur n'a encore fait
mention, & dont je lui affurois la réuffite , qui eft un
peu violent à la vérité , mais à quelles peines les Dames
ne s'expoferoient-elles pas pour fatisfaire un mari qu'on
aime ? Comme la Dame me conjura de lui dire ce que
c'étoit , non qu'elle s'en voulu fervir , mais pour fatisfaire
fa curiofité ; je lui dis que deux petits coups de cifeaux
& un point d'aiguille étoit l'unique chofe qui pouvoit
réprimer la nature quand elle péchoit par trop d'excès
de ce côté-là , & que c'étoit un reméde fpécifique pré-
férable à fon eau de myrthe , & à toutes fortes d'eaux
de fomentations , & de pommades aftringentes , dont
je ferai voir l'inutilité dans la fuite , qui néanmoins
n'établira pas mieux mon reméde.

Toutefois fi cette Dame eut eu la fantaifie de fe
bander & de ne mettre le pied hors du lit de quinze
jours , je ne m'y ferois point oppofé dans la crainte
que quelqu'accident imprévu ne l'eut attaquée, & que
l'on n'en eut rapporté la caufe à cette précaution négligée , quelqu'inutile qu'elle eut été ; car fi je m'étois
oppofé le moins du monde à l'obfervation des règles
qui avoient été prefcrites à la malade , qu'elle eut
accouchée deux mois après la faignée , ç'auroit toujours
été cette oppofition qui auroit avancé cet accouchement , mais heureufement je ne m'oppofai non plus à
ce qu'elle gardàt le lit neuf jours après cette faignée ,
qu'aux autres neuf jours qu'elle le garda encore après
fon arrivée, pour fe délaffer de la fatigue qu'elle avoit
foufferte dans le voyage , c'eft cette raifon qui a
quelquefois fait céder mon expérience à l'ufage plutôt
qu'à la néceffité ; mais fi je n'ai pas fait demeurer quantité de femmes au lit pour de légers accidens , je fuis
inéxorable à l'égard de la moindre perte de fang , ne
connoiffant rien qui puiffe plutôt en arrêter le cours &
en prévenir les dangereufes fuites , que le lit & le re-

pos : ce fut aussi le conseil que je donnai à une Dame de Paris que j'accouchai à une de ses terres à trente lieues d'ici, où elle vient d'ordinaire demeurer pendant l'été, en cas qu'elle tombât en pareil accident auquel elle étoit sujette.

OBSERVATION CLXXII.

Cette Dame étant grosse de trois mois, le volet d'une grande croisée lui tomba sur le ventre, dont elle ressentit, avec une douleur violente, une inquiétude mortelle, à l'occasion d'un légere perte de sang qui suivit aussi-tôt. Elle se mit au lit à l'instant, pour profiter de mon conseil, & me fit écrire pour sçavoir ce qu'il y avoit à faire; de plus, que le sang venoit très-peu quand elle étoit assise ou levée, mais que tout au contraire il en venoit beaucoup plus quand elle étoit couchée, & qu'elle me prioit très-instamment de prendre la poste & de la venir voir, si je me croyois nécessaire. Je lui mandai qu'il falloit faire céder les regles générales aux utiles, & que, comme le séjour du lit lui faisoit un effet contraire aux autres femmes, elle ne s'en servit que dans la pressante nécessité, qu'elle eût à se faire saigner deux fois, & que l'on ne tirât à chaque fois que deux palettes de sang, afin de faire diversion au sang qui se portoit sur ces parties, & sur tout qu'elle eut à garder un grand repos; ce qui réussit si bien, que je n'en entendis plus parler, jusqu'au tems que je fus mandé pour l'accoucher d'un garçon, qui se portoit très-bien, nonobstant la crainte que cet accident avoit causé à sa mere.

RÉFLEXION.

L'on voit par cette Observation que le séjour du lit

n'eſt pas toujours également utile dans les occaſions même où l'expérience & la raiſon ont plus de lieu de le recommander, ce qui doit obliger le Chirurgien à eſſayer ſouvent des choſes qui paroiſſent oppoſées à la guériſon de certaines maladies, afin de trouver celles qui ſont actuellement convenables.

J'ai accouché trois femmes en aſſez peu de tems, pour de ſi légérs ſujets, qu'il n'eſt pas poſſible de le croire, dont deux accouchérent à quatre & cinq mois, pour avoir vu des Huiſſiers qui vinrent faire des contraintes au ſujet d'une taxe ſur les charges de leurs maris, & l'autre par la crainte qu'il ne fut arrivé quelque mal à ſon mari qui ne revint point le ſoir comme il lui avoit promis. Au lieu que pluſieurs autres ont ſouffert des accidens les plus terribles, ſans que ce malheur leur ſoit arrivé.

OBSERVATION CLXXIII.

Madame de . . . groſſe de quatre mois, allant d'une de ſes Terres à l'autre, verſa rudement dans le plus mavais pays que l'on puiſſe s'imaginer; & de plus, en ſortant de ſon caroſſe, elle apperçut un de ſes laquais qui avoit la tête priſe ſous la roue de derriere, dont il fut quitte pour une contuſion à l'œil, & la Dame pour la peur.

OBSERVATION CLXXIV.

Madame la Marquiſe de . . . . . groſſe de ſix mois, monta dans ſon caroſſe avant que le cocher fut ſur le ſiége. Il courut imprudemment pour s'y mettre; les chevaux en ayant eu peur, s'ébranlerent inopinément, prirent le grand trot, puis le galop : la Dame, réſolue, ſauta par la portiere, & tomba ſur un mauvais pavé, & ſur le dos, ſans autre mal que la peur, puiſqu'elle accoucha heureuſement à ſon terme.

OBSERVATION CLXXV.

Madame de .... groffe de cinq mois, allant à la campagne pour voir une de fes fœurs, ne defcendit point de fon caroffe pour dîner, & le Cocher n'eut point la précaution de défaire un des côtés des traits pour faire manger l'avoine aux chevaux ; ce Cocher allant un peu trop brufquement pour les brider, ces chevaux qui étoient jeunes & vifs, s'ébranlerent fubitement, prirent le trot, puis le galop, à l'entrée d'une lande de deux lieues de traverfe ; par bonheur celui de derriere tomba, ce qui obligea les autres à s'arrêter. La Dame fortit du caroffe fans avoir aucun autre mal que la peur que lui avoit caufé un péril fi évident.

OBSERVATION CLXXVI.

Une femme groffe de fix mois, defcendant un efcalier quarré à lanterne, tomba l'eftomac & le ventre fur la rampe de cet efcalier, à la hauteur de deux étages. Elle balança entre la tête & le cul à qui l'emporteroit ; par bonheur le cul fe trouva plus pefant, ce qui lui fauva la vie, fans qu'une auffi violente douleur, accompagnée de l'extrême frayeur qu'elle eut du danger où elle s'étoit trouvée, la fit accoucher fur le champ, non plus que des trois Dames précédentes, qui ne garderent pas feulement le lit une heure de plus, & que j'accouchai toutes à leur terme fort heureufement.

Je ne finirois pas fi-tôt cet Article, fi je faifois une relation fuivie de toutes les femmes à qui j'ai vû arriver de grands & fâcheux accidens, & qui n'ont pas laiffé de porter leurs enfans jufqu'à la fin

des

des neuf mois accomplis ; au lieu que j'en ai accouché beaucoup d'autres dans tous les différens
tems de leurs grosseffes, pour des fujets fi legers
qu'à peine la femme même pouvoit s'en appercevoir, comme j'en ai rapporté ci-devant quelques exemples.

CHAPITRE XXI.

*De l'accouchement avancé par l'imprudence
des femmes qui s'y font volontairement
expofées.*

L'IMPRUDENCE ou le manque de ménagement font des chofes fi ordinaires aux jeunes
perfonnes nouvellement groffes, qu'il ne me feroit pas poffible de le croire, fi des exemples
trop fréquens ne le juftifioient pleinement. C'eft
auffi fur la néceffité de fe comporter prudemment
dans cet état, que je tâche de fixer ici toutes leurs
attentions, afin que, fi quelqu'une eft affez malheu-
reufe pour accoucher avant fon terme, elle n'ait au
moins rien à fe reprocher dans fa conduite, & qu'on
ne puiffe pas lui attribuer le fâcheux accident qui
l'expofe non - feulement à perdre la vie du corps,
mais fon enfant à perdre celle de l'ame, malheur que
l'on ne peut ni fuffifamment exprimer ni trop dé-
plorer. Quelle douleur pour une femme qui a de la
religion, d'avoir donné occafion à un événement
qui traîne après lui de fi terribles conféquences, par
une légéreté d'efprit, ou par un petit badinage,

dont elle se seroit si aisément passée, pourpeu qu'elle eût réfléchi sur son état, ou pour avoir fait un travail dont elle auroit pu s'exempter sans peine, si elle ne l'avoit entrepris inconsidérément, & sans en péser les conséquences !

C'est pour cela que je recommande aux femmes grosses d'avoir une continuelle attention à leur conduite, & de ne jamais s'exposer à rien entreprendre, qu'elles ne pensent auparavant si ce qu'elles vont faire, ne portera point de préjudice à leur état, afin de régler ensuite leurs actions sur cette idée, & d'être tellement retenues, qu'elles ne lèvent pas le pied, qu'elles ne sçachent où le placer, parce qu'un pied mal placé peut se détourner, & que ce détour fait que la femme grosse par une espèce de petit saut, se retient sur l'autre, & cet effort, quoique léger, peut causer le détachement d'une portion de l'arrière-faix, d'où s'ensuit une perte de sang, qui peut causer la mort de la mère & de l'enfant ; ce que je justifierai par des exemples, qui feront voir que c'est avec bien de la raison que je conseille une si exacte circonspection aux femmes grosses, à cause des suites fâcheuses que ces conseils négligés entraînent après elles.

OBSERVATION CLXXVII.

J'ai vu une Dame un peu avancée en âge, qui avoit trois filles & quatre garçons, très-mortifiée d'être grosse, non pas tant à cause des peines qu'il y avoit à souffrir dans l'accouchement, ni même de la mort, qui menace toutes les femmes en cet état ; mais par la raison que tant d'enfans ne formeroient pas une aussi opulente maison, qu'elle & l'excès du chagrin ou autrement, elle s'avança sans en rien dire à perſonne ; ſans la femme-de-chambre qui me dit qu'il étoit venu un petit avorton mort, que l'on avoit jetté dans le feu, je l'aurois ignoré comme les autres. La Dame fut quelques jours au lit, elle perſuada au monde que la nature avoit abondamment ſatisfait à la ſuppreſſion qu'elle avoit ſoufferte les mois précédens, qui lui avoit donné quelque ſoupçon de groſſeſſe ; mais qui ſe termineroit en peu de jours plus heureuſement qu'elle ne l'auroit eſpéré, ce qui arriva comme elle l'avoit dit.

RÉFLEXION.

C'eſt quelque choſe de bien avantageux pour des perſonnes comme celles dont il eſt parlé dans l'Obſervation précédente, d'être délivrées d'un enfant qui leur eſt à charge, un enfant de moins pour ces gens-là qui ſont livrés à l'avarice, & cette décharge qui eſt regardée comme bonne fortune dans une famille, n'eſt pas une choſe indifférente, qui préfére un bien temporel à celui de l'éternité : mais quel malheur ſelon ceux qui ont un peu de religion, de voir une pauvre petite créature, exempte de tous crimes, ſi ce n'eſt de celui dont ſon père & ſa mère, l'ont rendue coupable, être pour jamais privée de la vue de Dieu, & réduite à des peines éternelles ! Des larmes de ſang ne ſeroient pas ſuffiſantes pour pleurer une perte de cette nature, lorſqu'un père & une mère indignes d'un tel nom, s'en réjouiſſent.

J'ai accouché une honnête femme en pareil cas, à qui le malheur eſt ſans ceſſe préſent à ſes yeux, qui ne l'a jamais oublié, qui le pleure tous les jours, & dont elle n'a jamais pu entendre parler, ſans ſe ſentir pénétrée de la plus vive douleur.

La différence que je vois entre ces deux familles, c'eſt que celle-ci ſe voit croître, multiplier, proſpérer, & que l'autre eſt abſolument éteinte, ſans que de trois filles & quatre garçons il en reſte aucun. Ils ſont tous morts grands, ſans qu'il reſte de poſtérité à ce père & à cette mère, qui étoient ſi ravis de voir un enfant

venu mort au monde par accouchement avancé, &
dont ils marquérent entr'eux un si grand plaisir, ce qui
étoit néanmoins la marque visible de la malédiction que
Dieu prononçoit du tems de nos premiers pères sur les
familles qui avoient méprisé ses commandemens Est-ce
le même Dieu, ou est-il moins juste, & ne peut-on
pas dire qu'il leur arrive comme aux Juifs, de porter eux
& leurs enfans l'iniquité de leurs crimes?

OBSERVATION CLXXVIII.

Le 24 Juillet de l'année 1696, la femme d'un
Sellier de cette ville, grosse de cinq mois & demi,
jeune, & tout-à-fait joviale, en badinant dans sa
boutique, allongea un coup de pied à son garçon
sans le pouvoir atteindre, ce qui fut cause que cette
extrémité inférieure souffrit une très-violente extension, & une secousse considérable; elle en ressentit une si grande douleur, dans la région des
reins, vers l'aîne, & par tout le bas-ventre de ce
côté-là, que si heureusement elle n'eût pas trouvé
une chaise à portée de s'asseoir à l'instant, elle seroit tombée dans le milieu de sa boutique. Elle se
trouva aussi-tôt dans une si grande foiblesse,
qu'elle fit tout craindre non-seulement pour la vie
de son enfant, mais aussi pour la sienne. Les mouvemens violens & continuels que son enfant faisoit, & qui étoient apparens, étoient une preuve
de la grande agitation où il étoit, ne doutant
presque pas qu'une perte de sang, ou des convulsions n'allassent suivre, dont l'accouchement seroit l'unique remede, ce qui me lia les mains
dans cette extrémité, sans que je lui pusse rendre d'autre service que de la faire mettre au lit.
La chose étoit d'autant plus aisée, que c'étoit la
seule situation qu'elle pouvoit soutenir. Il ne lui
arriva, pendant six femaines qu'elle porta encore son enfant, aucun autre accident, sinon cette

extrême foiblesse : j'eus soin de lui faire toujours prendre de bonne nourriture , comme des bouillons , de petites soupes , & de la gelée de viande. Je la saignai deux fois ; elle n'en fut ni plus forte ni plus foible ; je lui donnai quelques prises de *thériaque* & *des cordiaux* composés avec quatre onces *d'eau cordiale* , *un gros de confection d'hyacinte* , autant *de confection d'alkermes* , & *une once de syrop d'œillets*, dont je lui faisois prendre une cuillerée de tems en tems. Il n'en fut ni plus ni moins , ce qui me fit discontinuer l'usage des remédes , pour m'en tenir aux bons alimens seulement , à quoi j'ajoutai de tems en tems une rôtie au vin , jusqu'au septième mois, qu'elle sentit des douleurs qui lui firent croire que c'étoit pour accoucher ; elle m'en fit donner avis , & je me rendis auprès d'elle. Je la trouvai avec des douleurs assez fortes pour m'assurer de la situation de l'enfant ; je trouvai qu'il présentoit les fesses au travers des membranes , qui contenoient les eaux toutes formées ; je la mis en situation sur le travers de son lit, j'ouvris les membranes, & je repoussai les fesses de l'enfant pour chercher les pieds , & achevai l'accouchement en un instant. Je délivrai la mere, l'accommodai de mon mieux , & j'en eus tout le soin possible pendant sa couche, qui alla assez bien, mais qui fut toute différente des autres. Elle releva trois semaines ensuite , un peu plus forte qu'avant son accouchement , mais bien foible par rapport à son premier état. Une toux survint, les poumons s'affectèrent avec une fiévre lente ; je la purgeai avec *l'eau de casse, dans l'infusion de rhubarbe & de manne, en plusieurs manieres, & par plusieurs* fois, j'y ajoutois quelquefois le *sel végétal de le syrop de pommes* ou de *fleurs de pêchers.* Je la mis au *lait d'ânesse* , à celui de vache, avec moitié *eau d'orge*, & puis feul. Rien ne put la retirer du précipice, & ainfi finit une des plus jolies, des plus vives & vigoureufes jeunes femmes que l'on pût voir, à l'âge de vingt-quatre ans, par un inconfidéré badinage, dans un tems où tout doit être fufpect de ce côté-là.

RÉFLEXION.

C'étoit ici la plus folle & la plus badine de toutes les femmes, qui à la vérité éprouva le paffage de l'Apôtre, qui dit, quiconque aime le danger, périra dans le danger. Elle étoit d'une force furprenante, d'un teint & d'un embonpoint à faire plaifir ; mais elle perdit cette force en un inftant, & toutes les autres marques de cette parfaite fanté, dont il ne lui refta qu'une grande foibleffe, & une extrême langueur en partage.

L'ufage de la thériaque, ainfi que des autres cordiaux que je lui fis continuer pendant quelques-tems, étoit pour ne pas paroitre méprifer l'avis de ceux qui en difent tant de bien, fans que j'en aye jamais connu les bons effets, du moins en pareille occafion ; car fi ce que l'on en dit étoit vrai, ce reméde n'auroit-il pas animé les efprits chez cette femme, augmenté le cours de fon fang, qui étoit fi lent, & ne lui auroit-il pas rendu enfin fa fluidité qu'il avoit perdue, au moment de cette bleffure ; auffi ne lui fis-je ufer de ces remédes que dans la crainte d'être condamné de quantité de gens, chez qui l'effet de ces magnifiques compofitions agit plus par la foi, que par une véritable efficacité, à la réferve de la thériaque, qui peut être bonne à quelques maladies contagieufes ; mais dont il ne faut pas faire une felle à tous chevaux, comme certains Empyriques le font aujourd'hui.

OBSERVATION CLXXIX.

La femme d'un Payfan demeurant aux Forges de Briquebec, à deux lieues de cette Ville, âgée de dix-huit ans, groffe de fon premier enfant,

plus forte & vigoureuse que son âge ne le devoit
permettre, battant à la grange, à chaque coup
qu'elle donnoit sur le bled, se frappoit le ventre
avec le bout du manche du fleau, qui lui causa une
meurtrissure de la grandeur des deux mains, laquelle parut fort noire. Elle cessa dès ce moment
de sentir son enfant : comme elle étoit environ au
terme de huit mois, elle ne fit pas grand cas de
cet accident, mais quelque tems après elle eut
des douleurs pour accoucher. Après trois jours
de travail, son mari me vint prier de la venir
voir; je la trouvai grosse comme une barique,
ayant le ventre jusqu'au menton, tendu comme
un tambour, & dur comme du bois; je la fis
mettre sur un petit lit fort commode, & lui
fis prendre un bouillon. Après m'être informé de
tout ce qui s'étoit passé avant que je fusse arrivé,
avoir sçu la conduite qu'elle avoit tenue, avoir
vu cette grande échymose au côté droit de son
bas ventre, & avoir senti l'odeur cadavereuse
qui exhaloit des parties basses, avec un bruit que
M. Peu appelle semblable à celui qui sort des
moutons, quand on les habille : tout considéré,
je ne doutois non plus de la mort de l'enfant,
que du péril où étoit la mere; le bouillon, un
peu de rôtie au vin, & le repos qu'avoit pris
la malade depuis que j'étois arrivé, réveillerent
un peu sa vigueur, & les douleurs étant venues
à propos, joint à la situation commode où je l'a-
vois fait mettre, le tout ensemble parut réussir si
bien, que l'enfant, dont je trouvai la tête bien
avancée, me fit prendre le parti de le laisser venir de la sorte, sans lui donner d'autre secours,
quoique je fusse persuadé qu'il étoit très-certainement mort. Cette tête sortit enfin par la continuation des douleurs; je comptois qu'il n'y avoit
qu'à lui aider en la tirant un peu avec mes deux

mains, appliquées à plat des deux côtés & vers les oreilles, en coulant mes doigts jusqu'au col. J'y fus trompé, ce petit corps étoit si pourri que tous les muscles du col & de la gorge avoient perdu leur consistance, & que je n'y trouvai pas plus de solidité qu'à du papier mouillé, ce qui fit que la tête me demeura à la main. Je repoussai aussi-tôt le moignon, & allai chercher les pieds ; je voulus attirer le premier que je trouvai, il me demeura dans la main ; je pris l'autre, & pour éviter pareil accident, je joignis les deux jambes ensemble, dont le pied de l'autre étoit arraché, & comme je les avois prises, & que je les attirois en même-tems, celle qui avoit son pied se sépara au genou, sans pourtant m'appercevoir que j'en tirassent une plus que l'autre, quoique ce fût une nécessité que la chose eût été ainsi ; je repris l'autre jambe, dont le pied étoit arraché, & l'attirai le plus doucement que je pus, jusqu'à ce que je l'eusse mise hors du passage ; je joignis l'autre cuisse dont la jambe s'étoit séparée au genou, à celle où la jambe tenoit encore ; je donnai toute mon attention à faire avancer celle-ci, après quoi je tirai un peu l'autre jambe, & de cette maniere j'engageai les deux cuisses au passage : je les enveloppai d'un linge fin, les pris toutes deux avec mes deux mains, & achevai ainsi cet accouchement, dont le détail persuade assez ce que j'y souffris ; heureusement l'enfant étoit si petit que je ne crois pas qu'il eût plus de sept mois ; il étoit si pourri, que prenant ce petit reste de cadavre par la main pour le lever, elle resta dans la mienne, & le petit corps tomba, qui ne devoit pas être bien pesant. Je délivrai la mere d'un petit arriere-faix, qui étoit aussi pourri & aussi puant que l'enfant. Cette pauvre jeune femme souffrit cet accouchement avec toute la tranquillité & la réfignation que l'on pourroit attendre de la plus raifonnable perfonne du monde : la noirceur de fon ventre continua fon progrès jufqu'au col, & elle mourut le quatrième jour de fon accouchement, toute fphacelée.

RÉFLEXION.

Quoique la femme fe crût groffe de huit mois, la petiteffe de fon enfant perfuadoit le contraire ; comme c'étoit fon premier, il n'eft pas furprenant qu'elle s'y fût trompée, puifqu'une pareille méprife arrive aux femmes qui en ont eu en grand nombre. La tête étant féparée, je n'aurois eu aucune peine à achever l'accouchement, fi l'enfant n'eût pas été auffi pourri qu'il étoit, comme je le ferai voir lorfque je traiterai de la tête arrachée, & du corps refté dans la matrice. Je n'avois aucun lieu d'efpérer pour la mère ni pour l'enfant, le mal qu'elle s'étoit fait, étoit trop grand pour pouvoir y apporter du reméde : la gangrene univerfelle dont elle fut attaquée dans la fuite, en eft une preuve. Cette jeune femme ne différoit en rien de la précédente. Elles eurent un pareil fort, par des caufes différentes. Je rapporte ces Obfervations non-feulement pour fervir de modéle aux Accoucheurs, mais auffi d'exemples aux jeunes femmes qui les liront ; je remets à m'expliquer dans un autre lieu fur la groffeur du ventre de cette femme, vû que fon enfant étoit fi petit.

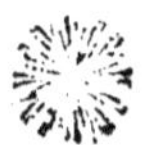

CHAPITRE XXII.

La raison qui fait que plusieurs femmes accouchent prématurement sans cause manifeste.

QUOIQUE la matrice soit une partie membraneuse, qui paroît devoir s'étendre autant qu'il est nécessaire pour contenir non-seulement un ou plusieurs enfans, mais généralement tout ce à quoi elle est destinée, ce qui fait que nous la voyons souvent remplie d'eaux ou d'autres corps étrangers, jusqu'à un tel excès, que les femmes qui souffrent ces incommodités sont quelquefois obligées de chercher des secours étrangers pour soulager cette partie surchargée par l'excessive pesanteur du fardeau qu'elle contient; il ne faut pourtant pas croire qu'elles soient toutes capables de pareille extension, le contraire se trouve trop souvent pour que l'on puisse en douter; mais supposé qu'il y eut quelque chose qui s'opposât à ce raisonnement, l'expérience pourra le justifier par les Observations suivantes.

OBSERVATION CLXXX.

Une jeune femme de deux lieues de cette Ville, étant parvenue au cinquième mois de sa grossesse, se sentit malade de douleurs violentes, qu'elle prenoit pour des douleurs de colique. Sa mere m'envoya querir en toute diligence, dans la crainte que ces douleurs ne fuſſent pour accoucher, comme elles étoient en effet, puiſque je trouvai cette femme accouchée d'un enfant de cinq mois, qui vivoit encore quand j'arrivai; comme le petit arrière-faix avoit ſuivi, je n'eus rien à faire que de la laiſſer aux ſoins de ſa mere, qui étoit prudente & ſage, & m'en retournai.

Cette jeune femme devint groſſe quelque tems après, & accoucha de même à cinq mois ou environ, mais ſi bruſquement que l'on n'eut pas le tems de me le faire ſçavoir, ce qui la ſurprit étrangement, auſſi-bien que ſes parens. Elle ſe tira pourtant auſſi-bien de cette ſeconde groſſeſſe, qu'elle avoit fait de la premiere.

Etant devenue groſſe une troiſième fois, elle ſe tint mieux ſur ſes gardes, & eut une continuelle attention à ſa conduite, & quoiqu'elle fût naturellement fort modérée, elle évita autant qu'elle put tout ce qu'elle croyoit avoir contribué à avancer ſes premiers accouchemens. Je la fis ſaigner trois fois juſqu'au ſixième mois, & lui fis garder un régime aſſez exact & fort humectant, ce qui fit qu'elle porta ſon enfant juſqu'à ſept mois, qu'elle accoucha ſans pouvoir aller juſqu'à ſon terme; l'enfant vécut quelques jours, & mourut enſuite.

Rapportant à ſa conduite plus réguliere un peu plus de tems qu'elle avoit porté cet enfant, elle fit réſolution de ſe conduire avec encore plus de précaution la premiere fois qu'elle ſe verroit groſſe, & pour y réuſſir, je la fis ſaigner & purger par deux fois après qu'elle fut relevée de cette troiſième couche; je fis réitérer la ſaignée ſi-tôt que je la ſçus groſſe, & continuai tous les mois. Je lui fis prendre tout ce qui pouvoit l'humecter & la rafraîchir, ſans manger de rôti, ni boire

aucune liqueur vineuse, que le moins qu'elle
pouvoit ; soit par cette conduite ou autre raison
à moi inconnue, elle porta cet enfant jusqu'à la
fin des neuf mois, dont je l'accouchai fort heureusement, & de deux autres ensuite avec le
même succès.

Mais étant encore devenue grosse & plus incommodée de beaucoup à cinq mois, qu'elle ne
l'étoit à neuf des trois grossesses précédentes, dont
elle étoit heureusement accouchée, & d'enfans
qui se portoient bien ; elle fut étonnée de se sentir au terme de six mois des douleurs égales à
celles qu'elle avoit coutume de souffrir dans ses
accouchemens ; les eaux ayant percées, l'empêcherent de douter de son état. Elle m'envoya chercher en diligence : je la trouvai véritablement en
travail ; je l'accouchai en très-peu de tems de deux
petits garçons bien vivans, mais qui moururent
bien-tôt après. Je la délivrai ensuite d'un gros
arrière-faix commun aux deux enfans, & elle se
porta bien après quelque tems.

Je l'ai encore accouchée plusieurs fois depuis
d'un enfant seul, qu'elle a porté à terme sans aucune incommodité.

RÉFLEXION.

Ce seroit inutilement que j'expliquerois dans cette
Réflexion les accidens que cette femme a essuyés dans
ses différentes grossesses, après l'avoir fait dans l'Observation ; si j'étois persuadé qu'elle fût suffisante pour
bien instruire les Chirurgiens qui accouchent ; mais l'u-
tilité qu'ils pourront tirer d'une plus ample explication,
m'engage à lui donner toute l'étendue dont elle a besoin pour ne leur laisser rien à desirer sur cet article.

L'on voit donc par cette Observation que cette matrice
se trouva trop dure, dense & solide, dans cette jeune
personne, pour souffrir une extension capable de con-

tenir l'enfant & les autres chofes qu'on fçoit l'accompagner jufqu'au neuvième mois , & qu'elle ne lui permit de s'étendre quejufqu'à un certain point, de forte que le volume des chofes contenues venant à s'augmenter étoit caufe des douleurs qui augmentoient à proportion que ce volume groffiffoit , par la violence qu'il caufoit à fes fibres , en les forçant au-delà de la portée de leur extenfion, & cette extenfion devenoit fi exceffive que tout le corps de la matrice s'en trouvoit irrité ; de manière que ne pouvant s'étendre davantage , il donnoit occafion à de fi violentes contractions, qu'elles forçoient l'enfant, qui en étoit la caufe , à fortir avant qu'il eut atteint fon entière perfection : ce qui par-conféquent avançoit fes accouchemens.

La feconde groffeffe montre affez la jufteffe de l'idée que j'ai eue de cette première & de la feconde groffeffe, fans que je m'en explique davantage ; & la troifième groffeffe foit que l'enfant fût plus petit ou que cette matrice fe rendît dans la fuite fufceptible d'une plus ample dilatation, fe conferva plus long-tems que les deux précédentes , & donna lieu à cette quatrième qui fut heureufe, foit que la femme n'étant plus fi jeune , elle veillât de plus près fur fa conduite, ou que les remèdes faits à propos tant devant que pendant la groffeffe, y contribuaffent , en rendant la matrice plus capable de la dilatation néceffaire à contenir un enfant, comme il arriva cette fois, & les deux autres enfuite , & non davantage ; puifque cette même matrice s'étant trouvée occupée de deux enfans tout à la fois , elle ne put fupporter une plus ample extenfion que celle qu'elle avoit foufferte dans les trois précédentes groffeffes, dont les accouchemens avoient été d'enfans à terme ; ce qui fit qu'étant parvenue à ce point d'extenfion , quoique ce ne fût qu'à cinq ou fix mois, mais plus qu'elle ne l'étoit à neuf , des groffeffes précédentes ; elle commença à fentir des douleurs légéres dans le commencement , mais qui augmentèrent à proportion qu'elle groffiffoit, de la même manière qu'elles avoient fait dans fa première groffeffe, dans & fon premier accouchement prématuré , & continuérent jufqu'à ce que la matrice par la même raifon , expulfât & mît dehors ce qui caufoit fa peine , qui fut fur la fin du fixième mois par l'accouchement avancé de deux garçons,

Non feulement les trois dernières groffeffes & l'accouchement à terme, qui ont précédé ce dernier des deux
enfans ; mais auffi les groffeffes qui ont fuivi, qui ont
encore été des plus heureufes font voir que cette matrice s'étoit rendue dans la fuite capable de fe dilater
jufqu'à un certain point, & non davantage ; ce qui
avoit caufé ces accouchemens avancés : celui dont il
eft parlé dans l'Obfervation fuivante confirme la même
chofe.

OBSERVATION CLXXXI.

Une Dame éloignée de quinze lieues de cette
Ville, que j'avois toujours vû accoucher heureufement, fans qu'elle fouffrît aucun accident dans
fes groffeffes, vint en ce pays avec M. fon époux
pour quelques affaires de famille. Comme elle
étoit groffe, & que contre fon attente elle demeuroit plus long-tems qu'elle ne l'avoit efpéré,
elle fe trouva fi incommodée, qu'après m'avoir
confulté une fois ou deux par écrit, elle me fit
prier de venir la voir. Je la trouvai auffi groffe
qu'elle avoit coutume de l'être à fon terme, &
même encore davantage, & bien plus incommodée, quoiqu'elle ne fut que fûr la fin de fon
fixième mois. Elle fouffroit de continuelles douleurs depuis plus de quinze jours, non pas comme
celles qui dénotent un accouchement prochain,
mais comme fi fon ventre eût été prêt à s'ouvrir ;
& la Dame étant couchée fur le dos, & les
genoux élevés, fon ventre me parut fort dur,
très-tendu, & laiffant fi peu d'efpace à l'eftomac,
qu'elle rendoit par gorgée une partie de ce qu'elle
mangeoit, fans que les alimens y reftaffent affez
pour être digérés ; de plus fon enfant ne remuoit
que bien peu, ce qui me fit juger qu'elle étoit
groffe de plufieurs enfans, que fa matrice s'étoit

trouvée plus remplie à cinq mois & demi, qu'elle n'avoit coutume de l'être à neuf dans ses grossesses ordinaires, en sorte qu'elle avoit souffert ce dégré d'extension sans beaucoup de peine ; mais que s'étant trouvée plus remplie qu'à l'ordinaire, après ce tems-là elle s'étoit trouvée violentée par l'augmentation des corps qu'elle contenoit, ce qui donnoit lieu aux douleurs que la malade souffroit, & qui augmentoient à proportion que le volume des choses contenues devenoit plus considérable ; qu'elle seroit heureuse si elle n'avoit que quelques jours à souffrir, mais qu'étant encore à trois mois ou environ de son terme, il n'y avoit pas d'apparence, vû l'extrême grosseur de son ventre, & ses douleurs presque continuelles, qu'elle pût conserver son fruit jusqu'au terme de neuf mois, mais que celui de sept approchant, il n'y avoit rien qui dût l'inquiéter ; qu'un accouchement à ce terme n'étoit pas plus à craindre que quand il vient dans un tems plus avancé. Je la saignai dans l'intention de la désemplir, & de lui procurer un peu plus de liberté, & lui conseillai seulement le repos, sans lui prescrire d'autre situation que celle qu'elle trouveroit la plus commode. Huit jours après ma visite l'on me vint querir, mais quelque diligence que je pusse faire, je ne pus arriver si-tôt qu'elle ne fût accouchée de deux enfans vivans, mais qui moururent quelques heures après. La Dame se porta fort bien, & elle a eu plusieurs enfans depuis, & des couches fort heureuses, parce qu'elle n'en a eu qu'un à la fois.

RÉFLEXION.

Ces Observations font bien voir qu'il y a des ma-

trices qui peuvent se dilater jusqu'à un certain point &
pas d'avantage ; ce que l'on connoit par la dureté du
ventre de la femme grosse , & les douleurs qui surviennent, & qui sont causées par l'extension violente que
souffrent les fibres nerveuses de cet organe ; puisque
les deux femmes dont je viens de parler, ne se sont avancées étant grosses chacune de deux enfans, que par la
raison que leur matrice qui ne s'étoit étendue que pour
en contenir un seul , n'avoit pu se dilater assez , pour en
contenir deux , ce qui l'avoit forcé de s'en défaire avant
le terme complet.

Le peu de mouvement de ces enfans , faisoit assez
juger combien la matrice étoit remplie, puisqu'il n'y
avoit que cette raison qui pouvoit rendre le mouvement
si obscur & si foible, parce que ces deux fœtus étoient
si étroitement serrés par la petitesse du lieu, qu'il ne leur
restoit aucune liberté pour se mouvoir.

Ce qui me fait dire que ce n'est pas une nécessité
que la femme soit grosse de deux enfans pour qu'elle
accouche avant le tems , puisque l'accident n'arrive pas
moins à celle qui ne l'est que d'un ; mais que c'est seulement la disposition que peut avoir la matrice à s'étendre plus ou moins , qui donne occasion à l'accouchement
prématuré , comme ces Observations le font voir ; je
pourrois en ajouter plusieurs autres , si celles-ci n'é-
toient pas suffisantes pour établir cette vérité.

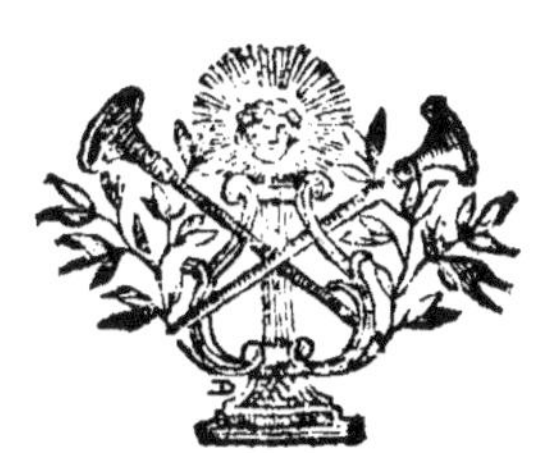

CHAPITRE XXIII.

De l'accouchement naturel & non naturel

L'ON trouvera fans doute de l'incompatibilité dans la nature de cet accouchement, jufqu'à ce que l'on ait fait réflexion que la définition de l'accouchement naturel, largement prife, eft celui où l'enfant vient au monde fans autre fecours que celui de la nature, foit qu'il ait atteint l'âge de pouvoir vivre, qui eft depuis fept mois jufqu'à neuf, & même davantage, ou qu'il foit avancé, comme depuis la conception jufqu'à fept mois, qui eft celui dont j'entends parler dans ce Chapitre, où l'enfant n'étant aucunement en état de vivre, cet accouchement peut être compris dans ce genre, mais avec cet différence effentielle, qui eft d'être prématuré fans caufe ni accident manifefte, & dont j'ai accouché des femmes depuis un mois & fix femaines, jufqu'à fept mois. C'eft la raifon qui me fait parler de ces accouchemens, à la différence de plufieurs autres femblablement prématurés, & d'enfans auffi petits que j'ai rapporté ailleurs, fuivant que l'ordre l'a exigé, mais tous par des caufes extraordinaires; ce qui me fait dire que, quoique cela paroiffe plutôt ici une répétition que de nouvelles Obfervations, l'on pourra néanmoins faire une jufte différence entre les derniers accouchemens & ceux dont j'ai déja traité; & quand même il y auroit beaucoup de rapport entre quelques-unes des Obfervations précédentes & celles-ci, ce feroit toujours une répétition utile, parce

Tome I.   M m

que l'Accoucheur doit prendre des mesures dans des accouchemens comme ceux-ci, qu'il ne prend pas dans les autres.

OBSERVATION CLXXXIII.

Le 22 Juin de l'année 1689, la femme d'un de mes Confreres, grosse de cinq à six mois, étant attaquée de violentes douleurs, ausquelles elle donnoit le nom de colique, m'envoya prier de la venir voir. Je la trouvai atteinte de douleurs qui commençoient vers le nombril, & qui se terminoient aux parties basses, avec de fortes épreintes. Je ne balançai pas à lui dire que ces douleurs de colique étoient les avant-coureurs, même fort prochains, d'un accouchement avancé. Comme je l'avois accouchée, elle consentit volontiers à me laisser éclaircir de mon doute ; je la touchai, & l'assurai que l'enfant étoit si proche, qu'elle alloit accoucher incessamment, comme il arriva à l'instant, & dont elle fut d'autant plus surprise, que quelque réflexion qu'elle fit sur sa conduite, elle en ignoroit absolument la cause ; l'enfant vint bien & vivant, mais il mourut une heure ensuite. Je la délivrai, & la fis coucher. Elle se porta si bien qu'elle se seroit bien relevée dès le lendemain, sans que pareil accident lui soit arrivé dans les autres accouchemens, où je l'ai depuis secourue.

OBSERVATION CLXXXIV.

Le 7 Février de l'année 1697, la femme d'un Chapelier de cette Ville, se sentant tourmentée d'une prétendue colique, qui résista à tous les lavemens, rôties au vin, & liqueurs chaudes, dont elle & ses commeres se purent aviser, fut obligée le second jour de m'envoyer chercher pour trouver le moyen d'en diminuer la violence. Comme elle étoit grosse de quatre à cinq mois, & qu'elle sentoit son enfant se bien mouvoir, sans qu'elle eût souffert aucun accident qui dût la faire songer à un accouchement avancé, elle n'avoit pas la moindre inquiétude de ce côté-là, & je crois fort que, si elle avoit été traitée par des lavemens doux, & avec quelques petits juleps anodins, comme l'huile d'amandes douces, & autres de cette qualité, ses douleurs se seroient dissipées; mais ayant au contraire pris des lavemens très-forts & très-âcres, avec quantité de liqueurs chaudes, au lieu de tranquiliser une bile fort émue, ces remèdes la mirent encore plus en mouvement, & lui causerent des tranchées; en sorte que les douleurs de l'accouchement se firent sentir bientôt; après que j'y fus arrivé, & avant même que je me fusse déterminé sur le choix des remèdes que je lui pourrois faire, ces douleurs ayant augmenté d'un moment à l'autre, je la touchai, & trouvai les eaux qui occupoient le passage, & qui vinrent avec l'enfant & le délivre; l'enfant étoit bien vivant, & vécut plusieurs heures, quelqu'avancé que fût l'accouchement. Ce qui fait voir qu'il y a toûjours des précautions à prendre dans l'administration des remèdes que l'on fait ou que l'on donne à une femme grosse, le danger de les faire mal-à-propos, ne tendant pas moins qu'à mettre l'enfant & la mère dans celui de perdre la vie.

OBSERVATION CLXXXV.

Le 8 Septembre de l'année 1702, Madame la Marquise de...... m'envoya quérir en diligence, à cause des douleurs de colique dont elle étoit violemment tourmentée. Comme elle étoit éloignée de cinq à six lieuës de cette Ville, je ne pûs arriver auſſi-tôt que je l'aurois ſouhaité, parce qu'étant groſſe de trois à quatre mois, je craignois qu'on ne lui fit quelques remèdes mal-à-propos, ou de n'être pas à tems de lui donner les ſecours néceſſaires, comme il arriva, ayant été obligé de l'accoucher dès que je fus arrivé, mais d'un enfant mort, auquel j'aurois peut-être procuré la grace du ſaint Baptême, ſi heureuſement j'avois été à portée de la ſecourir dès le moment qu'elle fut malade, comme je fis dans ce tems-là, mais trop tard pour le pauvre enfant, quoi qu'heureuſement pour la Dame, qui n'en eut pas la moindre incommodité, & qui ne pût concevoir par quelle infortune cet accident lui étoit arrivé, ne ſçachant y·avoir donné aucune occaſion. Cet accouchement ſe termina ſans peine, quoique l'enfant fût mort, parce que les parties ſe trouvèrent aſſez bien diſpoſées pour cela, ce qui n'eſt pas toûjours de même.

OBSERVATION CLXXXVI.

Le 26 Décembre de l'année 1711, la femme d'un Fermier éloignée d'un quart de lieue de cette Ville, étant tourmentée de douleurs très-vives, & groſſe de deux mois & demi ou environ, m'envoya demander mon avis, & me fit prier de l'aller voir, ſi je croyois qu'il fut néceſſaire. J'y allai auſſi-tôt, & je rencontrai en y allant un homme qui venoit au devant de moi, lequel me pria d'avancer, la choſe étant preſſante. Je trouvai cette femme qui avoit des douleurs infiniment plus fortes que celles qu'elle ſouffroit dans ces autres accouchemens, lorſque l'enfant venoit au monde. Elle ne douta pas que ce ne fût pour accoucher ;

comme il arriva un quart d'heure après que je fus entré chez elle, qui fut la seconde fois que je la touchai, quoique l'orifice intérieur ne fût pas plus dilaté cette seconde fois que la première, pour me permettre l'introduction de mon doigt, au bout duquel néanmoins je trouvai les petites membranes qui contenoient le peu d'eaux qui étoient nécessaires à un aussi petit enfant qu'étoit celui-là, qui vinrent le tout ensemble; je veux dire les membranes, les eaux & l'enfant, que je trouvai vivant, après avoir rompu les membranes, & il reçut la grace du saint Baptême, quoiqu'il ne fut pas plus gros qu'un haneton; mais bien deux fois plus long. Ces membranes ont toûjours, comme je l'ai dit ailleurs après M. M. la forme d'un œuf sans coquille, où l'on remarque le commencement de l'arriere-faix, qui occupe le bout qui vient le dernier par son épaisseur, qui est beaucoup plus considérable que l'autre, & que l'on connoît encore par le peu de sang qui en coule, & par la figure toute différente de celle de l'extrêmité qui lui est opposée. Cette figure d'œuf prouve aussi parfaitement bien que ces membranes tiennent à l'arriere-faix, ou plûtôt que l'arriere-faix est entr'elles & la matrice; ce qui fait qu'elles n'y sont que peu ou point adhérentes, aussi bien dans leur état de perfection, qu'en tout autre tems; ce qui fait voir qu'on peut les tirer au tems de l'accouchement sans conséquence.

OBSERVATION CLXXXVII.

Le 13 Mars de l'année 1707, je fus prié de voir la femme d'un Potier d'étain, qui paroissoit par ses cris être tourmentée des plus violentes douleurs qu'elle pût ressentir, quoiqu'elle fût naturellement douce & patiente, elle me dit qu'elle croyoit que la suppreſſion de ſes ordinaires depuis 15 jours, après en avoir ſouffert une abondante évacuation, il y avoit ſix ſemaines, lui cauſoit ces violentes douleurs, que je trouvai très-reſſemblantes à celles d'un accouchement prochain, tant elles étoient vives & piquantes, & quoiqu'elle m'aſſurât le contraire, par le peu de ſéjour que ſon mari avoit fait avec elle depuis ce tems, n'y ayant été que deux jours, il y avoit cinq ſemaines; je n'en rabattis rien, & lui dis que pour m'aſſurer du contraire, c'étoit une néceſſité que je la touchaſſe, à quoi elle conſentit volontiers, & je n'en retirai mon doigt qu'avec une petite eſpece de veſſie de la figure d'un petit œuf ſans coquille, plus gros que celui d'un pigeon, mais moins gros que celui d'une poule; je l'ouvris auſſi-tôt, & je trouvai dedans un petit fœtus de la groſſeur d'une mouche à miel, auquel on remarquoit une petite tête, mais toutes les autres parties étoient tellement confuſes & racourcies, qu'il y avoit plus à diviner qu'à décider juſte : ſans doute qu'un microſcope m'auroit été d'un grand ſecours, pour m'aider à achever de débrouiller ce cahos, qui ne l'étoit encore qu'à demi ; il s'enſuivit une auſſi conſidérable évacuation de ſang, que ſi c'eût été un accouchement à terme, & la femme n'en ſouffrit pas moins que dans ſes couches précédentes, dont néanmoins elle ſe tira heureuſement dans la ſuite, ſans qu'elle pût rapporter la cauſe de cet accouchement avancé à aucun mouvement violent, jamais femme n'ayant vécu plus tranquillement qu'elle faiſoit, ni plus doucement dans ſon ménage, ſon mari même étant abſent.

M. Mauriceau rapporte plus de cent vingt accouchemens avancés, entre leſquels une grande partie ſont de la nature de celui-ci, qui ſont tous

venus dans une veſſie en forme d'œuf, dans l'ou-
vertüre deſquels il a trouvé de petits fœtus de la
groſſeur d'une mouche à miel, qu'il regarde comme autant d'avortons, ne jugeant pas que ces petits fœtus euſſent un âge auſſi avancé que celui du
tems que les mères s'en diſoient groſſes, ſans
qu'il décide dans cette quantité d'obſervations la
groſſeur que doivent avoir ces prétendus petits
avortons, ſinon dans ſa DLVIII. Obſervation,
où il dit avoir vû une femme qui venoit d'avorter d'un petit fœtus, tout enveloppé de ſes membranes & de ſes eaux, qui n'étoit pas plus gros
qu'une féve de haricot, n'étant pas plus gros que
s'il n'avoit qu'un mois, quoiqu'elle ſe crût groſſe
de deux mois & une ſemaine.

J'aurois bien de la peine à croire qu'un enfant
d'un mois fut gros comme une groſſe féve de haricot. Ce ſeroit trop de beſogne faite pour un
tems ſi court ; mais je n'aſſure pas auſſi qu'un enfant de deux mois & une ſemaine, qui étoit l'âge
de celui-ci, dût être ſi petit ; cependant ſi c'étoit
une néceſſité que je décidaſſe ſur l'un de ces deux
tems, je me déterminerois plus volontiers en faveur du dernier ; mais ſans avoir égard à l'un ni
à l'autre de ces tems trop courts ou trop longs, je
me ſervirois plûtôt de la raiſon que ce même Auteur rapporte dans l'Obſervation CDLXXXII.
où il dit que la femme qui ſe croyoit groſſe de
huit mois, n'ayant accouché que d'un fœtus, pas
plus gros qu'une médiocre mouche, s'étoit grandement trompée, ne la croyant pas groſſe de plus
de trois ſemaines ; par où je conclurois que les
mères peuvent s'être trompées dans le tems qu'elles ſe ſont crû groſſes, & qu'un enfant de quatre
où cinq ſemaines, ne peut ni ne doit pas être plus
gros qu'une mouche à miel des plus groſſes, par
la raiſon que je rapporterai à la fin de ce Chapi-

tre ; ce qui eſt confirmé par ces petits avortons
que M. M. rapporte avoir trouvé, dont la groſſeur n'excéde pas celle d'un grain de froment ou
de chenevi, dans les Obſervations LXXXI &
DXCVI ; enveloppés dans une membrane en forme d'œuf de pigeon, avec leurs eaux ; ce qui
doit abſolument être un commencement de formation de fœtus, puiſque les mêmes diſpoſitions
s'y rencontrent comme à un plus gros, & ne différent que du plus au moins, ſelon le tems qu'il
y a que la nature a commencé d'y travailler, vû
que les môles ou faux germes ne ſe trouvent jamais dans une eſpece d'œuf ſans coquille, avec
des eaux & le reſte.

Ces petits fœtus viennent ſouvent enveloppés
dans leurs membranes, enfermés dans un œuf
ſans coquille ; ce qui arrive par la trop grande foibleſſe des vaiſſeaux qui les tiennent attachés à la
matrice, qui ne pouvant ſoutenir ſes contractions
ſans ſe rompre, ſortent enſuite toutes entières
avec les eaux & le fœtus, plus ou moins gros
qu'elles contiennent ; mais quand ces vaiſſeaux ſe
trouvent aſſez forts pour ſoutenir ces contractions
& ces efforts, qu'elles s'ouvrent & qu'elles permettent la ſortie des eaux & du fœtus, l'orifice
intérieur de la matrice qui ne s'eſt que très-peu
dilaté, & qui ſe reſſerre inceſſament, fait que
l'accoucheur ne peut ſans d'extrêmes peines y introduire ſon doigt pour tirer ce petit arriere-faix,
encore eſt-il quelquefois obligé de s'en remettre
à la nature.

R É F L E X I O N.

Ces Obſervations prouvent toutes également, que
ſouvent la cauſe d'un accouchement avancé eſt ſi ca-
chée, qu'on ne la peut pénétrer ; ce qui fait voir que
quelque précaution qu'une femme puiſſe prendre, elle

ne peut quelquefois éviter ce dangereux accident, fans
pourtant que j'aye remarqué, comme quelques Auteurs
le difent, qu'un accouchement avancé fait craindre que
pareille chofe n'arrive dans la groffeffe fuivante. Quand
cela fe fait, c'eft plutôt par la raifon que j'ai rapportée
dans le XXIIe Chapitre de ce II Livre ; ce qui auffi
n'a été d'aucun préjudice à la femme qui fait le fujet
de cette première Obfervation, puifque je l'ai accouchée plufieurs fois depuis fort heureufement.

Il faut être très-réfervé dans l'adminiftration des remédes que l'on prefcrit à une femme groffe, & fçavoir
diftinguer les douleurs de coliques d'avec celles de l'accouchement, dans la crainte de donner des remédes à
contre-tems à une perfonne qui eft en cet état, qui font
toujours pernicieux, quand ils font âcres ou qu'ils pur-
gent violemment, parce qu'il vaut mieux pêcher en
moins qu'en plus, attendu que l'on peut réitérer & augmenter la dofe d'un reméde, quand il n'opére pas fuffifamment, & que l'on ne peut arrêter l'action de celui
que l'on a donné indifcrettement. Il ne faut pourtant
pas abandonner la malade en cas que pareille chofe arrive, les lavemens doux avec le petit-lait & la décoction émolliente fans miel, & les juleps anodins avec
l'huile d'amendes douces, & le fyrop de capillaires,
de chacun une once, avec quatre cuillerées d'eau de
rofes & de plaintain, ou quatre onces de décoction
d'orge mondé, font d'un grand fecours pour appaifer
la douleur, & arrêter l'action du reméde, fuppofé que
la malade en eut prit un trop violent.

J'ai vu plufieurs accouchemens d'enfans très-petits,
qui caufoient des peines extrêmes, & d'une longueur
ennuyeufes, parce que l'orifice intérieur de la matrice
eft pour l'ordinaire plus folide dans un tems peu avancé,
qu'au terme de l'accouchement ; ce qui fait qu'il eft
auffi plus difficile à dilater. Quoique par bonheur, le
contraire foit arrivé à cette Dame, dont l'accouchement fut des plus heureux pour elle, quoique funefte
à fon enfant. Et quand je dis que j'aurois pu lui fauver
la vie, fi j'avois été à portée de la fecourir plutôt,
c'eft que je trouvai les membranes ouvertes, & les
pieds, les mains & la tête, tout en confufion, affez
prêts de l'orifice, pour choifir les pieds & tirer l'enfant
à l'inftant, fans néanmoins manquer à aucune précau-

tion ; car la tête d'un tel enfant, quoique petite, n'est pas moins à craindre que celle d'un enfant à terme, même encore davantage, en ce qu'elle est très-foiblement attachée, que l'orifice intérieur de la matrice est plus difficile à dilater, par la raison que je viens de dire, & ne l'étant qu'à proportion de cette tête, cela fut cause que je tirai cet enfant jusques au col ; mais au lieu de lui mettre mon doigt dans la bouche, comme je le fais d'ordinaire, quand il y a quelque chose à craindre, j'en coulai sans peine deux par-dessus la tête qui n'étoit ni grosse ni longue, avec lesquels en les recourbant un peu, je la conduisis & l'attirai dehors.

Ces précautions qui paroissoient avoir consommé quelque tems, ne durérent pas six minutes, tant cet accouchement fut prompt, & doucement terminé, qu'il n'auroit pas eu une fin moins fâcheuse sans ce secours, vû la petitesse de l'enfant & celle des parties, mais avec plus de tems & de douleurs pour la mère, qui se seroit bien relevée quatre jours ensuite, pour ne pas dire dès le lendemain, quoique la chose eut pu se faire également.

J'éprouvai dans un accouchement ce que je dis dans le précédent, qui peut arriver à l'occasion de la dureté de l'orifice intérieur, qui ne se dilate pas aisément dans le commencement de la grossesse ; & la raison de cette difficulté, c'est qu'il ne le peut encore, par rapport au petit corps que la matrice contient, qui ne l'oblige qu'à une médiocre dilatation : ce qui m'empêcha la premiere & la seconde fois, de couler mon doigt jusques où il auroit été nécessaire, pour m'assurer de ce qu'il y avoit à venir, n'ayant qu'à peine touché du bout l'extrémité des membranes qui contenoient quelque chose, sans pouvoir décider ce que c'étoit ; mais la nature plus habile ouvrière me le fit bientôt connoître, ayant poussé ce corps membraneux que je touchois, qui étoit gros comme un œuf de poule d'inde, que j'ouvris à l'instant, dans lequel étoient les eaux & un enfant bien vivant, qui fut baptisé comme je le dis dans l'Observation. J'y remarquai le cordon qui se trouva rompu, n'étant que de la grosseur d'un fil de lin, dont il restoit un bout attaché au nombril, & l'autre bout au milieu & au dedans de cette membrane, qui étoit beaucoup plus épaisse en ce que par tout ailleurs, dont le dehors qui répondoit à

cet endroit, paroissoit le lieu où l'arrière-faix commençoit de se former, & où l'on remarquoit comme un
sang caillé ; au contraire de l'autre bout, qui n'étoit
que simplement membraneux, l'on y voyoit les bras,
avant bras, & les mains, les cuisses, les jambes, &
les pieds ; mais tout cela fort court & très - menu :
c'étoit un garçon bien formé, & connu pour tel.

Je remarquai à ce corps membraneux, en forme
d'œuf ou de vessie, dans lequel l'enfant vint de la
sorte, que les membranes se tiennent sans être attachées à la matrice, mais bien à l'arrière-faix, & l'arrière-faix à la matrice ; ce qui fait voir que lorsqu'un
accouchement se déclare, en sorte qu'il est nécessaire
de tirer l'arrière-faix le premier, l'on ne doit pas différer un moment à le faire, sans craindre que ces membranes y soient d'aucune conséquence, & y mettent
aucun obstacle, quoiqu'en dise MM. Peu & Mauriceau.

Cette femme perdit assez de sang après cet accouchement, & plus même qu'on n'auroit dû l'attendre
pour un si petit enfant qui vint si naturellement, ce qui
n'empêcha pas qu'elle se porta bien, elle se releva huit
jours ensuite.

J'ai cru que cet enfant n'avoit pas plus de deux mois,
& que la femme pouvoit s'être trompée, en comptant
du jour que ses ordinaires avoient cessé de couler,
quoiqu'elle put bien n'être devenue grosse que douze
ou quinze jours ensuite, tant les extrémités de cet
enfant étoient petites, aussi-bien que son corps, dont
la tête étoit la plus grosse partie, sans que néanmoins
j'y aye pû remarquer autre chose que la place de la
bouche & des yeux, & s'il avoit des os ils étoient encore bien mous, assurant très-certainement qu'il n'y en
en avoit aucun de formé, mais seulement une matière
propre à les produire.

Pour celle-ci il n'y a aucun doute que l'enfant n'eut
cinq semaines, en ce que le compte de la femme est
juste, & que plusieurs raisons le confirment, sur tout
l'approche de son mari, pendant deux nuits, après une
abondante évacuation, en est une des plus fortes, &
dont néanmoins la petite vessie ou corps membraneux
n'étoit pas plus gros qu'un de ces plus petits & premiers œufs d'une jeune poule, & dont l'embryon n'é-
toit que de la grosseur d'une mouche à miel des plus

petite, auquel je ne pus remarquer qu'une espèce de séparation entre deux grosseurs, dont l'une étoit moindre & plus courte que l'autre, que je jugeai être la tête, mais le tout si confus, que l'on ne pouvoit rien décider sur une telle structure. Je n'y remarquai point de cordon, quoique je compte bien qu'il y en avoit un, mais qui se trouva imperceptible par sa grande délicatesse, & détruit dans les mouvemens que ce petit corps fut obligé de faire, tant en sortant qu'après être dehors ; ce qui me le persuade, c'est que la partie de ce petit corps membraneux qui étoit du côté du fond de la matrice, étoit sanglant & plus épais que l'autre, pour former le commencement de l'arrière-faix, & ce qui prouve qu'il y étoit attaché, est la quantité de sang que la femme perdit ensuite, comme il arrive après le détachement de l'arrière-faix, dans les autres accouchemens.

Cela fait voir qu'aussi-tôt que les semences sont reçues dans la matrice, la matière venant à se débrouiller & à prendre sa forme, les membranes prennent leur consistence & leur figure, dont une portion s'attache à son fond pour faire l'arrière-faix, du milieu duquel sort le cordon qui est la réunion des veines & des artères qui se communiquent à l'enfant, afin de lui porter le sang de la mère pour lui servir de nourriture, & lui être ensuite rapporté, & continuer ainsi depuis le commencement de sa formation jusques à son entrère perfection, qui est pour l'ordinaire au terme de neuf mois.

Ce qui prouve bien que M. Harvée se trompe, quand il dit que le placenta ne paroît point à un enfant de trois mois : M. Mauriceau fait voir le contraire en plus de 50 Observations, mais sur tout dans sa CCCXCIX, où il parle ainsi : *J'ai délivré une femme de l'arrière-faix d'un petit fœtus de six semaines.* Ajoutez à cela mes propres Observations qui sont conformes à celles de cet excellent Auteur, puisqu'il n'y a point d'autre moyen par lequel un enfant puisse prendre son accroissement. Aussi-tôt qu'il est formé, ce qui arrive avant cinq semaines, qui étoit le tems juste & précis de celui-ci, c'étoit une nécessité qu'il eut un placenta, mais proportionné à la grosseur de cet embryon, que j'ai cru vivant quelque petit qu'il fut, mais qui a échappé à ma vigilance, quelqu'attention que je pusse donner pour le connoître.

Cet Auteur a-t-il parlé plus jufte, quand il dit qu'il ne fe trouve rien dans la matrice le premier mois que la femme eft groffe? Suppofera-t-on que ce prétendu œuf ou corps membraneux, qui contenoit le petit embryon, quoiqu'il ne fut que gros comme une mouche à miel, avec fes eaux, qui achevoient de le remplir, fe foit formé en quatre ou cinq jours? Cette fuppofition feroit fans doute oppofée au bon fens & à la raifon qui perfuade que la nature commence dès le premier jour de fa conception à travailler à cet excellent ouvrage, & qu'elle le conduit fans difcontinuer jufques à fa dernière perfection, mais tout d'une autre manière que MM. Harvée & Kerkrin & tous les autres ne l'ont penfé, ne trouvant rien dans leurs écrits qui foit foutenu de l'expérience.

Je fouhaiterois grandement que M. Kerkrin m'eut fait voir dans cet enfant de cinq femaines ce qu'il dit avoir trouvé dans celui d'un mois, où les os étoient déja formés en plufieurs endroits, & particulièrement ceux des clavicules, les fociles, ceux des hanches, des côtes & des bras, ainfi que celui de fix femaines, qui avoit, dit-il, la machoire compofé de fix os, & les calvicules affez folides.

L'embryon dont je parle dans mon Obfervation étoit auffi fûrement de fix femaines que celui-ci l'étoit de cinq, & par la même raifon. Je veux dire que la femme, qui en eft l'objet, avoit de même refté deux ou trois jours avec fon mari, après avoir eu fes ordinaires, & qu'elle vint enfuite garder cette Dame éloignée de fix lieues de chez elle, fans avoir eu d'autre commerce depuis ce tems, elle accoucha à fix femaines juftes; l'enfant qui étoit contenu dans le petit corps membraneux, en forme d'œuf (dont le détachement lui caufa une fi violente perte de fang, qu'elle manqua d'en mourir, dont je la délivrai) & que j'ouvris à l'inftant pour le voir, n'étoit pas plus gros qu'une mouche à miel, mais des plus groffes; or en fuivant l'efprit de cet Auteur, je demanderois quelle folidité l'on peut trouver aux os de la tête auffi-bien qu'à ceux des clavicules, des hanches & des fociles d'un pareil enfant? je laiffe à penfer ce qu'un chacun voudra fur ce fujet, pour moi je fai parfaitement bien à quoi m'en tenir.

Mais dira-t-on ces enfans étoient apparemment des

avortons, qui n'ayant pas plus grossi dans six semaines, auroient pu ne grossir pas davantage ; ce qui
fait que de telles expériences ne détruisent point le
raisonnement, non plus que l'opinion de ces savans
Hommes ! Je réponds que ces Auteurs ne peuvent parler que par expérience ou par raison ; par expérience
ils n'en peuvent jamais avoir de plus justes, & par raison chacun a son sentiment, & est en droit de le dire ;
mais bien loin que ce soit des avortons, je trouve au
contraire que la nature a beaucoup travaillé que d'a-
voir mis son ouvrage en cinq & six semaines dans une
perfection telle qu'étoit celle de ces deux enfans, parce que quand ils ont atteint cet état, ils augmentent
à proportion qu'ils avancent en âge, & grossissent si
sensiblement dans la suite qu'ils augmentent plus en deux
des derniers mois de la grossesse, qu'en trois & demi,
même en quatre des des premiers ; ce qui est d'autant plus facile à justifier, qu'il n'y a point de Sage-
Femme un peu éclairée, qui n'en assure la vérité, sans
qu'il soit nécessaire d'en appeller à un Accoucheur.
Toutes les femmes mêmes donnent des preuves dans
le commencement de leurs grossesses du peu de progrès
que cet enfant fait en disant, suivant un langage vulgaire (qu'à ventre plat, enfant il y a, & qu'après
grand val, grand mont) sans que néanmoins je prétende ôter la liberté à personne de penser ce qu'il voudra, me renfermant à dire seulement que si mon raisonnement ne satisfait pas ces gens difficiles, mes expériences ne laissent pas d'être exactes & fidelles.

CHAPITRE XXIV.

De l'accouchement de plusieurs femmes boiteuses & bossues.

MR. Peu s'est tellement déchaîné contre les filles qui souffrent l'une ou l'autre de ces indispositions, qu'il sembleroit à ceux qui liroient son livre, que l'usage du mariage devroit absolument leur être défendu, & quoique la Demoiselle qu'on lui destinoit pour femme, & qu'un autre épousa, fut boiteuse, (x) & qu'elle eut eu un ac-

(x) Les femmes boiteuses & bossues ne sont pas ordinairement sujettes à des accouchemens fâcheux ; car souvent la bosse n'a pas de rapport au bassin, & les femmes avec cette difformité peuvent accoucher aussi heureusement que d'autres.

Néanmoins l'on ne doit point conseiller en général de marier des filles petites & mal faites, dit *M. Puzos*, *page 9*; elles peuvent à la vérité être bossues, quoique leur bassin n'eut aucun vice de conformation ; ainsi elles pourront, si l'on veut, accoucher aussi heureusement que d'autres ; mais n'est-il pas à craindre que le vice qui a causé la perversion de leur épine, si elle est naturelle, n'influe sur l'enfant & qu'il ne devienne semblable à sa mère ? Quoique cela n'arrive pas toujours, il est certain que des mères bossues sont plus sujettes à avoir des enfans bossus. Si les jeunes filles ont été nouées dans leur enfance, & qu'elles conservent encore dans leurs jambes des vestiges de nouage, il est bien difficile que le bassin soit exempt des impressions de ce vice ; il est même plus exposé à en être affecté que les autres os, parce que le bassin soutient le poids du tronc, de la tête & des extrêmités supérieures, soit que l'enfant se tienne debout, soit qu'on le tienne assis ; ainsi le propre du virus rachitique étant de rendre les os mollasses, il est évident que la pression plus grande qu'éprouveront les os du bassin, les exposera davantage au danger d'être déformés, il sera donc bien rare que des filles qui ont été nouées dans l'enfance, n'ayent pas dans les os du bassin quelque vice de conformation, qui, si elles deviennnt grosses, peut rendre l'accouchement difficile & quelquefois impossible.

couchement des plus mauvais, est-ce une raison convaincante pour inférer que toutes les boiteuses soient sujettes à un tel malheur. Il est à craindre qu'un dépit amoureux n'ait porté cet Auteur à répandre ce trait malin sur toutes celles qui souffrent cette incommodité, comme un fâcheux événement, qui leur seroit immanquable; ce qui seroit d'une fâcheuse conséquence pour elles, puisqu'elles, n'ont pas moins de passion que les autres pour le Sacrement, pendant qu'il s'en voit de très-bien faites qui se consacrent au Seigneur, en s'enterrant, pour ainsi dire, toutes vivantes dans le fond d'un Cloître.

Ce qui me fait dire par une expérience opposée à celle de cet Auteur, que s'il arrive par malheur qu'une femme attaquée de l'une ou de l'autre de ces maladies, ou des deux en mêmes-tems, souffre pour accoucher un travail long, penible & laborieux, ce n'est que par la même raison que de pareils accouchémens arrivent aux femmes les mieux conformées, sans que ces conformations vicieuses en soient la cause, puisque le contraire arrive aussi fréquemment à ces mêmes personnes.

OBSERVATION CLXXXVIII.

Madame la Marquise de ...... demeurant à vingt-cinq lieues de cette ville, m'ayant fait prier de la venir accoucher, je m'y rendis dans le mois de Juin de l'année 1698, qui étoit le tems marqué. Elle étoit devenue boiteuse par la dislocation d'une de ses hanches, qui lui étoit arrivé dans son enfance, dont elle n'avoit pas été bien traitée, & dont elle étoit incommodée considérablement. Elle commença de ressentir de legères douleurs à onze heures du matin, qui continuerent de cette sorte jusqu'à cinq heures & demie du soir,

qu'elles

qu'elles redoublerent, je trouvai l'enfant bien situé, & les eaux formées, qui percerent un moment après; l'enfant suivit, & je la délivrai à l'instant. Elle se releva sans aucun accident, & son enfant se porta aussi très-bien.

RÉFLEXION.

Si j'avois eu de la disposition à m'inquiéter, j'aurois dû être fort en peine au sujet de cette Dame après avoir lu cet endroit du Livre de M. P. ; mais réfléchissant à l'obstacle que pouvoit causer cette vieille dislocation du fémur avec l'ischion au passage de l'enfant, & connoissant que le déplacement de ces os ne pouvoit ni ne devoit y en faire aucun ; je n'y fis pas plus d'attention que j'y en ai fait depuis, sinon d'avertir que pendant la grossesse, les femmes attaquées de pareilles incommodités, sont à la vérité fort sujettes à se laisser tomber, comme c'est un malheur qui arrive souvent aux plus droites & à celles qui sont les mieux plantées sur leurs pieds, je leur remontre qu'elles sont plus obligées que celles-ci, de donner toute l'attention possible à leurs démarches pour prévenir un tel accident.

Ce ne sont pas seulement celles qui souffrent la dislocation du fémur qui doivent se garder de tomber en marchant, il y en a qui ont les pieds mal conformés, aussi-bien que les jambes qui marchent avec autant de difficulté, & qui ne sont pas moins en danger de tomber que celles-là.

OBSERVATION CLXXXIX.

La femme d'un Officier éloigné de cinq lieues de cette Ville, & qui étoit boiteuse des deux pieds par un vice de conformation, qui ne marchoit qu'avec beaucoup de peine, & qui tomboit à tout moment, mais qui étoit d'ailleurs fort raisonnable, étant devenue grosse, prit tant de précaution pendant tout le tems de sa grossesse, qu'elle n'eut aucune chûte, & se conduisit heureusement

à son terme, dans lequel tems elle sentit quelques
avant-coureurs, qui lui annoncerent un accouchement prochain; elle m'envoya chercher, le
travail se déclara peu après que je fus arrivé,
& je l'accouchai en moins d'une heure.

RÉFLEXION.

Par où cette mauvaise conformation des pieds auroit-
elle pû rendre cet accouchement difficile, & quel rapport ces parties peuvent-elles avoir avec celles qui se
trouvent intéressées dans l'accouchement ? Une femme
prudente qui marchera avec autant de précaution que
celle-ci, conduira, quoique boiteuse, sa grossesse jusqu'à son terme, & n'en accouchera pas moins heureusement; & ce n'est pas par-conséquent une raison qui
doive empêcher celles qui ont cette incommodité de se
marier, quoiqu'en dise M. Peu.

Les Bossues auroient ce semble plus à craindre, parce
qu'à quelques-unes l'épine se portant beaucoup en dehors par le milieu du dos, elle se retire souvent plus
qu'elle ne devroit en dedans, vers les vertébres inférieures des lombes; en sorte que l'os sacrum doit étré-
cir le passage, entre cet os & l'os pubis, & causer par-
conséquent, une très-grande difficulté à l'accouchement,
supposé qu'il ne le rende pas impossible.

Mais il faut faire réflexion que je n'exempte de cet
irconvénient, ni boiteuses ni droites, ni grandes ni
petites, comme je le ferai voir en son lieu.

OBSERVATION CXC.

Une Dame éloignée de cinq lieues de cette
Ville, extraordinairement bossue du dos & de la
poitrine, jouissant d'une mauvaise santé, très-
maigre, & qui avoit la respiration fort fréquente, étant mariée & grosse, prit le partie de venir
demeurer avec Madame sa mere, en cette Ville
même. Elle m'envoya prier de venir la voir, &
me dit que comme elle ne pouvoit pas m'avoir
assez-tôt à sa campagne, elle s'étoit approchée de

moi pour se mettre entre mes mains. Je lui promis de lui donner dans l'occasion tout le secours
dont j'étois capable; mais la trouvant atteinte
de tant de fâcheuses indispositions, je désesperai
dès lors de la pouvoir tirer d'affaire, sans néan-
moint lui en rien dire, & je lui donnai au contraire toute l'espérance possible.

Comme je la voyois souvent; je trouvois qu'à
mesure qu'elle avançoit dans sa grossesse, ses incommodités augmentoient; ce qui étoit si vrai,
que vers les six & septiéme mois, elle ressentit
quelques legères douleurs, dont elle me fit donner avis. Je me rendis auprès d'elle, où je jugeai
d'abord que c'étoit les douleurs de l'accouchement
qui même me parurent assez fortes pour m'engager
à m'instruire de la situation de l'enfant, dont je
touchai la tête au travers des membranes & des
eaux, qui étoient en petite quantité. Je trouvai
cette tête très-molle, ce qui me fit juger que l'enfant étoit très-petit, les eaux se préparerent, s'é-
coulerent bien-tôt après, & l'enfant suivit en
moins d'une heure. Il étoit très-petit, & vécut huit
jours sans prendre de nourriture.

Le cordon que je trouvai très-foible, n'empêchoit pas que l'arriere-faix ne tint un peu trop.
Je voulus de peur d'accident aller lui aider, mais
il me fut impossible de passer ma main, les os
sacrum & pubis qui étoient trop serrés & proche
l'un de l'autre, m'en interdirent l'entrée; ce qui
me fit ménager ce foible cordon, & encourager la
malade le plus que je pus, en l'obligeant de pousser en bas, de souffler dans sa main étant fermée,
& de mettre son doigt assez avant dans sa gorge
pour s'exciter à vomir; ce qui me réussit si bien,
que cet arriere-faix vint tout entier.

La Dame se releva, mais elle ne recouvra jamais une bonne santé, une petite toux survint, sa

poitrine s'affecta , & ce fut en vain qu'on lui fit tous les remédes possibles; ils ne purent l'empêcher de mourir six mois après cet accouchement, étant tombée dans un hydropisie universelle.

RÉFLEXION.

Cette jeune Dame étoit un petit corps d'une très-mauvaise habitude , chez qui la nature s'étoit presque toujours oubliée dans ses fonctions ordinaires , & qui n'avoit pas joui en sa vie durant huit jours de suite d'une bonne santé ; il n'étoit pas surprenant qu'elle eût la respiration courte & fréquente , avec une poitrine d'une aussi mauvaise conformation ; car il n'étoit pas possible que les poumons pussent s'étendre assez pour recevoir autant d'air qu'il en auroit fallu pour rafraî‑ chir la masse du sang sans respirer très-souvent, & les poumons chargeant par trop le diaphragme sur lequel ils tomboient, l'empêchoient de se mouvoir comme il auroit dû pour procurer à la malade une respiration ai‑ sée , le défaut d'air diminuoit la circulation du sang, ce qui fut cause que le sang se convertit en sérosités , les‑ quelles venant à se séparer & à se filtrer dans les glan‑ des de la peau, se répandirent ensuite dans tous les té‑ gumens , & donnérent occasion à cette hydropisie uni‑ verselle , dont la malade mourut ; & c'est l'accident le plus ordinaire des asthmatiques, qui a pour cause prin‑ cipale , le vice d'une respiration fréquente & difficile.

Il semble que le travail de cette Dame doit être trouvé court , n'ayant duré qu'une heure , vu les indisposi‑ tions dont elle étoit attaquée , mais par rapport à la violence avec laquelle les douleurs se firent sentir , & la petitesse dont étoit l'enfant , il auroit été sans doute beaucoup plus prompt, si le passage entre les vertébres inférieures du dos , l'os sacrum & l'os pubis eut été moins serré.

Ce fut un vrai bonheur que cette Dame accouchât avant son terme , parce que l'enfant n'auroit jamais pu passer si elle y eut été, & s'il eut été aussi plus gros qu'il n'étoit , ces dispositions étant des obstacles in‑ vincibles pour l'Accoucheur, comme je l'ai fait voir dans une Observation précédente , puisqu'il ne pû trouver lieu d'introduire sa main pour aller chercher

les pieds de l'enfant ; ce fut la raison qui me fit prendre tant de mesures pour délivrer cette accouchée, ce qui
sans cela ne m'auroit pas plus embarrassé que quantité
d'autres délivres que j'ai tiré avec la dernière facilité.

Qoiqu'il se trouve quelques bossues du genre de celle-
ci, dont le vice de conformation ne se fixe pas à la
poitrine & au dos seulement, mais qui se continue jusqu'aux vertébres des lombres & à l'os sacrum, en formant une espèce de glacis, depuis le milieu des vertébres du dos jusqu'à cette partie, ce qui est cause que ces
vertébres s'approchent plus qu'elles ne devroient des os
pubis, & forment un détroit incapable de laisser passer
un enfant à terme, aussi-bien que la main de l'Accoucheur, pour le secourir, & qui mettent par cette raison la malade dans la dernière nécessité de souffrir l'o-
pération césarienne, comme le seul & unique moyen de
la tirer, elle & son enfant du péril où ils sont ; l'accouchement par les voies ordinaires, étant alors absolument impratiquable.

Il ne faut pas croire pour cela que toutes les bossues
soient également malheureuses, puisque j'en ai accouché plusieurs qui s'en sont tirées très-heureusement. Il
n'y a même rien de particulier dans ce vice de conformation, dont les plus droites ne soient susceptibles,
puisque l'étroitesse du passage que je connois presque
pour l'unique cause capable de rendre l'accouchement
long, difficile, laborieux, & souvent contre nature,
comme je le fais voir au Livre où je traite de ces sortes d'accouchemens ; j'en ai accouché depuis celle-ci
d'aussi contrefaites, & toutes deux d'enfans morts, &
très-difficilement, dont l'une mourut, & l'autre eut bien
de la peine à se tirer d'affaire.

OBSERVATION PARTICULIÈRE CXCI.

Le 16 de Mars de l'année 1714. un homme de
cette Ville vint me prier d'aller voir sa fille, qui
étoit malade depuis quelques jours d'une pleuresie
qui la mettoit dans un danger évident. Je trouvai
qu'au lieu d'une pleuresie, cette fille, qui étoit
une des plus petites que j'eusse jamais vûe, dont
les extrêmités étoient toutes contrefaites, étoit

dans les douleurs d'un accouchement, mais si éloignées les unes des autres, qu'elles étoient incapables de faire avancer la tête d'un très-petit enfant; qui étoit engagée au passage, & si serrée, que les os de son petit crâne chevauchoient les uns sur les autres, accompagnée d'une sortie du meconium, en telle quantité, que je crû cet enfant mort, d'autant plus certainement, que sa mere ne l'avoit point senti remuer depuis le jour précédent, outre que le col de la vessie qui se trouvoit tellement serré, qu'il n'en sortoit aucune goutte d'urine, lui grossissoit tellement le ventre, qu'il lui touchoit le menton, étant foible, froide & presque sans poulx; ce qui me fit résoudre à l'accoucher, ce que j'exécutai sur le champ, en ouvrant le crâne de cet enfant, dont je tirai une portion des os, & toute la cervelle, ce qui diminua tellement le volume de cette petite tête, que j'en fis l'extraction sans beaucoup de peine, quoique les épaules parussent disposées à y faire quelque obstacle, n'ayant pû, à cause de l'étroitesse du passage, couler aucun de mes doigts sous les aisselles pour m'aider à les tirer dehors; ce ne fut pas sans beaucoup de ménagement que j'y réussis, dans la crainte que j'avois d'arracher la tête; après quoi il fut question de délivrer la mere; mais comme le cordon étoit très-petit & très-foible, je donnai toute mon attention à le ménager, en sorte qu'il pût attirer l'arriere-faix sans se rompre, en faisant souffler la malade dans sa main, puis pousser en bas, après mettre son doigt dans sa bouche, jusques bien avant dans sa gorge, afin qu'en s'excitant à vomir, les secousses du vomissement pussent être de quelque secours. Tous mes soins furent inutiles, le cordon se rompit, ou plûtôt se détacha dans sa racine d'avec l'arriere-faix; & comme le passage d'entre les os étoit si étroit, qu'il m'étoit impossible d'y introduire ma main pour le détacher ; la difficulté de cette extraction ne dépendant pas de l'étroitesse de l'orifice intérieur de la matrice, comme tous ceux qui en ont écrit avant moi le disent, puisque je puis assurer que cette orifice ne m'a jamais fait d'obstacle, lorsque j'ai pû introduire ma main entre les os ; l'impossibilité de l'introduction de mes doigts me força de l'abandonner à la conduite de la nature, qui l'expulsa trois jours après, sans qu'il fut corrompu en aucune manière, & la femme se porta bien ensuite, contre mon espérance. Si cet enfant se fut malheureusement présenté en toute autre situation, étant certain de sa mort, j'aurois été contraint de laisser périr la mere sans la pouvoir secourir ; & s'il eut été certainement vivant, pour lors j'aurois pris tel parti que la nécessité m'auroit pû suggerer, qui n'auroit pû être que la section Césarienne, puisque je me serois trouvé dans la seule occasion où l'on doive la pratiquer.

RÉFLEXION.

Je tirai un bon augure de ce qu'en allant soigneusement tous les jours voir cette femme, je ne trouvois point son ventre dur, tendu, ni douloureux, & ne m'appercevois d'aucune fâcheuse odeur, ce qui n'auroit pas manqué d'arriver si cet arrière - faix avoit fait un plus long séjour, comme il fit à une femme de la Paroisse de Gombeville, à laquelle l'arrière-faix étoit resté, qui moins heureuse que celle-ci, ne m'ayant appellé que le septième jour, lorsque la corruption y étoit au suprême dégré, malgré tous les remédes qui lui furent faits par l'ordonnance des Médecins & Chirurgiens qui avoient négligé le secours de la main, qui étoit seul capable de réussir, si au lieu du septième jour ils m'eussent mandé dès le premier ou le second jour, vu que l'enfant qui étoit très-gros, vint en très-peu de tems ; je lui aurois évité une longue suite de fâcheux accidens.

dont néanmoins elle se tira après avoir croupi plus de six semaines dans la plus fâcheuse & insupportable odeur que l'on se puisse imaginer, & après plus de six mois de maladie, avant que de se pouvoir rétablir.

Il convenoit en apparence de faire prendre à la malade en question ces remédes tant vantés pour faire sortir l'enfant mort, ou l'arrière-faix resté après l'accouchement, dont le nombre est si grand, qu'il est rare que le plus petit Chirurgien de village n'ait le sien ; mais moi qui ne veux faire tort à personne, & laisser à la nature ce qui lui appartient, je ne lui en fis prendre aucun, pas même un seul lavement.

Les malheurs que j'ai vu arriver par les tristes & funestes expériences que plusieurs filles ont faites de l'usage de ces remédes pour procurer la sortie de ce qui étoit contenu dans leur matrice, sous la violence desquels la nature a bien plus souvent succombé, qu'elle n'a produit l'effet qu'elles en attendoient, m'a d'autant plus déterminé à ne m'en jamais servir, que j'en ai été détrompé par ma propre expérience, dans la certitude où je suis que les douleurs de l'enfantement dépendent d'une action propre à la matrice (y) (sans

(y) Ce qui prouve que la contraction de la matrice est le seul agent expulsif du fœtus, ce sont les fœtus qui en sont sortis morts. On trouve *dans le Journal d'Allemagne*, Dec. 2, an. 4. *Obf.* 107, *pag.* 206, l'histoire d'un fœtus pourri, resté dans la matrice d'une femme morte. Après avoir gardé le cadavre le tems prescrit par la loi, & lorsqu'on vint à en laver les parties selon la coutume du pays, on trouva entre les cuisses de la Dame morte le fœtus pourri qu'il n'avoit pas été possible de retirer. Et dans le même *Journal*, Dec. 1, an. 3, *Obf.* 310, p. 461, on rapporte qu'une Dame étant au dernier mois de sa grossesse, se trouva si mal qu'elle mourut en moins d'une demie heure ; trois jours après sa mort le fœtus sortit de la matrice. Il ne paroît pas possible, ajoute l'Auteur, que l'enfant eut pu survivre si long-tems après la mère, n'ayant pu prendre d'aliment par l'ombilic ; car le placenta étant la mammelle de l'embryon, selon *Harvée*, & ne recevant plus rien de l'utérus après la mort de la mère, il faut qu'il périsse faute de nourriture.

Thomas Bartholin, *Hiſt. anat.* 99, *cent.* 2, p. 304, rapporte l'histoire d'une femme, dont le fœtus vint après sa mort : elle mourut six semaines avant le terme ordinaire : on croyoit que l'enfant étoit mort dans son sein ; ainsi on prépara tout

qu'aucuns remédes y puiffent contribuer) de même
que celui du cœur pour pouffer le fang dans les artères, & recevoir celui des veines & celui des inteftins,
pour expulfer les matières fécales, & tous les autres
mouvemens involontaires qui fe font dans l'intérieur
des vifcéres : car comment comprendre que la vertu de
ces remédes pretendus fpécifiques puiffe être portée à
la matrice pour en faire fortir l'enfant & l'arrière-faix,
puifqu'elle n'y peut arriver que par la voie de la circulation, & qu'elle doit par-conféquent être beaucoup
altérée avant que d'y parvenir ? Quel moyen d'expliquer enfuite comment les particules actives d'un reméde fe féparent de fa maffe, pour faire précifément
leur impreffion fur cette partie & y caufer l'irritation
convenable à produire cet effet ; c'eft ce que je ne
puis comprendre, & dont je demande l'explication,
fans quoi je n'aurai non plus de foi pour cette qualité
oculte, que pour la vertu fpécifique du médicament.
mais je croirai trouver plus de reffource dans les lavemens & les fomentations émollientes, quand le ventre
fera dur, tendu & douloureux, avec un bon régime
& jamais d'injections, dans le deffein de les pouffer
dans la matrice, parce que pour y être introduites,
qu'elles produififfent quelqu'effet, ce feroit une néceſ-
fité que l'on introduifît l'extrémité ou le bout de la ca-
nulle dans la cavité de la matrice, dont la clôture empêche qu'il n'entre dans fon orifice intérieur ; & comme
cette introduction eft impoffible, c'eft inutilement que
l'on en fait la tentative ; l'injection des liqueurs ne
peut donc être pouffée que dans le vagin, lorfqu'un
fâcheux travail eft fuivi de pourriture ; ou à l'occafion
des fleurs blanches, parce qne cette partie peut quelquefois, & peut-être plus fouvent qu'on ne fe l'imagine, être la fource de cette maladie ; mais au furplus
ces injections font toujours bonnes aux femmes qui
fouffrent une chaudepiffe ou une gonnorhée, étant le
lieu où cette maladie a le plus particulièrement fon fiége.

pour fon enterrement ; on
l'enfevelit à l'ordinaire, quarante-huit heures après fa
mort, on s'apperçut que l'abdomen & le thorax s'enfloit,
le fuaire dont elle étoit en-
veloppée fe déchira & les lochies parurent couler avec
abondance. Les femmes qui
étoient préfentes ayant écarté les genoux du cadavre,
virent un fœtus mâle qui
fortoit de fa prifon, mais qui
étoit mort. On prit ce petit
enfant & on l'enterra avec
la mère.

OBSERVATION CXCII.

Une Dame demeurant à deux lieues de cette Ville m'engagea à lui promettre de l'aller accoucher lorsqu'elle seroit à son terme, dans la crainte où elle étoit que la mauvaise figure de son corps ne l'exposât à un accouchement difficile. Je lui promis. Elle étoit des plus bossues devant & derriere, & très-mal figurée en tout le reste. Aussitôt qu'elle se sentit quelques douleurs pour accoucher, elle m'envoya quérir en diligence. Je la trouvai avec de legères douleurs, courtes & passageres; mais qui augmenterent environ deux heures après que je fus arrivé, & qui suivirent si brusquement, qu'elle fut accouchée d'un gros garçon, & délivrée en moins d'une demie heure, après que ce redoublement de douleurs eut commencé.. Je laissai le lendemain l'enfant & la mere en assez bonne santé.

RÉFLEXION.

La facilité que les femmes bossues comme celle-ci, ont d'accoucher, par rapport aux précédentes, vient de ce que les vertébres inférieures des lombes & l'os sacrum, au lieu de se recourber en dedans pour s'approcher des os pubis, se jettent en dehors, & loin de faire obstacle à la sortie de l'enfant elles la facilitent; c'est cette différence, qui m'autorise de plus en plus à dire que la cause la plus vraisemblable de la longueur & de la difficulté d'un laborieux travail, vient de ce que ces os par trop serrés forment un passage trop étroit pour laisser sortir un gros enfant, dont le sortie est toujours facile, quand ces parties dans la situation naturelle lui laisse un passage un peu plus étendu.

Celle-ci jouissoit aussi d'une meilleure santé que la prédente, elle avoit plus d'embonpoint, & enfin elle étoit plus forte & plus robuste. Au reste, elles ont tant les unes que les autres, pour l'ordinaire, la respiration difficile. Il n'y a qu'un peu de plus ou de moins, & une chofe à obferver, c'eft qu'il eft fort rare qu'aucunes de ces fortes de femmes vieilliffent, ce qui fait voir que les mieux compofées ne le font guère bien.

Je n'ai plus accouché cette Dame depuis, parce que fes accouchemens ont été fi prompts nonobftant fa mauvaife conformation, qu'ils n'ont pas donné le tems de me venir chercher.

Il y a encore deux femmes en cette ville, dont les accouchemens font fi prompts & fi heureux, quoiqu'elles foient extraordinairement boffues, qu'elles font prefque toujours accouchées quand j'arrive chez elles, quelque diligence que je faffe, & quoi qu'elles accouchent de fort gros enfans.

CHAPITRE XXV.

Des potions laxatives, poudres, eaux, & autres drogues que l'on donne pour avancer l'Accouchement.

LEs anciens Médecins & Chirurugiens qui n'avoient pas encore l'ufage des accouchemens par l'opération de la main, fe font exercés à inventer tous les remedes qu'ils ont pû imaginer pour en rendre la fin moins longue & plus heureufe. Ils fe font fondés fur quelques expériences qu'ils ont prétendu avoir, de l'effet de certaines drogues appellées Hyftériques, propres à remettre une nature déréglée dans fon premier état; & ils les mettoient en ufage lorfqu'une femme étoit engagée dans un travail long & difficile, efpérant que ces remédes n'auroient pas moins de vertu pour pouffer l'enfant hors de la matrice, qu'ils en avoient eu pour ouvrir les vaiffeaux, & décharger la nature, par cette voye, de ce qui pouvoit lui être à charge.

Cette méthode de fecourir les femmes dans leurs longs & penibles travaux, par le moyen des potions, auffi-bien que par les autres remédes, n'a pas feulement été pratiquée par les Anciens, les Modernes n'ont pas jugé la vertu de certaines drogues moins efficaces, puifqu'ils les ont employées, & qu'ils eu ufent encore dans la même intention, & qu'elles font étallées avec pompe dans toutes les Pharmacopées. Il y en a même qui ont fait un fi grand fond fur leur vertu, qu'ils leur ont rapporté le fuccès de quantité d'accouchemens, qui ont fourni la matière de plufieurs Obfervations, où néanmoins il ne fe voit rien qui en puiffe juftifier l'effet, & leur inutilité eft fuffifamment démontrée par les exemples qui fuivent.

OBSERVATION CXCIII.

Un célébre Accoucheur de cette Ville, avoit une poudre prétendue merveilleufe pour provoquer les douleurs & avancer l'enfantement, qui étoit compofée de galbanum, de myrrhe, de fabine, de rhue, & d'autres drogues de cette qualité, dont il faifoit prendre à une femme malade pour accoucher, quand le travail étoit lent, depuis une demie drachme jufqu'à une drachme ; & après l'effet de ce reméde, qui fe terminoit pour l'ordinaire à laiffer la malade au même état où elle étoit avant que de l'avoir prife, il y fubftituoit celui de fon crochet, qui étoit un infaillible expédient pour le terminer promptement. Les Chirurgiens de ce pays en faifoient un ufage très-meurtrier, n'ayant pour lors aucun autre moyen pour fecourir les femmes dans leurs accouchemens contre nature, le fecours des mains

bien conduites ne leur étant pas encore connu.
Mais pour revenir à cette Observation, ce Chirurgien Accoucheur fut mandé pour secourir une Dame qui étoit en travail depuis trois jours, à laquelle il proposa une prise de ces poudres, qu'elle accepta avec plaisir, dans l'espérance qu'elle alloit accoucher bien vîte ; mais par malheur, n'ayant pas eu la précaution d'en apporter, il fut obligé de retourner chez lui, & la Dame accoucha comme il entroit dans la chambre pour les lui faire prendre. Combien l'effet de ces poudres auroit été vanté, si l'accouchement eut tardé seulement un demi quart-d'heure, qui néanmoins n'y auroit eu nulle part, puisque ce n'auroit pas moins été l'ouvrage du tems & de la nature.

Ce célébre Accoucheur fut appellé à deux autres femmes de ma connoissance, dont les travaux paroissoient être semblables à celui de cette Dame, mais dont les suites furent bien différentes. Il leur fit prendre de ces poudres fort inutilement ; & voyant qu'un jour s'étoit passé sans produire l'effet qu'il en attendoit, il eut recours à son crochet, dont il finit tant l'un que l'autre de ces accouchement, en moins de tems & plus sûrement qu'avec ses poudres, qu'il regardoit comme un spécifique, parce ce qu'il pouvoit l'avoir donné plusieurs fois dans un moment favorable, comme il auroit pû faire encore à celle dont j'ai parlé, si par bonheur il en eut eû sur lui.

OBSERVATION CXCXVI.

Un homme qui vivoit de son bien, sans vouloir faire profession de la Chirurgie, quoiqu'il en eut fait apprentissage, & même qu'il l'eut exercée, non-seulement en France, mais encore en Italie, & en d'autres pays étrangers, me dit dans une converfation que nous eûmes enfemble, qu'il avoit un reméde infaillible pour faire accoucher une femme en un moment, quelque long & difficile que fût le travail, dont il avoit quantité d'expériences par devers lui. Qu'il tenoit ce fecret d'un Italien, fous ferment de ne le déclarer à perfonne. Il fut affez furpris de me trouver fans curiofité, ni empreffement d'apprendre de lui ce prétendu fecret, qui lui fembloit devoir m'intéreffer beaucoup dans la profeffion ouverte que je faifois des accouchemens; encore plus quand il vit que fans y faire d'attention, je parlai d'autre chofe.

Le tems vint que s'étant marié, & fa femme qui étoit groffe, étant malade pour accoucher, il fut pour lors queftion de me déclarer ce fecret tant vanté, qui étoit un demi gros de Borax, dans un verre de liqueur au gout de la malade; mais étant donné par un homme fans foi, le reméde n'eut aucun effet. Sa femme fut quatre jours & quatre nuits en travail, l'enfant mourut un moment après, & la mere manqua d'en faire autant. Pour moi j'effuyai toute la fatigue, qui eft inféparable des travaux de cette nature, malgré ce prétendue fpécifique plufieurs fois réiteré.

OBSERVATION CXCXV.

Comme j'étois à Caën pour accoucher une Dame de confidération, un ancien Chirurgien du lieu, habile & fort entendu, me dit qu'il avoit été appellé depuis peu pour voir une femme travaillée depuis plufieurs jours de douleurs lentes & legères; comme il trouva l'enfant bien fitué, il fit prendre à la malade une infufion de trois gros de fenné dans le jus d'une orange aigre, afin d'accélerer les douleurs & avancer l'accouchement, qui arriva dix ou douze heures enfuite ; mais la femme mourut prefque auffi-tôt.

A quoi j'oppofai pour réponfe, qu'étant à Bayeux pour le même fujet, un ancien Chirurgien du lieu, avec lequel je fus appellé pour voir une malade, me dit dans la converfation qu'il s'entendoit fort bien aux accouchemens, & qu'il en avoit même fait un depuis peu qu'un autre Chirurgien avoit abandonné, que l'enfant dont le bras fortoit, étoit mort avant qu'il y mit la main, & que la mere, quoique bien accouchée, mourut bientôt après.

RÉFLEXION.

Il eft aifé de juger par ces exemples combien je fuis éloigné de me fervir de ces poudres dégoutantes, par le fouvenir qu'il me refte de leurs mauvais effets, quoique beaucoup vantés par les anciens Auteurs, pour rappeller la nature quand elle s'oublie dans le tems périodique de l'écoulement des menftrues, tant aux filles qu'aux femmes, par la prétendue qualité fpécifique de ces drogues, qui eft de lever les obftructions qui ferment & bouchent les vaiffeaux aux unes, & de faire vuider la matrice, & provoquer l'accouchement aux autres, dont néanmoins la belle qualité demeure toujours fans effet, à moins que le hazard n'y ait la meilleure part.

Ce demi gros de borax, qui faifoit l'ame du fecret de cet excellent Chirurgien, dont il devoit faire accoucher les femmes qui étoient en travail, dès le moment qu'il leur en faifoit prendre, ne trahit-il pas fon maître, dans la trifte & fâcheufe expérience qu'il fut obligé d'en faire fur la perfonne du monde qu'il chériffoit davantage ? Cette épreuve le perfuada trop bien de la fauffeté du reméde, qu'il croyoit infaillible, pour ne pas douter qu'il n'avoit eu aucune part au prompt accouchement qu'il croyoit qu'il eut opéré à quelques femmes, auxquelles il en avoit fait prendre, dont il ne rapportoit la caufe avant cette épreuve, qu'à l'ex-

cellence de ce reméde, quoiqu'elles n'en euffent l'obli-
gation qu'à la nature.

Y avoit-il du bon fens à cet ancien Maître de Caën,
de me vanter comme une belle proüeffe, la potion laxative qu'il donnna à cette femme qui étoit en travail
depuis trois jours, dont l'effet fut fi heureux, felon
lui, qu'elle accoucha douze heures enfuite, mais qu'elle
mourut bientôt après ? Ne peut-on pas dire avec beaucoup de vraifemblance que cette potion, ayant fatigué
cette femme, qui ne l'étoit déjà que trop, pouvoit
avoir contribué à fa mort, & retardé plutôt fon accouchement en l'ayant affoiblie que d'y avoir été d'aucun
fecours douze heures après l'avoir prife, qui étoit plus
de huit heures après fon effet ? Et que pouvois je lui
répondre, finon comme je fis, auffi bien que celui de
Bayeux, qui tiroit avantage d'une chofe qu'il auroit dû
fouhaiter être enfévelie dans l'oubli, plutôt que d'en
faire trophée ? Je ne dis pas qu'un autre eut pu mieux
que lui fauver la vie à cette femme, qui fouffrit un fi
long & fi laborieux travail, mais je dis qu'il auroit dû
s'en taire.

Loin d'imiter cet ancien Chirurgien, quoiqu'il ait
un fur-garand de fon action, en la perfonne de M. M.
je n'ai pas, comme lui, attendu à l'extrémité d'un travail, où il faut qu'une femme accouche ou qu'elle
meure, pour donner l'infufion de fenné avec le jus
d'une orange aigre ; je veux rendre à Céfar ce qui appartient à Céfar, & en fuivant ce principe, j'ai cherché les occafions les plus favorables pour pratiquer ce
reméde, & fçavoir à quoi je m'en devois tenir fur fon
utilité : les Obfervations que j'ai faites à fon fujet, s'ex-
liqueront affez pour prouver qu'il ne doit pas être
pratiqué.

OBSERVATION CXCXIV.

Le 24 Juillet de l'année 1688, la femme d'un
Menuifier de cette Ville, ayant accouché fix fois
fans avoir jamais été moins de trois jours & trois
nuits en travail, fe trouvant malade pour accoucher la feptiéme fois, m'envoya prier de venir la
voir. Je trouvai que les eaux commençoient à fe
préparer, & que l'enfant étoit bien fitué ; mais ne

voyant

voyant dans ce premier foir, que ce que j'avois vû
en tous fes précédens accouchemens, je donnai
ordre à la Garde de me faire avertir lorfqu'elle
remarqueroit certains accidens que je lui fis comprendre, & m'en retournai chez moi. Je mis trois
grains de fenné en infufion dans un verre d'eau
fur les cendres chaudes, jufqu'au matin, que je
coulai cette infufion, & l'emportai avec moi chez
la malade, que je trouvai au même état que je
l'avois laiffée, j'exprimai le jus d'une orange aigre
dans cette infufion de fenné , que je lui fis prendre; elle lui caufa quelque douleur de colique,
comme font d'ordinaire ces potions laxatives; elle
fut quatre fois à la felle, & fe trouva enfuite
comme elle étoit avant qu'elle eût prit cette potion, & n'accoucha à fon ordinaire que le troifiéme jour du travail, qui fut plus de vingt-quatre
heures après l'effet du reméde.

OBSERVATION CXCXVII.

Le 18 Août de l'année 1692, la femme d'un
Jardinier de cette Ville, que j'avois accouchée
plufieurs fois, & dont tous les accouchemens
avoient été longs, mais affez heureux, étant malade pour accoucher affez tôt après fa précédente
couche, me fit appeller à fept heures du matin.
Je mis trois gros de fenné dans un verre d'eau,
& lui fis jetter un bouillon; je coulai l'infufion,
& y joignis le jus d'une orange aigre, & portai
cette potion à la malade. Je trouvai en arrivant
que les eaux s'étoient écoulées, que l'enfant étoit
bien placé, & que la malade fouffroit des douleurs affez fortes, pour efpérer que le moindre
fecours pourroit terminer cet accouchement; je
ne balançai pas un moment à lui faire prendre
cette potion, dont j'attendis l'effet, efpérant qu'a-

vec de si heureuses dispositions, je verrois bientôt finir cet accouchement ; j'y fus trompé, la malade souffrit plusieurs tranchées, toutes différentes des douleurs de l'accouchement, qui se terminerent de même par plusieurs selles. La malade me donna le tems de m'aller coucher le soir, & je n'y retournai que le matin, où je l'accouchai sur les huit heures, après environ trois quarts d'heure de douleurs redoublées, & vingt-quatre heures après la prise de cette potion si vantée par son Auteur.

RÉFLEXION.

Si ces deux femmes auxquelles je fis prendre cette potion, eussent accouché dans le moment qu'elles l'eurent prise ou pendant l'opération du reméde, je ne lui aurois pas refusé l'avantage d'y avoir contribué ; si même je ne lui eus pas donné la potion toute entière, quoique la nature eut toujours pû y avoir beaucoup de part, je n'aurois pas laissé de me prévenir en sa faveur ; mais au contraire, elles n'accouchérent tant l'une que l'autre, que vingt-quatre heures après, tems beaucoup trop long, pour croire qu'il y eut contribué le moins du monde : je juge au contraire, que ce reméde est essentiellement mauvais par lui-même en cette occasion, quoique mis en pratique par Mr M. qui le vante & le préconise dans plusieurs de ses Observations : mais après tout, quelle raison cet excellent homme a-t-il eu, pour en continuer si opiniâtrément l'usage ? Peut-on dire qu'il en ait jamais fait remarquer un effet sensible, & peut-il accorder à ce reméde la vertu d'avoir avancé un accouchement ? Y a-t-il une seule de ses Observations qui le justifie ? Et n'y en a-t-il pas plusieurs qui prouvent le contraire, dont la DVI^e en est une ? Ne dit-il pas précisément dans cette Observation que nonobstant la saignée, plusieurs lavemens & la potion, avec l'infusion du senné, & le suc d'une orange aigre, la femme fut très-long-tems à accoucher, parce que l'enfant avoit le cordon au-tour du col, joint à la largeur des épaules, & pour d'autres raisons qui faisoient obstacle à cet accouchement, qui auroit été infiniment

plus heureux, fi au lieu de diminuer les forces de cette
malade par les deux faignées, ces lavemens âcres, &
purgatifs, & cette potion, Mr M. l'avoit fait fortifier
avec de bons bouillons, & d'autres confortatifs de cette
qualité ? Car à quoi peuvent fervir cette potion, ces
faignées, & ces lavemens en pareille occafion, puifqu'il n'eft pas poffible que le Chirurgien prévoie par
aucune marque certaine la véritable caufe qui fait la
longueur & la difficulté d'un accouchement, & qu'il
ne peut avoir là-deffus que des conjectures fort incertaines.

Si Mr M. prétend prouver l'efficacité de cette potion,
par d'autres exemples, il n'y a qu'à lire les Obfervations
CXXXV, CCXV & plufieurs autres, l'on connoitra
que l'ufage de ces potions eft tout-à-fait contraire à l'intention que doit avoir l'Accoucheur, en ce qu'elles af-
foibliffent la malade, qui fe trouvant épuifée par un
travail de deux & trois jours, demande à être fortifiée,
afin de pouvoir, en faifant valoir fes douleurs, mettre fon enfant au jour ; au lieu qu'il eft arrivé aux
femmes à qui Mr M. a donné cette potion, de n'en tirer aucun fecours, ce qu'on connoît par le long intervalle qu'il met entre l'effet du reméde, & leur accouchement. Et en effet, n'eft-il pas tems qu'une femme
accouche après deux, trois & quatre jours de travail,
fans le fecours d'aucune potion, ni d'aucun autre reméde ? Ce font fur fes exemples que je me fuis fondé,
pour fuivre une route oppofée, dont je n'ai jamais eu
lieu de me repentir, comme je le fais voir dans quantité d'accouchemens longs & difficiles, où j'ai, grace
au Ciel, réuffi fans le fecours des faignées, des lavemens & des potions, parce que l'épreuve de ces remédes n'a pas fatisfait une feule fois mon intention.

CHAPITRE XXVI.

Du peu d'utilité des lavemens, quand la femme est en travail.

JE dis trop de bien des lavemens donnés aux femmes grosses, & je parle trop en leur faveur, pour n'en pas conseiller l'usage pendant tout le cours de leur grossesse, & même jusqu'au commencement du travail; mais autant je connois ce reméde avantageux pendant la grossesse, autant me paroît-il inutile, lorsque la femme est véritablement malade pour accoucher, quoique les Auteurs les conseillent pour deux raisons; la premiere, afin d'exciter les douleurs & accélerer l'accouchement; & la seconde, pour vuider les matiéres fécales endurcies dans l'intestin droit, qui par leur présence rendroient, selon eux, la sortie de l'enfant plus difficile.

J'ai toujours trouvé que les tranchées que causoit un lavement, à l'occasion des drogues qui entrent dans sa composition, sont très-différentes de celles qui précédent & terminent l'accouchement, en ce que celles-là ne se font ressentir que dans les intestins, & que celles-ci ne doivent être que de la matrice seulement, & des parties qui sont propres à seconder ses efforts; ce qui fait que les douleurs qui viennent à l'occasion d'un lavement tourmentent la malade, sans qu'elles lui procurent aucun avantage, puisque c'est un effet que l'on ne doit attendre que de la nature.

Quelques endurcies que soient les matières dans l'intestin, elles ne peuvent résister à la violence des épreintes que souffrent la femme en travail ; mais suppofé que ces matières n'y cédaffent pas, il n'y a qu'à examiner la manière dont la tête de l'enfant defcend dans le baffinet, & s'avance dans le vagin, pour s'affurer qu'elle pouffera devant elle la matière contenue dans cet inteftin, de quelque confiftance & qualité qu'elle puiffe être, fans y en laiffer abfolument aucune portion, c'eft une vérité dont on ne peut douter, à moins de fe roidir opiniâtrement contre l'expérience & contre la raifon.

Ce ne font pas là les feules raifons qui rendent ce reméde odieux à quelques femmes, qui ne pouvant réfifter à des autorités fupérieures, fondées feulement fur l'ufage, font obligées de prendre des lavemens, la néceffité de fe préfenter fouvent & par plufieurs fois pour les rendre, & la malpropreté où elles fe trouvent à chaque douleur, ne leur fait pas peu de peine : car fi les tranchées que caufe le lavement, ne font pas accoucher, les douleurs de l'accouchement font aller à la felle, & vuider autant qu'il y a de matiéres difpofées à fortir du gros inteftin, fans que la volonté de la malade y ait aucune part ; mais ce leur eft encore un tourment bien plus grand, quand ce lavement réveille les douleurs des hémorroïdes, qui fe font fentir à l'inftant à plufieurs femmes qui y font fujettes, & que le travail ne réveille que trop fans ce fecours, dont on auroit pû fe paffer.

Les matières fécales par trop endurcies, qui rempliffent l'inteftin dans le commencement du travail, & dès qu'une femme s'apperçoit ou que l'on fe doute être bientôt dans cet état, quand même cette néceffité ne feroit point évidente, & que la femme auroit le ventre plutôt libre que conftipé, un lavement dans ce tems-là fait toujours un bon effet, en ce qu'il vuide les inteſtins ; qu'il ne cauſe aucune peine à la femme pour le rendre, & qu'il la maintient dans la propreté au tems de l'accouchement; mais quand la tête de l'enfant eſt une fois deſcendu dans le baſſinet, & qu'elle rend difficile l'introduction du reméde, qui peut cauſer beauconp de peine à la malade, ſans qu'elle en tire aucun fruit ; on peut dire alors que ce prétendu ſecours eſt plus nuiſible que profitable.

Car après tout, de quelle utilité ſeroient un ou pluſieurs lavemens, donnés à une malade pour la faire accoucher, lorſque le Chirurgien ignore la cauſe de la longueur du travail? Comment un cordon qui tient l'enfant lié & garoté dans la matrice, ſera-t-il débarraſſé par l'uſage d'une ſaignée ou d'un lavement? & remédiera-t-on par ces moyens à quantité d'autres obſtacles que l'on peut s'imaginer, & qui ne ſe trouvent que trop ſouvent dans la pratique, & qu'il ſeroit d'autant plus inutile de rapporter ici, que je laiſſe la liberté de s'en ſervir à qui le voudra, ſans prétendre aſſujettir perſonne à ma méthode particuliére? mais faiſant toujours voir, autant qu'il m'eſt poſſible, que j'ai l'expérience pour fondement, & la raiſon pour guide, & dans les moindres choſes, & dans celles d'une plus grande conſéquence, ſans que je me rende à l'autorité non plus qu'à l'uſage ; mais uniquement à ce qui m'a paru de plus ſalutaire aux malades.

** * **

CHAPITRE XXVII.

De l'usage de quelques autres liqueurs données intérieurement, & de quelques topiques pour avancer l'accouchement.

APRÉS avoir parlé des potions & des lavemens administrés pour avancer l'accouchement, il est à propos de parler aussi des liqueurs spiritueuses que l'on donne dans la même intention, du nombre desquelles sont l'eau de tête de cerf, l'eau des Carmes, & quantité d'autres de même qualité. Cet article auroit une longue étendue, si je voulois parler de toutes les liqueurs qu'on peut employer en cette occasion ; je m'en tiendrai à ces deux seulement, qui sont les plus vantées, & dont l'usage est si commun, que je ne puis les passer sous silence. Il y a des topiques qui ne sont pas en moindre réputation ; étant pendus ou appliqués à quelques parties extérieures, dont le plus recommandable est la pierre d'aigle. Les merveilleux effets que ses partisans lui attribuent, doit sans difficulté lui donner le premier rang entre ces topiques. Les effets de cette pierre d'aigle les plus éprouvés, selon eux, sont qu'étant pendue au col de la malade, elle la préserve d'accoucher avant son terme, quelque coup, chûte, & autre accident qui lui puisse arriver, & de faire remonter l'enfant lorsqu'il tombe trop bas, & qu'il incommode par sa pesanteur celle qui le porte, le tenant toujours par une vertu occulte, suspendu & arrêté dans la matrice, en forte qu'il ne puisse s'en échapper sans permission.

Un autre effet tout opposé est de faciliter l'accouchement, lorsqu'elle est attachée à la cuisse, aussi-tôt que la femme est en travail, ou qu'elle se sent malade pour accoucher ; si bien qu'ils donnent à cette pierre des propriétés si considérables, qu'elles tiennent plutôt du miracle que du naturel ; de l'effet de laquelle, aussi-bien que de ces eaux si vantées, l'on pourra néanmoins juger plus sainement par les Observations que je vais rapporter.

OBSERVATION CXCXVIII.

Le 22 Octobre de l'année 1706, une Dame demeurant à six lieues de cette Ville, qui étoit naturellement inquiéte & craintive, auprès de laquelle je me rendis, parut fort rassurée par ma présence ; mais elle le fut encore davantage quand elle eut reçu par le Messager de Paris, une caisse dans laquelle il y avoit une phiole pleine d'eau de tête de cerf, dans l'espérance que cette eau étoit d'un merveilleux effet pour faciliter & avancer l'accouchement, selon que quantité de Dames de Paris l'en avoient assuré, dans un voyage qu'elle y avoit fait, ce qui faisoit qu'elle y ajoutoit beaucoup de foi, quoique je n'y en eusse aucune ; mais comme je suis persuadé qu'il n'entre rien de mauvais dans la composition de cette eau, je ne m'opposai pas à l'usage que cette Dame en voulut faire, aussi-tôt qu'elle se sentit malade, & que l'écoulement prématuré des eaux, accompagné de quelques légeres douleurs lentes & entrecoupées, m'eurent porté à l'assurer que ces douleurs tendoient à l'accouchement, avec d'autant plus de certitude que l'enfant se présentoit bien, quoiqu'encore fort éloigné ; son travail dura plus de vingt-sept heures, nonobstant l'usage de cette eau, plusieurs fois réitéré, sans que je me pusse appercevoir que ce remede fit d'autre effet à cette Dame, que de lui causer un grand dégoût pour tout ce qu'elle prenoit pendant la durée de ce long travail.

OBSERVATION CXCXIX.

Le 12 Septembre de l'année 1707, je ne remarquai pas un meilleur effet de l'eau des Carmes, à laquelle une Dame que j'allai accoucher à vingt-deux lieues de cette Ville, n'avoit pas moins de confiance que la Dame précédente en avoit à celle de tête de cerf. Cette Dame en prit plusieurs doses, mais l'âpreté & la violence dont elle est, par la qualité des drogues qui entrent en sa composition, lui causerent aussi-tôt une telle irritation à toute la gorge & à l'estomac, que le vomissement lui survint. Je crûs qu'en mettant une cuillerée de cette eau dans une certaine quantité de bouillon, ses parties se trouvant plus dilatées, seroient moins capables de picoter l'estomac, & n'en communiqueroient pas moins leur vertu ; mais mes précautions & mon raisonnement furent inutiles ; la Dame fut forcée d'en discontinuer l'usage, & son accouchement dura plus de dix-huit heures, avec les plus violentes douleurs qu'une femme puisse avoir, quoiqu'elle eût pris par plusieurs fois de cette eau dès le commencement de son travail, & qu'elle n'eut commencé à vomir que cinq à six heures après ; ce qui a fait que dans la suite cette Dame n'en a point usé, ni la précédente de tête de cerf, quoique je les aye accouchées plusieurs fois l'une & l'autre depuis ce tems-là.

OBSERVATION CC.

Madame la Marquife de . . . . . auprès de laquelle je m'étois rendu pour l'accoucher de fon
premier enfant, demeurant proche de Falaife,
à vingt-fept lieues de cette Ville, avoit foigneufement portée une pierre d'aigle pendue au col,
pendant le tems de fa groffeffe. L'heure de l'accouchement étant venue, les douleurs fuivirent
fi brufquement, que j'eus à peine le tems de faire
le petit lit pour la coucher deffus, fans qu'on eut
celui de penfer à ôter la pierre d'aigle de fon col,
auquel elle étoit pendue, & de l'attacher à la
cuiffe, ce qui caufa une extrême furprife à une
Dame qui y étoit préfente, & à qui appartenoit
cette pierre, de voir que malgré fa merveilleufe
vertu, qui eft de retenir l'enfant de peur qu'il ne
tombe, il étoit pourtant forti fi promptement,
la chofe ne s'étant jamais fait de la forte, felon le
dire de cette crédule perfonne, à moins que cette
pierre ne fut attachée à la cuiffe. Elle voulut mal-
à-propos m'en attribuer l'honneur, quelque raifon
que je puffe apporter pour m'en défendre, n'étant
dû qu'à la nature, comme nous le voyons arriver journellement.

OBSERVATION CCI.

Le 28 Mai de l'année 1703, la chofe fut bien
différente à une voifine de cette Dame, où elle
fe trouva, auffi-bien que fa pierre d'aigle, & où
je me trouvai auffi. Cette Dame étant malade
pour accoucher, me fit avertir : je me rendis dans
fa chambre, où je trouvai la pierre d'aigle déja
ôtée de fon col où elle étoit pendue, & attachée
à la cuiffe, fans qu'elle fût d'aucun fecours à la

Dame malade, dont le travail dura plus de vingt-quatre heures, quoique les douleurs fussent violentes & très-fréquentes, qui est tout ce qui peut finir un accouchement en peu de tems.

RÉFLEXION.

Je passe légérement sur l'utilité de l'eau de tête de cerf, que je ne crois mauvaise qu'autant qu'elle peut dégoûter une malade qui ne l'est déja que trop par les douleurs qu'elle souffre, mais à l'égard de celle qui en peuvent user sans dégoût, étant persuadé qu'elle abonde en parties spiritueuses, qui sont très-nécessaires en cette occasion pour remplacer celles qui se diffipent continuellement dans la durée d'un travail pénible & laborieux, je la regarde comme une chose très-utile à une femme, épuisée à moins que le travail ne fut accompagné d'une perte de sang, qui seroit alors une raison plus forte que la première, pour en interdire l'usage à la malade.

Celle des Carmes est moins dégoutante, mais elle a plus de feu, plus d'aprété, & est beaucoup plus vive, plus pénétrante, & plus capable d'exciter la perte de sang pendant le travail, & de causer la fiévre après l'accouchement; ces raisons m'engagent à être très-réservé sur la quantité de l'une & de l'autre de ces liqueurs.

A l'égard des remédes appliqués au dehors dans le dessein d'avancer l'accouchement, comme leur effet ne consiste que dans l'imagination de celles qui s'en servent, & qu'il n'y a que le hazard qui y ait part, je laisse la liberté de s'en servir à celles qui le voudront, & d'établir sur leurs qualités telle confiance qu'elles le jugeront à propos.

Je n'en dis pas autant en faveur de celles qui s'en servent pendant leur grossesse, dans la crainte qu'une jeune femme sur la foi qu'elle aura à la prétendue qualité spécifique de cette pierre d'aigle, ne se livre avec trop de confiance à des parties de plaisirs outrées, comme de monter à cheval, courir, sauter, danser, & faire d'autres exercices violens.

Loin de condamner ces sortes d'inventions, sinon dans

ce cas-là, je les regarde au contraire comme quelque chofe d'utile, non par elles-mêmes, mais par accident, comme par exemple une femme groffe s'apperçoit de quelque péfanteur ou d'une légére perte de fang à l'occafion d'un coup, d'une chute, ou de quelqu'autre accident femblable ; elle en connoît la conféquence, le danger, elle s'en inquiéte, l'inquiétude agite les efprits, augmente la circulation, précipite le mouvement du fang, & le fait couler avec plus d'impétuofité & de violence ; en pareille occafion la confiance que la femme peut avoir en fa pierre d'aigle jointe au repos qu'elle doit fe donner en gardant le lit, conferve la tranquillité chez elle, & donne par ce moyen occafion au fang de s'arrêter, fuppofé qu'il ne coule pas d'une violence à donner lieu à l'accouchement, par où l'on peut dire que la plus effentielle & meilleure qualité de la pierre d'aigle, & des remédes que l'on applique au dehors, comme la rofe de Jérico, & autres femblables topiques, confifte dans la foi de celles qui s'en fervent, fans que la raifon y ait nulle part, & que ces babioles opérent par aucune vertu qui leur foit propre & particulière.

Si ces Obfervations montrent évidemment que tout ce que les femmes prennent pendant leur travail pour faire avancer l'accouchement, eft inutile & fans effet, celles qui fuivent ne perfuaderont pas moins que loin de remplir l'intention que l'on fe propofe en les donnant, elles y font affez fouvent abfolument contraires & mêmes très-funeftes à celles qui ont le malheur d'en éprouver les effets.

OBSERVATION CCII.

Le 19 Décembre de l'année 1712, je me trouvai à quatre lieues d'Avranches, pour accoucher une Dame dont le travail s'étoit déclaré par des douleurs affez fortes pour efpérer un accouchement prompt & heureux, en ce que l'enfant étoit bien fitué, & les eaux préparées & prêtes à s'ouvrir, lorfque l'on s'avifa de lui donner deux cuillerées d'eau de Meliffe, dans un peu de vin ; la forte odeur de cette eau lui caufa de telles vapeurs, que son esprit s'en trouva troublé plus de deux heures, pendant lequel tems elle eut plusieurs frissons, & les douleurs de son travail cesserent absolument. Je ne la tirai de tous ces accidens que par la quantité de bouillons que je lui fis prendre, avec quelques cuillerées de vin, d'un moment à autre, après quoi les douleurs recommencerent, & je l'accouchai assez heureusement, sans que les vapeurs la quittassent entierement, mais elles furent bien moindres qu'auparavant, & le trouble de son esprit se calma.

OBSERVATION CCIII.

Le 4 Février 1714, une jeune femme de cette Ville étant malade pour accoucher, dont le travail alloit aussi-bien qu'on le pouvoit souhaiter ; puisqu'elle étoit prête de mettre son enfant au jour, une de ces commeres intriguantes qui se mêlent de tout, lui donna une seule cuillerée d'eau des Carmes, afin, dit-elle, de soutenir ses forces, qui n'étoient ni épuisées ni languissantes ; elle fut à l'instant saisie d'une fievre effroyable, & d'une soif qu'elle ne pouvoit éteindre. Elle ne cessa de boire pendant le reste du tems que dura son travail, ce qui n'alla pourtant pas à une demie heure. Elle fut très-bien accouchée & délivrée par la Sage-Femme. Je la vis plusieurs fois ; ses vuidanges couloient à souhait, son ventre étoit plat & bien molet, sans qu'elle sentît aucune douleur ; mais elle souffroit un mal de tête & une fievre des plus violentes, à laquelle se joignit un cours de ventre le troisième jour, mais si peu considérable qu'elle n'alloit que trois fois au plus pendant le jour & la nuit. Je lui fis donner de petits lavemens déterfifs & anodins, & pour sa boisson une tisanne faite avec la ra-

cine de petit houx, de chicorée fauvage, de fcorfonnaire, & un peu de réglifle ; de bons bouilions
pour fa nourriture : fes lochies ne fe fuprimerent
point, & elle ne fouffrit ni douleur de poitrine
ni oppreffion, & cependant elle mourut le huitième jour, fans que fa fievre eût difcontinué,
depuis l'eau des Carmes qu'elle avoit prife fans
néceffité.

RÉFLEXION.

L'on me dira fans doute qu'une cueillerée d'eau des
Carmes n'eft pas capable de caufer la mort, ce feroit
une chofe fans exemple, je ne foutiendrai pas l'affir-
mative de cette propofition, mais après tout, la fiévre
qui furvint à cette malade auffi tôt qu'elle l'eut prife,
& qui ne la quitta qu'avec la vie, ne permet pas d'en
chercher la caufe ailleurs, outre que fon tempérament
tout de feu pouvoit y avoir beaucoup contribué, comme on le peut voir par l'extrême foif qui la faifit
auffi-tôt.

Pour ce qui eft de l'eau de Méliffe, qui loin de donner occafion aux vapeurs, eft de toutes les compofitions celles qui eft la plus vantée pour les combattre,
je conviendrois de fon ufage fi tous les tempéramens
étoient égaux, mais tant s'en faut, puifque l'expérience nous fait voir tous les jours qu'un reméde qui
convient à une perfonne eft contraire à un autre, &
que c'eft affez que cette eau foit odoriférente & fpiritueufe pour être contraire à cette Dame qui eft tout de
feu & rarement fujette aux vapeurs, de maniere que
quand elle feroit bien à toutes les autres, je ne lui
confeillerois jamais d'en prendre une autrefois à caufe du
mauvais effet qu'elle reffentit de fa première épreuve.

Je ne blâme pas l'ufage de ces eaux, à quelques femmes dont les forces feroient épuifées par la longueur d'un
laborieux travail & qui feroient d'un tempérament froid &
mélancolique, mais de les donner à toutes fans dif-
tinction felon le commun ufage, c'eft dont je me gar-
derai bien, & s'il m'arrive de confeiller d'en prendre
dans l'occafion que j'ai dite, ce fera fans croire qu'elles
puiffent avancer l'accouchement, mais feulement réparer les forces languiflantes de ces fortes de malades, &
je leur préférerai toujours l'eau-de-vie, l'eau clairette,

le vin d'Espagne ou quelqu'autre liqueur qui sera du goût de la malade, & sur tout le bouillon bien succulent à celles qui en peuvent avoir, & qui peuvent le soutenir sans qu'il leur excite le vomissement ; le bouillon n'est-il pas chargé des parties spiritueuses & nourrissieres qui sont contenues dans la viande dont il est fait, & n'est-il pas par-conséquent plus capable de fortifier la malade, & de rétablir l'épuisement où elle se trouve par la longueur du travail, en se distribuant par l'habitude du corps, que ces liqueurs remplies d'esprits subtils plus propres à procurer une excessive transpiration dans la suite, & affoiblir la malade qu'à lui conserver ses forces ? Je conseillerois aussi, au défaut du bouillon, une rôtie au vin faite de la manière que je l'ai dit ci-devant, que je regarde comme les deux rémédes les plus capables de donner des forces à une femme pour soûtenir son travail & lui aider à finir son accouchement, à l'exclusion de tous les autres choses soit eau, drogues & autres telles qu'elles puissent être ; & en effet comment peut-on penser que la qualité d'une drogue prise par la bouche, sera conduite à la matrice par une intelligence particulière, & qu'elle l'obligera à faire d'assez violentes contractions pour pousser l'enfant dehors, lorsqu'elle demeure insensible à la main d'un Accoucheur introduite jusques dans son fond, lorsque la nécessité l'oblige d'en venir à cette extrémité, pour sauver la vie à la mère & à l'enfant par l'accouchement, ce qui est une preuve assurée de l'inutilité de ces rémédes, dont je n'ai jamais vu de succès.

CHAPITRE XXVIII.

De l'Accouchement d'un enfant sans cerveau & de plusieurs autres de différentes figures.

TOus les Auteurs qui ont traité des Accouchemens se sont fait un mérite de rapporter quelques faits extraordinaires qui leur sont arrivés, tant pour faire voir combien la nature est bizarre dans ses productions, qui devroient être les plus uniformes, qu'afin d'instruire les Chirurgiens de la maniere dont ils se sont comportés pour les finir heureusement ; comme deux enfans unis & attachés ensemble, un enfant à deux têtes, ou un enfant avec une masse de chair au lieu de tête, ou une tête sans cerveau, ainsi que de

(*y*) Nous avons plusieurs Obs. d'enfans nés sans cerveau : *Nicolaus Fontanus*, *responf. & curat. med. lib. 1.* *page 26*, dit avoir vu de ses propres yeux un enfant sans cerveau, né le 24 Déc. 1629.

On lit dans les *Journaux d'Allemagne*, *Dec. 1, an. 8. Observation 64, page 107*, qu'il étoit né à Presbourg une fille sans cerveau & sans crâne quoique les autres parties fussent bien conformées; mais qu'à la place du cerveau & du crâne, elle avoit une masse charnue à l'extrémité de laquelle on sentoit des pulsations & qui laissoit couler quelque sérosités. Cet enfant à sa naissance ne cria pas, comme font tous les enfans nouveau nés ; mais au lieu de cris l'on entendoit un bruit comme d'une personne qui ronfle ; elle remuoit d'ailleurs assez facilement la tête & les autres membres. La Sage-Femme qui lui avoit introduit son doigt dans la bouche, sentit qu'elle le suçoit. Elle mourut au bout de vingt-quatre heures, accablée de convulsions & de mouvemens épileptiques. Entre cette masse charnue étoient deux cavités

plusieurs

plufieurs autres figures, avec défaut de parties, ou avec des parties fuperflues.

J'ai crû, à l'exemple de ces grands Hommes,

affez femblables aux ventricules ; le refte de la fubftance étoit fpongieux & diffout. On ne trouva rien de la moelle fpinale, & ce que l'épine contenoit n'étoit point différent du fang coagulé, les nerfs optiques étoient plus rouges qu'à l'ordinaire & s'inferroient dans les yeux qui faifoient faillie, & dont la partie fupérieure de l'orbite manquoit : ces nerfs venoient de la maffe fufdite, & jettoient de côté & d'autre une infinité de filamens rouges femblables aux nerfs, ou qui du moins fuppléoient à leur défaut.

On peut confulter *le même Journal Dec. 1. an. 2. Obfervation 36, page 60,* au fujet d'un autre enfant né fans front, fans crâne, fans cerveau & fans cervelet : le tronc & les extrémités étoient affez bien conformés ; mais à la tête on ne trouvoit que le front & la place des oreilles. A la partie oppofée de la face étoit un corps dur, ayant la figure de la première vertébre, il étoit enveloppé d'une maffe charnue; deffous étoit un grand trou qui communiquoit avec celui des vertébres cervicales & dorfales.

M. Mauriceau, tom. 1. pag. 115, fait mention d'un enfant né en 1665, qui au lieu de cerveau & de crâne portoit une maffe charnue, il étoit venu à terme. Il ne vécut pas long-tems après fa naiffance.

On lit dans le *Journal des Scavans* 1673, l'hiftoire d'un enfant né fans cerceau au mois de Novembre 1673, il étoit à terme ; il mourut en venant au monde : il étoit gros, affez robufte, d'une grandeur ordinaire. L'os du front lui manquoit. Il n'y avoit ni cheveux ni peau à la partie fupérieure & poftérieure de la tête. Les parties qui manquoient, étoient remplacées par une maffe charnue & rouge, femblable à du fang coagulé, qui couvroit la partie poftérieure de la tête. On y trouva un os, qui n'approchoit en rien des os du crane. Par fa partie antérérieure il étoit adherent à un os de la face, fans l'être aux vertébres du col. Une membrane particulière couvroit tellement la première vertébre du col, qu'on n'auroit pas pu croire qu'il y eut eu communication de la moëlle de l'epine avec la tête. Cependant celle-ci avoit des nerfs ordinaires. Au refte la mère du tems de fa groffeffe a toujours fenti remuer l'enfant.

On pourroit demander comment un enfant fans cerveau peut fe mouvoir : il eft aifé de répondre à cette queftion; car quoique cet enfant ait manqué de cerveau, pour recevoir & communiquer les efprits, néanmoins il lui fuffifoit d'avoir la moëlle de l'épine qui eft un prolongement du cerveau & l'origine des nerfs des autres par-

en devoir rapporter quelques-unes de même nature, mais plus particulierement celui-ci, non par rapport à l'accouchement, puisque je regarde la situation en laquelle il est venu au monde, comme la plus avantageuse & celle qui sur toutes les autres, mérite à plus juste titre le nom de naturelle, ce qui se prouve évidemment par le peu de tems & par la maniere dont j'accouchai la mere, quoique l'enfant fut mort, mais pour donner lieu à bien des raisonnemens, & aux conséquences que l'on peut tirer de la structure d'un dareil enfant.

OBSERVATION CCIV.

Le 22 Août de l'année 1694, l'on me vint chercher pour secourir une revendeuse de vieux habits, qui étoit en travail depuis le soir précédent,

ties ; c'est par leur moyen que les esprits ont fait mouvoir les membranes & les autres parties du corps. Leur matière a pu être fournie à la moëlle de l'épine par les artères carotides & vertébrales qui l'arrosent de toutes parts ; mais le mouvement en ce cas en est bien moins fort & moins durable que dans l'état naturel.

M. de Blegny dans son zodiac. an. 3. pag. 54. parle d'une fille dont la capacité du crâne ne contenoit qu'une eau claire, qui remplissoit totalement les membranes, sans aucune cervelle ni substance solide ; d'où il conclut que, quand le cerveau est bien constitué, les fonctions de l'ame se font bien, les sensations sont plus vives, & les esprits s'y filtrent plus subtilement, & s'y distri-

buent en plus grande abondance ; mais quand le cerveau est consumé dans son tout ou dans sa plus grande partie, il suffit que les autres parties contenues dans le crâne & dans l'épine n'aient rien changé dans leur état naturel, pour continuer toujours le mouvement des actions animales, quoique plus imparfaitement. Ainsi quand le cerveau est détruit en tout ou en partie, il ne peut y avoir dans l'homme ni connoissance ni raisonnement ; & le mouvement qui semble être le principe de la vie, ne laisse pas de subsister dans le sang & dans les parties solides, pourvu qu'il n'y ait rien de changé dans l'état naturel des meninges, de la moëlle allongée, de la moëlle de l'épine.

& dont l'enfant étoit mal placé : comme les eaux étoient écoulées, & les douleurs fortes & continuelles, je n'eus d'autre vûe que de m'aſſurer de la ſituation de l'enfant, dont je trouvai un pied, & l'autre aſſez proche pour les joindre tous deux, les attirer hors du vagin, & finir l'accouchement en un inſtant; l'arrière-faix ſuivit avec la même facilité. C'étoit une fille, à laquelle je ne connus aucunement de vie, quoique la mere & les femmes qui lui aidoient, m'aſſuraſſent toutes qu'elle avoit beaucoup & très-vivement remué pendant tout ſon travail, & qu'il n'y avoit qu'un moment qu'elle avoit ceſſé de ſe mouvoir.

RÉFLEXION.

Cette petite fille étoit d'une grandeur ordinaire, & très-bien formée en toutes les parties de ſon petit corps, depuis les pieds juſqu'aux paupieres ſupérieures, avec les yeux dans leurs orbites, & les oreilles, comme aux autres enfans; mais au lieu de l'os coronal, des os pariétaux, & de l'os occipital, il n'y avoit qu'une calotte oſſeuſe qui étoit intimément unie aux os de la machoire ſupérieure, ſur leſquels repoſent le cerveau dans l'ordre naturel; mais dont il n'y avoit pas la moindre parcelle non plus que du cervelet.

Ce ſpectacle me parut aſſez extraordinaire pour mériter quelqu'attention : ce qui fit que j'aſſemblai Meſſieurs Doucet & Portin, Docteurs en Médecine, tous deux ſçavants & très-éclairés, avec ce que je pus de perſonnes curieuſes, en préſence deſquels je fis ce qui ſuit pour tâcher de connoître de quelle manière cette tête étoit compoſée. Voici où ſe termina nôtre recherche.

Après avoir levé le cuir chevelu & découvert cet os qui étoit ſans diviſion de membranes, de fontanelle ni de ſuture; mais partout égal en ſa partie extérieure, j'eſſayai d'en lever une portion pour voir s'il n'y avoit point une partie intérieure ou une ſeconde table, avec quelque portion de cerveau, de cervelet, de meninges, ou membranes, mais fort inutilement, la première table ou ſa ſuperficie levée, tout le reſte étoit d'une ſubſtance ſpongieuſe & tendre,

approchante de celle du diploë, si ce n'est qu'elle n'é-
toit pas si molle, & que le scalpel l'enlevoit sans difficulté, dans laquelle étoient confondus les os ethmoide
& sphénoide, sans aucune division, ni séparation. La
partie extérieure de la machoire supérieure qui sert à
former le palais, lui servoit comme de seconde table, n'y
ayant pas un pouce d'épaisseur entre les deux. Je veux
dire, de la partie supérieure de cette tête osseuse, à la partie extérieure & inférieure de la machoire supérieure appellé le palais, dans laquelle je ne pus remarquer ni nerfs,
ni veines, ni artères, avec toutes les mesures que je pus
prendre, pour m'en éclaircir : la moëlle de l'épine allongée, s'attachoit ou se terminoit à cet os, comme elle fait
aux autres têtes bien formées, desquelles elle sort, pour
être le principe, ou la fin du cerveau, selon les différentes pensées des Auteurs, n'en différant en rien
par sa partie intérieure : les yeux avec toutes leurs
tuniques, & leurs humeurs se terminoient aux nerfs
optiques au fond de l'orbite, qui paroissoit s'attacher
& se perdre dans ce cerveau osseux, comme faisoit la
moëlle de l'épine, & de la même manière qu'à ceux
où il n'y a rien d'extraordinaire, ainsi que les autres
vaisseaux qui étoient tous dans la même disposition &
arrangement du côté de la machoire supérieure, & à
l'égard de leur apparente entrée & sortie du cerveau.

Ces Messieurs me demandèrent où je croyois que les
esprits se séparoient chez cet enfant, pour fournir
aux mouvemens sensibles que faisoit ce fœtus au sein
de sa mère, puisqu'il n'avoit pas de cerveau, qui est le
lieu où cette séparation se fait, & où est le réservoir des
esprits, ces mouvemens ne s'étant pu faire que par leur
secours, non plus que celui du cœur & des artères,
pour entretenir la circulation de la mère à l'enfant, &
de l'enfant à la mère.

Je leur dis que voyant la disposition de ces parties,
sçavoir des veines, des artères & des nerfs, qui paroissent entrer & sortir de cette tête, ou cerveau
osseux, comme des autres têtes, bien formées & bien
conditionnées, dans la structure desquelles la nature n'a
rien oublié, je doutois si cette tête toute informe
qu'elle étoit, n'y contribuoit pas en quelque manière,
puisque l'expérience nous faisoit voir que des artères
considérables s'introduisoient dans les os & y conser-
voient leur battement ; mais que ces mouvemens si

fenfibles étant faits par les bras & les jambes qui reçoivent leurs nerfs de la moëlle de l'épine, & que cette
moëlle de l'épine paroiffant bien conditionnée, dans fa
fituation, quantité & qualité, il n'étoit pas néceffaire
de chercher le fecours de ceux du cerveau pour ces mouvemens ; mais bien pour la vue, l'ouie, la langue,
&c. lefquelles parties en étant dépourvues, on auroit
pu dire de cette fille, fi elle avoit un peu vécu, qu'elle
avoit des yeux, & ne voyoit point, qu'elle avoit des
oreilles & n'entendoit point, & ainfi du refte.

Qu'à l'égard du mouvement du cœur, il n'étoit pas
néceffaire qu'il reçut des efprits du cerveau, pendant que
cet enfant étoit au fein de fa mère, ou qu'il en falloit
bien peu pour faire ce mouvement de fiftole & diaftole ;
ou de contraction & de dilatation, puifque le fang
paffe d'un ventricule à l'autre, par le trou ovalaire,
fans avoir que peu ou point de befoin d'autre fecours
que la feule impulfion qu'il reçoit de celui de fa mère,
ce qui paroît fe prouver de foi-même, en faifant réflexion fur ce que la nature, s'étant par trop oubliée dans
la conftruction de cet enfant, qui n'avoit vécu qu'autant de tems qu'il avoit joui de cette parfaite union,
pendant la groffeffe, puifque fa vie n'avoit pû fe conferver jufqu'à ce qu'il eut été au monde, mais qu'elle
avoit difcontinué auffi-tôt qu'il s'étoit trouvé dans la
difpofition prochaine d'y venir, par la clôture qui s'étoit
faite dans ce moment du trou ovalaire, & l'impuiffance où le cœur avoit été de fe mouvoir, afin de recevoir le fang & le diftribuer aux autres parties, par le
défaut d'efprits, le manque de cerveau, qui avoient rendu
l'ufage du nerf de la huitième paire (nommé par les
Anciens *fexta vaga*) inutile, qui eft l'organe de fon
mouvement, le *pathétique* ne lui fervant que pour marquer ou faire fentir les paffions.

Ce que j'avançois, fe prouvoit affez par les mouvemens fenfibles que cet enfant faifoit au fein de fa
mère, qui diminuérent à mefure que l'accouchement approchoit de fa fin, par l'ouverture des membranes &
l'écoulement des eaux, pour n'être plus apperçus, quand
il fut au jour, dont nous fumes tous également furpris
jufqu'à ce que j'euffe vu ce défaut de conformation, qui
ne me laiffa pas chercher la caufe de cette mort plus loin.

Je demandai à mon tour à quelques-uns de ces Meffieurs, fi, felon M. Defcartes, cela fe devoit appeller

enfant ou bête, ame ou machine, puifque l'enfant diffère de la bête, en ce que l'enfant a une ame, & que la bête n'en a point, que l'ame eft une fubftance qui penfe, & que la bête ou machine étant incapable de penfer, n'a par-conféquent point d'ame.

Or l'ame, leur dis-je, Meffieurs, felon M. Defcartes, dont vous êtes Sectateurs, étant une fubftance qui penfe, il faut fçavoir ce que c'eft que penfer, & le lieu où réfide cette fubftance qui penfe, & fi penfer, eft avoir l'idée de quelqu'objet fur lequel on puiffe réfléchir, il y a beaucoup d'apparence que l'enfant dans le fein de fa mère, n'eft non plus capable de penfer ni de réfléchir à des objets, qu'un fourd né, de comprendre ce que c'eft que fon chant, ou parole, non plus qu'à un aveugle né, ce que c'eft que couleur; & fien fuivant l'idée de cet Auteur, ils font, comme lui, réfider cette fubftance, qui penfe dans la glande pinéale, placée, comme il dit, dans une fi heureufe fituation au milieu du cerveau, avec une entière liberté de fe promener dans des efpaces qui fe trouvent en cet endroit, qui ne font que peu ou point occupées, & le *feptum lucidum* pour fe tirer, & dont les parties font fpiritueufes, font échauffées par la chaleur douce du fang artériel qui eft contenu dans cette quantité de petites artères qui forment le plexus coroïde, pour être enfuite diftribués par toutes les parties du corps, afin d'executer les volontés de cette ame & le refte; mais que cette glande ne fe trouvant pas dans cette tête, non plus qu'aucun autre partie du cerveau, c'étoit un néceffité qu'ils convinffent de la fauffeté de leur principe, ou que cet enfant étoit une pure machine, ce qui ne fe pouvoit raifonnablement dire, & qui paroiffoit tout-à-fait infoutenable, puifque cette petite fille étoit des mieux formées, & qu'elle avoit un des plus beaux vifages qui fe put voir à un enfant nouveau né, & à laquelle j'aurois adminiftré le faint Baptême, fi j'étois venu au moment qu'elle étoit encore envie, quoiqu'au fein de fa mère, fur le premier pied que j'aurois attiré dehors, ce que le manque de mouvement & les autres marques de vie qu'elle ne donnoit point, quand j'arrivai, m'empêcherent de faire, ne doutant pas que ce Baptême n'eut procuré à ce pauvre enfant le même bonheur dont jouiffent les mieux formés qui meurent en cet état.

Comme les deux opinions oppofées fe trouvérent

aſſez ſoutenables, je leur laiſſai débattre la queſtion, n'étant plus mon affaire, & repliai ma prétendue machine, que je reportai à ſa mère, dont je ne pus l'obtenir pour l'envoyer à un Sçavant de mes amis, afin de ſçavoir en faveur de qui ſa queſtion auroit été décidée, quoiqu'elle ne ſoit d'aucune conſéquence pour le fait des accouchemens dont il s'agit.

OBSERVATION CCV.

Le 7 Mai de l'année 1700, je fus prié d'accoucher la femme d'un Charpentier de cette ville, qui étoit malade depuis deux jours ; comme les douleurs étoient fortes & très-fréquentes, je fis changer la malade de ſituation, & de couchée qu'elle étoit, je la fis aſſeoir ſur les genoux d'une femme forte. L'avantage qu'elle trouva dans cette ſituation à mieux faire valoir ſes douleurs, aida ſi bien à pouſſer l'enfant dehors, dont la tête étoit fort avancée, & préſentoit la face la première, qu'il ſortit en deux ou trois douleurs redoublées, je la délivrai enſuite avec beaucoup de facilité.

Je fus ſurpris de voir cet enfant aſſez ſemblable au précédent, à la différence qu'au lieu d'une couverture oſſeuſe aux os de la machoire ſupérieure ſphenoïde, & ethmoïde, comme à l'autre, ces os de la machoire étoient comme aux autres têtes, où il paroît une portion du crâne aſſez ſemblable à celle qui reſte après que la calotte eſt levée pour faire la démonſtration du cerveau, dont il n'y avoit pas la moindre portion, non plus que de cervelet ; mais ſeulement une membrane fort épaiſſe, du milieu de laquelle ſortoit une conſidérable excroiſſance de chair, qui prenoit ſa naiſſance par un petit pédicule, environ ſur les os ſphenoïde & ethmoïde, qui augmentoit ſon volume en élargiſſant comme ces grands champignons , environ de la grandeur du fond d'une affiette , où je ne trouvai rien au refte qui ne fut affez égal au précédent.

OBSERVATION CCVI.

Le 11 Janvier de l'année 1703 , je fus mandé par une Sage-Femme , pour fecourir une malade qui étoit en travail du jour précédent, fans qu'elle y pût rien connoître. Comme je me trouvai heureufement chez moi , je m'y rendis à l'inftant. Je trouvai cette malade fur le petit lit, fes eaux écoulées , & l'enfant fi éloigné , que je ne pus m'affurer de fa fituation dans ce premier effai. Je demandai à la mère fi fon enfant étoit encore vivant , elle m'affura qu'elle l'avoit beaucoup & très-fenfiblement fenti il n'y avoit pas long-tems , ce qui me fut confirmé par les femmes qui lui aidoient, lefquels en étoient des témoins oculaires. Je fis mettre cette femme dans une fituation plus commode pour moi, que celle en laquelle elle étoit. Après quoi je m'affurai que cet enfant préfentoit un côté. J'allai avec bien de la facilité chercher les pieds, que je pris tous deux , les attirai hors le vagin , & baptifai l'enfant fur ces parties, à condition qu'il fut vivant , & achevai enfuite cet accouchement avec toute la facilité poffible , d'autant plus que l'arrière-faix fe détacha & fuivit fans que j'y touchaffe d'avantage. Je mis l'un & l'autre dans le linge que la Sage-Femme tenoit prêt pour cet effet, afin qu'elle y donnât fes foins , pendant que je donnois les miens à la mère, tant pour la mettre dans une fituation commode que pour le refte, & j'allai enfuite à l'enfant que je n'entendois pas crier , qui étoit une funefte marque , & auquel j'avois remarqué quelque chofe de monftrueux dans le visage. Je fus convaincu de l'un & de l'autre en même-tems, n'ayant donné aucun signe de vie ; je le fis porter chez moi à l'insçu du père & de la mère, sous prétexte qu'on le portoit enterrer à quelque coin. J'appellai M. de Fromont, Docteur en Médecine, & quelques autre Messieurs, auxquels je le fis voir ; & voici ce qu'il y avoit de particulier dans sa conformation.

C'étoit une fille qui n'avoit rien en tout son corps de différent des autres enfans depuis les pieds jusqu'aux épaules, sur lesquelles la tête étoit immédiatement attachée, sans nulle apparence de col ; deux petites oreilles assez semblables à celles d'un chat, étoient attachées à ces épaules, le menton étoit contigu à la partie supérieure du sternum, & des clavicules, la bouche, les lèvres, & le bas du nez, étoient assez au naturel, mais ce nez en continuant son progrès, passoit par-dessus les os ethmoïde & sphenoïde, ou du moins par le lieu où ces os auroient dû être, parce que en cet endroit ce visage quittoit la figure humaine & en prenoit une si bizarre, qu'elle n'avoit aucun rapport à quelqu'animal qui me fut connu. Il n'y avoit point de front, les yeux étoient plus sur le derrière, qu'en la partie supérieure, avec une espèce de petit cartillage qui formoit le derrière, comme celui qui se remarque au derrière d'une tête de veau, le panicule chevelu paroissoit comme si on l'avoit levé exprès, & qu'on l'eut fendu depuis l'intervalle des yeux où étoit son principe, qui se séparoit environ à trois doigts de distance d'un côté à l'autre, & venoit se terminer par deux queues en la partie postérieure & inférieure des fausses côtes. L'intervalle qui paroissoit au milieu dans toute cette étendue, étoit une figure de chair, comme quand les premiers tégumens

font levés ; les cheveux étoient attachés à ce panicule, & formoient les deux côtés de cette
chair, comme si on les avoit tirés très-fortement
pour les faire allonger, afin de gagner le lieu
où ils alloient s'attacher, & ces cheveux y faisoient une espece de broderie, qui sembloit faite
exprès, pour y servir d'agrément, parce qu'ils devenoient plus courts, à mesure qu'ils s'éloigoient
de la tête.

J'ouvris cette petite fille, je ne trouvai rien
dans le ventre inférieure ni dans le ventre moyen
qui lui fut particulier ; mais une confusion
que je ne pus débrouiller dans les muscles du
col, de la langue, de l'œsophage, & du
reste appellé parmi nous autres Chirurgiens
la petite myologie, non plus qu'aux vaisseaux. Je ne trouvai aussi aucune des meninges, ni cerveau, ni cervelet, toute cette tête
ne faisant qu'un seul os. Après avoir ouvert &
examiné tout cela, je pris soin de bien laver cespar-
ties, afin que le sang ne me fit aucun obstacle pour
tâcher de les distinguer ; mais toute ma précaution pour en apprendre davantage, ne servit qu'à
m'assurer que je n'y pouvois rien connoître.

Je m'arrêtai aux yeux, qui étoient dans des
espèces de petits orbites très-superficiels, qui
les laissoient régner au-dessus de cette tête,
comme s'il n'y en avoit point eu, quoiqu'ils fussent attachés au fond & au milieu de ces petits
orbites, par le moyen des nerfs optiques, de
la même manière qu'à celle qui fait le sujet de
la précédente Observation, & ces yeux étoient
composés de toutes leurs humeurs & tuniques,
n'étant pas tout-à-fait conformes en tout aux
autres sujets ; mais y ayant beaucoup de rapport, & dont on peut tirer les mêmes conséquences, ainsi que de la moëlle de l'épine, à la

différence feulement que celle-ci manquant de
col , les vertébres faifoient une figure recourbée
en forme d'arc ou croiffant , pour gagner cette
efpèce de cartillage offeux , qui terminoit le
derrière de cette tête imparfaite , nonobftant quoi
je ne doutai nullement que la moëlle , quoique
dérangée en apparence dans fa route , par cette
figure de l'épine , fort éloignée de la naturelle ,
ne contribuât ou plutôt ne fut le principe des
mouvemens fenfibles , dont la mère s'étoit toujours apperçue dans les derniers mois de fa groffeffe , & qui devinrent fi fenfibles lors du travail , que les femmes qui l'affiftoient , les remar-
quérent long-tems , & jufqu'après que les eaux
fuffent écoulées , après quoi elles n'en apperçu-
rent plus aucun , qui fut le tems qu'il ceffa de
vivre , comme le précédent.

OBSERVATION CCVII.

Le 25 Août de l'année 1710 , une femme de
cette ville , que j'avois accouchée plufieurs fois ,
& qui commençoit d'être en travail , m'envoya
prier de venir la voir. Je la trouvai avec des
douleurs fortes & très-fréquentes , & les eaux
percérent prefque auffi-tôt que je fus entré ; mais
les douleurs ayant difcontinué , & l'enfant étant
encore fort éloigné , je m'en retournai depuis le
matin jufqu'au foir , que les douleurs ayant confidérablement augmenté , je trouvai en la touchant quelque chofe d'affez mou , pour me perfuader que c'étoit encore des eaux ; mais ne
changeant ni fa confiftance ni fon volume , non
plus avant, pendant, qu'après les douleurs , quel-
quelques légéres ou fortes qu'elles fuffent , je
commençai à douter de ce que ce pouvoit être ;
mais fans m'en embarraffer , en ce que ce corps

mou avançoit à toutes les douleurs, fans retrograder en aucune manière, & que cette femme fentoit toûjours remuer fon enfant; ce qui m'étoit autant de fûrs garants de la réuffite. Les douleurs ayant continué, augmenté & redoublé, terminerent enfin mon doute, par l'accouchement d'un enfant en vie, mais des plus difformes, puifque cette partie molle qui fe préfentoit], étoit une longue tête, qui n'étoit compofée que du panicule chevelu, & du cerveau fans coronal, parietaux, ni occipital ; mais feulement les os de la mâchoire fupérieure, fphenoïde, & ethmoïde, qui fervoient de bafe au cerveau, dont les bras & avant-bras n'avoient pas plus de trois pouces de longueur, avec deux mains de la grandeur & figure de la patte de devant d'une taupe. Les cuiffes & les jambes avoient environ quatre pouces, & les pieds comme les pattes de derriere d'une taupe, qui au lieu de s'allonger à l'ordinaire, & d'avoir leur articulation avec l'ifchion, étoient directement de côté, & s'écartoient en dehors, de manière qu'elles gardoient le niveau, ou une droite ligne avec le perinée ; en forte que fi cet enfant ne fe fût pas préfenté par la tête, comme il faifoit, j'aurois été très-embarraffé de lui trouver une bonne prife, pour en délivrer la mère, ne m'étant pas fervi du crochet, il y a plus de vingt années, qui auroit pourtant été le feul inftrument dont j'aurois été forcé de me fervir en cette occafion ; mais comme je n'ai pas fait vœu de ne m'en fervir jamais, je n'aurois fait alors nulle difficulté de le remettre en ufage, puifque je ne me fuis difpenfé de l'employer, que parce que je lui ai trouvé un fupplément plus favorable, qui remplit mieux mon intention, & dont le fecours eft non-feulement moins à craindre, mais beaucoup plus affuré.

Il paroît par le rapport que M. Peu fait dans
son deuxiéme livre, page 164, d'un accouchement à peu près semblable à celui-ci, qu'il se
servit de cet instrument ; je ne suis pas embarrassé de sçavoir comment il a fait, pour terminer
cet accouchement, puisqu'il le dit ; mais je le
suis beaucoup de sçavoir comment il a pû faire
pour ondoyer cet enfant : ce ne fut pas sur les
pieds, puisqu'il n'en avoit point ; & s'il eut présenté la tête, sa mauvaise conformation l'auroit
tenu dans l'incertitude, jusqu'à ce qu'il eût été
hors de la matrice, comme il m'arriva à celui-
ci, & d'autant plus encore, en ce que l'un n'a-
voit point de crâne, & que l'autre avoit la tête
bien formée.

Je donnai avis de la naissance de cet enfant à
M. de Fromont, Docteur en Médecine, & à
quelques-uns de mes Confrères, qui se trouvèrent chez moi, en présence desquels je fis l'ouverture de cette tête sans crâne. Je trouvai le
cerveau complet, je veux dire, le cerveau, le
cervelet, la dure, & la pie-mère, les vaisseaux,
& les anfractuosités, le *septum lucidum*, le *plexus*
choroïde, la glande pinéale, & enfin toutes les
parties & les nerfs, sans qu'il manquât aucune
des parties que l'on a coûtume de démontrer
dans le cerveau des têtes les mieux formées. Les
deux autres ventres n'avoient rien de particuliers ; je ne fis autre attention aux bras ni aux
jambes, que celle que l'on doit faire à un vice
de conformation de la nature de celui de cet enfant, qui heureusement ne vécut qu'autant de
rems qu'il fut nécessaire pour le baptiser.

Il n'est pas à douter que ce pauvre enfant si
informe, ne fût ame & machine, selon les Car-
tésiens ; ame, en ce qu'il avoit le cerveau bien
formé, & sur tout la glande pinéale, qui est jus-

qu'où j'en conduis la démonftration, fans ennuier le lecteur du refte ; mais c'étoit en même tems une machine, par rapport à fa ftructure fi imparfaite, & beaucoup au-deffous de ces autres, auxquels le cerveau manquoit.

OBSERVATION CCVIII.

Le 13 Avril de l'année 1712, l'ont me vint quérir avec empreffément pour fecourir une femme de cette ville, qui étoit malade pour accoucher. J'y allai avec toute la diligence poffible. Je trouvai cette malade avec de violentes douleurs, qui redoubloient fans ceffe. Mon premier foin fut de m'affurer de la fituation de fon enfant ; & comme je voulus m'en inftruire, les eaux percerent, & l'enfant fuivit. Je me ferois inquiété de fa vie, fi pendant que je délivrai la mère, à quoi j'employai un peu de tems, outre la peine que j'eus, je ne l'euffe pas vû remuer fans ceffe, parce que contre l'ordinaire de prefque tous les enfans, qui pleurent en naiffant, celui-ci ne faifoit aucuns cris ; mais je fus furpris en l'ôtant d'entre les jambes de fa mère, avec l'arrière-faix pour le donner à la garde, afin que j'euffe plus de facilité à lui lier le cordon, je fus, dis-je, furpris, de voir un vifage des plus monftrueux, quoiqu'il eût le refte de la tête bien formée, ainfi que tout le corps.

Ce vifage avoit un front plus large qu'il ne devoit être, du bas duquel & entre les deux foucils, fortoit ou pendoit une appendice en manière de verge, pareille à celle qu'il avoit au bas du ventre ; avec le prépuce & le gland, qui s'attachoit à la partie inférieute du coronal, & pendoit de la longueur d'un bon pouce, fur un feul orbite, qui étoit à la place du nez, dont il n'avoit aucune

marque, & dans cet orbite, qui étoit oval, &
plus grand qu'il n'eſt ordinairement pour un œil,
étoit le globe des deux yeux avec leurs tuniques,
leurs humeurs & leurs membranes, attachés aux
deux nerfs optiques, qui s'uniſſoient, en ſorte
que cet orbite étoit un trou, au lieu de la bouche, qui avoit la même figure que s'il avoit été
fait d'un vilbrequin, ſans lévres ni commiſſure,
avec un menton auſſi long que le front étoit grand;
comme il remuoit ſans ceſſe, & même aſſez fortement, j'envoyai chercher le Vicaire, pour le
baptiſer au logis, afin d'ôter au public la vûe d'un
tel enfant, & la honte aux parens de faire voir un
tel ſpectacle, qui bien qu'ils n'en ſoient pas repro-
chables, n'en fait pas moins de peine à ceux qui
s'y intéreſſent. Je n'aurois pas donné cette peine
au Vicaire, ſi j'y avois vû le moindre riſque;
mais je ne crûs point le devoir faire, ni y être
autoriſé ſans une urgente néceſſité. Je me perſua-
dai bien qu'il ne vivroit pas long-tems, parce
qu'il ne pouvoit ni têter ni boire, à cauſe de la
mauvaiſe ſtructure de ſes lévres. Toutes les autres parties du corps de cet enfant paroiſſoient
d'une belle & bonne conformation. Il mourut
quelques heures après ſa naiſſance, & la mère ſe
porta bien, peu de jours enſuite.

Je paſſe ſous ſilence pluſieurs autres enfans,
dont j'ai accouché les mères, auxquels la nature
avoit donné par profuſion plus qu'il n'étoit néceſ-
faire, comme ceux où elle s'eſt oubliée, & ceux
encore au corps deſquels quelques figures de certains animaux ou poiſſons ſe trouvoient attachés,
ou en défiguroient les plus belles parties.

OBSERVATION CCIX.

Le 19 Décembre de l'année 1694, j'accouchai

la femme d'un Boulanger à deux lieues de cette Ville, dont l'enfant avoit six doigts à chaque main & à chaque pied, dont les cinq doigts ordinaires étoient bien formés & bien mobiles, comme aux autres enfans ; mais les sixiémes doigts n'étoient que des doigts de chair, sans mouvement, & attachés au petit doigt hors de rang, sans qu'il parut y avoir ni os ni tendons ; ce qui me fit prendre le parti de les lier avec un fil ciré, dont je fis deux tours au nœud, afin de serrer de tems en tems, sans qu'il pût se relâcher; ils tomberent tous quatre en trois ou quatre jours, sans que l'enfant eut donné aucune marque d'avoir souffert de ces ligatures, & les cicatrices se renfermerent d'elles-mêmes, quand ces appendices furent tombés.

Je vois souvent un homme qui est venu au monde avec de pareils doigts superflus, auquel on les a laissés, qui lui sont très-incommodes ; parce que comme il n'y a ni os ni tendons, ils s'accrochent souvent, & n'ont aucun soutien, ce qui lui cause de sensibles douleurs, lorsque cela arrive.

J'en ai vû un autre à qui toute la verge n'étoit point percée, auquel il se fit une ouverture au-dessus du scrotum, ensuite d'un petit abscès par où l'urine prit son cours, comme il étoit déjà un peu âgé, quand on me le fit voir, & que la fistule étoit trop calleuse, il auroit été nécessaire d'ôter & enlever ces calosités par une incision tout autour, ou par d'autres moyens tendans à la même fin, ils auroient fait une déperdition de substance considérable, & très difficile à réunir, cette fistule étoit au-dessus du col de la vessie, & n'endommageoit en rien son sphincter, par le moyen duquel il retenoit bien son urine, il n'en souffroit aucune incommodité ; d'ailleurs, comme il auroit fallu faire une ouverture le long de l'urethre, & l'entretenir l'entretenir ouverte , je n'ofai en entreprendre la guérifon , dans la crainte de n'y pas réuffir.

Ce n'eft pas feulement dans la perforation de la verge que la nature s'oublie , il en arrive quelquefois autant au fondement, qui fe trouve fermé quand l'enfant vient au monde, d'une maniere fi exacte, qu'il faut en venir à l'ouverture, pour lui conferver la vie.

OBSERVATION CCX.

J'ai trouvé de deux fortes de fondemens clos , les uns dont la clôture étoit fi profonde dans l'inteftin, que la fonde , la canule ni le doigt, ne pouvoient atteindre jufqu'à fa profondeur, ce qui en rendoit la féparation impoffible , ne trouvant aucun moyen d'y porter l'inftrument & le *fpeculum-ani* étant inutile , les enfans font morts fans que j'aye pû les fecourir.

L'autre efpece n'étoit qu'une membrane ou corps membraneux un peu épais qui recouvroit l'anus , ou faifoit une fimple union de fes parties extérieures, que j'ai ouverte avec la lancette, & après avoir bien laiffé vuider l'anus , & l'avoir nettoyé avec de l'eau-de-vie, j'ai mis un plumaceau de charpies féches par deffus , & une emplâtre. Je panfois ces enfans le lendemain avec un plumaceau couvert de digeftif, & j'avois foin de les panfer toutes les fois qu'ils fe faliffoient , nettoyant la playe avec de l'eau-de-vie. Le quatrième jour je n'y mis autre chofe qu'un linge trempé dans l'eau-de-vie , fans m'etre fervi de tentes , qui auroient fait l'office de fuppofitoire , & auroient excité fans ceffe à ces enfans des envies d'aller à la felle : en me conduifant de cette maniera, j'ai guéri en peu de jours ces deux clôtures également.

Quand le Chirurgien aura ainsi pris soin d'examiner l'enfant, il faut qu'il ait encore celui de l'emmailloter, qui est une chose à laquelle il faut avoir égard, dans la crainte qu'une garde ou une nourrice ne l'entendant pas assez bien, ne lui serre trop la poitrine ; ce qui seroit d'une dangereuse conséquence pour le présent, & pour la suite du tems ; pour le présent, en ce que la respiration seroit interceptée par cette bande trop serrée ; & pour la suite, en ce que ce bandage trop serré rendroit la poitrine encore tendre, susceptible d'une compression vicieuse, qui causeroit une difformité telle que je l'ai vû arriver plusieurs fois, sans que j'aye pû y apporter de remède; mais entr'autres, à l'enfant d'un Gentilhomme de cette ville, lequel pour avoir eu la poitrine par trop serrée par sa nourrice, quoique fort étendue en apparence, elle lui est à peu près restée de la figure de celle d'un poulet d'inde, les bras ayant fait leur impression des deux côtés, & forcé le sternum à s'avancer beaucoup en devant.

Il n'en est pas de même des jambes crochues, ou forjettées en dehors ou en dedans ; ce n'est jamais dans ce tems-là que les enfans font susceptibles de cette difformité. Ce que je dis est si vrai, que j'ai vû plusieurs enfans de deux filles, qui étoient la suite & le fruit de leurs débauches, lesquels sans avoir jamais été emmaillotés, mais abandonnés à leur mauvais sort, & au gré de la nature dans de mauvaises enveloppes, font à la fin venus grands & droits, sans que rien péche dans leur taille, moins qu'aux enfans dont l'on a eu tout le soin possible. Mais quand les enfans commencent à marcher, ces parties étant foibles & faciles à se courber par le poids de leur corps ; il faut pour lors que les nourrices ou les teneuses ayent soin de ne les laisser dessus leur jambes que le moins

qu'elles peuvent. J'en ai vû quantité à qui la chose
est arrivée, pour les avoir voulu faire marcher
trop tôt, & non pour avoir été mal emmaillotés.
Au reste, il n'y a rien à faire à des jambes forjettées ; je n'en ai point vû à qui l'âge n'ait redressé
ces parties, & je n'en ai jamais vû à qui les bandages, les attelles, les bottines de fer blanc, ni
d'autres instrumens ayent été d'aucun secours, si
ce n'est d'incommoder beaucoup les enfans, &
avec si peu de succès, que les entrepreneurs étoient
enfin forcés de les abandonner au tems, qui y
réussit si bien, que je n'en connois aucuns de tous
ceux qui ont été dans le cas, qui ne soient hauts
& droits, à moins qu'ils n'ayent été gennés par
ces sortes de bandages. Et quand les enfans ont
été noués à un tel point, que la nature n'a pû les
rétablir entiérement, ceux à qui l'on n'a rien fait,
ont toûjours été moins difformes, que ceux qui
ont été mis à la torture par ces prétendus secours.
Après cela il faut dire que nous avons le bonheur
que les enfans ne se nouent jamais en ce pays,
qui est un avantage qu'ils ont sur ceux de Paris,
dont quantité ont le malheur d'être attaqués de
cette maladie. C'est beaucoup qu'une nourrice
sçache emmailloter l'enfant ; mais comme il lui
faut bien d'autres qualités d'une plus grande conséquence, c'est une nécessité de la sçavoir bien
choisir.

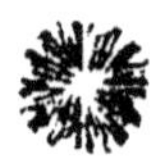

CHAPITRE XXIX.

Du Meconium.

COMME les Auteurs sont en controverse touchant le jugement que l'on doit faire de la sortie du *Meconium* (χ) les uns disant que c'est

(χ) Le *Meconium* est une matière de la consistance & de la couleur de la moëlle de casse qui se rencontre dans les intestins des fœtus, quand ils viennent au monde ; les gros intestins & l'appendice vermiforme en sont remplis vers le tems de l'accouchement ; comme cette matière est semblable au suc de pavot qu'on appelle en grec *mecon*, on lui a donné le nom de *meconium*. Mauriceau, tom. 1, pag. 470, dit qu'il provient du sang superflu qui se décharge journellement, comme il se fait en toutes personnes & à tout âge, par le moyen du canal Hépatique, qui sortant de la partie cave du foye, va décharger dans l'intestin *duodenum* ce sang superflu ; c'est de ce sang qu'est formé le *meconium*, qui sert pour tenir les intestins du fœtus ouverts & dilatés, afin qu'ils puissent bien faire leur action après sa naissance ; & pour faire connoître qu'il est vrai que cela se fait ainsi, & que le superflu du sang est continuellement déchargé par ce canal hépatique

dans le *duodenum*, c'est qu'il se voit des gens, qui à l'âge de 80 ans n'ont jamais été saignés, ni n'ont perdu de sang extérieurement, qui néanmoins en font & en ont fait tous les jours ; or s'il ne s'en vuidoit pas de cette manière, ils suffoqueroient bien-tôt par sa grande abondance. Je sai bien qu'on pourroit me dire, ajoute Mauriceau, qu'il est bien plus croyable que cette décharge se fait par les rameaux de la *veine-porte*, qui se distribuent par tout le mésantere : mais ceux qui connoissent le mouvement circulaire du sang, sçavent que cela ne se peut pas naturellement.

Quant à la noirceur du *meconium* la plûpart l'attribuent au séjour qu'il fait dans les intestins ; car dans les embryons de quatre à cinq mois, dit *Viel*, tom. 2, page 334, il est verdâtre, & dans ceux de trois mois il est jaune. Il se peut faire que le *meconium* devienne noir peu à peu, à cause de la bile qui paroît ordinairement noire dans la

une marque assurée de la mort de l'enfant, &
les autres prétendant le contraire, la chose mérite

véficule du fiel de ces embryons. Cela vient de ce que
le fœtus respirant peu, fournit aussi peu de parties nitreu-
ses, qui soient capables de
rendre seulement la bi-
le jaune. Ainsi une petite
quantité de leur bile noirâtre tombant peu à peu dans
le *duodenum*, se mêle avec
le chyle & les matières grof-
fières qui s'en féparent dans
la suite & produifent la couleur noirâtre du *meconium*.

M. Mery faisant la des-
cription d'un fœtus humain
monftrueux (*Acad. Royal
des Sc. 1720, Mem. p. 8*)
dit que fes gros boyaux fe
font trouvés vuides de *meconium*; d'où il tire cette con-
clufion : donc il paroît d'autant plus vrai que du mêlange
du fuc des glandes inteftina-
les, de la bile & de la liqueur
Pancréatique qui s'y déchargent, fe forme une matière
épaiffe & noirâtre qu'on
trouve toujours dans tous les
fœtus humains, dans lef-
quels le ventricule, les inteftins grêles, le foie, la vef-
ficule du fiel & le pancreas
fe rencontrent. Or, toutes
fes parties manquent à ce
petit monftre ; donc le *meconium* ne peut être produit
que du mêlange de ces trois
liqueurs.

Mais d'où vient qu'un fœ-
tus à terme ne peut fe décharger de cette matière
groffière & gluante, qu'a-
près qu'il eft forti de la matrice ? c'eft parce que, pendant qu'il y eft renfermé,
la puiffance du reffort du

fphincter du *rectum*, qui forme cet inteftin, ne peut être
furmontée par l'effort de l'efprit animal qui ne peut couler volontairement dans les
fibres de ce mufcle qui ouvre
l'anus, que lorfque l'enfant
eft forti du fein de fa mère.
C'eft par la même raifon
qu'il n'y peut refpirer : ce
qui fait bien voir que l'air
eft le premier mobile qui
donne & entretient la vie
du fœtus humain, & que la
capacité des gros inteftins
eft fuffifamment grande pour
contenir tout ce qui s'y décharge d'excrément pendant
les neuf mois que le fœtus
humain demeure enfermé
dans la matrice.

Il arrive quelquefois, dit
Palfin, anat. p. 222, après
l'écoulement des eaux, lorfque l'enfant préfente le fondement, qu'il fort du *meconium*. *Viardel* prétend que
c'eft un figne affuré de la
mort de l'enfant. Mais cela
n'indique autre chofe, finon
que le ventre de l'enfant eft
fortement comprimé ; car
c'eft une régle prefque générale, qu'un enfant eft forcé de fe vuider quand il vient
au monde dans cette fituation : cela eft aifé à comprendre, pour peu qu'on
faffe attention à la violente
contrainte qu'il fouffre dans
cette pofture, jointe aux
fortes contractions de la matrice & aux efforts redoublés de la mère, qui cau-
fent aux inteftins une telle
compreffion, qu'il faut néceffairement qu'ils fe vuident.

d'être éclarcie, parce qu'elle arrive fort souvent; mais auparavant il faut sçavoir ce que c'est que le *Meconium.*

Le corps de l'enfant, pendant qu'il est au sein de la mère, fournit deux excrétions sensibles, qui lui sont particulières, dont l'une est une serosité claire, qui se précipite dans la vessie, appellée urine, & l'autre, qui a une consistance de miel ou de vin cuit, qui est d'une couleur brune, que l'on appelle *Meconium*, qui se précipite dans les intestins. Ces parties étant destinées de la nature pour recevoir ces excremens, & les conserver jusqu'après la naissance de l'enfant, à moins que par une situation fâcheuse ou contrainte, comme dans un accouchement long, difficile ou laborieux, & contre nature, il ne soit forcé de se vuider par la compression violente que souffrent les organes où elles sont contenues; soit que l'accouchement se fasse naturellement, ou par le secours du Chirurgien. On doit regarder la sortie du *Meconium* comme un signe plus ou moins mauvais, suivant la situation en laquelle est l'enfant ; car s'il est bien placé, & que le travail soit long, c'est un accident dangereux. Si le cordon de l'ombilic accompagne la tête, ou qu'il la dévance, cela est d'un si mauvais augure, que la mort s'ensuit presque toûjours; quand l'accouchement finiroit à l'instant même que le cordon se présenteroit, & que la premiere dou-

Je ne prens pas pour un signe de la mort de l'enfant, dit M. *Levret , Accouchement laborieux, page 100 ,* l'issue du *meconium ,* car on reçoit tous les jours des enfans envie, qui en ont rendu, & des enfans morts qui n'en ont pas rendu ; mais la sortie de cette matière annonce que le vente de l'enfant est comprimé par la contraction de la matrice.

leur le feroit fortir hors de la matrice : ce qui me
fait conclure que la fortie du *Meconium* doit caufer de l'inquiétude dans un accouchement long &
lent, où l'enfant vient toûjours très-foible, &
fouvent mort ; mais qu'elle eft indifférente dans
tous les accouchemens où les enfans font dans
une fituation forcée, ou contre nature.

OBSERVATION CCXI.

Dans le mois de Juin de l'année 1686, j'accouchai les deux fœurs, femmes de Rotiffeurs
de cette Ville, à quelques jours l'une de l'autre,
de deux accouchemens très-femblables, dont les
enfans venoient le cul devant. A la premiere où
je fus appellé, une femme dit, comme j'entrois
dans la chambre, que les eaux étoient percées,
& que la femme vuidoit beaucoup de matiere
noire. A cette premiere nouvelle, je ne doutai
point de la maniere dont l'enfant étoit fitué,
fans que je le touchaffe ; cette marque en étoit
une preuve prefque affurée, lors particulierement qu'elle paroît dès le commencement du travail, fans toutefois que l'on s'en doive faire
une régle infaillible. Je touchai donc la femme
pour m'en affurer ; je trouvai une groffeur ronde
& molle, qui étoient les feffes avec la féparation qui commençoit au bas de l'épine, & fe terminoit par les cuiffes. Le fcrotum acheva de me
perfuader que c'étoit le cul que cet enfant préfentoit, à la différence de la tête, qui eft non-
feulement groffe & ronde, mais dure & fans
féparation.

Lorfque je me fus affuré par ces marques in-
dubitables que cet enfant préfentoit le cul, qui

n'étoit point encore beaucoup engagé, & la mère
fans douleurs, je n'eus aucune peine à le repouffer, pour attirer les pieds au paffage; &
comme l'enfant étoit dans la fituation requife,
c'eft-à-dire la face en bas, je finis en très-peu de
tems un accouchement qui auroit pû devenir difficile & très-laborieux, par la fituation de l'enfant, l'écoulement des eaux, & les foibles douleurs, & affez éloignées, fi j'en avois ufé autrement.

RÉFLEXION.

Cette matière noire que la femme, qui étoit auprès
de cette malade, me dit quand j'arrivai, qui fortoit
depuis l'écoulement des eaux, étoit le *meconium*; ce
fut ce qui me perfuada que l'enfant préfentoit le cul,
& c'eft une régle prefque générale qu'un enfant eft forcé
de fe vuider, quand il vient en cette fituation, ce que
l'on comprend aifément, pour peu que l'on faffe d'attention à la violente contrainte qu'il fouffre en cette
pofture, jointe aux fortes contractions de la matrice, &
aux efforts redoublés de la mère qui caufent aux inteftins une telle compreffion, qu'il faut néceffairement qu'ils
fe vuident. Ainfi loin que cette évacuation foit un figne
certain de la mort de l'enfant, comme ledit M. Viardel,
cela n'indique autre chofe finon que le ventre de l'enfant eft fortement comprimé ; c'eft ce qui a obligé M.
Peu de s'en expliquer d'une autre manière, pour éviter
l'inquiétude que cet accident pourroit caufer aux nouveaux Accoucheurs.

OBSERVATION CCXII.

Le 3 Décembre de l'année 1698, l'on me vint
prier de voir une Bourgeoife de cette Ville, qui
étoit malade pour accoucher, mais d'un mal fi
lent, qu'elle ne m'avoit point voulu faire venir,

quoiqu'il eût déjà deux jours qu'elle fut en travail. J'y allai aussi-tôt, & je trouvai cette femme avec ses eaux écoulées, & le *Meconium* qui sortoit en abondance, dont les douleurs étoient si foibles & si éloignées, qu'elle avoit eu quelque raison de ne me pas demander plûtôt, quoique la tête de son enfant se fût assez avancée, pour espérer un accouchement aux premieres douleurs qui redoubleroient ; mais sçavoir quand, ce fut ce que je ne pus prévoir ; je lui fis donner un lavement un peu âcre, qui lui causa beaucoup d'épreintes, mais qui ne changea rien à la nature du travail. L'enfant marquoit être toûjours vivant, par de petits mouvemens qu'il faisoit, mais si foibles que l'on ne pouvoit pas trop en juger. Elle eut quelques douleurs redoublées vers minuit, où je l'accouchai d'un enfant mort, tout plein de *Meconium* ; je la délivrai ensuite, & la fis coucher. Elle étoit si épuisée, qu'elle eut beaucoup de peine à se retirer de ses couches : ce qui n'arriva que six semaines ensuite.

R É F L E X I O N.

Je ne pus pénétrer la cause de la mort de cet enfant, que je crus très-certainement vivant quand j'arrivai, mais que je jugeai très-foible, & dont j'augurai fort mal, dès que je vis sortir le *meconium*, que je regarde comme un funeste présage, quand l'enfant est bien situé. J'en ai vu arriver plus de dix de cette nature, sans que les meres fussent ni promptes ni violentes dans leurs actions, & dont je ne pouvois approfondir la cause non plus que de celle-ci, ni de celles que je rapporte dans une autre Observation..... où à la vérité l'enfant n'étoit pas mort, mais il étoit si foible, que je ne croyois pas qu'il valut beaucoup mieux, il se tira pourtant d'affaire : ce qui me confirme dans ce que j'ai déja avancé , que la sortie du *meconium* est d'un mauvais augure , après l'ouverture des membranes , & l'écoulement des eaux , quand l'enfant est bien placé , mais que cette sortie est indifférente , quand il se présente dans une situation qui force les intestins à s'en décharger. Ce qui me fait croire que cet excrément ne sort point , quand l'enfant se présente dans sa situation ordinaire , à moins qu'une autre maladie ne l'ait fait périr , ou ne l'ait tellement affoibli , que le relâchement des fibres intestinales ne leur permette plus de retenir ce *meconium* dans le corps de l'enfant.

www.ingramcontent.com/pod-product-compliance
Lightning Source LLC
LaVergne TN
LVHW021915170726
843501LV00001BA/41